HANDBUCH DER ALLGEMEINEN PATHOLOGIE

HERAUSGEGEBEN VON

H.-W. ALTMANN · F. BÜCHNER · H. COTTIER · G. HOLLE
E. LETTERER · W. MASSHOFF · H. MEESSEN · F. ROULET
G. SEIFERT · G. SIEBERT · A. STUDER

ERSTER BAND

PROLEGOMENA EINER ALLGEMEINEN PATHOLOGIE

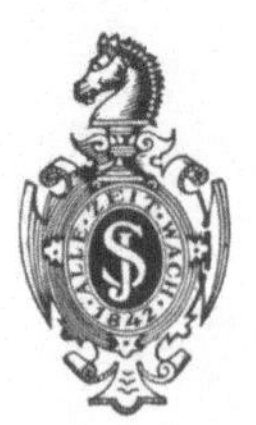

SPRINGER-VERLAG
BERLIN · HEIDELBERG · NEW YORK
1969

PROLEGOMENA EINER ALLGEMEINEN PATHOLOGIE

BEARBEITET VON

F. BÜCHNER · P. CHRISTIAN · P. DIEPGEN · G. B. GRUBER
H. v. KRESS · E. MÜLLER · A. PORTMANN · H. SCHADEWALDT

REDIGIERT VON

F. BÜCHNER · E. LETTERER · F. ROULET

MIT 36 ABBILDUNGEN

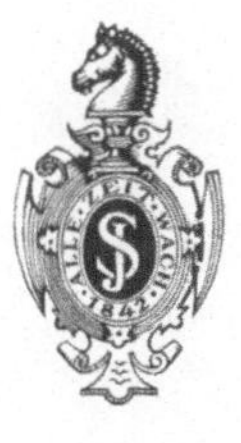

SPRINGER-VERLAG
BERLIN · HEIDELBERG · NEW YORK
1969

ISBN 978-3-642-87963-0 ISBN 978-3-642-87962-3 (eBook)
DOI 10.1007/978-3-642-87962-3

Alle Rechte, insbesondere das der Übersetzung in fremde Sprachen, vorbehalten
Ohne ausdrückliche Genehmigung des Verlages ist es auch nicht gestattet, dieses Buch oder Teile daraus auf photomechanischem Wege (Photokopie, Mikrokopie) zu vervielfältigen
© by Springer-Verlag oHG. Berlin · Göttingen · Heidelberg 1960

Softcover reprint of the hardcover 1st edition 1960

Vorwort zum Handbuch der Allgemeinen Pathologie

Dem 1955 zuerst veröffentlichten Band II/2 des Handbuches der Allgemeinen Pathologie hatten die damaligen Herausgeber (Franz Büchner, Erich Letterer, Frédéric Roulet) ein beigelegtes Vorwort vorausgeschickt, aus dem wir die folgenden Abschnitte in Erinnerung bringen:

„Indem wir mit dem vorliegenden Bande die Veröffentlichung eines neuen Handbuches der Allgemeinen Pathologie beginnen, dürfen wir kurz die Gedanken darlegen, die uns zu einem so kühnen wissenschaftlichen Unternehmen bestimmt haben, und die uns auch in Zukunft dabei leiten werden.

Im Jahre 1854 hat Rudolf Virchow sein Handbuch der ‚Speziellen Pathologie und Therapie' begonnen, das unter seinen Händen zu einem Handbuch der Allgemeinen Pathologie wurde. Dieses Virchowsche Handbuch war, besonders durch Virchows eigene Beiträge, für Jahrzehnte Grundlage und Ausgangspunkt der wissenschaftlichen Entwicklungen in der Allgemeinen Pathologie. Auch heute gehört es noch zu den klassischen Werken der theoretischen Medizin. Im Jahre 1908 begannen Krehl und Marchand ihr Handbuch der Allgemeinen Pathologie, das mit dem zuletzt 1924 erschienenen Band unvollendet abbrach. Dennoch ist auch dieses Werk als große Besinnung der Pathologie und der Klinik auf ihre theoretischen Grundlagen aus der Entwicklung der modernen Medizin nicht wegzudenken. Im Vorwort dieses Handbuches haben Krehl und Marchand die folgenden Sätze geschrieben: *‚Die allgemeine Pathologie, als biologische Wissenschaft und als die Grundlage der Klinik, kann nicht einseitig vom anatomischen Standpunkt aus begriffen werden; auch die anatomischen Veränderungen bedürfen zu ihrem Verständnis der steten Berücksichtigung der zugrunde liegenden chemisch-physikalischen Vorgänge in ihrer Bedeutung als Abweichungen von den normalen Lebensvorgängen. Andererseits ist auch für das Verständnis der krankhaften Störungen der Funktionen die genaue Kenntnis jener materiellen Veränderungen und ihrer Ursachen unerläßlich.'*

Mit dem Abstand der Jahre und dem Fortschreiten der Medizin und der Naturwissenschaften hat dieses Programm nichts von seiner Gültigkeit und Aktualität verloren. So verlangte es mehr und mehr nach einer neuen Verwirklichung. Gemeinsam mit unserem Verleger haben wir den Mut aufgebracht, diese Verwirklichung zu wagen. Unser Ziel ist dabei das gleiche wie das von Krehl und Marchand: eine subtile morphologische, histologische und cytologische Analyse krankhafter Phänomene zu den biochemischen und physikalischen krankhaften Veränderungen in Beziehung zu setzen und die zugeordneten Funktionsstörungen daraus abzuleiten, soweit es der Stand der Forschung erlaubt. So stimmt unser Anliegen zugleich mit dem von Virchow überein, die Pathologie *‚zu einer pathologischen Physiologie zu erheben, d. h. zu einer Physiologie, welche den Ablauf der Lebenserscheinungen unter pathologischen Bedingungen lehrt, von der* Haller *gesagt hat, sie erleuchte die Physiologie'* (Virchows Handbuch der Pathologie 1854, S. 2).

Der Weg zu diesem Ziele erfordert freilich in der Mitte des 20. Jahrhunderts die Mitarbeit vieler Sachverständiger aus den gesamten medizinischen und naturwissenschaftlichen Nachbarbereichen der Pathologie. So überwiegt unter den Mitarbeitern dieses Werkes die Zahl der ‚Nachbarn' die der Pathologen vom Fach.

Sollte jemand mit VIRCHOW dagegen einwenden; ,*Wie ist es möglich, so viele Köpfe unter einen Hut zu bringen?*', so antworten wir mit VIRCHOW, ,*daß es gar nicht unsere Aufgabe ist, einen Hut über alle Köpfe zu ziehen*' (Handbuch der Pathologie 1854, S. VII). Vielmehr gehört es mit zu den Aufgaben dieses Handbuches, die Besonderheiten der wissenschaftlichen Individualitäten in ihren verschiedenen Auffassungen zur Geltung zu bringen, dennoch aber die Einheitlichkeit des Planes in jedem Einzelbeitrag sichtbar werden zu lassen.

Aussagen über den Bios des Menschen bedeuten in unserer Zeit grundsätzlich ein Überschreiten des Bereiches der klassischen Biologie und Medizin. So war es uns eine Selbstverständlichkeit, auch die Probleme der medizinischen Anthropologie kritisch wach, aber offenen Blickes in die Darstellung der Allgemeinen Pathologie einzubeziehen.

Wir widmen dieses Werk besonders den jungen Forschern in der klinischen und theoretischen Medizin sowie in den Naturwissenschaften in der Hoffnung, es möge ihnen dazu verhelfen, einen Ausgangspunkt für die eigene Arbeit zu finden, der im einzelnen und im ganzen dem heutigen Stand der Forschung angemessen ist. Möge es darüberhinaus allen unseren Lesern eine zuverlässige Quelle bedeuten und zugleich einen Eindruck von der Differenziertheit, aber auch der Konvergenz der medizinischen und naturwissenschaftlichen Forschung unserer Tage vermitteln.

Die Abstimmung der einzelnen Beiträge aufeinander und ihre Abgrenzung gegeneinander wurde vor allem durch Symposien erstrebt. Für deren Ermöglichung sind wir Herrn Dr. FERDINAND SPRINGER ebenso herzlich dankbar wie für die besondere Förderung, die er unserem Werke angedeihen läßt. Allen Mitarbeitern, die sich zu diesem Handbuch zusammengefunden haben, gilt unser aufrichtiger Dank."

Indem wir heute den Band I des Gesamtwerkes der Öffentlichkeit übergeben, dürfen wir feststellen, daß wir den Grundanliegen des Handbuches seit 1955 treu geblieben sind, und daß inzwischen seine Ziele immer deutlicher sichtbar wurden und in das Bewußtsein der modernen Pathologie eingegangen sind. Wir werden uns bemühen, auch in den noch ausstehenden Bänden mit der oft stürmischen Entwicklung der Fragestellungen und Ergebnisse Schritt zu halten und der weiteren Differenzierung der Allgemeinen Pathologie in ihren Beziehungen zur gesamten theoretischen und klinischen Medizin in diesem Werk gerecht zu werden.

Unser ausgezeichneter Dank gilt unserem Verleger, Herrn Dr. phil. HEINZ GÖTZE, für sein ungewöhnliches, uns immer neu ermunterndes und verpflichtendes Interesse an der weiteren Entwicklung, dem Abschluß und der Ergänzung dieses Handbuches. Zugleich danken wir ihm und seinen Mitarbeitern für die unwägbaren Mühen und die besondere Geduld, mit denen sie sich gemeinsam mit den Herausgebern und Mitarbeitern in den Dienst dieses Handbuches gestellt haben. Frau LISELOTTE WOLF danken wir dafür, daß sie seit 1955 mit großem Sachverständnis und beispielhafter Sorgfalt die Korrekturen mitgelesen und jeweils das Sachverzeichnis erarbeitet hat.

Dezember 1968 Die Herausgeber

Vorwort zu Band I

Die Darstellung der Ergebnisse und Probleme der Allgemeinen Pathologie in ihrem Werdegang und ihrer heutigen Gestalt ließ es schon bei der Planung des Handbuches den Herausgebern geboten erscheinen, den geistigen und thematischen Rahmen, in den die Allgemeine Pathologie gestellt ist, durch eine Reihe grundsätzlicher Beiträge sichtbar zu machen, um damit ihre Verflechtung mit den vielfältigen Bereichen der Medizin, der Geistes- und der Naturwissenschaften zu dokumentieren. Aus diesen Erwägungen ist der Band I *Prolegomena einer Allgemeinen Pathologie* entstanden.

Es ging den Herausgebern vor allem auch darum, dem Leser und Benutzer des Handbuches bewußt zu machen, daß die Problematik des Wesens und der Gesetzmäßigkeiten des Krankhaften und der Krankheit weiter gespannt ist als eine Allgemeine Pathologie ausschließlich naturwissenschaftlicher Prägung, wie sie Gegenstand der übrigen Bände des Handbuches sein mußte.

In der Geschichte des Bemühens der Ärzte um eine Deutung der Phänomene Gesundheit und Krankheit knüpften und lösten sich von Jahrhundert zu Jahrhundert die geistigen Verflechtungen der Medizin mit anderen Sachbereichen und Denkrichtungen. So ergab sich von selbst die Notwendigkeit, diesen Band mit dem Beitrag „*Der Krankheitsbegriff, seine Geschichte und Problematik*" einzuleiten. Wir sind glücklich, daß PAUL DIEPGEN und GEORG B. GRUBER ihn noch gemeinsam grundgelegt haben. GRUBER und HANS SCHADEWALDT haben ihm die jetzige Gestalt gegeben. Es war dann folgerichtig, in einem zweiten Beitrag eine Besinnung auf „*Gesundheit und Krankheit*" aus der heutigen Erfahrung der wissenschaftlichen Medizin anzuschließen. Indem ERICH MÜLLER diese Aufgabe übernahm, hat er zunächst die Wirkungsprinzipien biologischer Systeme in ihrer Bedeutung für die Gesundheit und die Krankheitsverursachung in den Mittelpunkt gerückt. Im Fortgang seiner Untersuchungen ist er zu der Feststellung gelangt, daß Bios und Pathos des Menschen darüberhinaus wichtigen metabiologischen Kategorien zugeordnet sind. In dem dritten Beitrag „*Synopsis von Struktur, Funktion und Stoffwechsel in der Allgemeinen Pathologie*" ging es FRANZ BÜCHNER um ein vertieftes Selbstverständnis der Allgemeinen Pathologie. Während diese sich aus Tradition und Methode nicht selten auch heute noch auf die morphologische Pathologie beschränkt, wird in dem Beitrag versucht, die Grenzen der klassischen Morphologie zu überschreiten und Struktur, Funktion und Stoffwechsel in den Phänomenen der Orthologie und der Pathologie so weit wie möglich als Einheit zu erfassen. Für die Molekularstruktur des Erbgefüges kommt seine Studie allerdings zu der Feststellung, daß in diesem Zentralbereich des Lebendigen ein Primat der Struktur wirksam ist. Indem sodann ADOLF PORTMANN in seinem Beitrag „*Das Problem des Lebendigen*" als Ganzes durchdenkt, arbeitet er vor allem die Polarität von Stoff und Psyche, Stoffwechsel und Gestalt als fundamentale Gegebenheiten des Lebendigen heraus und überschreitet auf diese Weise die Grenzen einer ausschließlich kausalanalytischen Betrachtung der Organismen. HANS von KRESS erschließt „*Das Problem des Todes*" zunächst aus der Sicht der pathologischen Physiologie und der klinischen Analyse, dann aber aus der Fülle einer auf eine allgemeine Anthropologie gerichteten ärztlichen Beobachtung. Dabei setzt er sich als Forscher wie als Arzt auch systematisch mit den naturwissenschaftlichen wie mit den anthropologischen Problemen der Organtransplantation und der Reanimation auseinander. Der Band wird durch PAUL CHRISTIAN mit einer Abhandlung „*Medizinische und philosophische Anthropologie*" abgeschlossen. Anliegen dieses Beitrages ist es, vor allen Auseinandersetzungen der weiteren Bände mit den naturwissenschaftlichen Gesetzmäßigkeiten krankhafter Struktur-, Funktions- und Stoffwechselstörungen und der ihnen zugeordneten pathogenetischen Prinzipien die Kategorien der heute aus der Diskussion nicht mehr wegzudenkenden personal-anthropologischen Medizin bewußt zu machen.

Die Autoren und die Herausgeber wollen damit den vorliegenden Band als grundlegenden Beitrag zu den großen geistigen Auseinandersetzungen in der modernen Medizin gewertet wissen. So wendet er sich an die Ärzte aller wissenschaftlichen Fachrichtungen wie an den den geistigen Standort der modernen Medizin bedenkenden praktischen Arzt, darüberhinaus aber an die Vertreter der Naturwissenschaften und nicht zuletzt an die der Medizin benachbarten Vertreter der geisteswissenschaftlichen Fakultäten.

Möge dieser Band bewußt machen, daß die moderne wissenschaftliche Medizin im Schnittpunkt von Naturwissenschaften und Geisteswissenschaften beheimatet ist.

Freiburg i. Br., Tübingen, Basel
November 1968

FRANZ BÜCHNER · ERICH LETTERER · FRÉDÉRIC ROULET

Inhaltsverzeichnis

Der Krankheitsbegriff, seine Geschichte und Problematik

Von

Paul Diepgen †, Georg B. Gruber, Göttingen, und
Hans Schadewaldt, Düsseldorf

1. *Der Krankheitsbegriff* kann einmal subjektiv, d.h. vom Patienten aus, zum andern objektiv, d.h. vom Arzt, Naturwissenschaftler oder auch Philosophen aus, betrachtet werden. In beiden Fällen ist er unter allen Umständen an den Begriff „*Gesundheit*" gekoppelt, ob man nun die Krankheit als selbständigen Parasiten, als Antipoden der Gesundheit, als Abweichung von einer festgesetzten Norm oder, biologisch prinzipiell von der Gesundheit nicht unterschieden, nur als Auswirkung veränderter Lebensbedingungen zu erklären versucht. Dabei ist auffällig, daß die Gesundheit zwar in fast allen Kulturen als eines der höchsten Lebensgüter gepriesen wird, daß aber andererseits der Laie diesen Wert eigentlich erst empfindet, wenn er ihm fehlt, oder wenn „ihm etwas fehlt", da man bekanntlich „gesunde Organe" nicht fühlt, sondern erst der Schmerz und die Funktionseinschränkung auf pathologische Vorgänge aufmerksam machen. Schon der im 3. vorchristlichen Jahrhundert in Alexandrien wirkende Arzt Herophilos hatte behauptet: „Wo Gesundheit fehlt, kann Weisheit nicht offenbar werden, Kunst kann keinen Ausdruck finden, Stärke kann nicht kämpfen, Reichtum wird wertlos und Klugheit kann nicht angewandt werden"[1]. Und von keinem Geringeren als Arthur Schopenhauer (1788—1860) stammt der Aphorismus: „Überhaupt aber beruhen neun Zehntel unseres Glückes auf Gesundheit." Weit über die medizinischen Vorstellungen vom Gesundheitsbegriff hinaus ging dann die Definition der Weltgesundheitsorganisation, die Gesundheit als „körperliches, seelisches und soziales Wohlergehen" interpretierte. Friedrich Deich (geb. 1907) hat allerdings auf die Mängel dieses Deklarationsversuchs aufmerksam gemacht.

Wird bei der subjektiven Erörterung des Krankheitsbegriffes wohl in der Regel vom Einzelfall oder wenigstens von der Kasuistik ausgegangen, so kann eine wissenschaftliche Betrachtung nur vom Allgemeinen, also von der Theorie oder dem System ihren Ausgang nehmen, soll sie Anspruch auf Allgemeingültigkeit haben. Es liegen also bei der Bestimmung des Krankheitsbegriffes völlig andere Verhältnisse vor als bei der Krankheitslehre, der „*Nosologie*", bei der oftmals, über das Symptom zum Syndrom fortschreitend, anhand einzelner Beobachtungen wesentlich neue Erkenntnisse gewonnen werden können. Vor der historischen Darstellung der verschiedenen Vorstellungen über den Krankheitsbegriff ist eine Stellungnahme zur Terminologie und Aufgabe der *Pathologie* unumgänglich. Ursprünglich bedeutete das griechische Wort *πάθος* Leiden nur im Sinne einer geistig-seelischen Wirkung[2]. Eine weitere wichtige Bedeutung gewann die Vokabel als Ausdruck der Möglichkeit, in einen anderen Zustand überzugehen. Ja, sie konnte sogar, abstrakt benutzt, in der Geometrie, Mathematik und Stilistik angewandt werden[2]. Erst Galen (129—199 n.Chr.) hat den griechischen Ausdruck „*Παθολογικόν*" mit

---

[1] Deich 1957, Neuburger 1906. [2] Schadewaldt 1952.

der „Ätiologie“ identifiziert[1] und mit dem bald ins Lateinische übergegangenen Begriff „Pathologia“ eine medizinische Teildisziplin bezeichnet, „in welcher wir das über die Natur Hinausgehende erforschen, den Ursachen der Krankheiten nachspüren und die Fülle der Symptome sowie die Zustände der Leiden sorgfältig untersuchen“. Nach HEINRICH STEPHANUS (HENRI ESTIENNE 1528—1598), dem bekannten Lexikographen, soll allerdings bereits der Arzt MNESITHEOS im 3. vorchristlichen Jahrhundert, der in Athen wirkte, ein „Παθολογικόν“ betiteltes Werk geschrieben haben, auf das sich GALEN dann bezogen hätte[2]. Der Begriff „Pathologie“ wurde allerdings im Mittelalter nicht mit dem antiken Wissensgut tradiert, sondern erscheint erst wieder zur Zeit des Humanismus im 16. Jahrhundert in dem berühmten Werk von JEAN FERNEL (1486—1558) „Medicina“ von 1554, in dem das gesamte medizinische Wissen seiner Zeit in drei Gruppen eingeteilt ist, die „Physiologia“, „Pathologia“ und „Therapeutica“. Für ihn war die Pathologie die „Darstellung der Leiden, Ursachen und aller krankhaften Erscheinungen und schließlich aller der Veränderungen, die, über die Natur hinausgehend, den menschlichen Körper befallen“[3]. Zum ersten Mal in deutscher Sprache erscheint der Terminus bei dem vielseitigen Professor der Medizin in Halle und Helmstedt JOHANN GOTTLIEB KRÜGER (1715—1759), der 1750 in Halle ein deutsch geschriebenes Buch herausgab, das er „Naturlehre, welche die Pathologie oder die Lehre von den Krankheiten in sich fasset“, betitelte[3]. Fünf Jahre später erschienen dann in Lausanne und Venedig ALBRECHT VON HALLERs (1708—1777) „Opuscula pathologica“. Im Gegensatz zu den älteren Kasuistikwerken des Humanismus und des angehenden Barocks, die in erster Linie Monstren und Kuriositäten, also vor allem auffällige Mißbildungen und äußere, in die Augen springende pathologische Befunde mitteilten[4], sah die neue Pathologie HALLERs ihre Aufgabe darin, die Beziehung zwischen der klinischen Erfahrung am Lebenden und dem Obduktionsbefund festzustellen, dessen epikritischen Wert für die Krankheitsgeschichte HALLER besonders betonte. Er wollte die Leichenöffnung im Sinne einer „Anatomia animata“ dem klinisch-physiologischen Denken dienstbar machen[5]. HALLERs Schweizer Landsmann JOHANN GEORG ZIMMERMANN (1728—1795) hatte diese neue Auffassung von der Pathologie 1755 wie folgt beschrieben: „Über alle Vorfälle wäre in dem Hospital ein genaues Tagebuch gehalten worden, man hätte durch die Zergliederungskunst bei Verstorbenen die genauesten Untersuchungen über den Sitz ihrer gehabten Krankheiten angestellt.“

Mit dem Ausbau autoptischer und physiologischer Methoden, mit der Vertiefung der klinischen Betrachtung und mit einer hinzukommenden psychologischen Durchdringung der Umstände abwegiger Lebenserscheinungen des Menschen wuchs der Aufgabenbereich der Pathologie stark in die Breite. Aber diese Wissenschaft kurzweg als allgemeine Krankheitslehre zu deuten, wie dies OTTO LUBARSCH (1860—1933) in seiner „Allgemeinen Pathologie“ tat[6], geht deshalb nicht an, weil in ihren Betrachtungskreis Verhältnisse einbegriffen sind, denen der Charakter des Krankseins abgeht, wie zum Beispiel bei Narben und Monstrositäten, als Folgen einer anormalen embryonalen Entwicklung oder erbmäßig bedingter geistig-psychischer Absonderlichkeiten. Wenn Pathologie auch dies beinhalten soll, dann benötigt der Ausdruck eine umfassendere Deutung. Nach einer Interpretation von ROBERT RÖSSLE (1876—1956) schließt „Pathologie“ alle Erscheinungen ein, die sich in gesteigerten oder verminderten oder falsch zusammengesetzten Lebensäußerungen offenbaren; Erscheinungen also, die nach Maß, Zeit und Ort als abwegig gelten dürfen. So läßt die Rösslesche Deklaration im Be-

[1] GALEN, Bd. 14, S. 690. [2] GALEN, Bd. 19, S. 458. [3] SCHADEWALDT 1952.
[4] SCHADEWALDT 1963. [5] VOSS 1937. [6] LUBARSCH 1905, S. 1ff.

trachtungskreis der Pathologie auch der Lehre von den Mißbildungen Raum[1]. Dieser Standpunkt ist zweifellos richtig, er weist implicite die Meinung jener zurück, welche die aus erblicher Belastung oder infolge einer fehlerhaften Embryonalentwicklung entstandenen Fehlbildungen als Naturspiele oder als Varietäten im Sinne einer Teratologie abseits gestellt wissen wollen[2].

Wie einseitig der Standpunkt war, von einer Krankheitslehre als Erscheinung gestörter Lebensfunktion die Lehre von den Mißbildungen als Ergebnisse gestörten Entwicklungsgeschehens abzutrennen, lehren die neuen Einsichten, daß bestimmte Infektionskrankheiten der Mütter, wie z.B. die Röteln in der frühen Schwangerschaft, organische Fehlentwicklungen der Früchte nach sich zu ziehen vermögen[3], oder die Diskussion über das gehäufte Auftreten des Dysmelie-Syndroms[4].

Die Pathologie hat sich um die Klärung der Voraussetzungen, Erscheinungen und Folgen allen Krankseins des Körperlichen, Geistigen und Seelischen zu bemühen. Damit greift sie über eine früher geltende Abgrenzung hinaus, die die Pathologie mit der Nosologie gleichsetzte, d.h. mit der wissenschaftlichen Darstellung umschriebener Krankheitsphänomene allein.

Wir hatten bereits erwähnt, daß „*Pathos*" ursprünglich, und so faßte dies auch noch ARISTOTELES (384—322 v.Chr.) auf, die Möglichkeit ausdrückt, in einen anderen Zustand überführt zu werden[5]. Diese Änderung des Zustandes gilt offensichtlich auch für die Bedeutung des „Pathos" in der Medizin, und es empfiehlt sich daher auch für unsere Betrachtungen, darin eine Art Veränderung des lebendigen Organismus zu sehen[6]. In diesem Sinne wäre die Pathologie als die Lehre vom veränderten Leben zu verstehen, d.h. von einem Leben, dessen Erscheinungen vom Durchschnittstypus im negativen Sinne abweichen. Das gilt sowohl für funktionelle als auch für morphologische Erscheinungen, die von der Norm variieren. Mit diesen morphologischen Veränderungen befaßt sich in erster Linie die *pathologische Anatomie* und *Histologie*, also die *Morpho-Pathologie*. Diese Begriffsbestimmung der pathologischen Anatomie findet sich erstmals bei JEAN RIOLAN, dem Jüngeren (1580—1657), in dessen Werk „Enchiridium anatomicum et pathologicum", Paris 1648. Der neue Begriff wurde außerdem benutzt von ANTONIO MOLINETTI (gest. 1675) und insbesondere von JOHANN MORITZ HOFMANN (1653—1727)[7]. Nur aus traditionellen Gründen hat man die mit der Lehre und Forschung über pathologische Anatomie beauftragten Hochschullehrer und Prosektoren jahrzehntelang als „Pathologen" bezeichnet, obwohl es sich im eigentlichen Sinne um spezielle, den Krankheitsursachen nachspürende Anatomen gehandelt hat.

2. Wir hatten schon erwähnt, daß auch heute noch der Laie den Zustand der Gesundheit eigentlich nicht empfindet und ihn erst zu schätzen weiß, wenn er ihm „fehlt". Auch in den Frühkulturen der Menschheit ist zwar der Krankheits-, kaum jedoch der Gesundheitsbegriff ausgeprägt gewesen. Das primitive Denken der Naturvölker war in der Hauptsache gegenständlich und nicht reflektierend, und so wurde in diesem Stadium nur die Funktionseinschränkung empfunden. Man glaubte in dieser ersten empirischen Phase der Menschheit, daß Krankheit durch einen von außen in den Organismus gelangenden Störungsfaktor ausgelöst würde. Es entstand die älteste Krankheitstheorie, die sog. „*Fremdkörpertheorie*", mit einer ausgesprochen ontologischen Auffassung des pathologischen Prozesses[8]. Ihr voran

---

1 RÖSSLE 1936, S. 2. 2 SCHWALBE, 1906.
3 GREGG 1942, SWAN 1949, GREBE 1954, TÖNDURY 1951.
4 WIEDEMANN 1961, LENZ und KNAPP 1962.
5 PAPE 1877, STEPHANUS 1842, DIMITRAKOS 1939.
6 GRUBER 1941, 1952. 7 FISCHER und GRUBER, 1949, S. 125, DIEPGEN 1932.
8 BERGHOFF 1947, SUTERMEISTER 1947.

ging allerdings wohl eine rein empirische Phase, in der noch nicht über das Krankheitsgeschehen reflektiert wurde, sondern allein die auffälligen, Schmerz und Funktionseinschränkung bedingenden Symptome behandelt wurden. Dabei darf wohl davon ausgegangen werden, daß die ersten Heilmittel und Heilmethoden auf instinktive Weise im Sinne der von WALTER ARTELT (geb. 1906) aufgestellten *Aviditätstheorie* aufgefunden wurden, d.h., daß durch gewisse Veränderung des normalen Körperchemismus bestimmte Reize ausgelöst werden, die dann zu den geeigneten Mitteln greifen lassen[1]. Ein besonders eindrucksvolles Beispiel für diese Fremdkörpertheorie ist die bis ins 18. Jahrhundert hinein geltende Vorstellung von der Auslösung bestimmter Erkrankungen durch Würmer, wobei seit den Zeiten der babylonischen Medizin vor allem der Zahnschmerz und die Caries als durch einen bestimmten Wurm ausgelöst betrachtet wurden[2]. Diese Theorie vom Wurm als Auslöser verschiedenartigster Erkrankungen ist in weit voneinander entfernten und sicherlich nicht miteinander in Berührung gekommenen Kulturen offensichtlich autochthon aufgetaucht. Sie ist eine der Beweggründe dafür, warum der im vorigen Jahrhundert von dem deutschen Völkerkundler ADOLF BASTIAN (1826—1905) aufgestellte „*Elementargedanke*" auch für die Krankheitsauffassungen in diesen frühen Phasen in Anspruch genommen wird[3].

Ohne scharfe Grenze geht das präanimistische in das magische und dieses in das animistische Zeitalter über. Aus dem natürlichen sichtbar gemachten oder greifbar gedachten Fremdkörper, wie z.B. dem Wurm oder einem vom Medizinmann aus dem Körper des Kranken gezauberten „Stein", ist ein übersinnlicher Krankheitserreger geworden, ein magisches und die pathogene Emanation verbreitendes Agens oder ein Dämon, der in den Kranken hineinfährt. Die Vorstellung vom Alpdrücken, vom Hexenschuß, vom Knochenfraß und vom bösen Blick gehören in diese Vorstellungswelt. Konnte sich auf der Stufe der Fremdkörpertheorie der indianische Medizinmann bei dem „Heraussaugen" noch mit dem allerdings bereits stark suggestiven Ausdruck begnügen: „Was entferne ich aus meinem Munde? Die Krankheit ziehe ich aus meinem Munde, was ist das Ding, das ich herausnehme? Es ist die Krankheit, die ich herausnehme"[4], so trat in der *dämonologischen Phase* der direkte Anruf des krankheitsauslösenden bösen Geistes mit Beschwörungscharakter, wie etwa in diesem Schutzgebet eines Mardukpriesters aus Babylon: „Wo ich stehe, sollst du nicht stehen! Wo ich sitze, sollst du nicht sitzen! Wo ich gehe, sollst du nicht gehen! Wo ich eintrete, sollst du nicht eintreten! Durch den Himmel seist du gebannt! Durch die Erde seist du gebannt![5].

Aus der *Dämonologie* und dem *Animismus* entstand auf einer nächsthöheren Kulturstufe, die eine bereits bis zu einem gewissen Grade entwickelte dogmatische Religion voraussetzt, allerdings wieder ohne scharfe Grenze, die Auffassung von der *Krankheit als Strafe* oder als *Prüfung* der Gottheit. Dies ist die Phase der „theurgischen Medizin". WOLF VON SIEBENTHAL hat 1950 in einer medizinhistorischen Studie gezeigt, daß die Vorstellungen von der Krankheit als Sündenfolge „von den Anfängen menschlichen Seins bis zur Gegenwart" reichen. Dabei tauchten zum ersten Mal in der Geschichte der Medizin bestimmte *Heilgottheiten* auf, die aber zur gleichen Zeit durchaus auch als Verursacher von Krankheiten angesehen wurden, wie z.B. APOLLON, der im homerischen Epos einmal die Pest schickte, womit er die Troja belagernden Griechen für eine Tabuübertretung strafte, zum andern aber in weiten Teilen Griechenlands als der Heilbringer schlechthin galt, und dessen Heilfunktionen erst im 5.—4. vorchristlichen Jahrhundert in Griechenland von ASKLEPIOS allmählich übernommen wurden. Traum-

[1] DIEPGEN 1949, Bd. 1, S. 12. [2] SIGERIST 1963, S. 414.
[3] SCHWARZ 1909, DIEPGEN 1949, Bd. 1, S. 22, SCHADEWALDT 1964.
[4] DIEPGEN 1949, Bd. 1, p. 19. [5] SIGERIST 1963, S. 428.

deutung und Leberschau wurden in dieser Phase auch zur Erhellung der Krankheitsursache gern herangezogen[1].

3. In der Medizin der frühen Kulturvölker finden sich Fragmente der verschiedenen dämonologischen, animistischen und theurgischen Vorstellungen neben in unserem Sinne durchaus rationalen und natürlichen Auffassungen vom Wesen der Krankheit, sehr häufig sogar in direkter Kombination mit ihnen. Das hängt damit zusammen, daß die Grenzen zwischen Volksmedizin und wissenschaftlicher Heilkunde fließende waren und sich infolgedessen empirisch rationelle Elemente mit magisch-animistisch-dämonologisch-theurgischen vermischten. Die krankmachenden Dämonen und Götter wurden als Ursache bestimmter Krankheiten spezialisiert. Insbesondere aus den altbabylonischen und assyrischen Kulturkreisen sind uns eine große Zahl von Krankheitsdämonen überliefert, wie etwa die Göttin Labartu für das Kindbettfieber. Nachklänge dieser Vorstellungen einer „göttlichen" Krankheit finden sich auch noch in der wissenschaftlichen Literatur der Medizin im antiken, arabischen und christlichen Kulturbereich des Mittelalters, z.B. im „Dämonium" der Geisteskranken[2] und der Ansicht von der Sterilität als Folge von Sünde und Verzauberung[3]. Den wissenschaftlichen Hintergrund dieser Auffassungen im Mittelalter hat aufgrund sorgfältiger Quellenstudien Josef Löffler 1953 an einem konkreten Beispiel dargetan. Andererseits tauchten mit der wissenschaftlichen Heilkunde im Zeitalter des Hippokrates (460—375 v. Chr.) auch erste Zweifel an der sogenannten „göttlichen Krankheit", wie die Epilepsie bis dahin bezeichnet wurde, auf, und der Verfasser einer entsprechenden Schrift über die „*ἱερὰ νοῦσος*", den „Morbus sacer" verteidigte erstmals den natürlichen Charakter dieser Erkrankung, die man, so gut wie jede andere, göttlich nennen könne, wenn man überhaupt einen Einfluß der Gottheit auf das krankhafte Geschehen annehme. Doch lebte die Idee von der Sünde als Ursache der Krankheit auch noch in der Barockzeit, etwa bei Johann Baptist van Helmont (1577 bis 1644), bei dem Rosenkreuzer Robert Fludd (1574—1637) und insbesondere in der Medizin der Romantik, so bei Karl Joseph Windischmann (1775—1839), Michael Leupoldt (1794—1874), Johann Nepomuk Ringseis (1785—1880) und dem Psychiater Johann Christian Heinroth (1773—1843) weiter[4].

Es ist verständlich, daß es bei diesen, aus sehr verschiedenen Elementen und Schichten bestehenden Krankheitsvorstellungen nicht zu einem einheitlichen Krankheitsbegriff bei den Natur- und frühen Kulturvölkern kommen konnte. In der ärztlichen Literatur aus diesen Epochen, die sich weitgehend auf rationale und natürliche Erklärungen der Krankheitserscheinungen und der Therapiewirkungen stützt, mag sie in Keilschrift, in Hieroglyphen oder in demotischer Schrift niedergelegt sein, findet sich kein Dokument, in dem die Autoren, wie in einem modernen Lehrbuch der allgemeinen Pathologie, sich mit dem Krankheitsbegriff als solchem beschäftigen. Die Krankheit wurde vielmehr mit dem Symptom identifiziert, der Standpunkt der Beurteilung war dabei meistens lokalistisch. Erstmals in der babylonischen Heilkunde sind dann aber überhaupt verschiedene Symptome einer Grunderkrankung zugeordnet worden, so daß dort wenigstens der Weg vom Symptom zum Syndrom begangen wurde[5], aber nach wie vor hatte man nur bei wenigen Symptomenkomplexen, insbesondere bei Epidemien, eine Vorstellung von ihrer inneren Zusammengehörigkeit. Wir sind in der Regel darauf angewiesen, aus Symptombeschreibungen und -erklärungen Rückschlüsse auf die Grundauffassung über die Krankheit zu ziehen.

---

[1] Schadewaldt et al. 1967, S. 58ff.

[2] Haisch, 1963, Leibbrand und Wettley, 1961, S. 199, u.a.

[3] Siebenthal 1950, S. 30f.

[4] Siebenthal 1950, S. 57ff., Leibbrand 1953, S. 255ff., Fünfgeld 1966.

[5] Leix 1935.

Trotz mancher sehr guter Beschreibungen der Symptomatik gleicher Krankheiten bieten aber andere aus der Zeit der *Keilschriftmedizin* nicht einmal die Möglichkeiten zu einer modernen Diagnose, so, wenn berichtet wird, daß der Körper „voll Unreinigkeit sei, der kranke Fuß voll Blut, der schmerzhaft geschwollene Muskel voll Wind usw.“. Man muß daher wohl dem bedeutenden Schweizer Medizinhistoriker HENRY E. SIGERIST (1891—1957) zustimmen, wenn er behauptete: „Mesopotamien entwickelte nie eine rationale Theorie der Erscheinung des Lebens in Gesundheit und Krankheit“[1].

Von einem im ganzen durchdachten physiologischen System als Vorbedingung für eine Begriffsumschreibung der Krankheit kann im *alten Ägypten* die Rede sein. Dort wurde als Mittelpunkt des Körpers das Herz angesehen, das wiederum als Wurzel sämtlicher von dort ausgehenden Gefäße gedacht wurde[2]. Durch Gefäße hatte das Herz Verbindung mit allen Teilen des Körpers. Über die altägyptischen Vorstellungen zur Physiologie und Pathologie sind wir seit den hervorragenden und bahnbrechenden Arbeiten des Brüsseler Ägyptologen und Chirurgen FRANS JONKHEERE (1903—1956) und seit Erscheinen des sechsbändigen „Grundrisses der Medizin der alten Ägypter“ von HERMANN GRAPOW (1885—1968) und seinen Mitarbeitern gut unterrichtet[3]. Dieser rein theoretischen Physiologie könnte eine rein spekulative einheitliche Grundauffassung vom Wesen der natürlichen Krankheit entsprochen haben. Dazu stimmt manche Vorstellung der Pathologie. In den Gefäßen sollten normalerweise Luft, Blut, Wasser und Stoffwechselprodukte transportiert werden, aber es würden dort auch Krankheitsstoffe, die in sie eindringen, enthalten sein. Man sprach von einer „whdw-Krankheit“, die in den Gefäßen lokalisiert sei und sich an den verschiedensten Stellen des Körpers manifestieren könne. R. O. STEUER verstand unter diesem im Zusammenhang mit den Gefäßen erwähnten „whdw-Stoff“ das ätiologische Prinzip der Eiterbildung und Entzündung im Sinne der Materia peccans der antiken Humoralpathologie[4]. JONKHEERE hingegen gab diesem Begriff eine weitere Fassung, und zwar im Sinne der seit den Hippokratikern als Miasma bezeichneten hypothetischen Ursache von Infektionskrankheiten[5]. Jedoch sind wir nicht berechtigt, aus diesen und anderen Bruchstücken einer spekulativen Pathologie, wie sie sich in den altägyptischen Papyri verschiedentlich zeigen, auf einen allgemein anerkannten und klar umgrenzten natürlichen Krankheitsbegriff zu schließen.

4. Konsequent durchdachte Theorien über das Wesen der Krankheit finden wir dagegen im altindischen und fernöstlichen chinesischen Kulturkreis. Die Zeit ihrer Entstehung ist jedoch nicht genau festzulegen.

Nach *altindischer Lehre* kamen die Krankheiten durch Entartung, d.h. durch eine Art „Aufwallen“ der drei „Dosas“, der normalen Grundstoffe des Körpers, zustande: Wind, Galle und Schleim. Bei manchen Krankheiten ist als vierter, allerdings weniger bedeutender Stoff, das Blut beteiligt. Es spielt eine besondere Rolle als Träger von Erbkrankheiten. Sekundär wirken im Körper vorhandene, als „Rasas“ bezeichnete Säfte mit, die durch bestimmte Eigenschaften wie süß, sauer,salzig, scharf, bitter und zusammenziehend charakterisiert sind. Je nachdem, wo diese korrumpierten Säfte im Körper angreifen, entstehen verschiedene Krankheitsbilder. Hierbei klingen, wie im übrigen auch in der Physiologie, in der Pathologie der Altinder dynamische Gedankengänge an. Der Stoff wirkt stets nur durch die Kraft, und man fühlt sich dabei durchaus an die spätantike pneumatische Schule erinnert. Einzelheiten des im speziellen sehr differenzierten und schwierig zu überschauenden Gebiets hat uns der besondere Kenner

[1] SIGERIST 1963, S. 450. [2] BRUNNER 1965. [3] Siehe auch DIEPGEN 1953.
[4] SIGERIST 1963, S. 251 und 270, Anmerk. 26. [5] DIEPGEN 1953, S. 8f.

der altindischen Sanskritliteratur REINHOLD F. G. MÜLLER (1882—1966) aufgeschlossen.

Noch stärker ist das der Fall bei der *altchinesischen Krankheitslehre*. Ihr Grundgedanke ist die Störung des inneren Gleichgewichts. Die Krankheit beruht auf einem Überwiegen des Yang oder Yin draußen in der Welt und innen im Körper mit einem konsekutiven Mißverhältnis der fünf Elemente, die den Organismus aufbauen. Hinzu kommt ein fehlerhaftes Verhalten des Pneumas. Unter Yang und Yin ist ein männliches und weibliches Prinzip gemeint, die als polarer Gegensatz von Kräften das Leben im Kosmos und im menschlichen Körper tragen. Die fünf Elemente sind die Aufbaugrundstoffe des Körpers und seiner Organe. Sie werden mit Holz, Feuer, Erde, Metall und Wasser bezeichnet. Yang und Yin kreisen im Körper mit dem Blut und einem dem Pneuma der Griechen analogen Substrat, das auch die Welt erfüllt und, bald gasförmig, bald flüssig gedacht, in hypothetischen Kanälen zirkuliert, die die Organe miteinander verbinden. Dieses ganze System beruht natürlich letztlich auf Spekulationen, in denen der Gedanke an die Harmonie und die Fünfzahl vorherrscht. Überwiegen von Yang verursacht Hitze-, von Yin Kältekrankheiten. Das Wasser ist der Feind des Feuers. Überwiegt das Wasser, das Grundelement der Niere, so wird das Herz, dessen Grundelement Feuer ist, geschädigt[1].

In den indischen Quellen sind so zahlreiche Anklänge an die griechische Krankheitslehre zu finden, daß man eine starke Abhängigkeit der griechischen von der indischen Medizin angenommen hat. Diese Frage ist aber bis heute nicht entschieden. Vielleicht sind die Ähnlichkeiten auf eine gemeinsame Ausgangstheorie zurückzuführen, die in dem vorgeschichtlich mediterranen Kulturkreis einer vor- und nichtarischen Bevölkerung entstand, der auch einmal ein nicht geringer Teil der vorarischen Einwohner Indiens angehörte[2].

5. Die erste in sich geschlossene und in die Zukunft weisende *natürliche Krankheitstheorie*, auf der die gesamte Medizin des Abendlandes aufbauen und durch die der Krankheitsbegriff weiter entwickelt werden konnte, wurde von den griechischen Ärzten und Arztphilosophen in der Zeit von etwa 450—300 v. Chr. geschaffen[3]. Die Voraussetzung dazu war eine Loslösung von allen magischen und religiösen transzendentalen Vorstellungen und eine Hinwendung zu der ärztlichen Erfahrung und zur reinen naturwissenschaftlichen Durchdringung der beobachteten Tatsachen und ihrer philosophischen Einordnung. Doch war das Innere des Menschen den griechischen Ärzten jener klassischen Zeit noch verschlossen. Experimente und Induktion spielten noch keine große Rolle[4]. Der Analogiebeweis hatte nach wie vor volle Gültigkeit. Die Welt, in der man lebte, konnte man beobachten und daraus auf analoge Verhältnisse und Vorgänge im Menschen schließen. Die Makro- und Mikrokosmosentsprechung von DEMOKRIT (um 460 bis um 360 v. Chr.) hatte noch volle Geltung. Doch überwanden Naturphilosophie und realistisches logisches und ärztliches Denken den alten ontologischen Krankheitsbegriff. Nunmehr war die Krankheit nicht mehr ein von außen in den Menschen hineingelangendes parasitäres oder dämonisches Wesen. Der *hippokratische Arzt* kannte keine für sich existierenden Krankheiten, sondern nur kranke Menschen. Für die Hippokratiker war Krankheit auch kein Zustand, sondern ein Vorgang[5]. Die Gesundheit beruhte für sie auf einer vollendeten Harmonie der „φύσις", der gesamten Natur des Menschen im körperlichen wie im seelischen Bereich. Sie unterschieden daher alles das, was zur Erhaltung dieser Harmonie beitrug, als „κατὰ φύσιν" von allem

[1] DIEPGEN 1949, Bd. 1, S. 45, HUARD und WONG 1959 und 1967, HÜBOTTER 1959.
[2] KIRFEL 1948. [3] SCHUMACHER 1963, KUDLIEN 1967, MEYER-STEINEG 1924.
[4] FREERKSEN 1968. [5] MEYER-STEINEG 1924.

dem, was das Zusammenspiel dieser Kräfte störte und damit krankheitsauslösend wirken konnte, „παρὰ φύσιν". Die „Physis" war geradezu eine krankheitswidrige Kraft[1]. Zweifelsohne ist dieses Harmoniedenken besonders deutlich geworden in dem, allerdings erst bei Galen im zweiten nachchristlichen Jahrhundert als eigentliche *Vier-Säfte-Lehre* fixierten, den gesamten Mikro- und Makrokosmos umschließenden System[2]. Die Kardinalhumores Blut, Schleim, gelbe und schwarze Galle repräsentierten für antike wie mittelalterliche Ärzte im Menschen die vier Elemente, aus denen nach der empedokleischen Naturphilosophie die Welt aufgebaut war: Feuer, Wasser, Erde und Luft. Besonders eindrucksvoll hat Erich Schöner 1964 gezeigt, daß diese Vier-Säfte-Lehre erst sehr allmählich aus den verschiedensten Elementen entstanden ist, die erstmals von Hippokrates' Schwiegersohn Polybos[3] im Corpus Hippokraticum erwähnt wurde und in hellenistischer Zeit ihre letzte Ausgestaltung gefunden hat.

Dabei ist aber mit Joseph Schumacher (1907—1966) daran zu erinnern, daß die griechische Naturphilosophie und damit auch die Medizin der vorhippokratischen Zeit ursprünglich von einem einzigen Urstoff ausging, den Thales von Milet (1. Hälfte 6. Jahrhundert v. Chr.) als „ἀρχή" bezeichnete und im „ὕδωρ" (Wasser) konkretisierte. Anaximander (um 610—546 v. Chr.) bezeichnete diesen Urstoff mit „ἄπειρον" (das Unendliche), wobei er im übrigen eine Urzeugung des Menschen aus einer Art Urschlamm annahm. Anaximenes, ein Schüler von Anaximander, sah im „ἀήρ" (der Luft) das lebenspendende Prinzip von ewiger Bewegung. Er hat damit die Ansatzpunkte für die spätere Pneumalehre geliefert. Aber er ging von der strengen, einheitlichen Auffassung des Seins insofern ab, als er aus „ἀήρ" durch Verdünnung Wärme, durch Verdichtung Kälte entstehen ließ. Der eleatische Philosoph Parmenides (um 500 v. Chr.) war dann wohl der erste, der zwei Urprinzipien, den Urschlamm des Anaximander als Stoff, aus dem unter anderem auch der Mensch gebildet wurde, und die Wärme des Anaximenes als Kraft, die formt und belebt, postulierte und zwei Elemente, das warme Feuer und die kalte Erde, unterschied. Wärme sollte eine Zunahme des Wohlbefindens, Kälte eine Abnahme und damit Krankheit und in extremen Fällen den Tod bedingen[4]. Eine gewisse Ausbalancierung beider Kräfte wäre notwendig, um die Gesundheit aufrechtzuerhalten. Damit finden wir hier die ersten Vorläufer des in der Antike so wichtigen *Harmoniebegriffs*. So ist es sicherlich kein Zufall, daß entgegen der Tridosalehre des Sanskrits, die zwar Wind, Schleim und Galle, aber nur in seltensten Fällen als vierten Grundstoff das Blut anerkannte, und der Fünfelementenlehre der chinesischen Medizin in der griechischen Heilkunde die Vier-Säfte-Lehre maßgeblich wurde. Eine „Eukrasie" und ein vollendeter Ausgleich unter den einander entgegengesetzten Kräften, die in diesen Elementen wirken, sind dabei für den griechischen Arzt die Voraussetzung der Gesundheit gewesen. Abweichungen davon, „Dyskrasie" der Säfte und Disharmonie der Kräfte, bildeten das Wesen der Krankheit. Materielle und dynamische Veränderungen bewirkten damit den pathologischen Prozeß. Beide waren nicht scharf voneinander zu trennen. Immer war die ganze „Physis" des Menschen in Mitleidenschaft gezogen, und der individuelle Ablauf der Krankheit hing weitgehend von der Individualität des Patienten ab[5]. Dabei war aber dem antiken Arzt die normale Variationsbreite des Individuums durchaus bekannt, auf die noch einmal im Kapitel über die Konstitution eingegangen werden soll (s. S. 28). Interessant ist jedoch vielleicht in diesem Zusammenhang der Begriff „*Idiosynkrasie*", der in späterer Zeit durchaus

[1] Meyer-Steineg 1924, Schumacher 1963, S. 186ff. [2] Schöner 1964, S. IX.
[3] Diepgen 1949, Bd. 1, S. 82. [4] Schumacher 1963, S. 95ff.
[5] Diepgen 1949, Bd. 1, S. 83f.

pathologische Bedeutung erlangte und erst im 20. Jahrhundert in dem der Allergie aufging. Er besagte in der Antike nur eine Abweichung von der allgemeinen Reaktionsbereitschaft, wie dies erstmals PTOLEMAIOS (um 100 n. Chr.) ausdrückte[1]. GALEN hat dann schließlich die Idiosynkrasie als eine individuelle, noch nicht ins Pathologische fallende, besondere Reaktionsbereitschaft des Individuums, etwa gegenüber Nahrungs- oder Arzneimitteln[2], definiert.

Diese neue humorale Auffassung vom Wesen der Krankheit erwies sich als theoretische Erklärung der Beobachtungen der Praxis und der Erfolge der empirischen Therapie so logisch und überzeugend, daß sie fast zwei Jahrtausende überdauern sollte. Zum Teil erhielt sie ihre Existenz durch Anpassung an andere medizinische Systeme, zum Teil im offenen Kampf gegen sie, vor allem aber dadurch, daß sie den neuen Erkenntnissen der fortschreitenden Naturwissenschaft Rechnung trug, so daß aus der humoralen eine *chemische Krankheitsauffassung* wurde. Der Weg ging über PARACELSUS (1494—1541) und die Iatrochemie zu HERMAN BOERHAAVE (1668—1738) und KARL VON ROKITANSKY (1804—1878). PARACELSUS' Krankheitstheorie wird, wie WALTER PAGEL (geb. 1898) 1958 mit Recht betonte, am deutlichsten in seinem 1530 entstandenen „Paragranum" erkennbar. Für PARACELSUS wirkten im Organismus dieselben Kräfte wie in der Natur. Er war also ein unbedingter Anhänger der Makro-Mikrokosmos-Theorie. Aber er setzte an die Stelle der Vier-Säfte-Lehre drei chemische Prinzipien als Symbole von Kräften und Stoffen, die das Substrat des Körpers bilden sollten: Salz, Quecksilber und Schwefel. Salz war das, was bei der Verbrennung als Asche zurückblieb, Quecksilber, was in die Luft sublimierte, Schwefel das vom Feuer restlos Verzehrte. Krankheit war für PARACELSUS also ein chemisches Problem. Krebs entstand, wenn sich als Folge einer fehlerhaften chemischen Veränderung aus dem Salz die fressende „Arsensäure" entwickelte. Der Körperchemismus hing für ihn vom Funktionieren eines chemischen Lebensprinzips, des Meisteralchemisten, des Archaeus, ab, der der Physis der Hippokratiker entsprach[3]. PARACELSUS hatte eine ganze Reihe von übergeordneten Krankheitsursachen angegeben (sog. „Entia"). Das „Ens astrale" war der kosmische Einfluß, der auf den Menschen wirkte, das „Ens veneni" verbarg sich in den Nahrungsmitteln, das „Ens naturale" war für ihn die Krankheitsanlage, das „Ens spirituale" bedeutete psychische Beeinflussung, die sich etwa in Form von Geisteskrankheiten auswirken konnte, und über allem schwebte das „Ens Dei". Stark von PARACELSUS beeinflußt wurde die als Chemiatrie bezeichnete Richtung in der Medizin, die im 17. Jahrhundert unter Führung von FRANCISCUS DE LE BOË-SYLVIUS (1614—1672) aufkam[4]. Der bedeutende Paracelsist VAN HELMONT z. B. führte die Krankheit auf eine gestörte Fermentation zurück. Er postulierte mehrere „Archaei", wobei diejenigen, die er als „Influi" bezeichnete, geistige Prozesse und diejenigen, die er „Insiti" nannte, Lebenskräfte des Organismus bedeuten sollten. Die Krankheit selbst wurde nicht durch direkte äußere Einflüsse, sondern durch krankhafte Ideen auf den Archaeus wirksam. Dieser Archaeus erzeugte Abwehrreaktionen wie Frost, Zittern, Hitze, Schweiß und zusätzliche Urinabsonderung. Das Fieber war also für HELMONT ein Abwehrmittel des Körpers, und dessen Unterdrückung konnte gefährlich werden[5].

Unter dem Eindruck der Entdeckung des Unterschiedes von Säuren und Alkali wurde die Krankheit nunmehr als Folge einer sauren oder alkalischen Schärfe des „Blutes" angesehen. Es finden sich bei DE LE BOË-SYLVIUS in dieser Einseitigkeit aber auch Anklänge an die moderne Lehre von der inneren Sekretion und von den Störungen des Basen-Säure-Gleichgewichts[6].

[1] SCHADEWALDT 1962. [2] GALEN, Bd. 6, S. 283, Bd. 10, S. 169, Bd. 19, S. 208f.
[3] PAGEL 1955, 1958, S. 95ff., DIEPGEN 1941. [4] MEYER-STEINEG 1924.
[5] BERGHOFF 1947, S. 63, PAGEL 1949. [6] BAUMANN 1949.

BOERHAAVE, ebenfalls ein bedeutender Arzt und Chemiker[1], hatte die Lehre von den „Schärfen" weiter ausgebaut und sah in den atomar ausgelösten chemischen Veränderungen die Ursache von Krankheiten, die sich in physikalischen und chemischen Abnormitäten der Fasern als der Grundsubstanz des Organismus und der Säfte in Form von Eindickungen und Stockungen und anderen Störungen ihre Bewegung zeigen sollten. Man kann dies eine Art physikalischer Chemie nennen. In der ersten Hälfte des 19. Jahrhunderts erhielt die Humoralpathologie alten Schlages durch die Fortschritte der Chemie, insbesondere durch die Eiweißforschungen JUSTUS VON LIEBIGs (1803—1873), einen neuen Auftrieb und erreichte ihren Abschluß in der Krasenlehre des Meisters der Beschreibung und Klassifizierung der pathologischen Struktur ROKITANSKY[2]. ROKITANSKY, der bereits eine „pathologische Chemie" forderte, sah im Blut mit den in ihm gelösten Eiweißstoffen, den Proteinen, den Hauptträger des Lebens. Seine Veränderung war der primäre Vorgang bei allen Erkrankungen: „Die pathologische Anatomie bemüht sich, die Abweichung der Blutmasse (Krase) möglichst scharf zu erkennen und wendet sich bezüglich der weiteren Fragen an die pathologische Chemie"[3]. Die normal gelösten Proteine sollten beim Austritt aus dem Blut erstarren und unter anomalen Verhältnissen der Blutmischung, der sogenannten Krase, alle möglichen Gebilde von amorphen und scholligen Gestalten bis zu feinst organisierten Körperchen und zellähnlichen Bildungen, aber auch Degenerationen, Entzündungen, Tuberkulose und Geschwülste entstehen: „Der Sitz allgemeiner Krankheiten läßt sich zur Stunde in möglichst umfassender, dabei auch praktisch zu begründender Weise nur in das Blut (die Säftemasse) verlegen, und diese letzteren erscheinen somit als Anomalien der Krase, gleichviel, ob als primäre oder sekundäre"[4]. Auf chemischer Basis wollte ROKITANSKY einen entzündlichen, tuberkulösen Faserstoff oder ein krebsiges, exanthematisches, typhöses Eiweiß usw. unterscheiden. Trotz seiner später unter dem Einspruch RUDOLF VIRCHOWs (1821—1902) zurückgenommenen *Krasenlehre* war ROKITANSKY ein glänzender Beschreiber detaillierter pathologischer Befunde. Sein Werk über die Defekte der Scheidewände des Herzens 1875 z.B. hat erst in unserer Zeit seine volle Bedeutung erlangt[5]. Darüber hinaus erteilte er dem noch bis in seine Zeit wirkenden Vitalismus eine energische Absage. So behauptete er: „Eine richtige Ansicht von Kraft und Materie lehrt, daß es keine Kraft ohne materielles Substrat gibt."

6. Der erste nachhaltige Vorstoß gegen die humorale Auffassung des Wesens der Krankheit erfolgte in der Antike unter dem Einfluß der physikalisch-atomistischen Philosophie DEMOKRITs (geb. um 460 v. Chr.) und seines Lehrers LEUKIPP durch den Alexandriner ERASISTRATOS (310—250 v. Chr.) und vor allem gefördert durch die Philosophie EPIKURS (341—271 v. Chr.) in der sogenannten methodischen Schule zur Zeit um Christi Geburt im alten Rom, deren Hauptvertreter ASKLEPIADES (um 90 v. Chr.) und THEMISON VON LAODIKEIA waren. Für ASKLEPIADES war der ganze Körper aus einer Vielzahl von „Porengängen" zusammengesetzt, die wiederum ebenso wie die in ihnen befindliche Materie aus Atomen bestanden. Körperliche und psychische Erkrankungen waren für diese Schule nichts anderes als eine Störung der Atombewegung in den Porengängen des Körpers, die ihrerseits durch Erschlaffung (status laxus) oder durch Constriction (status strictus) ihrer Wände die Störung der sich in ihnen frei bewegenden Atome verursachen konnten. Nur ein Status mixtus garantierte Gesundheit. Qualitativ waren dabei diese Atome prinzipiell gleich. Die Methodiker dachten in erster Linie materialistisch-mechanisch, denn sie glaubten, daß die Atome sich

---

[1] Siehe BOERHAAVES Memorialia.

[2] MÜLLER, 1930, DIEPGEN 1959, Bd. 2, 1, S. 144ff, CHIARI 1954, MEESSEN 1955.

[3] ROKITANSKY, Bd. 1, S. 8f., BÜCHNER 1958. [4] PUFF 1950. [5] MEESSEN 1955.

nur durch die Gestalt, die Größe und andere physikalische Eigenschaften unterscheiden würden. Aber in der Beteiligung der fest gedachten Porengänge finden sich bereits die Anfänge der *Solidar-Pathologie*[1]. Im Mittelalter wurde es dann still um diese Krankheitstheorie. Ihr krasser Materialismus vertrug sich nicht mit der christlichen Weltanschauung[2].

Erst im 17. Jahrhundert, der Zeit des Aufschwungs von Mathematik und Physik, erwachten die Atomistik und der Mechanismus in der medizinischen Theorie zu neuem Leben. Dazu kamen die Errungenschaften des am Ende des vergangenen Jahrhunderts erfundenen Mikroskops. In der Philosophie von René Descartes (1596—1650) wurde der Mensch zu einer von Gott beseelten Maschine. Mit dem Mikroskop glaubte man als kleinstes Formelement des Körpers feinste Fasern und Fäserchen nachweisen zu können. Diesen ,,fibrae" indizierte man eine ähnliche Rolle wie später die Zellentheorie der Zelle[3]. Man machte sie zum Träger des Lebens. Der normale Tonus der Faser bedeutete Gesundheit, ihre zu starke oder zu schwache Anspannung Spasmus oder Atonie und damit Krankheit. Die Verwandtschaft dieser *Iatrophysik* mit der methodischen Schule der Antike ist unverkennbar. Ihre Hauptvertreter waren die Italiener Santorio Santorio (1561—1636), Alfonso Borelli (1603—1680), die die Krankheit in besonderem Maße als Störung der Saftbewegung im hohlgedachten Nerven ansahen, und Giorgio Baglivi (1668—1707). Der von den Anhängern beider Richtungen oft stark betonte Gegensatz zwischen der humoral-chemiatrischen und der solidar-iatrophysikalischen Krankheitsauffassung bestand aber in der Tat nicht in diesem Maße. Bei Baglivi waren Fasern und Säfte gleichmäßig von den Atomen abhängig. In den Säften bewegten sich die Atome freier, in den Fasern strenger gebunden. Dadurch, daß diese beiden Formen der Bewegung ineinander übergingen, sollten nach Baglivi Festes und Flüssiges zu einer funktionellen Einheit verschmelzen. Die Krankheit beruhte auf einer Tonusänderung der festen Teile und auf einer Störung der inneren Harmonie dieser Einheit[4]. Durch die Iatrophysik wurde der Blick der Ärzte vom Stofflichen, das Rokitansky noch besonders scharf im Auge hatte, auf die Kraft gelenkt.

7. Der Begriff einer *immateriellen Kraft* war mit den zweckmäßig wirkenden Seelenkräften der platonisch-aristotelischen Philosophie in die nachhippokratische Humoralphysiologie und -pathologie eingewandert. In der schon genannten, unter dem Einfluß der stoischen Philosophie stehenden pneumatischen Ärzteschule, die in der römischen Kaiserzeit blühte, gingen diese Kräfte im Pneuma auf, einem hypothetischen Lebensprinzip zwischen Kraft und Stoff. Es stellte nach den Vorstellungen dieser Schule die verdünnteste Form dar, in der man sich das Leben dachte, erfüllte die ganze Welt als alles belebende und beseelende Weltvernunft, kam mit der Zeugung in den Menschen und erneuerte sich mit der Atmung. Im Körper war es überall, wo die zweckmäßig wirkenden Kräfte es brauchten, und vermittelte alle physiologischen und psychischen Funktionen. Störungen der Funktionen der drei verschiedenen Pneumaarten, des Spiritus naturalis, vitalis und animalis der lateinischen Medizin, verursachten die Krankheit. Ihr Wesen wurde in einer an das Pneuma gebundenen Funktionsstörung gesehen. Ganz losgelöst vom Stofflichen war diese dynamische Krankheitslehre der Pneumatiker aber doch nicht, denn das Pneuma enthielt nach dieser Lehre ja nicht nur das aktive Prinzip der Kraft, sondern auch untrennbar davon das passive des Stoffes[5].

Humorale, solidare und pneumatische Pathologie versuchte Galen in sein Jahrhunderte überdauerndes bestechendes System zu bringen, wobei die Krank-

[1] Meyer-Steineg 1916. [2] Diepgen 1949, Bd. 1, S. 97 und 103f.
[3] Berg 1942. [4] Schwerz 1938, Diepgen 1949, B. 1, S. 295f.
[5] Diepgen 1949, Bd. 1, S. 115f.

heit, ARISTOTELES folgend, durchaus teleologisch, d.h. im Sinne der Frage wozu, gesehen wurde[1]. Dabei unterschied GALEN die Krankheitsdisposition durch „Causae remotae", die noch keine akuten Symptome auslösen, sondern nur den Körper für die Krankheit empfindlich machen würden, von den „Causae occasionales", die die manifeste Krankheitsdiathese förderten, z.B. Traumen, Plethora, Steinbildungen usw. Diese erzeugten Funktionsstörungen (*πάθος*, affectio) und jene das Gesamtbild der Krankheit (*νόσημα*, passio)[2]. Jede Krankheit hat aber einen folgerichtigen Verlauf. Es gibt sehr akute, unbestimmbare akute und chronische Krankheiten, aber bei allen sind vier Stadien zu unterscheiden: Der Anfang (*ἀρχή*), die Zunahme (*ἐπίδοσις*), der Höhepunkt (*ἀκμή*) und die Abnahme (*παρακμή*). So hatte GALEN die relativ einfache Einteilung der *Hippokratiker*, die unter dem Überbegriff der Krankheit als „*νοῦσος*" die Erkrankung aus äußeren Ursachen „*πάθημα*" und die aus inneren „*νοῦσημα*" bezeichneten[3], überwunden. Doch übernahm er die beiden bis in die Neuzeit hinein geltenden Begriffe „*κατὰ*" und „*παρὰ φύσιν*" mit der Unterscheidung der Prozesse, die zur Erhaltung der gesundheitlichen Harmonie beitragen, von denen, die das Zusammenspiel der Kräfte stören können[4]. GALEN hat im übrigen auch von den chronischen Krankheiten das Verdikt der Unbehandelbarkeit, wie es für die frühantiken und hippokratischen Ärzte durchaus noch Geltung hatte, aufgehoben und damit eine verhängnisvolle therapeutische Zurückhaltung der griechischen Ärzteschaft endgültig beendet[5].

Die restlose Loslösung des Krankheitsbegriffes von allem Stofflichen erfolgte erst im *Animismus* ERNST GEORG STAHLs (1659—1734) an der Schwelle des 18. Jahrhunderts[6]. Aus der neuen Begeisterung für ARISTOTELES, aus der ärztlichen Beobachtung der häufigen Abhängigkeit körperlicher Krankheitssymptome von seelischen Affekten und nicht zuletzt aus der Erkenntnis des erfahrenen Arztes, daß die in der unbelebten Natur waltenden chemischen und physikalischen Vorgänge zur Klärung des immer wieder in individueller Besonderheit auftretenden Lebens der Organismen, insbesondere des kompliziert gebauten Menschen, nicht ausreichten, kam er zu der Theorie, daß letztlich die Seele für alle Phänomene des Lebens und der Krankheit maßgebend sei, dieselbe unsterbliche Seele, die beim Tode den Körper verlasse und in die Ewigkeit eingehe. Altes hippokratisches Denken von der lebendigen „Physis", die dem Menschen seine Eigenart verleiht, in religiöser Prägung! Dies war nicht so einseitig und transzendent, wie es auf den ersten Blick erscheint. Die Seele war mit dem Körper aufs engste verbunden, sie war gewissermaßen seine Natur. Mit aller Schärfe wurden in diesem Animismus die Eigengesetzlichkeit des Lebens und der Primat der Kraft und der Funktion vor dem Stoff gegenüber den Iatrochemikern und Iatrophysikern betont. Aber im Zeitalter der Aufklärung konnte die Einführung des Begriffs der unsterblichen Seele in die Krankheitslehre nicht populär werden. An die Stelle des *animistischen* trat ein *vitalistisches Krankheitsprinzip*. Unter dem Einfluß STAHLs wurde Montpellier die Geburtsstätte dieses Vitalismus. Hier war der seiner Lehre verwandte hippokratische Geist immer besonders intensiv gepflegt worden. Hier bemühte sich der angesehene Kliniker und Experimentalphysiologe THEOPHILE BORDEU (1722—1776), die Theorie STAHLs vom Eingreifen der Seele in den Organismus von allem Metaphysischen zu entkleiden und rein naturwissenschaftlich umzuformen. Er konnte sich dabei auf die Arbeiten VON HALLERs (um 1752) stützen, der als Prinzip des Lebendigen die Irritabilität und Sensibilität des Muskel- und Nervensystems als eine spezifische Lebensäußerung erkannt hatte. BORDEU postu-

[1] MEYER-STEINEG 1924. [2] ASCHOFF 1909, 1910. [3] KUDLIEN 1967, S. 75.
[4] SCHUMACHER 1963, p. 186ff. [5] SCHADEWALDT 1964, KUDLIEN 1967, S. 106ff.
[6] GOTTLIEB 1943.

lierte auch in den Drüsen eine spezifische vitale Funktion, und er ist auf diese Weise zum Vorläufer von der Lehre der inneren Sekretion geworden. Er forderte schließlich für jedes Organ eine „vita propria", deren letzte Ursache die „Natur" sei, die STAHL doch wohl mit der Seele identifiziert hatte. Ein anderer Vitalist aus Montpellier, JOSEPH BARTHEZ (1734—1806), sah zwischen der denkenden Seele und dem „Principe vital" einen generellen Unterschied. Nur letzteres sollte bei Abnormität Krankheit auslösen können. Die Lehre von der Irritabilität hat auch noch zahlreiche andere Ärzte des ausgehenden 18. Jahrhunderts beschäftigt, so den Vitalisten JOHANN CHRISTIAN REIL (1759—1813), der die Reizbarkeit zum Prinzip und zur Grundeigenschaft der lebenden organischen Substanz machte und Krankheit bereits als Leben unter anderen Bedingungen bezeichnete und, damit eine spätere Lehre VIRCHOWs vorwegnehmend, die Krankheitssymptome als modifizierte physiologische Funktionen ansah. In seiner Schrift „Von der Lebenskraft" 1796 bezeichnete er diese als „Ausdruck für das Verhältnis, in dem die materiellen Eigenschaften der lebenden Teile zu den von ihnen ausgehenden Erscheinungen stehen, durch die sich die lebendige Natur von der toten unterscheidet". Dies war für ihn das belebende Prinzip. Vitalismus und Lebenskraft wurden damit die Leitworte der Medizin fast bis zur Mitte des 19. Jahrhunderts. Das Wesen der Krankheit bestand nach diesen Vorstellungen in einem Versagen der Lebenskraft. Aber der Vitalismus erfuhr im Laufe der Zeit mancherlei Modifikationen. Die wichtigste von ihnen war die Reizlehre des Schotten JOHN BROWN (1735—1788), eines Schülers des Edinburgher Klinikers WILLIAM CULLEN (1712—1790). Seine Neuralpathologie werden wir noch zu besprechen haben (s. S. 38). Nach JOHN BROWN beruhte das Leben auf der Fähigkeit des Organismus, auf die auf ihn ständig einwirkenden inneren und äußeren Reize zu antworten, also auf dem Prinzip der Erregbarkeit. Zu starke oder zu schwache Erregung, Sthenie oder Asthenie, bedeuteten Krankheit. Sie beruhte eben auf einem Mißverständnis der Reizstärke und der Erregbarkeit im Sinne einer zu starken oder zu schwachen Erregung. Ein mittlerer Grad von Erregbarkeit bedeutete hingegen Gesundheit[1].

8. Zu diesen in theoretischen Grundauffassungen verankerten Formulierungen des Krankheitsbegriffes kamen aber Ergänzungen aus der praktischen ärztlichen Erfahrung und aus den auf dieser Grundlage gewonnenen Folgerungen als Ergebnisse einer rationell-empirischen Arbeitsrichtung. Hierbei zeigt sich die ganze Bedeutung und Unvergänglichkeit von zwei Erkenntnissen des antik-hippokratischen Geistes, die Konzeption der individuellen Krankheitsdisposition, wie sie in der Konstitutionslehre gegeben ist, und die Abhängigkeit der Gesundheit des Menschen von seiner Umwelt[2]. Mit GALEN erschienen unter dem Begriff der Temperamente die bekannten vier humoralen Konstitutionstypen des Cholerikers, Phlegmatikers, Melancholikers und Sanguinikers mit ihrer Neigung zu entsprechenden Krankheiten und überdauerten die Zeiten[3]. Dabei differenzierte GALEN sehr viel mehr als HIPPOKRATES die „*κατασκευή*" eigentlich „Beschaffenheit", lateinisch aber recht zutreffend mit „Constitutio" übersetzt, die „*διάθεσις*" als „Dispositio" mit einer etwas weiteren Bedeutung als in unseren Tagen im Sinne einer zeitweiligen Reaktionsbereitschaft, die „*σχέσις*", lateinisch als „Habitus" übersetzt und vielleicht mit „Erscheinungsbild" zu umschreiben und die bereits bekannte „*φύσις*", als „Natura" bei GALEN jedoch weiter gefaßt als bei den Hippokratikern im Sinne des „Charakters" oder der Anlage. Auch der schon behandelte Begriff der „Idiosynkrasie" gehört in diesen Rahmen[4].

[1] DIEPGEN 1959, Bd. 2, 1, S. 25f.
[2] SIGERIST 1929. [3] SCHÖNER 1964.
[4] SCHADEWALDT 1961, Bd. 1, S. 26f., EDENS 1937, SCHUMACHER 1958.

In der Iatrophysik entschied die Beschaffenheit der Faser die Konstitution und Disposition. Diese wurde danach beurteilt, ob jemand eine derbe, zarte, feuchte oder trockene Faser besaß[1]. Im Vitalismus leitete Barthez die Konstitution aus einer angeborenen Energie und ihrer Beeinflussung durch Lebensweise und Umwelt ab. Für den Internisten und Pathologen Franz Anton Benjamin Puchelt (1784—1856) war 1823 die Krankheit oft nichts anderes als die „hoch und einseitig gesteigerte Konstitution"[2].

Der Umwelteinfluß auf die Gesundheit des Menschen und auf das Wesen des individuellen Krankheitsverlaufes, der bereits in der hippokratischen Schrift „*Περὶ ἀέρων, ὑδάτων, τόπων*", „Über Luft, Wasser und Örtlichkeiten", eine erste schriftliche Behandlung gefunden hatte, erfuhr im Hippokratismus des 17. Jahrhunderts eine neue Würdigung, als Thomas Sydenham (1624—1689) vom Genius epidemicus loci glaubte, daß er nicht nur bestimmte Volkskrankheiten verursache, sondern auch in der Zeit seiner Vorherrschaft allen anderen Krankheiten ein bestimmtes Gepräge verleihen könne. Sydenham versuchte durch genaue Beobachtung am Krankenbett, den Verlauf der Krankheit als einen Entwicklungsprozeß zu postulieren, der in drei Formen in Erscheinung treten könne: als „Symptomata essentialia", als Folgen direkter Schädigung, als „Symptomata accidentalia", als Reaktion des Organismus auf diese Schädigung, und als „Symptomata artificialia", worunter er iatrogene Schädigungen verstand[3]. Für Paracelsus stand der Mensch in einem ständigen Kampf mit seiner Umwelt, den er ohne Krankheit nur bestehen konnte, wenn er sich ihren Bedingungen anpaßte. Ähnliche Gedanken finden sich auch bei Brown[4]. Der Mensch stand bei Brown genau wie die tierischen und pflanzlichen Organismen in einer ständigen Abhängigkeit von den normalen und pathologischen Reizen der Umwelt. Er wurde krank, wenn seine Erregbarkeit die Fähigkeit verlor, anpassend und abwehrend auf sie zu reagieren, und diese Gefahr war groß, denn das Leben war für Brown kein spontaner, von innen her unterhaltener, sondern ein durch die inneren und äußeren Reize sozusagen künstlich gesteigerter Prozeß[5]. Es handelte sich dabei sozusagen um eine Verquickung der antiken Lehre der Methodiker mit den Hallerschen Ideen von der Irritabilität und Sensibilität.

9. Eine weitere auf die ärztliche Beobachtung gestützte Methode, tiefer in das Wesen der Krankheit einzudringen, war die Suche nach den für jede Krankheit charakteristischen wesentlichen Symptomen. Erste Symptombilder sind bereits in der mesopotamischen Medizin aufgestellt worden. Der hippokratische Arzt Mnesitheos, ein Schüler des berühmten Diokles von Karystos, wollte „Gattungen" der durch Säfteveränderung bedingten Krankheiten aufstellen, diese durch die Analyse („*διαίρεσις*") nach ihren „eigentümlichen Unterscheidungsmerkmalen" in Arten teilen und durch weitere Teilung zu einem unteilbaren Krankheitsindividuum („*ἄτομον*") gelangen. Die wesentlichen Merkmale der Krankheit führten ihn zur Erkenntnis und zur Erklärung ihres individuellen Verlaufs im Einzelfall. Mnesitheos wurde zwar bald vergessen, aber seine Methode des Vergleichs der wesentlichen Symptome wurde von Sydenham wieder aufgenommen. Damit stand Mnesitheos am Anfang einer „nosologischen Richtung", die sich bemühte, durch systematische Ordnung der Krankheiten nach den Phänomenen, wie sie sich dem Arzt darbieten, das Gesetzmäßige des Krankheitsgeschehens zu eruieren. Der Unterschied der Sydenhamschen Auffassung gegenüber der von Mnesitheos war der, daß die moderne Nosologie nicht wie der antike Denker von der Gattung zum Individuum gelangte, sondern umgekehrt vom

[1] Diepgen 1939. [2] Diepgen 1933. [3] Meyer-Steineg 1924, Rather 1958.
[4] Leibbrand 1956, S. 78. [5] Diepgen 1959, Bd. 2, 1, S. 26.

Individuum zur höheren Gruppe. An die Stelle der Analyse war die Synthese getreten. SYDENHAM ging von der sorgfältigen Krankheitsgeschichte des Einzelfalles aus. Er unterschied die Symptome, die ständig mit einer Krankheit verbunden sind, von denen, die nur gelegentlich beobachtet werden. Dadurch kam er zur Erkennung der Art (Species), zu der die einzelnen Krankheiten gehören sollten. Aus den häufiger beobachteten Ähnlichkeiten könne und solle man die Krankheiten in Species zusammenfassen, so wie es schon die Botaniker mit den Pflanzen taten.

Etwa 100 Jahre nach SYDENHAM war im Zeitalter des großen Systematikers der Botanik CARL VON LINNÉ (1707—1778) die nosologische Klassifizierung der Krankheiten, gefördert von dem Bedürfnis des philosophisch orientierten 18. Jahrhunderts nach logischer Ordnung, zu einem allgemein anerkannten Prinzip geworden, das von da an bis zum Beginn der modernen naturwissenschaftlichen Medizin in der zweiten Hälfte des 19. Jahrhunderts in zahlreichen Modifikationen immer wiederkehrte[1]. Hierbei sind insbesondere die nosologischen Systeme des Montpellierer Professors FRANÇOIS BOISSIER DE SAUVAGES (1707—1767) und das natürliche System der Krankheiten von KARL WILHELM STARK (1787—1845) zu erwähnen. Dabei konstruierte man nach äußeren Ähnlichkeiten eine innere natürliche Verwandtschaft zwischen Krankheiten, wie sie für die Pflanzen angenommen wurden, teilte diese in Familien, Gattungen und Arten ein und hoffte durch die Erkenntnis ihrer Verwandtschaft und durch vergleichende Betrachtung im nosologischen System zu einer tieferen Einsicht in das Wesen und die Gesetzmäßigkeit des Ablaufs der Erkrankungen einzudringen. Aber diese Hoffnung war illusorisch. Man vergaß nämlich, daß, wie es schon PLATON (427–347 v. Chr.) auseinandergesetzt hatte[2], das Krankheitsbild als ordnende Erfahrung aus zahllosen Einzelbeobachtungen, nicht nur der Klinik, sondern auch der Morphologie und später auch der Biochemie, mosaikartig zusammengesetzt ist und, daß man es nur dann recht erkennen kann, wenn man ein Stück zurücktritt, um das Ganze zu überblicken[3].

In der spekulativen romantischen Naturphilosophie führte der Versuch, auf der Basis dieser Nosologie, des Vitalismus und der Reiztheorie das Wesen der Krankheit zu erfassen, zu zum Teil grotesken Verirrungen, mit denen der praktischen Medizin wenig gedient war. Aber man erkannte vor allem bei den realistisch denkenden Medizinern, die sich auch in ihren besten Vertretern mit dieser Nosologie und Klassifikation der Krankheiten auseinandersetzten, daß das Symptom für die Frage nach dem Wesen der Krankheit oft nur von sekundärer Bedeutung ist. Je weiter die naturwissenschaftlichen Methoden in die Medizin eindrangen, desto deutlicher trat seit dem Beginn des 19. Jahrhunderts an die Stelle des Begriffs der Verwandtschaft nach der Ähnlichkeit der Symptome die Erkenntnis, daß es bei verschiedenen Symptomen gleiche pathologische Grundvorgänge geben müsse, wie Entzündung, Hypertrophie, Atrophie und ähnliches, und daß die allgemeine Pathologie die Grundlage der speziellen Pathologie sei. Das Wort spezielle Pathologie ersetzte von nun an immer häufiger die ältere Bezeichnung Nosologie.

10. Bei dieser Entwicklung spielte die Vormachtstellung der normalen und in ihrem Gefolge der zuerst noch als „Anatomia animata", später aber als pathologische Anatomie bezeichneten Richtung mit der Entstehung eines morphologischen Denkens die entscheidende Rolle. Der Krankheitsbegriff gewann dadurch einen völlig neuen Inhalt. Das Wesen der Krankheit wurde nunmehr in Strukturveränderungen gesucht. Ansätze dieser Theorien machten sich schon vor der Ära des Begründers der modernen Anatomie ANDREAS VESAL (1514—1564)

[1] KARST 1941, DIEPGEN 1941. [2] RATHER 1958. [3] MEESSEN pers. Mitteilung.

bemerkbar. Wenn PARACELSUS die Krankheit mit einem Parasiten verglich, der im Menschen sitze und seine eigene Struktur und sein eigenes Leben habe, so war dies zwar ein Rückfall in eine vergleichsweise primitive Ontologie, aber andererseits entsprach das durchaus der Vorstellung von einem lokalisierten spezifischen pathologischen Prozeß[1]. Der hervorragende französische Arzt und Leibarzt König Heinrichs II. und der Katharina von Medici, FERNEL, traf den Kern der Sache, wenn er die Notwendigkeit der anatomischen Kenntnisse für den Arzt mit der des geographischen Schauplatzes für den Historiker verglich[2]. Jede Krankheit war nach ihm im Körper an irgendeiner Stelle lokalisiert, entweder in einem Organ oder in einem Gewebe. Daneben gab es aber auch Krankheiten, die sich durch eine Störung der Einheit dieser zusammenhängenden und synergistischen Gebilde ergaben.

Der eigentliche Begründer der modernen pathologischen Anatomie GIOVANNI BATTISTA MORGAGNI (1682—1771) wollte, wie sein klassisches Werk „De sedibus et causis morborum" vom Jahre 1761 zeigte[3] — und das war das grundlegend Neue — tiefer und genauer als seine Vorgänger nicht nur den Sitz, sondern auch die „causa morbi" erkunden. Er wollte also den der Krankheit eigenen Prozeß als Ursache ihrer Symptomatik herausfinden. Dabei fußte MORGAGNI bewußt — er hat dies ausdrücklich erwähnt — auf FRANCIS BACON (1560—1626), der 1605 in seinem Werk „Advancement of learning" bereits schrieb: „In the differences of the internal parts are to be found the immediate causes of many diseases"[4]. Zur Einsicht in diese Zusammenhänge gelangte man nach MORGAGNI durch sorgfältige Aufzeichnung der Symptome beim Lebenden und ihren Vergleich mit dem Leichenbefund. Zur Erkenntnis des Wesens einer Krankheit komme man dann, wenn man die Leichen verschiedener Individuen, die an ein und derselben Krankheit gestorben waren, vergleichend untersuche und das Gemeinsame aus den Variationen der Befunde heraushole. Damit stellte MORGAGNI die pathologische Anatomie in den Dienst der ärztlichen Praxis und der Klinik und gab den alten Versuchen, den gesetzmäßigen Ablauf des Krankheitsgeschehens aus der Unterscheidung der wesentlichen von den unwesentlichen Symptomen zu finden, eine neue naturwissenschaftlich-anatomische Basis.

MORGAGNI fand auf seinem neuen Weg zur Erfassung des Wesens der Krankheit schnell Nachfolger, auch in den Kreisen der „Nosologen". FRANÇOIS XAVIER BICHAT (1771—1802) zeigte 1800, daß die Organe aus bestimmten Geweben bestehen, die speziell erkranken können. Er sah also nicht das Organ, sondern das Gewebe als eigentlichen Sitz der Krankheit an. Ähnlich enge Beziehungen zwischen der pathologischen Anatomie und der Klinik stellte auch RÉNÉ THEOPHILE HYACINTHE LAENNEC (1781—1826) her, der die pathologische Anatomie für den sichersten Führer durch das verschlungene Gebiet der Diagnostik hielt[5]. Sein erst posthum erschienenes Handbuch der Pathologie der Brustorgane ist auch heute noch in vielen Teilen aktuell. MORGAGNI und LAENNEC waren ebenso wie BICHAT nicht nur pathologische Anatomen, sondern auch, wie im übrigen noch RUDOLF VIRCHOW bis in die sechziger Jahre des 19. Jahrhunderts hinein, praktizierende Ärzte[6]. In diesem Zusammenhang sei weiter auch noch der universelle Franzose PHILIPPE PINEL (1755—1826) genannt[7]. Er bezeichnete die Medizin 1789 als einen Zweig der Naturgeschichte. Dementsprechend konnte sich eine zuverlässige Ordnung der Krankheiten nur auf eine den Naturwissenschaften entsprechende Beschreibung der Struktur und der organischen Funktion der Teile

[1] DIEPGEN 1941. [2] DIEPGEN 1932.
[3] KLEMPERER, 1958 und 1961, MICHLER 1967, MEESSEN 1955.
[4] KLEMPERER 1958. [5] MEESSEN 1955.
[6] DOERR 1958. [7] DIEPGEN 1959, Bd. 2, 1, S. 24.

stützen, auf „notions exactes d'anatomie et de physiologie". Diese Formulierung ist ebenso charakteristisch für den Vitalisten PINEL wie für die Bedeutung, die nunmehr der gestörten Funktion im Zusammenhang mit einer veränderten Struktur zuerkannt wurde. Es war eine Übertragung der bereits von HALLER festgestellten Abhängigkeit der physiologischen Funktion von der Struktur auch auf das Gebiet der Pathologie, und man kann darin die Anfänge einer pathologischen Physiologie sehen[1]. Allerdings reichten diese schon weiter zurück und entsprangen der Verbindung von klinischem mit pathologisch-anatomischem Denken, wie es beispielhaft von dem aus der Schule von BOERHAAVE hervorgegangenen Professor der Chemie und Medizin in Leiden DAVID HIERONYMUS GAUB (1705—1780) in seinen „Institutiones pathologiae medicinalis" vom Jahre 1758 vertreten wurde. Neben einer Schädigung der anatomischen Struktur und einer Störung der physiologischen Funktion gehörte nach GAUB auch die Reaktion des Organismus gegenüber diesen Wirkungen zum Wesen der Krankheit. Dies war eine fortschrittliche neue Formulierung der alten hippokratischen Lehre von der Heilkraft der Natur! Man findet bei GAUB auch Andeutungen der Ansicht, daß die Krankheit sich als natürlicher Prozeß vom normalen Leben nicht wesentlich unterscheidet. Ganz ähnliche Vorstellungen hatte ja, wir erwähnten dies schon, REIL vertreten (s. S. 13). Diese später von VIRCHOW so stark betonte Auffassung vom pathologischen Geschehen wurde auch von BROWN aus seiner Reizlehre abgeleitet. Er zog aus der Gleichartigkeit der erregenden Ursache als Grundlage für die normalen und anormalen Funktionen den Schluß, daß Gesundheit und Krankheit sich grundsätzlich nicht unterscheiden[2].

Ganz andere, allerdings weitgehend theoretisch-spekulative Vorstellungen entwickelte die Anfang des 19. Jahrhunderts entstandene *naturhistorische Schule*. Sie griff einerseits auf paracelsisches Gedankengut zurück (s. S. 9), fußte aber in erster Linie auf der Naturphilosophie von FRIEDRICH WILHELM JOSEPH VON SCHELLING (1775—1854)[3]. Vorgänger waren zweifellos auch WILHELM LEIBNIZ (1646—1716) mit seiner Monadentheorie und EMANUEL SWEDENBORG (1688 bis 1772) mit seiner These, daß das Universum von vier Aurae, der Luft, dem Äther, dem Magnetismus und einem geistigen Fluidum umgeben sei und alle durch Bewegung einer feinen Materie in Sympathie zueinander ständen. SCHELLINGS Stufenphilosophie ging von der Materie aus, in der sich der noch ungebildete Geist verbergen sollte. Auf dem Weg über Pflanze und Tier zum Menschen solle dieser Geist entbunden werden und die Geistigkeit des Homo sapiens wiederum aus seiner Körperlichkeit entspringen. Diese Geistigkeit schließlich konnte in die Weltseele eingehen, die, wie SCHELLING glaubte, „absolute Identität des Geistes in uns und der Natur außer uns" wäre. Damit wurde der Schlüssel zum Verständnis der vielfältigen Beziehungen der Natur geliefert: die Analogie. Solche Beziehung ergab sich auch zwischen dem gesunden Organismus und der Krankheit, die ganz wie bei PARACELSUS als parasitärer Organismus mit denselben Reaktionsmöglichkeiten wie der tierische gedacht wurde. Dabei kam diesem Krankheitsbegriff die vage Auffassung von der Lebenskraft, wie ihn der Vitalismus lehrte, zu Hilfe. Die Krankheit hause im Körper des Menschen als Parasit, gleich einem auf niedriger Entwicklungsstufe stehengebliebenen Organismus, der sein eigenes Leben führe wie jeder andere lebendige Organismus, und daher aus der vergleichenden Naturgeschichte zu verstehen und philosophisch zu erforschen sei. Die Krankheit sei ein Sonderfall des allgemein biologischen Weltgeschehens. Mit diesem ausgesprochen ontologischen Krankheitsbegriff war die Theorie zwar gut mit den Auffassungen

---

[1] GRUBER 1961, 1962, VOSS 1937. [2] DIEPGEN 1959, Bd. 2, 1, p. 21 und 26.
[3] LEIBBRAND 1956, S. 75ff. und 226ff.

der Nosologen in Verbindung zu bringen, aber doch noch mehr als die ganze nosologische Systematik mit einem Zug der Unsicherheit behaftet. Die Pathologie war damit nur ein Teil der Nosologie geworden und diese wieder Teil der Naturgeschichte. Krankheit wurde durchaus im Sinne einer „Generatio spontanea" gedacht und, wie die allgemeine Entwicklung der Welt aus den vier Grundprinzipien Pflanze, Tier, Mensch bzw. Geist, so sollte auch die Krankheit mit ihrem realen Eigenwert mineralische, vegetative und tierische Stufen durchlaufen können, zuletzt ein schmarotzender parasitärer Organismus mit eigener Gesetzlichkeit sein, wie etwa das Carcinom mit seinen Metastasen, das die dem gesunden Organismus innewohnenden Lebensgesetze übersprang, oder auch die Tuberkulose mit ihren Kavernen, die Sepsis mit ihren eitrigen Organmanifestationen, bestimmte Dermatosen wie Psoriasis usw. Auch die Entzündung wurde als parasitärer Organismus gedacht, sie wurde sogar, z.B. von FRIEDRICH JAHN (1766—1815) als „Egoismus der Natur" bezeichnet, so wie Krankheit im allgemeinen als Egoismus des Organismus der Schmarotzerpflanze angesehen wurde: „In der Krankheit ist der Organismus in sich zerfallen, gespalten, der Einheit beraubt, und ein Doppelleben ist nun in ihm vorhanden"[1]. KARL RICHARD HOFFMANN (1797—1877) sah 1839 noch in der Krankheit einen „Rückfall des Lebens in tiefere Stufen". Daß „die Krankheit in dem Menschen eine tierische Lebensform" ausbilde und daß man „die gesamten Tierbildungen als Abfälle von der Idee des Lebens und damit als Vorbilder möglicher Krankheitszustände ansehen könne", das war seine feste Überzeugung. So galten die Rachitis und die Skrofulose als ein Rückfall in den Zustand der Knorpelfische oder als ein Larvenzustand[2]. Skorbut sei eine Art Winterschlaf des Menschen, und katarrhalische Erkrankungen würden eine Analogie zu Wassertieren bedeuten. Die Entzündung sei ein besonderes Prinzip des Egoismus, denn der Entzündungsherd habe das Bestreben, das Blut des ganzen Körpers an sich zu reißen und gleichsam als Mittelpunkt der Entzündung ein eigenes Herz mit eigenen Blutgefäßen zu bilden.

Zum Glück für den betroffenen Patienten konnte nach diesem System der Organismus „Krankheit" selbst wieder erkranken, was geschah, wenn etwa ein Tuberkel verkalkte oder ein Absceß sich nach längerer Dauer abkapselte. Die positive Naturkraft, die „Physis" der Hippokratiker, war also in der Romantik das Negativum der Krankheit geworden und wurde damit allerdings wieder für den Patienten ein Positivum. Die „Krankheit der Krankheit" war die Heilung des Patienten und als „Leichnam der Krankheit" galten ein verkalkter Tuberkel oder Pockennarben. Diese merkwürdige Akzentverschiebung machte sich auch bei der Wertung der Krankheit selbst bemerkbar. Auf der einen Seite glaubte der Dichter NOVALIS (1772—1801), der ja selber von Todessehnsucht befallen war, die Krankheit als einen höheren Organismus ansehen zu müssen, denn „jede Bedrängnis der Natur ist Erinnerung an die höhere Heimat und Vergänglichkeit. Gebrechlichkeit ist der Charakter der mit Geist verbundenen Natur"[3]. Es wurde sogar nicht nur von NOVALIS, sondern auch von dem Psychiater DIETRICH GEORG KIESER (1779—1862) die Auffassung vertreten, daß die erhöhte Sensibilität des Menschen eine verstärkte Krankheitsneigung mit sich brächte und daß der Mensch, je differenzierter er sei, desto eher von der Krankheit befallen werden könne. Da auch KIESER die Gesundheit noch als Gleichgewichtszustand von positiven und negativen Lebensimpulsen ansah, nach ihm also eine Art mystisches Gleichgewicht herrschte[4], mußte ein Überwiegen der geistig-seelischen Seite dieses natürliche Gleichgewicht stören. Andererseits wurde vor allem von religiös gebundenen

[1] LEIBBRAND 1956, S. 247. [2] LEIBBRAND 1956, S. 249.
[3] BLUTH 1934. [4] PANNE 1967, p. 16.

Ärzten die alte Vorstellung von der Krankheit als Folge der Sünde wieder aufgenommen (s. S. 4). Krankheit war z.B. nach RINGSEIS, einem der eifrigsten Verfechter dieser These, Folge eines Abfalles des Menschen von Gott. Die Therapie mußte also auch eine geistliche sein, und so gehörten Beichte und Bußübungen zu den gängigen Behandlungsvorschlägen. Wenn auch diese naturhistorische Schule für die reale Aufklärung der Krankheitsursachen wenig geleistet hat — bezeichnend ist z.B., daß KARL WILHELM STARK 1844/45 ein Lehrbuch der allgemeinen Pathologie ohne jedwelches klinisches oder pathologisches Material herausgeben konnte, das ausschließlich auf theoretisch-spekulativer Grundlage aufbaute —, so ist doch zumindest auf dem Gebiet der Psychiatrie, aber auch auf dem der Parasitologie, mancher wertvolle Impuls von der Medizin in der Romantik ausgegangen. JOHANN LUCAS SCHÖNLEIN (1793—1864) in Würzburg z.B. ist 1839 die Entdeckung des Achorion Schönleinii zu danken, und der berühmte Physiologe JOHANNES MÜLLER (1801—1858), der fast die ganze folgende naturwissenschaftliche Ärztegeneration mit VIRCHOW an der Spitze ausbildete, war zumindest in der ersten Hälfte seines Lebens ein überzeugter Anhänger dieser naturhistorischen Schule.

11. Als das moderne *naturwissenschaftliche Zeitalter* heraufzog, die Zellenlehre geschaffen wurde und die Ergründung gesicherter Tatsachen und naturwissenschaftlicher Gesetze als höchstes Ziel der Forschung galt, sahen sich die vom neuen Geist der Zeit erfüllten Gelehrten einer Sammlung von Krankheitsbegriffen gegenüber, die fast alle aus naturwissenschaftlich nicht sicher begründeten Hypothesen abgeleitet waren: aus Humorallehren verschiedener Abwandlungen, aus der Solidarbiologie und -pathologie oder aus dem dynamischen Vitalismus. Gewiß fehlte es, wie wir sahen, nicht ganz an fruchtbaren, in die Zukunft weisenden Gedanken. Aber alles stand im Grunde auf der schwachen Basis der Spekulation. Man kann verstehen, daß mancher angesichts dieses Wirrwarrs an der Möglichkeit verzweifelte, einen zuverlässigen allgemeingültigen Krankheitsbegriff zu gewinnen, wie der praktische Arzt JOHANN GOTTFRIED RADEMACHER (1772—1850), der 1843 die Krankheit ein ,,Unbekanntes und einstweilen Unerkennbares'' nannte, das man nach den Medikamenten benennen sollte, mit denen man aus der Erfahrung es auszuheilen gelernt hatte. Ein Ausdruck der Resignation war es wohl auch, wenn der Arzt und Philosoph RUDOLF HERMANN LOTZE (1817—1881), der den alten Vitalismus stürzte und sich zu einer mechanistischen Auffassung des Lebens bekannte, 1842 alle bisher vorgelegten Krankheitsdefinitionen ablehnte[1]. Er nannte die traditionelle Bezeichnung ,,Krankheit'' mehr eine ,,ästhetische als exakt gebildete'' und begnügte sich mit dem Begriff einer ,,mechanischen'' Störung im normalen Lebensprozeß, die sich nicht ,,wesentlich von diesem unterscheiden'' sollte. Das Wort ,,Krankheit'' gab für ihn ,,weniger einen umschriebenen Begriff der Sache als vielmehr ein gewisses Bild des Geschehens, das durch ohnehin häufig undefinierbare Züge sich von dem gesunden Leben abhebt'', wieder. Das Wort ,,Störung'' hob LOTZE ,,aus dem gewöhnlichen Bewußtsein heraus'', gleichviel, ob die äußerliche Gestalt dieser Störung und ihrer Auswirkungen bereits dem ästhetischen Bild einer Krankheit entsprach oder ob sie noch in jene Mittelzustände fiel, welche die Sprache aus ganz fremdartigen Gründen mit anderen Worten bezeichnete. Im physikalischen Geschehen bestehe kein Unterschied zwischen Krankheit und Gesundheit. Es scheint uns von großer Bedeutung, daß es nach LOTZE zum Begriff der Krankheit gehört, daß die Störung den ganzen Organismus betrifft. Die Lokalisation ist unwesentlich. Dies stand vor allem ganz im Gegensatz zur naturhistorischen Schule, die jeder Krankheit eine örtliche

[1] DIEPGEN 1926, 1938.

Natur als Parasit zugesprochen hatte. Jeder Teil kann nach LOTZE zwar Veränderungen seiner Zustände erleiden, aber nicht im eigentlichen Sinne krank werden (s. S. 21). Die, solange es eine wissenschaftliche Medizin gibt, mit dem Krankheitsbegriff verbundenen Vorstellungen von der Disposition und Konstitution wurden von LOTZE ebenfalls mit einer gewissen Zurückhaltung behandelt. Es schien ihm eine Aufgabe der Zukunft, diese Begriffe „durch direkte Messungen und Beobachtungen" zu klären. Einstweilen sei man von einer genauen Kenntnis dieser Faktoren weit entfernt und manche sogenannte Konstitution, z.B. die „venöse" oder „lymphatische" und andere seien nicht bedingende Prädispositionen, sondern bereits Symptome von Krankheiten[1].

JACOB HENLE (1809—1885), dem wir noch einmal bei der Besprechung der Beziehungen von Pathologie und Bakteriologie begegnen werden und der sich als philosophischer Kopf und kritischer Naturforscher der Grenzen des realen Wissens seiner Zeit von Leben und Krankheit bewußt war, teilte mit LOTZE die Vorsicht und Zurückhaltung gegenüber dem Krankheitsproblem. In seinem „Handbuch der rationellen Pathologie" definierte er 1853 das Wesen der Krankheit ähnlich wie LOTZE als einen Vorgang, als Bewegung in einem abnormen Verhältnis, als Abweichung von normalen typischen Lebensprozessen, von dem Typus, nach dem sich die organischen Wesen entwickelten, wobei der krankhafte Prozeß nur einen graduellen Unterschied gegenüber dem normalen aufweise. HENLE hob die Bedeutung der Disposition schärfer hervor als LOTZE und unterschied die normale von der anormalen Krankheitsanlage nach denselben Grundsätzen, die auch heute noch gelten. In engem Zusammenhang mit der Krankheitsanlage stand für ihn die Konstitution. Es gab für HENLE Konstitutionen, die, wie die pathologische Anlage, schon einen mäßigen Grad von Krankheit darstellten. Zu „konstitutionellen Krankheiten" komme es aber erst, wenn eine (angeborene oder erworbene) „schlechte" Konstitution unter dem Einfluß von Ursachen geringer Intensität zu wahrnehmbaren Krankheitssymptomen führe. Man sieht, die Begriffe Krankheit und Anlage waren für LOTZE und erst recht für HENLE durchaus relativ. Der Konstitutionsbegriff ging in dem der Anlage auf. Die Krankheit war nicht als Zustand, sondern als Vorgang präzisiert, der sich vom Gesunden nicht wesentlich unterschied. Die Krankheit war im philosophischen Aspekt zu einem Einzelfall des mechanischen Weltgeschehens der Bewegung geworden[2]. In diesen Formulierungen steckte noch viel Philosophie. Man spürte in ihnen noch etwas von dem Geist und der Unsicherheit jener Periode des Übergangs von der naturphilosophischen zur naturwissenschaftlichen Medizin. Diese Unsicherheit klingt noch in den sechziger Jahren nach, wenn in PAUL UHLES (1827—1861) und ERNST WAGNERS (1829—1888) „Handbuch der allgemeinen Pathologie" vom Jahre 1864 Gesundheit und Krankheit für „relative und konventionelle Begriffe" erklärt wurden. Hier wäre auch noch das Anliegen der sog. drei „Schwäbischen Reformatoren der Medizin" zu nennen, WILHELM GRIESINGER (1817—1868), KARL REINHOLD WUNDERLICH (1815—1877) und WILHELM ROSER (1817—1888). Alle drei hatten in Tübingen studiert und waren offensichtlich von SCHOENLEIN in Zürich beeinflußt, zogen aber dennoch gegen alles zu Felde, was der naturhistorischen Richtung angehörte, und vertraten in dem von ihnen gegründeten „Archiv für physiologische Heilkunde" eine auf rein physiologischen Grundlagen beruhende Krankheitslehre[3].

12. Sie stellten sich damit allerdings auch in Gegensatz zu VIRCHOW und seiner *Cellularpathologie*, dessen Krankheitsbegriff dann aber eine klarere, vom Rela-

---

[1] DIEPGEN 1926, 1938, S. 262f. [2] DIEPGEN 1938, S. 264ff.
[3] STÜBLER 1950, 1955, DIEPGEN 1959, Bd. 2, 1, S. 155.

tivismus freie, scharf umschriebene und zunächst rein naturwissenschaftlich gesehene Fassung enthielt[1]. Die erste Erwähnung der Bedeutung der Zelle als Grundelement auch des Krankheitsbegriffes findet sich bereits in VIRCHOWs Rede anläßlich des Geburtstages des Gründers des Friedrich-Wilhelm-Instituts in Berlin 1845: „Die mechanische Medizin hat aber unseres Erachtens darin gefehlt, daß sie den Begriff der Zelle nicht scharf genug aufgefaßt hat"[2]. In einem über ein Jahrzehnt sich hinziehenden Denkprozeß hat dann VIRCHOW wohl erstmals in seinen von EMIL KUGLER mitstenographierten Würzburger Vorlesungen 1855/56, zum Teil aber auch schon in seinem 1854 erschienenen „Handbuch der speziellen Pathologie und Therapie" seine neue Lehre von den Zellen als Grundsubstanz des gesunden und kranken Lebens dargelegt. Dabei hatte er schon im ersten Band des von ihm und BENNO E. H. REINHARDT (1819—1852) herausgegebenen „Archiv für pathologische Anatomie und klinische Medizin" betont, daß „die Krankheit ein Ablauf der Lebenserscheinungen unter veränderten Bedingungen"sei, und daß daher „unser Ziel die Begründung einer pathologischen Physiologie ist".

Diese Auffassung vom Krankheitsbegriff war nun keineswegs neu, hob sich aber scharf von dem der Romantik mit der parasitären Theorie ab. Sie war aber schon klar und einfach von CHRISTOPH WILHELM HUFELAND (1762—1836) 1795 ausgesprochen worden, der die Krankheit als eine Abweichung des lebenden menschlichen Wesens (seiner Teile, Kräfte und Aktionen) vom naturgemäßen Zustand, sofern sie als solche perzipiert werde oder die Funktionen des Menschen störe, kennzeichnete[3]. So blieb die Vorstellung, daß es sich bei der Krankheit um einen mechanischen Bewegungsprozeß handelt, der sich im gesunden und kranken Leben nicht wesentlich unterscheidet, erhalten. „Die lebendige mechanische Bewegung", so sagte VIRCHOW 1856, nachdem er schon 1855 in seiner Zeitschrift eine erste Arbeit mit dem programmatischen Titel „Cellularpathologie" veröffentlicht hatte, „hebt sich allein dadurch vor der im Reich des Unorganischen ab, daß sie zur Zellbildung führt". Das Wesen der Krankheit (ens morbi) sah VIRCHOW in einer besonderen Funktionseinschränkung der Zelle: „Das pathologische Wesen ist die kranke Zelle, und die Krankheit hat keine andere Einheit als das Leben, von dem sie nur eine besondere Art darstellt, nämlich die einheitlich lebende Zelle"[4]. Das Leben der kranken unterscheidet sich nach VIRCHOW von dem der gesunden Zelle nur durch den „Charakter der Gefahr". Das war eine Definition, die LOTZE ausdrücklich abgelehnt hat. Aber damit mußte die Zelle natürlich ganz besonders in den Vordergrund gestellt werden. Daher spielte auch sein großes Werk über die Cellularpathologie vom Jahre 1858, das aus Vorlesungen vor Berliner praktischen Ärzten hervorgegangen war, bis in unsere Tage hinein eine so bedeutende Rolle. Bewußt übertrieb VIRCHOW wohl, wenn er behauptete, „was das Individuum im großen, das und fast noch mehr, das ist die Zelle im kleinen", und eine klare Absage erteilte er der Humoralpathologie schon in seiner ersten Veröffentlichung über die Cellularpathologie im Jahre 1855, in der er sich folgendermaßen äußerte: „Wie wir uns auch drehen und wenden, wir kommen zuletzt auf die Zelle zurück ... Ist nun aber Pathologie die Physiologie mit Hindernissen, das kranke Leben nicht anderes als das durch allerlei äußere und innere Einwirkung gehemmte Gesunde, so muß auch die Pathologie auf die Zelle zurückgeführt werden ... das Leben residiert also nicht in den Säften als solchen, sondern in den zelligen Teilen", oder wie es in seiner „Cellularpathologie"[5] zu lesen ist: „Es handelt sich darum, daß die Zelle wirklich das letzte Formelement aller lebendigen Erscheinungen sei

[1] ACKERKNECHT 1957, KALBFLEISCH 1947, DOERR 1958, BÜCHNER 1958, MEESSEN 1955.
[2] DOERR 1958. [3] LEIBBRAND 1956, S. 237. [4] VIRCHOW 1855.
[5] VIRCHOW 1858, S. 3, BARGMANN 1958.

und daß wir die eigentliche Aktion nicht über die Zelle hinaus verlegen dürfen.“ In diesem Zusammenhang ging dann Virchow auch energisch gegen die alte Blastemtheorie vor, die die Zellen aus ungeformter Grundsubstanz entstehen lassen wollte[1]. „Wo eine Zelle entsteht, da muß eine Zelle vorausgegangen sein (omnis cellula e cellula)!“

Von der Zelle, so schrieb Virchow 1880, hänge es ab, was die äußere Krankheitsursache in ihr anrichte, indem sie in der Zelle eine Veränderung ihres physikalisch-chemischen Zustandes hervorrufe, die Virchow „passio“ nannte. Zeige sich infolge der Veränderung eine Tätigkeit (actio oder reactio), so heiße die Veränderung Reizzustand (irritamentum). Trete dagegen keine Tätigkeit ein, beschränke sich der Zustand auf die Veränderung, welche die Zelle erlitten habe, so liege eine bloße Störung (laesio) oder eine Lähmung (paralysis) vor. Daß diese verschiedenen Folgen ein und derselben Ursache möglich sind, erklärt sich aus der Verschiedenheit der inneren Zustände der Zelle. So kam Virchow zu der inneren Krankheitsursache oder der Prädisposition der Zelle.

In der Projektion des Krankheitswesens in die Zelle lag ein ausgesprochen *lokalistisches Prinzip*. Dies paßte zu Virchows Lehre vom demokratischen Zellstaat, in dem die einzelne Zelle als Individuum selbständig neben der anderen steht und aus ihrer Eigenart heraus dem Ganzen dient. Virchow liebte politische Metaphern, und so sagte er 1855 der „Aristokratie und Hierarchie von Blut und Nerv“ den Kampf an, um dem „tiers état der vielen kleinen Elemente zu seinem Recht zu verhelfen“[2]. Weiter betonte er, „der gesamte Körper ist für uns, mechanisch betrachtet, immer eine gesellschaftliche Einrichtung ...“[3] und in seiner Cellularpathologie, die er im Zusatztitel bewußt „in ihrer Begründung auf physiologische und pathologische Gewebelehre“ erweiterte, betonte er, daß „die Zusammensetzung eines größeren Körpers, des sogenannten ‚Individuums‘ immer auf eine Art von gesellschaftlicher Entwicklung herauskommt, einen Organismus sozialer Art darstellt, wo eine Masse von einzelnen Existenzen aufeinander angewiesen ist“[4]. Aber die gleiche Auffassung ließ auch die Möglichkeit offen, daß der ganze Mensch krank wurde, wenn der Staat versagte, wenn seine Bürger versagten. Stellt man zahlreiche Aussprüche Virchows zusammen, so sollte man glauben, er hätte einen kompromißlosen Lokalismus vertreten. 1854 wollte er alles lokalisieren, die Degeneration und die Entzündung, die Neurosen und das Fieber, ja sogar die Krasen, alles hatte seinen Ort, seinen anatomischen spezifischen Sitz. 1867 sagte er: „Niemals ist das Ganze krank“, 1894: „Es gibt keinen kranken Körper, der in jedem seiner Teile verändert wäre“[5]. Ja, er hat vor allem in seiner Gedenkrede auf Morgagni 1894 den anatomischen Gedanken in der Medizin als das Wesentliche herausgestellt: „Das ist es, was ich einen anatomischen Gedanken in der Medizin nenne, ich behaupte, daß kein Arzt ordnungsgemäß über einen krankhaften Vorgang zu denken vermag, wenn er nicht imstande ist, ihm einen Ort im Körper anzuweisen[6].“

Man könnte noch weitere ähnliche Aussprüche anführen und meinen, Virchow hätte für die Krankheit, die den ganzen Menschen heimsucht, kein Verständnis gehabt und in ihr nur einen sekundären Vorgang gesehen. Aber dazu war er zu sehr Arzt, ja Walter Pagel hat sogar, unserer Ansicht nach mit Recht, die Auffassung vertreten, daß Virchow durchaus seine Cellularpathologie auch auf spekulativem Wege erreicht hätte[7], während Paul Diepgen eher empirische Beobachtung als Grundlage anzusehen geneigt war[8]. Immerhin ist ein vitalistisches Prinzip aus

[1] Virchow 1858, S. 25, Bargmann 1958. [2] Rath 1954, Virchow 1862.
[3] Virchow 1930. [4] Virchow 1858, S. 25, Bargmann 1958. [5] Diepgen 1938, S. 267f.
[6] Puff 1950. [7] Pagel 1931, S. 28. [8] Diepgen 1932.

VIRCHOWS Äußerungen nicht auszuschließen. Hier seien drei Passus gegenübergestellt. In seinen schon erwähnten Würzburger Vorlesungen 1855/56 hatte er behauptet: „Daraus müssen wir auf eine Kraft schließen, welche sich von einem Stoffe auf den nächstliegenden überträgt, eine Kraft, welche man als Lebenskraft bezeichnen kann“[1]. Immerhin darf festgestellt werden, daß diese Kraft durchaus als mechanische gedacht wurde, wie dies eine andere Stelle aus dem gleichen Vorlesungscyclus deutlich macht: „Leben kann nicht nur in molekularen Verhältnissen gesucht werden, die vitale Komposition läßt sich aber nirgends gegenwärtig, sei es künstlich erzeugt, sei es zufällig entstehend, beobachten.“ Damit wird der Skeptizismus von VIRCHOW offenkundig. 1862 äußerte er: „Es ist ganz gleichgültig, ob man das organische oder anorganische Schaffen betrachtet, es ist kein Spiritus rector, kein Leben, Wasser oder Feuergeist darin zu erkennen. Der Plan ist in den Körpern, das Ideale im Realen, die Kraft im Stoff“. Der Begriff „konstitutionelle Krankheiten“ war ihm wie LOTZE und HENLE geläufig. 1862 hieß es in der 2. Auflage seiner „Gesammelten Abhandlungen zur wissenschaftlichen Medizin“: „Die erblichen und erworbenen Richtungen, soweit sie krankhaft sind, zusammengenommen ergeben den sogenannten Konstitutionalismus der Krankheit. Eine Krankheit wird konstitutionell, wenn die Richtung der Lebensvorgänge längere Zeit hindurch von der gewöhnlichen normalen abweicht, so daß man nicht nur örtliche Veränderungen der Bedingungen annehmen darf, sondern auf eine allgemeine, dem ganzen Organismus inhärente Veränderung hingewiesen wird.“

Vergleicht man hiermit VIRCHOWS Rede „Über die heutige Stellung der Pathologie“ auf der Naturforscherversammlung in Innsbruck 1869, so erkennt man, daß die nach seinen eigenen Worten in „analytischer Forschung“ entstandene Theorie von der Zelle als Träger des ens morbi mit dem Gedanken an die Beteiligung des ganzen Körpers an der Krankheit doch immer verbunden blieb. Gewiß waren es für ihn die Zellen, „welche die Störungen empfangen, die von der Krankheitsursache hervorgebracht werden“, und welche die regulatorischen Tätigkeiten zu versorgen haben, aus welcher die Heilung hervorgeht. Aber die Anpassungsfähigkeit des ganzen Körpers bildet den Maßstab für die Umgrenzung des Krankheitsbegriffes. Die Krankheit beginnt nach VIRCHOW, wenn die ausgleichenden Einrichtungen des Körpers nicht genügen, um eintretende Störungen zu beseitigen. Nicht das Leben unter ungewöhnlichen Bedingungen an sich, nicht die Störung als solche erzeugt eine Krankheit, sondern das Versagen der regulatorischen Kräfte[2]. Zwar betonte VIRCHOW auf der einen Seite[3]: „Die Krankheit ist das Leben selbst, ein Leben unter veränderten Bedingungen.“ Aber schon in seinen Würzburger Vorlesungen 1855/56 hatte er die Krankheit auch als Kampf zwischen Leben und Krankheitswesen, hatte er sie als Ausfluß reaktiver Vorgänge, ja geradezu als Folge von „Abwehrkämpfen“ bezeichnet[4]. Unter gleichen Verhältnissen kann ein Mensch mit starkem Ausgleichsapparat ganz gut, vielleicht nur mit einigem Unbehagen, solche Störungen durchstehen, bei anderen dauern diese unangenehmen Gefühle länger, bis sie sich adaptieren. Der Dritte erkrankt akut, der Vierte schleppt sich längere Zeit hin, bis die Krankheit zum Ausbruch kommt. Der Unterschied erklärt sich aus den individuellen Veranlagungen und Funktionen des einzelnen, die man kurz als seine Konstitution bezeichnet. Wir erwähnten schon (s. S. 22), daß VIRCHOW sich gern bei der Erläuterung seiner Cellulartheorie politisch-soziologischer Vergleiche bediente. Er war auch auf seinem Fachgebiet der Ansicht, daß nur ein demokratisches Zusammenspiel der Zellen die Funktion des Organismus gewährleiste und hatte eine Hierarchie der Gewebe prinzipiell abgelehnt. Dagegen hat insbesondere MARTIN HEIDENHAIN (1864—1949)

---

1 VIRCHOW 1930. 2 GRUBER 1952, S. 195. 3 FREUND 1925. 4 VIRCHOW 1930.

energisch Stellung bezogen und der Cellularpathologie seine „synthetische Morphologie" gegenübergestellt mit einer stufenweisen hierarchischen Gliederung in sogenannte Histosysteme.

Indem der Zelle und dem aus Zellen zusammengesetzten Organismus die entscheidende Rolle für die Entstehung und den Ablauf der Krankheit zuerteilt wurde, wurde die Frage nach der Ursache in die Formulierung des Krankheitsbegriffes einbezogen. Dabei stand der anatomische Gedanke, den Virchow stets besonders herausgestellt hatte, im Vordergrund[1]: „Der anatomische Gedanke reicht demnach weit hinaus über das pathologisch-anatomische Gebiet. Er ist nicht mehr gebunden an sichtbare Veränderungen, welche das Messer des Anatomen der Betrachtung zugänglich macht." Was die Krankheitsursache betraf, so hatten die alten Ärzte von einer „causa proxima" und einer „causa remota" gesprochen. Die „causa proxima" war etwa das, was wir als den pathologischen Prozeß bezeichnen würden, die Ursache der Symptome, und in diesem Sinne sprach auch Morgagni bereits im Titel seines Werkes von „causis morborum". Die causa remota war hingegen unsere sogenannte äußere Krankheitsursache. Jetzt aber gehörte die frühere „causa proxima" zum Krankheitsbegriff. Sie stand so im Vordergrund des Interesses, daß die äußere Krankheitsursache bei den Cellularpathologen darüber zu kurz kam.

13. Mit dem Aufkommen der *Bakteriologie* änderte sich diese Einstellung[2]. Die Frage, worin besteht das Wesen der Krankheit, erschien in neuer Beleuchtung. Man lernte nun zahlreiche Erkrankungen kennen, bei denen der kausale Zusammenhang im Sinne des Kantschen Kausalitätsprinzips nicht wie bisher unsicher, sondern klar und deutlich erwiesen schien. Die Begeisterung verleitete manchen Forscher nun aber dazu, das Wesen der Krankheit einseitig in äußeren Faktoren zu suchen. So kam es zu Gegensätzen zur Cellularpathologie und zu Virchows Lehre vom ens morbi. Vorläufer dieser neuen Richtung waren die Entdeckungen der Pilzparasiten und der tierischen Parasiten gewesen, wie sie als Erreger der Scabies, des Favus und des Soor erkannt wurden. Ausgangspunkt der Bakteriologie war aber eigentlich die geniale Erkenntnis Henles vom Jahre 1840, daß die sogenannten Infektionskrankheiten nur durch ein „Contagium animatum" zu erklären seien und dieses als Lebewesen, als Parasit, zu betrachten wäre. Die Entdeckung der Infektiosität der Tuberkulose durch den französischen Militärarzt Jean Antoine Villemin (1827—1892) 1865, der die Entdeckung von stäbchenähnlichen Erregern im Blut von milzbrandkranken Tieren 1849 durch den rheinischen Arzt Alois Pollender (1800—1879) und die Arbeiten von Louis Pasteur (1822—1895) über die Ursachen von Gärung und Fäulnis vorausgingen, der damit die bis dahin geltenden Urzeugungstheorien glänzend widerlegte, waren der Ausgangspunkt für die neue medizinische Disziplin. Sie erwarb sich ihre endgültige Anerkennung mit der aufsehenerregenden Entdeckung des Tuberkelbacillus 1882 durch den Königsberger Pathologen Paul von Baumgarten (1848—1928) und durch Robert Koch (1843—1910), wobei letzterem das besondere Verdienst zukam, durch Züchtungs- und Übertragungsversuche die mikroskopischen Befunde sehr viel weittragender und beweiskräftiger gestützt zu haben[3]. Man weiß heute, daß vor allem im Dritten Reich die Gegnerschaft von Virchow zu Koch dramatisiert wurde, und daß Virchow sich später mehrfach äußerst anerkennend über die Forschungen von Koch äußerte[4].

Eine heftige Reaktion gegenüber den cellularpathologischen Vorstellungen von Virchow erfolgte von seiten seines eigenen Schülers Edwin Klebs (1834—1913),

[1] Virchow 1894. [2] Diepgen 1938, S. 269ff. [3] Dietrich 1929.
[4] Hasche-Klünder 1952, Diepgen und Rosner 1941.

der sich insbesondere auf den Naturforscherversammlungen in München 1877 und Kassel 1878 gegen die nach seiner Ansicht einseitige Cellularpathologie wandte[1]. Er griff zwar zuerst nicht VIRCHOW direkt an, sondern JULIUS COHNHEIM (1839 bis 1884), der 1877 ganz im Virchowschen Sinne Krankheit als Abweichung von gesunden Lebensprozessen gedeutet hatte[2], und betonte 1878: „Man kann daher nicht mit COHNHEIM die gestörte Kompensation als das eigentliche Wesen der Krankheiten erklären." Aber er machte später auch vor einer Kritik VIRCHOWs nicht halt. KLEBS wollte die rein mechanischen Störungen ebenso wie die angeborenen und erworbenen Anomalien und das Fehlen oder die mangelhafte Entwicklung einzelner Körperteile den Krankheiten nicht zurechnen und ließ eigentlich nur die durch Infektion bedingten Prozesse als Krankheit gelten. Der *Infektionserreger* sollte allein entscheidend sein. Auf ihn und nicht auf die celluläre Veränderung kam es KLEBS an. Demgegenüber betonte VIRCHOW 1880, daß auch bei der Annahme einer bakteriellen Krankheitsverursachung keine Theorie der Infektionskrankheiten ohne cellularpathologischen Charakter bestehen könne, da man immer Zellschädigungen entweder durch die Bakterien selbst oder durch ihre Gifte annehmen müsse[3].

Im Laufe der Zeit nahm der Konflikt zwischen Bakteriologen und Cellularpathologen jedoch mildere Formen an. Selbst VIRCHOW verließ seine Grundanschauung über das Wesen der Krankheiten, als er 1884 auf der ersten Berliner Cholera-Konferenz KOCH mit dem Hinweis auf die große Bedeutung der Entdeckung der Choleravibrionen dankte, die das Verständnis des Ens cholerae nähergerückt habe[4]. KLEBS erklärte unter dem Einfluß Darwinscher Ideen 1887 in Übereinstimmung mit VIRCHOW, daß es sich bei der Infektionskrankheit um einen Kampf zwischen zwei Lebewesen handele, dem Bacillus und dem befallenen Organismus. Der Krankheitsbegriff lasse sich weder vom Standpunkt des Bakteriologen noch von dem des Cellularpathologen allein erklären. KLEBS war dabei Anhänger einer mechanistisch-kausalen Betrachtungsweise. Er glaubte, daß das Belebte und Unbelebte sich nicht unterschieden und daß alles gleichen Gesetzen folge: „Die pathologischen Vorgänge folgen denselben Gesetzen wie alle, auch die einfachsten Körper." So war die Gefahr beschworen, daß die Individualität des Kranken aus der Betrachtung völlig ausschied.

Für die Bakteriologie blieb der Schwerpunkt der Krankheit jedenfalls in die äußeren Ursachen verlegt. Als FRIEDRICH WILHELM BENEKE (1824—1882) als Vorläufer der modernen Konstitutionspathologie 1881 darauf hinwies, daß das Gepräge der Krankheit und der Effekt der Ursache in der anatomischen und chemischen Konstitution der Erkrankung bedingt seien, nahm er charakteristischerweise die Infektionskrankheiten aus. Von seiten der Pathologen hob ferner JOHANNES ORTH (1847—1923), der seit 1878 Professor in Göttingen und seit 1902 Nachfolger VIRCHOWs in Berlin wurde und das von diesem begründete „Archiv für pathologische Anatomie und Physiologie und für klinische Medizin" weiterführte, 1887 die prinzipielle Bedeutung der Disposition gegenüber dem Tuberkelbacillus hervor[5]. ORTH hatte schon vor der Entdeckung des Tuberkelbacillus 1876 Infektionsversuche an Meerschweinchen mit Material von Perlsucht- und Tuberkulosekranken angestellt, um die Übertragbarkeit experimentell zu beweisen, die Versuche aber erst 1879 veröffentlicht[6]. Damit kann er durchaus als Vorkämpfer für die Infektionstheorie der Tuberkulose gelten. Darüber hinaus war er im Gegensatz zu VIRCHOW, der noch einen prinzipiellen Unterschied zwischen der käsigen Pneumonie und der Lungentuberkulose mit den typischen Tubercula machte, Unitarier[7]. Er ging

---

[1] SCHMIZ 1921. [2] DOERR 1958. [3] HASCHE-KLÜNDER 1952. [4] HASCHE-KLÜNDER 1952. [5] LUFFT 1937, S. 23ff. [6] LUFFT 1937, S. 18f. [7] GRUBER 1932.

allerdings nicht so weit wie von Baumgarten, der glaubte, daß Proliferations- und Exsudationsprozesse bei der Tuberkulose nebeneinander herlaufen würden, während Orth nur ein Nacheinander annahm[1]. Er befand sich dabei in einer Reihe mit Ludwig Buhl (1816—1880), der seit 1859 die Miliartuberkulose als spezifische Resorptionskrankheit ansah[2] und seit 1872 diese Krankheit als Infektionskrankheit betrachtete, und Cohnheim, der 1879 bei der Tuberkulose ein spezifisches Infektionsgift postulierte. Aber Orth blieb stets Pathologe. So war auch für ihn die Entdeckung des Tuberkelerregers nur ein Glied in der Kette des tuberkulösen Krankheitsprozesses. Die Entdeckung bedeutete für ihn nur, „daß anstelle des unbestimmten Virus tuberculosus nunmehr gesetzt werden konnte Bacillus tuberculosus", und daraus resultierte: „Damit aus der Aufnahme des Tbc-Bacillus eine Tuberkulose und Phthise hervorgehe, dazu scheint allerdings eine besondere Schwäche der Gewebe, also eine Disposition notwendig zu sein." Auf dieser Basis hat sich dann ein zweites Mal ein scharfer Kampf zwischen Pathologen und Bakteriologen abgespielt, als Orth 1893 Emil von Behrings (1854—1917) Prioritätsanspruch der Bakteriologie gegenüber der Pathologie bei der Erforschung der Infektionskrankheit Diphtherie zurückwies.

Eine wichtige Rolle spielten dabei auch die Auseinandersetzungen um die Lehre von der *Entzündung*[3]. Seit Jahrhunderten durch die vier Kardinalsymptome von Aulus Cornelius Celsus (25 v. Chr. bis 50 n. Chr.) „Calor, Dolor, Tumor und Rubor", denen Galen noch die „Functio laesa" hinzufügte, festgelegt, erklärte erstmalig Gabriel Andral (1797—1876) die Entzündung nicht mehr als eigenständige Krankheit, und Virchow deklarierte sie 1852 als einen chemisch-mechanischen und degenerativen Prozeß. Demgegenüber behaupteten Gustav Adolf Spiess (1802—1875) und Johann Gottfried Eisenmann (1795—1867) die Priorität des Nervensystems, zumindest bei der Schmerzauslösung und für die Hyperämie, wobei auf die Tierexperimente von Claude Bernard (1813—1878) verwiesen wurde[4] (s. auch S. 38). Mit der Entdeckung der „wandernden Eiterkörperchen" durch den Schüler von Johannes Müller, L. Güterbock 1837 und durch Friedrich Daniel von Recklinghausen (1833—1910) im Jahre 1863, wandte sich das Interesse diesen corpusculären Elementen zu, die endgültig 1867 von Cohnheim als ausgewanderte weiße Blutzellen erkannt wurden. Durch diese Entdeckung wurde allerdings wieder die Cellularpathologie stark gestützt. Die junge Bakteriologie brachte dann die Parasiten und ihre Toxine als auslösende Agentien der Entzündung in die Diskussion[5]. Neue Vorstellungen vermittelte der *Phagocytose-Begriff*[6]. Erstmals 1847 hatte Rudolf Albert von Koelliker (1817—1905) Milzzellen gesehen, die Erythrocyten gespeichert hatten. In der Folgezeit hatte man auch mehrfach Leukocyten beobachtet, die Bakterien enthielten. Daher glaubte noch Koch 1878, daß die Zelle der Vermehrungsort der Bakterien sei. 5 Jahre später, 1883, stellte Elias Metschnikoff (1845—1916) seine grundlegende Theorie über die Phagocytose auf, in der nunmehr der Leukocyt als Bakterienfresser eine hervorragende Rolle spielte[7], nachdem schon vorher, 1879, Johann Müllendorff eindeutig die Phagocytose von Recurrens-Spirochäten beschrieben hatte[6].

14. Den Kliniker, der weniger das kranke Organ, den kranken Zellverband vor sich hat als den kranken Menschen in seiner Individualität, und der sieht, mit welch unendlichen Variationen seine Patienten auf die gleiche Schädlichkeit reagieren, konnte weder der bakteriologische noch der streng lokalistische Stand-

---

[1] Schmitt 1937, S. 47. [2] Diepgen 1955, Bd. 2, 2, p. 104.
[3] Diepgen 1953, Michler 1963, Wolmann 1962. [4] Hans Hoffmann 1967.
[5] Klebs 1887. [6] Herrlinger 1956. [7] Zeiss 1932.

punkt befriedigen. Klinische Erfahrungen und Überlegungen führten daher 1891 den geistvollen und vielseitigen Internisten OTTOMAR ROSENBACH (1851—1907), der damals in Breslau wirkte, in seinem Kampfe gegen „die orthodoxe Bakteriologie" zu der Überzeugung, daß man die Rolle der Mikroorganismen bei der Entstehung von Krankheiten nicht als Ursache im Sinne KANTs bezeichnen könne. Die Ursache der Erkrankung sei vielmehr der schwache Körper. Die Anwesenheit bestimmter Organismen sei nur der Anstoß für das Entstehen der Krankheit, wie die Ursache des Falles der Körper ihre Schwerkraft sei und nicht der zufällige Anlaß, der den Fall auslöse. Die Krankheiten waren nach ihm nicht dauernde Erscheinungen und Zustände, sondern in stetem Fluß befindliche Vorgänge. Ein natürliches pathologisches System ließe sich nur aus der Berücksichtigung der verschiedenen in Betracht kommenden Energiegrößen aufstellen, aber man besaß, wie ROSENBACH betonte, damals noch nicht die geeigneten Meßmethoden. Der weltanschauliche Hintergrund des Energetismus von WILHELM OSTWALD (1853 bis 1932) ist unverkennbar.

Unabhängig von ROSENBACH entwickelte der Prager Bakteriologe und Hygieniker FERDINAND HUEPPE (1852—1938) aus dem Kreise um KOCH ganz ähnliche Gedankengänge. Aus der Erfahrung, daß die Anwesenheit von Bakterien keineswegs immer identisch mit der Erkrankung ist, schlug er 1887 für die pathogenen Bakterien die Bezeichnung „Krankheitserreger" vor, denn sie waren seiner Ansicht nach ja nicht die Ursache der Seuchen schlechthin. In den Jahren 1887 bis 1893 ließ er sich bei seiner Deutung der praktischen Erfahrungen des Bakteriologen und Hygienikers von den Theorien leiten, die durch das Kausalitätsprinzip KANTs aufgeworfen und durch Forscher wie REIL, JOHANNES MÜLLER, HERMANN VON HELMHOLTZ (1821—1894) und JULIUS ROBERT MAYER (1814—1878) vertreten worden waren. Vor allem stand er unter dem Eindruck der Lehre JOHANNES MÜLLERs von der spezifischen Energie der Sinnesorgane und des Gesetzes von der Erhaltung der Energie. Die Lehre MÜLLERs zeigte auf physiologischem Gebiet, daß der äußere Reiz nicht das Entscheidende für die Art des körperlichen Vorgangs ist, sondern daß die Wirkung von der inneren Einrichtung des Organismus abhängt. Das Gesetz von der Erhaltung der Energie brachte Ursache und Wirkung in ein Identitätsverhältnis. Dieses war nach HUEPPE immer ein quantitatives. Die innere Einrichtung des Organismus enthalte im Sinne der potentiellen Energie der Physiker alles, was auf äußere Einflüsse in Erscheinung trete. Weder in der Zelle noch im Infektionserreger konnte nach HUEPPE das Wesen der Krankheit gesucht werden. Es war ein Begriff, der nur einem unberechtigten ontologischen Bedürfnis entsprang. Bei der Krankheit stehen die infektionserregenden Zellen mit der Summe ihrer Wirkungen der auslösbaren Energie des lebendigen Protoplasmas des Befallenen gegenüber. Unter bestimmten Bedingungen — das ist das Entscheidende — lösen sie im Befallenen bestimmte Bewegungsmöglichkeiten aus. Ob diese Bewegungen an isolierbare aktive Eiweißkörper, an Enzyme oder Toxalbumine als Reize gebunden sind, ist etwas Sekundäres.

Da HUEPPE von „bestimmten Bedingungen" sprach, die zur Erkrankung führen könnten, ist er zu den Vorläufern des *Konditionalismus* zu zählen. Zu ihnen gehörte auch der Pathologe HUGO RIBBERT (1855—1920). In seiner Züricher Antrittsvorlesung hatte er 1892 darauf hingewiesen, daß man die bei der Erkrankung mitwirkende Bedingung als „auslösende Ursache" bezeichnen könnte, weil durch sie die im Körper gegebenen Möglichkeiten in ähnlicher Weise zur Auslösung gebracht werden, wie bei einer gespannten Uhrfeder durch Anstoßen des ruhenden Pendels. 1909 betonte RIBBERT: „Krankheit ist also die Summe der herabgesetzten Lebensvorgänge, die von den durch Mangel an Anpassung bedingten Veränderungen im Bau des Körpers abhängig sind." Begründet wurde der Konditionalismus als Erkenntnisprinzip erst im 20. Jahrhundert, vor allem durch den Physiologen MAX VERWORN (1863—1921) in seinen Aufsätzen über die Frage nach den Grenzen der Erkenntnis und über kausale und konditionale Weltanschauung aus den Jahren 1908 und 1912. Der Begriff „Ursache" mußte nach VERWORN aufgegeben werden. Ihm haftete ein mystischer Charakter an, den man vergebens zu fassen suchte; ein solches mystisches Etwas gebe es nicht, die Vorgänge an den Dingen seien ausschließlich durch ihre eigene Beschaffenheit und durch die Einflüsse bestimmt, die sich von anderen Dingen auf sie geltend machten. Aus diesen Bedingungen ergab sich für ihn die Veränderung in allen ihren Einzelheiten und Notwendigkeiten. Außer ihnen war nichts da, was sonst noch auf den Vorgang irgendwie Einfluß hätte, „keine Ursache, die als etwas Selbständiges zu jenen Bedingungen noch hinzukommen müßte, um sie wirksam zu machen".

Mit der spekulativen Einordnung der Ergebnisse der experimentellen und empirischen Forschung in die naturwissenschaftliche Energetik durch ROSENBACH und HUEPPE wurden die Vorstellungen vom Wesen und den Ursachen der Krankheiten in quantitative Energieveränderungen aufgelöst. Die Lehre von der autokratischen Stellung der Bakterien erhielt einen ebenso heftigen Stoß wie die von VIRCHOW der Zelle zugeschriebene Rolle als Ens morbi und sein Lokalismus. Was die beiden Forscher äußerten, wurde zunächst von Pathologen und Bakteriologen kaum beachtet. Um so mehr wirkten ihre Vorstellungen auf die Männer der Praxis.

15. Durch diese erhielten die den alten Ärzten aus ihrer Erfahrung heraus geläufigen Begriffe der *Konstitution* und *Disposition* neues Ansehen[1]. Der Berliner Stadtrat, praktische Arzt und spätere Leiter des preußischen Medizinalwesens ADOLF GOTTSTEIN (1857—1941) formulierte in seiner „Allgemeinen Epidemiologie" 1897 aufgrund der Hypothesen von ROSENBACH und HUEPPE und intensiver eigener Seuchenstudien den Begriff der Disposition in prinzipiell wichtiger Weise. Bei den Krankheitsvorgängen spielten nach ihm zwei variable Größen die Hauptrolle, die *Virulenzstärke des Bacteriums* und die *Resistenz des Wirtsorganismus*. Für den zweiten Faktor brauchte er auch den Ausdruck „Konstitutionskraft". Es entsprach dem Denken der Zeit, daß die Formel, in der GOTTSTEIN dieses Verhältnis unterbrachte, der Formelsprache der Mathematik entlehnt war. Mit C bezeichnete er die Höhe der normalen Konstitutionskraft, mit p die Stärke der pathogenen Eigenschaften sämtlicher zum Menschengeschlecht in Krankheitsbeziehungen tretenden Parasiten. $C:p$ wurde zum Ausdruck für die Disposition und dann zum Ausdruck einer Krankheitsentstehung, wenn das Ergebnis kleiner war als 1, sei es durch Abschwächung von C oder durch Steigerung von p.

So verwischten sich die Grenzen zwischen Krankheitsanlage und Krankheit. Das trat noch deutlicher im sogenannten *Nosoparasitismus* in Erscheinung. Der Begründer dieser Richtung, die auch GOTTSTEIN anerkannte, war der Pharmakologe OSKAR LIEBREICH (1839—1908). Die Toxikologie hatte ihm die verschiedene Empfänglichkeit tierischer und menschlicher Zellen für Gifte gezeigt. Von dieser Erfahrung und von therapeutischen Gesichtspunkten ausgehend trat er 1895 an das Problem heran. Aufgrund der Erkenntnis, daß sich Art und Individuum gegenüber dem Tuberkelbacillus verschieden verhalten, und aus Beobachtungen bei Lepra, Cholera, Diphtherie, Gangrän und anderen Erkrankungen, die er mit dieser Erfahrung in Parallele setzte, stellte er die These auf, daß das Krankheitsbild erst dann erzeugt werden kann, wenn die menschlichen Zellen ihrer Widerstandskraft gegenüber dem betreffenden Bacillus verlustig gegangen sind. Diesen Zustand verminderter Widerstandskraft hat man „Disposition" genannt. Er ist schon eine

---

[1] SIGERIST 1929.

Abweichung von der Norm und daher der bereits eingetretene eigentliche Beginn der Erkrankung. Die Schwächung der vitalen Funktion kann durch Ernährungsstörungen, aber auch durch hereditäre und andere biologische Einflüsse hervorgerufen werden und vorübergehend oder dauernd sein. Die Tuberkulose kann als lokale Krankheit auftreten oder auch eine Allgemeinerkrankung sein. Erst dann, wenn diese Vorbedingungen erfüllt sind, ist der Angriffspunkt für den jeweiligen Bacillus gegeben. Erst jetzt ruft dieser das allgemein bekannte Bild tuberkulöser pathologisch-anatomischer Veränderungen hervor. Aber wären die Zellen nicht vorher schon in ihrer Widerstandskraft geschwächt gewesen, so hätten sie dem Tuberkelbacillus keinen Angriffspunkt bieten können. Der Tuberkelbacillus beginnt also nach LIEBREICH sein Zerstörungswerk im Organismus erst dann, wenn ihm eine vorangehende Schwächung der vitalen Funktionen die Gelegenheit dazu bietet. Man muß ihn daher als einen Parasiten der Erkrankung, als *Nosoparasit* bezeichnen. Dieser Nosoparasitismus galt auch für eine Anzahl anderer Krankheiten. Aber LIEBREICH bemerkte wohl doch, daß Nosoparasiten auch für den gesunden menschlichen Organismus keineswegs immer harmlos sind. Sie sind vielmehr bei bestimmten Krankheitsbildern die Conditio sine qua non, und für eine Reihe von Erkrankungen ist die Ursache überhaupt nur in einem wahren „Parasitismus" zu suchen.

16. Diese Theorie, die sich allerdings nicht durchsetzen konnte, zeigte den unerschütterten Einfluß der Lehre von der zentralen Stellung der Zelle am Ausgang des 19. Jahrhunderts. Dies ist auch der Fall bei den Grundanschauungen des Rostocker Klinikers FRIEDRICH MARTIUS (1850—1923). Seit 1898 setzte er in seinen Arbeiten die Gedankengänge von HUEPPE, ROSENBACH, GOTTSTEIN und LIEBREICH fort und wurde der Hauptbegründer der modernen *Konstitutionspathologie*, indem er die Betrachtungsweise seiner Vorgänger und die Gottsteinsche Formel von den Infektionskrankheiten auf die gesamte Pathologie der inneren Krankheiten ausdehnte. Der Begriff der äußeren Krankheitsursache sollte nach MARTIUS fallen, und es sollte nur noch von auslösenden Momenten wie z. B. Erkältung, Reizen, z. B. Giften und Erregern, z. B. Parasiten, die Rede sein.

Der Krankheitsanlage wurde die zentrale Stellung in der Pathogenese eingeräumt. Für den Kliniker MARTIUS waren hierbei vor allem die Beobachtungen bei der Neurasthenie und der von ihm genauer studierten Achylia gastrica überzeugende Beispiele. Die klinische Erfahrung lehrte ihn einwandfrei, daß die eigentliche Ursache des neurasthenischen Symptomenkomplexes, einer funktionellen Störung also, eine angeborene oder erworbene Schwäche des zentralen Nervensystems war, während die Auslösung von den verschiedensten Stellen der Peripherie aus stattfinden konnte. Ähnlich sei es bei der Erkältung. Je nach der Disposition bekomme der eine durch Abkühlung eine infektiöse Erkrankung, indem die Erkältung den ubiquitären Bakterien die Bresche schlage, der andere einen nervösen Schnupfen, der dritte nervöse Durchfälle. Seine Untersuchungen über die Achylia gastrica brachten MARTIUS die Erkenntnis, daß bei Individuen mit angeborener Sekretionsschwäche der Magendrüsenzellen die Insuffizienz rein funktionell sein kann, aber auch der Grund dafür, daß die insuffiziente Schleimhaut infolge der mit der Nahrungsaufnahme untrennbar verbundenen normalen Lebensreize allmählich zum Schwund gebracht und damit der Tod herbeigeführt wird. Im Jahre 1900 prägte er für den entscheidenden Faktor im Krankengeschehen, der in der Anlage liegt, gegenüber dem wechselnden Sprachgebrauch der älteren Literatur den Begriff „*Konstitution*" in seiner seitdem mit unwesentlichen Modifikationen benutzten Form als angeborene oder erworbene Körperverfassung. Den Sitz der natürlichen Widerstandskraft und der Krankheitsanlage sah MARTIUS in Anlehnung an VIRCHOW in der Zelle. Durch den Lokalisationsgedanken wurde er auch zur Anwendung der Konstitutionslehre auf die einzelnen Organe und Organsysteme geführt. Das Experiment der gewöhnlichen „generellen Pathologie" genügte nach MARTIUS zur Erforschung der konstitutionellen Momente nicht. Es kann nur die spärlichen Faktoren ergründen, die bei allen Individuen der Gattung zur gleichen Krankheit führen. Zur Erforschung der in der individuellen Konstitution liegenden pathogenen Faktoren müßten exakte Methoden am einzelnen (anatomische Messungen und Funktionsprüfungen) und nicht zuletzt die wissenschaftliche Statistik dienen, die damit in der Medizin erneut zur Geltung kam. Da ein wesentlicher Teil dieser Arbeit sich am Krankenbett vollziehen muß, wurde die Klinik wieder enger mit der Pathologie verbunden.

17. Dadurch, daß die angeborene Körperverfassung in der Konstitutionslehre eine wichtige Rolle spielte, gewann die Frage nach dem ersten Auftreten der Krankheit, nach der angeborenen Krankheit und der Krankheitsvererbung eine aktuelle praktische Bedeutung. Daß es angeborene Krankheiten gab, hatte der Augenschein die Ärzte aller Zeiten immer wieder gelehrt. Die vererbte Krankheit war schon im ältesten medizinischen Schrifttum ein fester Begriff. Seit CHARLES DARWIN (1809—1892) lag der Gedanke nahe, daß sich pathologische Abweichungen im Laufe der Jahrhunderte und Jahrtausende genau so gut zum ersten Mal entwickeln können und dann vererbbar werden, wie es bei normalen Eigenschaften der Fall ist. Gewiß gab es gegenüber dieser Theorie Gegner. Aus den 70 er und 80er Jahren des 19. Jahrhunderts sollen hier der Embryologe WILHELM HIS d.Ä. (1831—1904) sowie die Physiologen EDUARD PFLÜGER (1829—1910) und VIKTOR HENSEN (1835—1924) genannt werden. Aber die Pathologen waren zunächst noch im allgemeinen der Überzeugung, daß Krankheiten als erworbene somatische Eigenschaften vererbt werden können. VIRCHOW selbst vertrat 1886 diese Ansicht. Er stellte die Vererbbarkeit erworbener Eigenschaften im Sinne DARWINs mit den Variationen des Individuums in Parallele, die durch die Umwelt entstehen und schließlich zur Artbildung führen würden. Ebenso stieß die Annahme der Vererbung von während des Lebens erworbenen Krankheiten begreiflicherweise bei den Neolamarckisten nicht auf Widerstand. Seit Anfang der 80er Jahre erwuchsen dieser Ansicht jedoch immer mehr Gegner unter Führung des Zoologen AUGUST WEISMANN (1834—1915). Sie vertrug sich nicht mit seiner Theorie von der Kontinuität des Keimplasmas.

Wohl hielt es ERNST ZIEGLER (1849—1905) 1886 für möglich, daß gelegentlich schädigende Einflüsse nach und durch die Läsion von Körperzellen auf die Geschlechtszellen herbeigeführt werden könnten, sei es direkt oder indirekt, und daß dadurch an dem aus diesen Geschlechtszellen hervorgehenden Individuum Mißbildungen oder Krankheit entstehen würden. Aber das wäre dann keine Vererbung, sondern die Neubildung einer Krankheit. Alle sicher beobachteten Erbkrankheiten und vererbten Mißbildungen wie die Hämophilie, Nervenkrankheiten, Mehrfingrigkeit, Hasenscharten wären zuerst durch Keimvariationen entstanden und würden als solche vererbt. Wie ZIEGLER dachten zahlreiche andere Forscher[1].

18. Eine Zeitlang schien es, als würden die Ergebnisse der Bakteriologie und Serumforschung den Vertretern der Theorie recht geben, daß vom Körper des Individuums erworbene Krankheiten vererbbar seien. In der zweiten Hälfte der 80er und im Anfang der 90er Jahre des vorigen Jahrhunderts brachten zahlreiche Forscher wie der Leiter der Berliner Universitätspoliklinik für Lungenkranke MAX WOLFF (1844—1923), der italienische Tuberkuloseforscher ANGELO MAFFUCCI (1845—1903), der Jenaer Hygieniker AUGUST GÄRTNER (1848—1934), die Pathologen BAUMGARTEN, FELIX VIKTOR BIRCH-HIRSCHFELD (1842—1899) und

[1] SCHMITT 1946, S. 28ff.

später noch viele andere experimentelle pathologisch-anatomische Untersuchungen bei, die eine Übertragung von Infektionskrankheiten, insbesondere der Tuberkulose, auf die Frucht seitens der Mutter durch die Placenta sicherstellten und seitens beider Eltern durch die Geschlechtszellen (germinative Infektion), allerdings als Rarität, wahrscheinlich machten. Dagegen wurde aber von LUBARSCH, MARTIUS, ORTH u.a. eingewendet, daß in all diesen Fällen keine eigentliche Vererbung vorläge, sondern die frühe Erwerbung einer Infektionskrankheit, die dann wohl als konnatale, aber nicht als kongenitale Erscheinung zu werten sei. Im konnatalen Falle seien die eigentlichen Träger der Vererbbarkeit in den Geschlechtszellen nicht unmittelbar beteiligt. Dasselbe galt für die im Anschluß an Ricin- und Abrinversuche von PAUL EHRLICH (1854—1915) 1891 beobachtete Tatsache, daß die Immunität gegen diese Gifte von der Mutter auf das Kind auf diaplacentarem Wege übertragen wurde, was OSKAR HERTWIG (1849 bis 1922) 1898 im Sinne der Vererbung einer erworbenen Eigenschaft deutete. Dies galt ferner auch für den Nachweis der gleichartigen Übertragung der Immunität bei Diphtherie durch ERICH WERNICKE (1859—1928) 1893 und der Präcipitinreaktion auf demselben Wege durch den Gerichtsmediziner HERMANN MERKEL (1873—1957) im Jahre 1904; denn die an sich denkbare Vererbung derartiger gelöster, im Blute kreisender Stoffe unter Beeinflussung des Keimplasmas durch das Sperma des Vaters wurde niemals sicher bewiesen, worauf MARTIUS 1909 aufmerksam machte. Ebenso zeigte die ärztliche Erfahrung bei Seuchen, daß eine individuell erworbene Immunität niemals dauernd auf die Nachkommenschaft übergeht, worauf GOTTSTEIN 1897 hinwies. Um so plausibler erschien, namentlich seit den hervorragenden genealogischen Studien des Historikers OTTOKAR LORENZ (1832—1904) von 1898, auf Grund der biologischen Untersuchungen des Zoologen HEINRICH ERNST ZIEGLER (1858—1925) und der klinischen Erfahrungen von FRIEDRICH MARTIUS u.a. an der Schwelle des 20. Jahrhunderts die *Übertragung der Anlage* (der gesunden und kranken Körperkonstitution) durch das Keimplasma, in dem die unendlichen Variationen aus der gesamten Ahnenreihe eines Individuums in den gesunden und kranken Chromosomen und Determinanten gegeben waren und sich günstige und ungünstige Erbteile in Übereinstimmung mit den Mendelschen Gesetzen häufen oder ausschalten konnten.

Um dieselbe Zeit wurde 1901 durch die Entdeckung der Mutation von HUGO DE VRIES[1] (1848—1935) das Problem der Neuentstehung von vererbbaren Fehlentwicklungen und von Erkrankungen sich vermehrender somatischer Zellen durch Mutation aufgeworfen. Dadurch erhielt u.a. die Diskussion über die Genese des Carcinoms neue Aspekte[2].

19. In den letzten $1^1/_2$ Jahrzehnten des 19. Jahrhunderts vorbereitet, entwickelte sich seit dem Beginn des 20. Jahrhunderts in immer schnellerer Folge eine *grundlegende Wandlung des Krankheitsbegriffs*[3]. Sie war bedingt durch die neuen Ergebnisse der exakten Naturwissenschaft, der allgemeinen Biologie und pathologisch-anatomisch-physiologischer Forschung und weiter durch die neuen Aufgaben, vor die die Ärzte durch die Fortschritte und Gefahren der Technik gestellt wurden, mit ihren Konsequenzen für das gesamte ärztliche Denken, durch die definitive Abwendung vom Lokalismus zur Ganzheitsbetrachtung der Krankheit hin, durch die Neubelebung des hippokratischen Individualismus, die Neigung zum Philosophieren, die engere Verbindung der Klinik mit den Geisteswissenschaften, insbesondere der Psychologie, die Besinnung auf den metaphysischen Anteil am Krankheitserlebnis und die Einbeziehung des kranken Menschen in den sozialen Gedanken.

---

[1] Siehe auch CORRENS 1924. [2] BAUER 1928, 1949, 1963. [3] PUFF 1950.

Im Rahmen all dieser Denkweisen und Vorstellungen mußten auch die Gegenstände der Pathologie neu betrachtet und das Wesen der Krankheit neu interpretiert werden. Für diese Wandlung ist die Form sehr charakteristisch, in der der Pathologe FELIX MARCHAND (1846—1928) sich 1909—1924 mit den überlieferten Krankheitsbegriffen auseinandersetzte[1]. Er stellte schon 1908 fest: „Fragen wir, ob unsere heutige Pathologie noch eine Cellularpathologie in ursprünglichem Sinne ist, so müssen wir diese Frage verneinen", denn nach seiner Auffassung wurde das Grundprinzip der Autonomie der Zelle mehr und mehr eingeschränkt, dabei aber die Einheitlichkeit des Organismus auch in seinen pathologischen Erscheinungen stärker herausgestellt. Diesen Begriff der Krankheit als eines laufend voranschreitenden Geschehens, eines „Prozesses", hatten bereits KARL WILHELM STARK und SCHOENLEIN aufgestellt, was VIRCHOW wiederholt zum Ausdruck gebracht hat[2]. Für MARCHAND stand also das erkrankte Individuum im Mittelpunkt. Krankheit war für ihn nur ein abstrakter Begriff für die Gesamtheit von Lebensvorgängen, die am Organismus infolge schädigender Einwirkungen verändert und voneinander abhängig abliefen. Dazu gehörten nicht nur die schädlichen Einwirkungen selbst, womit MARCHAND die Ursachen in den Krankheitsbegriff hineinzog, sondern auch die Gegenwirkung, die Reaktion des Organismus. Im Zeitalter intensiver Erbforschung kam bei MARCHAND natürlich auch der angeborenen und erworbenen Krankheitsdisposition eine wichtige Rolle in der Formulierung des Wesens der Krankheit zu. Er trennte zwar die in der Anlage begründete Disposition grundsätzlich von der eigentlichen Krankheitsursache, bekannte aber, daß die Disposition in vielen Fällen von der krankhaften Störung der Funktion kaum zu unterscheiden sei, z.B. bei der Hämophilie, der Farbenblindheit und bei Entwicklungsanomalien. Weiter charakterisierte er den Krankheitsbegriff durch Betonung der funktionellen neben der stofflichen Schädigung und den Hinweis darauf, daß die zum Begriff der Krankheit nach VIRCHOW (vgl. S. 21) gehörende Gefahr das ganze Individuum betreffe[3]. Denn über allen Teilen walte ein gemeinsames Prinzip, das VIRCHOW selbst schon das Gesetz der immanenten gleichartigen Bewegung ohne Ende genannt hatte[4]. Wie man sieht, wurden in der Schule VIRCHOWs weder der funktionelle Gedanke noch der Ganzheitscharakter der Krankheit übersehen. Auch bei RIBBERT stand die gestörte Funktion im Vordergrund des Krankheitsbegriffes[5]: „Die funktionelle Minderleistung des kranken Menschen ist von Änderungen im Bau der Gewebe abhängig, auch wenn diese Veränderungen nicht nachweisbar sind." Besonders deutlich konnte das RIBBERT an seiner Geschwulstlehre darstellen. Bereits eine Trennung von Zellen vom Zellverband könne zur Wucherung führen, weil die Wachstumshemmung dieses Verbandes fehle[6], denn solche getrennten Zellen seien vermehrungsfähiger als Zellen im Verbande. Carcinome würden aber im Körper nicht aus ihnen entstehen.

Wie schon VIRCHOW (vgl. S. 23), so haben auch RIBBERT, OTTO LUBARSCH (1860—1933), der in der Krankheit „eine Störung des vitalen Gleichgewichts" sah, und später LUDWIG ASCHOFF (1866—1942)[7], der unter einem Krankheitsprozeß jede Störung im Ablauf der Lebensvorgänge verstand, durch welche der Organismus in seiner biologischen Existenz gefährdet würde, die fehlende Anpassung an die Lebensbedingungen in unwesentlichen Nuancen als Wesen der Krankheit beschrieben. Sie vertraten also eine „funktionelle Pathologie"[8]. Die Vorstellung, die eine mangelnde Anpassung an die Umwelt als Krankheitsursache annahm, fanden wir schon bei PARACELSUS (vgl. S. 14), sie wurde auch von dem Begründer der

[1] ASCHOFF 1932, GRUBER 1933. [2] VIRCHOW 1865.
[3] KREHL und MARCHAND 1930, FREUND 1925. [4] FREUND 1925.
[5] ASCHOFF 1909, JAEGER 1948. [6] JAEGER 1948. [7] FISCHER 1932.
[8] MEESSEN 1955.

modernen Reizlehre JOHN BROWN vertreten[1]. Unter dem Eindruck der neu begründeten Lehre von der biologischen Bedeutung der Umwelt durch JAKOB VON UEXKÜLL (1864—1944) mag sie besonderes Gewicht bekommen haben. Vom Standpunkt des Rassenhygienikers und Erbbiologen hatte FRITZ LENZ (geb. 1887) den Anpassungsbegriff besonders betont[2]. Aufbauend auf der Unterscheidung der Lebenserscheinungen in *orthologische* und *pathologische* durch ASCHOFF haben CÉCILE (1875—1962) und OSKAR VOGT (1870—1959) Kranksein als „*Variation*" definiert und unter den pathologischen Phänomenen nosologische Krankheiten, pathische Leiden und deforme Mißbildungen subsumiert.

Mit der Auffassung der Krankheit als Störung der Funktion ist bis zu einem gewissen Grade die Überlegung identisch, daß es sich bei ihr niemals um etwas Starres, einmal Gegebenes handelt, ihr Wesen vielmehr in einem sich wandelnden Prozeß zu suchen ist, eine Idee, die schon bei HIERONYMUS GAUB (vgl. S. 17) angedeutet war und im Laufe der Zeit immer mehr Anerkennung fand[3]. In der neueren Pathologie zeigte sich dieser Gedanke als Thema mancher Variation. Wir heben hier nur die Formulierung von EUGEN ALBRECHT (1872—1908) heraus. Er sah in der Krankheit eine Folge von Funktionsstörungen längerer Dauer mit verschiedenem Ausgang. Sie setzte sich aus drei typischen Abschnitten zusammen, der Schädigung, dem Ablauf oder Zustand (dem eigentlichen kranken Geschehen), der Heilung oder dem Tod. Aus den Vorstellungen über die fehlende Anpassung an die Umweltbedingungen, wie sie ASCHOFF vertrat, und aus ALBRECHTs Begriffsdeutung der Krankheit als einer Folge von Funktionsstörungen erarbeitete GEORG BENNO GRUBER (geb. 1884) einen umfassenderen Krankheitsbegriff, den er dem Begriff der Gesundheit gegenüberstellte[4]. Wenn NIKOLAAS PHILIP TENDELOO (1864—1945) von einem „Gesundheits*zustand*" als einem statischen Begriff sprach, weil wir uns dabei den Organismus in Ruhe dächten, so war er für ihn doch durchaus erfüllt mit potentieller kinetischer Energie[5], einer Aufspeicherung der Energie als Ausdruck der Leistungsfähigkeit. Der „Krankheits*vorgang*" hingegen war ihm ein kinetischer Begriff, der auch alle anatomischen und funktionellen Änderungen umfaßt, die sich nebenher abspielen, aber auch von bestimmten Einheiten ausgehen können: „Eine Krankheit ist die Summe der Funktionsstörung gewissen Grades ... die primäre Funktionsstörung eines lebenswichtigen Organs ist das Wesen der Krankheit ... betrachtet man ein Organ oder eine Zelle als Einheit, so kann diese Einheit an und für sich krank genannt werden, auch wenn der übrige Körper gesund ist." Andererseits spielte in dieser Zeit gerade die Zusammenfassung verschiedener morphologischer und funktioneller Befunde eine Hauptrolle. Auf diese Weise fand ASCHOFF z.B. 1905 als übergreifenden Begriff verschiedener morphologischer Besonderheiten das Reizleitungssystem des Herzens, indem er das Hissche Bündel, die Purkinjeschen Fasern und den Aschoff-Tawara-Knoten als eine funktionelle Einheit ansah, denn „Struktur ist nichts Totes, sondern ein biologisches System, dessen Beziehungen zur geänderten Funktion ... zu studieren sind."[6] ALBERT DIETRICH (1813—1961), der in seiner Krankheitslehre die Notwendigkeit des Blickes auf den Organismus in seiner Ganzheit besonders betont hatte, sah in der Krankheit eine *Unterbrechung des geordneten Ablaufs der Lebensvorgänge* und eine Herabsetzung der Gesamtleistung. Dabei trennte er die *allgemeine Krankheit* mit einer Beteiligung des ganzen Organismus, hinter der die Beeinträchtigung einzelner Organe zurücktritt, von der *örtlichen Krankheit*, bei der die Veränderung und Störung eines Organs im Vordergrund stehen. Aber auch dabei müsse die Beziehung zum gesamten Organismus berücksichtigt werden[7].

[1] DIEPGEN 1959, Bd. 2, 1, S. 26. [2] LENZ 1923, GRUBER 1924, 1931.
[3] GRUBER 1941. [4] ASCHOFF 1932, GRUBER, 1924, 1931, 1933, 1941.
[5] HUEPPE 1887, S. 22. [6] MEESSEN 1955. [7] DIETRICH 1948, S. 2ff.

Schließlich sei hier wieder auf ASCHOFF verwiesen[1]. Er wollte aus praktischen Gründen dauernde abnorme Zustände, bleibende Folgen abgelaufener pathologischer Vorgänge, angeborene Mängel, erworbene Defekte und Narben nicht als Krankheiten rubriziert wissen. Im Sinne von VIRCHOW[2] schlug er für jene pathologischen Folgen eine Subsummierung unter dem Begriff der „passio", des Leidens (*πάθημα*) vor. Freilich hat MARCHAND hierzu nicht mit Unrecht bemerkt, in der Regel binde sich der Sprachgebrauch nicht an diese Unterscheidung, denn man spreche auch von Augenleiden, Nervenleiden usw. im Sinne von Krankheiten[3]. Jedenfalls läßt sich eine endgültig befriedigende abgrenzende und erschöpfende Einteilung in verschiedene Krankheitsphasen oder Krankheitstypen damit ebenso wenig erreichen wie durch den Zusatz der Eigenschaftswörter akut und chronisch zum Krankheitsnamen. Der Konstitutionsforscher HANS GÜNTHER (geb. 1891) hat dargetan, daß „akut" und „chronisch" im Rahmen der Pathologie keine begrifflichen Gegensätze sind. Überhaupt muß man feststellen, daß auf dem Gebiet der Pathologie die Nomenklatur keineswegs immer allein logischen oder philologischen Gesetzen folgt, sondern häufig an Traditionalismen festhält[4].

20. Die *Neigung zum Philosophieren* zeigt sich vor allem in der Behandlung des Problems der Krankheitsursache. Hier treffen sich Kliniker und Pathologen auf der gleichen Ebene, deutlich beeinflußt von KANT und HANS VAIHINGERS (1852 bis 1933) „Als-Ob-Philosophie". Es geht dabei um Fragen des Konditionalismus und Kausalismus. Der Pathologe BERNHARD FISCHER-WASELS (1877—1942) erkannte das Kausalitätsbedürfnis als im täglichen Gebrauch unausweichlich und unentbehrlich an. Wie JULIUS BAUER (geb. 1887) betonte, sind an der Entstehung einer Erkrankung im Sinne des Konditionalismus mehrere ganz verschiedene Faktoren beteiligt und je nach den in den Vordergrund gestellten Bedingungen als Ursache ein und desselben Vorganges zu bezeichnen. Die Wertung dieser Bedingungen gehört zu den wichtigsten Aufgaben der Ursachenforschung. Falsche Bewertung der Bedingungen, etwa einer unwesentlichen als Ursache der Erkrankung, kann den Erfolg der Krankheitsbekämpfung zunichte machen. Die Ursache eines Geschehens ist derjenige Faktor, der als der wichtigste des ganzen beteiligten Faktorenkomplexes wirkt. Soweit die Auffassung der Pathologen.

Nach Ansicht des Klinikers LOUIS RADCLIFFE GROTE (1886—1960) vom Jahre 1921 wird der reine Wissenschaftler „immer dem fiktionalen Charakter jeglicher ursächlicher Verknüpfung Rechnung tragen müssen, wenn anders er nicht auf halbem Wege zu seinem Problem stehen bleiben will. Der Praktiker kann und braucht nicht so weit zu folgen"[5]. Anders ausgedrückt, unter allen Faktoren, die dafür in Betracht kommen, nennt man in der Praxis denjenigen die Krankheitsursache, der dem gesunden Menschenverstand als solche imponiert. GROTE zog als Beispiel einen Unglücksfall heran. „Derjenige Umstand ist für uns die Ursache, dessen Änderung oder Verhinderung das Unglück verhütet hätte."

Dringt man jedoch tiefer in die Zusammenhänge ein, so ergibt sich ein anderes Bild. GROTE gab dem Physiker ERNST MACH (1838—1916) recht. Dieser wurde durch den Gedanken an die Unübersehbarkeit und Mannigfaltigkeit der Bedingungen eines biologischen Vorgangs dazu geführt, den Ursachenbegriff als einen primitiven und vorläufigen Notbehelf aus der naturwissenschaftlichen Betrachtungsweise ganz zu streichen. An seiner Stelle empfahl GROTE im Sinne von MACH den mathematischen Begriff der Funktion. Es sei unmöglich, irgendein physiologisches oder biologisches System ganz von der übrigen Welt isoliert aufzufassen.

[1] ASCHOFF 1909, 1910. [2] VIRCHOW 1854.
[3] MARCHAND 1924, S. 86. [4] MARCHAND 1920, GÜNTHER 1948.
[5] Siehe VERWORN 1908, HANSEMANN 1912, ROUX 1913, MARTIUS 1898, KRAUS 1919, JULIUS BAUER 1917.

Bei jedem beobachteten Vorgang ließen sich mittelbare und unmittelbare Abhängigkeiten nachweisen. Demnach könnten alle genau und klar erkannten Abhängigkeiten als gegenseitige Simultanbeziehungen gelten. GROTE erinnerte ferner unter Bezug auf MACH daran, daß bereits HUEPPE in der Konstellation bei seiner energetischen Betrachtung der Krankheit als einer Funktion von ererbten und erworbenen Dispositionen, von expositionellen Außeneinwirkungen und dem spezifischen Reizgeschehen, z. B. einer auslösenden Infektion, sich jener mathematischen Überlegung bedient habe, welche nach Maßgabe der Qualität und Quantität der einzelnen Faktoren eine bessere Übersicht und Abgrenzung zulasse (vgl. S. 27).

1936 kam GROTE aufgrund seiner klinischen Erfahrung und einer finalen Betrachtungsweise der Vorgänge im Organismus zu dem Ergebnis, daß die Kausalanalyse weder das Rätsel des Lebens befriedigend lösen, noch durch Erkenntnis des Wesens der Krankheit der Therapie den erfolgversprechenden Weg zeigen könne.

21. Die *experimentelle Pathologie* und die *enge Verbindung der Arbeit des Pathologen mit der des Klinikers*, die sich in der für die medizinische Forschung des 20. Jahrhunderts so charakteristischen Blüte der *pathologischen Physiologie* dokumentiert, hat den funktionellen Gedanken in der Auffassung der Krankheit stark gefördert. Seit LUDOLF KREHLs (1865—1920) 1893 zum ersten Mal erschienener „Pathologischer Physiologie" bis zur „Funktionellen Pathologie" von GUSTAV VON BERGMANN (1878—1955) von 1932 ist dies ein Generalthema der Pathologie. Als treibende Faktoren für die Krankheitsauffassung kommen die großen Fortschritte auf dem Gebiet der Chemie und der Biochemie und Pathologie hinzu.

Der Internist SIEGFRIED THANNHAUSER (1885—1962) hatte 1929 eine Art Bilanz gezogen, indem er feststellte: „Wir stehen im Beginn der Erkenntnis der für die Physiologie und Pathologie wichtigsten Fragen. Die Humoralpathologie, einstmals ein philosophisches Theorem, gewinnt nunmehr feste Gestalt. Das celluläre Geschehen vollzieht sich wahrscheinlich in Abhängigkeit nervöser, von humoralen Reizen regulierter Impulse." Diese Bilanz ist richtig. Man darf darüber aber für die Lehre von der Krankheit nicht vergessen, daß jenes von der modernen Chemie so ausgezeichnet bearbeitete und vielfach geklärte Stoffgetriebe unseres Körpers ohne das Zellsystem und die anderen Funktionseinheiten unmöglich wäre, ebenso unmöglich wie der Gedanke, daß von chemisch oder physikalisch erkennbaren Stoffen oder Kräften allein eine sinnvoll bewegliche Maschine ohne geeignete Steuerung und Koordination ihrer konstruktiven Teile „belebt werden könnte". Die Aufgabe der Pathologie, das abnorme Leben in den geheimnisvollen Wechselwirkungen aller seiner Teile zu offenbaren, wäre ohne die Idee der Zellen nicht denkbar. Zellphysiologie und Zellpathologie können erst dann als überwunden gelten, wenn die Entstehung belebender und autogen fortpflanzungsfähiger Wesensformen aus unbelebten chemisch einfachen Stoffen als eine Funktion biotischen Geschehens erwiesen wäre[1]. Auch die Morphe ist eine Funktion des Lebens. Das Studium der gestaltlichen Veränderungen des Lebendigen hat in Einzelheiten wie in der Gesamtschau krankhafter Veränderungen gerade bei immer mehr ausgebauter und verfeinerter Methodik nichts von seiner Bedeutung für die Erkenntnis des Wesens der Krankheit verloren.

22. So blieb also das „morphologische Bedürfnis", wie es 1926 PAUL ERNST (1859—1937) in seiner Eröffnungsrede zur 21. Tagung der Deutschen Gesellschaft für Pathologie und bei anderen Gelegenheiten genannt und im Rahmen der gesamten Entwicklung der Pathologie analysiert hatte, trotz aller Wandlungen ein

[1] GRUBER 1933, ERNST 1915.

fruchtbarer Grundgedanke bei der Formulierung des Krankheitsbegriffes. Aber daneben erfuhr dieser Begriff eine gewaltige Reform, als man lernte, daß die Reaktionen des erkrankten Organismus auf die Noxe einen unabdingbaren Bestandteil des Krankheitswesens ausmachen. Zu der Erörterung dieses Problems hatten schon in der Zeit der unbestrittenen Herrschaft der Cellularpathologie die Untersuchungen durch VON RECKLINGHAUSEN 1862 über die Fähigkeiten des Gestalt- und Ortswechsels tierischer Zellen und COHNHEIMS Beobachtungen wandernder Leukocyten 1867 eine Reihe von Anregungen gebracht. 1884 hatte METSCHNIKOFF die Fähigkeit farbloser Blutzellen zur Phagocytose erkannt (s. S. 26). 1901 wurde von FRIEDRICH VON MÜLLER (1858—1941) eine proteolytische Wirkung der Exsudat-Leukocyten festgestellt. Das alles lenkte die Aufmerksamkeit, wie wir schon erläuterten, vermehrt auf jene reaktiven Vorgänge in den Geweben, die örtlich umgrenzten Schädigungen ausgesetzt wurden, und die man traditionell nach einem Einzelsymptom, metaphorisch aber nicht unbestritten „Entzündung" nennt[1].

Die Vertiefung der Einsicht in diese reaktiven Eigenschaften des Organismus weitete sich von der Kritik lokal umschriebener Vorgänge zur Lehre von einer allgemeinen Reaktion des Körpers im krankhaften Geschehen. Hier war die Erkenntnis der Vorgänge, die man unter den Sammelbegriff „*Immunität*" stellte, das treibende Moment. Wie sich daraus eine Fülle für die praktische Medizin wichtiger Fragestellungen entwickelte bis zu den Anschauungen über *Anaphylaxie* und *Allergie* einschließlich der *Idiosynkrasie*, wurde von GRUBER 1949 dargestellt[2] und dabei auch auf die Möglichkeiten klinischer Verknüpfung mit Erscheinungen des inneren Stoffwechsels, neuraler und psychischer Abwegigkeiten, hämatologischer und dermatologischer Probleme verwiesen. Auch ERICH LETTERER (geb. 1895) hat sich intensiv mit allen diesen Fragen in den ausgezeichneten historischen Einleitungen zu den verschiedenen Kapiteln seiner „Allgemeinen Pathologie" geäußert. Dabei muß man gerade an die Abwehrvorgänge, an die allergisch bedingten Erkrankungen, die Idiosynkrasien und an andere sensibilisierende Einflüsse denken, wenn es um die Abgrenzung dessen geht, was als Krankheit im engeren Sinne des Wortes zu benennen ist. Es ist in diesem Zusammenhang interessant, daß schon FRIEDRICH VON MÜLLER überlegte, ob die allergische Reaktionsweise als solche bereits als primäre Erscheinung der Erkrankung zu gelten habe. Von derartigen Vorstellungen ausgehend wollte VON MÜLLER geradezu eine gewisse Analogie zur Krasenlehre von ROKITANSKY sehen, nach der eine anomale Zusammensetzung bestimmter im Blut transportierter Substanzen oft die Ursache krankhafter Veränderungen sein könne.

Diese Wiederbelebung der alten Humoralphysiologie und -pathologie im neuen Gewande, wie sie durch die junge Serologie unter VON BEHRING wieder aktualisiert wurde und wie sie bei VON MÜLLER und THANNHAUSER mit dem Hinweis auf wesentliche Kräfte der Körpersäfte zutage trat, erfuhr einen weiteren Auftrieb durch die Lehre von den Hormonen. Die Erforschung der „Chemical messengers"[3] ließ mehr und mehr erkennen, welch innige Gegenseitigkeitsbeziehungen der verschiedenen Organsysteme unter physiologischen und pathologischen Verhältnissen bestehen und welch große Rolle dem Blut und dem Nervensystem für die Vermittlung der lebendigen Beziehung zwischen der Peripherie und der Zentrale des Körpers zukommt. Man sprach nunmehr von regelnden, ordnenden, steuernden Vorgängen, und diese aus der modernen Kybernetik entnommenen Ausdrucks-

[1] RICKER 1951, BEITZKE 1923, MARCHAND 1924, RÖSSLE 1923, 1947, LUBARSCH 1921, 1923, GRUBER 1950, DIEPGEN 1953.
[2] GRUBER 1949, S. 213ff., s. auch SCHADEWALDT 1961.
[3] ABDERHALDEN 1951.

formen stützten sich auf die großenteils experimentell gewonnenen Einsichten in kausale Bezüge der in Betracht kommenden Organe untereinander und kamen den Interessen der ärztlichen Praxis und insbesondere der Therapie entgegen. Auf dieser Basis entstand der die moderne Ganzheitsauffassung der Krankheit fördernde Begriff der „*korrelativen Pathologie*", den ALBERT DIETRICH 1941 prägte. Seine Voraussetzungen sind noch längst nicht in allen Richtungen wissenschaftlich fest begründet, und viele Fragen bleiben offen. So war z.B. der physiologische Chemiker JOACHIM KÜHNAU (geb. 1901) geneigt, der Nebenniere eine geradezu souveräne Stellung im gesamten Stoffwechsel zuzusprechen. Es gibt nach seiner 1953 vertretenen Auffassung „keinen biologischen Prozeß, der nicht mittelbar oder unmittelbar von der Nebenniere beeinflußt würde"[1]. Damit taucht die Frage von Vermittler- oder Umschaltorganen auf, die alle von außen kommenden Reize aufnehmen, in Impulse umformen und an die verschiedensten Zell- und Stoffwechselsysteme weitergeben. Hier hat der österreichische, jetzt in Kanada lebende Physiologe HANS SELYE (geb. 1907) bahnbrechende Arbeit geleistet. Indem er aufgrund seiner endokrinologischen Untersuchungen zur Entdeckung seiner unspezifischen, bei vielen Krankheiten vorkommenden, vom Hypophysenvorderlappen und der Nebennierenrinde ausgehenden Umstimmung und zu einer Lehre vom Stress und vom Anpassungs- oder Adaptationssyndrom gelangte, hat er ganz neue Aspekte des Krankheitsbegriffes eröffnet. Die Entdeckung von Wirkstoffen, die von den Arbeiten Sir FREDERICK GOWLAND HOPKINS (1861—1947) über „Accessory substances" in der Nahrung ausging und die dann von CASIMIR FUNK (1884—1967) 1912 als „Vitamine" bezeichnet wurden, löste das Studium ihrer physiologischen Aufgabe aus und führte zur Entdeckung der durch ihren Ausfall auftretenden Erscheinungen und damit zum Begriff der *Avitaminosen*[2]. Das vertiefte Eindringen in die Chemie des Stoffwechsels und der Reichtum neuen Wissens über die Probleme von Atmung und Ernährung brachten nicht nur Einzelergebnisse von programmatischer Bedeutung. Man braucht nur an die Erkennung der Folgen der Hypoxie an den Strukturen des erwachsenen lebenden Organismus und an die Schädigungsmöglichkeiten am Embryo zu denken, die FRANZ BÜCHNER (geb. 1895) und sein Mitarbeiterkreis erschloß, oder an die von WOLFGANG BARGMANN (geb. 1906) entdeckten neurosekretorischen Erscheinungen im hypothalamisch-neurosekretorischen System. Hier ergaben sich für die Forschung aus der Analyse von Einzelkomponenten auch Hinweise auf funktionelle Komplexe des Ganzen, insbesondere auf die große Bedeutung nervöser Funktionen in dem verwickelten Getriebe des lebendigen Organismus.

23. Der Gedanke an die neural-humoralen Zusammenhänge im Organismus und seine dadurch gegebene lebendige Einheit sollte sich als eine Hauptstütze der Gegner des alten cellular-pathologischen Krankheitsbegriffes erweisen. Schon seit dem Anfang des 20. Jahrhunderts hatten sich in der Lehre von der Zelle Wandlungen vollzogen, die eine neue Entwicklung anbahnten.

Es bedeutete ein gewisses Abrücken von der Auffassung der Zelle als wesentlichstem Grundbaustein und einer Art Individuum im Organismus, wenn MARTIN HEIDENHAIN 1907 neben der Darstellung von Plasma und Zellen die „lebendige Masse" einer allgemeinen anatomischen Betrachtung unterzog. Aus den 1929 veröffentlichten Ergebnissen ihrer Erforschung durch GÜNTHER HERTWIG (geb. 1888), FRANTICEK KAREL STUDNICKA (geb. 1870) und FRIEDRICH WASSERMANN (geb. 1884) zog 1951 GUSTAV RICKER (1870—1948) den Schluß, daß VIRCHOWS Satz „Omnis cellula e cellula" erschüttert sei. Er sah in den Zellgrenzen nur ein

---

[1] Siehe LIEBEGOTT 1953, BACHMANN 1953, HOFF 1953, TONUTTI 1953.
[2] McCOLLUM 1957.

verdichtetes Protoplasma und sprach den Zellen die Autonomie ab, weil sie sich bei den neuesten mikroskopischen Untersuchungen als innerviert, also als vom Nervensystem abhängig, herausgestellt hätten. Den Parenchymen der Organe sei das Nervensystem vor- und übergeschaltet. Das Nervensystem beeinflusse die terminalen Strombahngebiete des Blutgefäßsystems im Körper und in seinen Organen. Als Folge komme die Wirkung auf die Parenchyme als funktionaler und formativer Stoffwechsel zustande. Man könne also nicht von einer „Selbststeuerung", sondern müsse von einer kausal-naturwissenschaftlich zu erhellenden Wirkungskette sprechen. Dem Leben lägen kausale Körpervorgänge zugrunde. Ihre Erforschung ist die Aufgabe der von RICKER inaugurierten „*Relationsphysiologie*". RICKERs Vorstellungen haben außerordentlich befruchtend auf die modernen Auffassungen vom Krankheitsbegriff gewirkt, aber sie sind auch nicht ohne Kritik geblieben. Insbesondere EDMUND RANDERATH (1899—1961) hat sich 1955 kritisch über RICKERs neurale Relationspathologie geäußert. Doch hatte es vor RICKER schon Versuche gegeben, eine solche neurale Theorie gegenüber der Cellularpathologie VIRCHOWs aufzustellen.

RICKERs Postulat: „Das erste Glied in der Kette der physiologischen Vorgänge ist somit das vom Reiz in Erregung versetzte Nervensystem", kann man fast mit einem Satz des eigentlichen Begründers der Neuralpathologie im 18. Jahrhundert, des englischen Arztes WILLIAM CULLEN (1712—1790), vergleichen: „Man könnte in einer gewissen Rücksicht fast alle Krankheiten des menschlichen Körpers mit dem Namen Nervenkrankheiten belegen"[1]. CULLENs Lehre entstand aus dem Versuch, alle pathologischen Erscheinungen durch eine Irritation des Nervensystems zu erklären[2]. Eine im Gehirn lokalisierte und dort ins Nervensystem fortgeleitete „Nervenkraft" sollte dabei Anlaß zu spastischen oder atonischen Krankheitserscheinungen bilden. Selbst das Fieber sollte auf diese Weise ausgelöst werden können, ebenso wie alle Entzündungserscheinungen. CULLENs Lehre ist dann bekanntlich von seinem Schüler JOHN BROWN in eine sehr vieles vereinfachende Reizlehre der Krankheit umgeformt worden (s. S. 13). Hier dürften jedoch die Vorstellungen von FRIEDRICH HOFFMANN (1660—1742) über das Fluidum nervosum[3] ebenso wie HALLERs Sensibilitäts- und Irritabilitätslehre die Grundlage gewesen sein. Wieder aufgenommen wurde diese Neuralpathologie von dem Frankfurter praktischen Arzt SPIESS, der seit 1855 mit VIRCHOW in einen erbitterten Streit darüber verwickelt wurde, worüber der verstorbene Münchener Medizinhistoriker GERNOT RATH (1919—1967) mehrfach berichtete.

Was RICKERs Gedankengänge neben der Ablehnung der Cellularpathologie charakterisiert, ist ihr ausgesprochener Relativismus. So schrieb er 1924: „Wir haben unsere naturwissenschaftliche Pathologie Relationspathologie genannt, weil sie in den Relationen, Beziehungen der pathischen Vorgänge zueinander und zur Außenwelt, den Gegenstand der Pathologie als Naturwissenschaft erblickt. Sie ist also relativistisch und erkennt nichts Absolutes an, im besonderen nicht die Zelle . . ., die sich aus eigener Kraft ernährt, funktioniert und vermehrt." RICKER sah also überall Übergänge und bei dem Versuch einer klaren Abgrenzung logische Schwierigkeiten. Physiologisches und Pathologisches sind immer durch Übergänge miteinander verbunden, mithin sind die Begriffe der Norm und des Abnormen unscharf und logisch unbrauchbar. Der Gegenstand der Pathologie kann in logisch-befriedigender Weise überhaupt nicht angegeben werden. Trotzdem gehört die Pathologie zu den Naturwissenschaften, denn sie fragt nach dem Entstehen und dem Ablauf, nicht nach dem Schaden oder Nutzen, nicht nach der Stellung des jeweiligen Vorganges in einem Plan der Natur oder des Schöpfers. Als „*Rela-*

[1] LEIBBRAND 1956, S. 76. [2] RATH 1954. [3] ROTHSCHUH 1958, RATH 1954.

tionspathologie" muß sie mit der von ihr unabtrennbaren Physiologie die Forderung der Logik der Naturwissenschaften erfüllen und kausale Relation erforschen. Die relativistische Grundlage seines Denkens zeigte RICKER deutlich in der Kennzeichnung der Pathologie als „Lehre von den erfahrungsgemäß selteneren, daher abnormen Vorkommnissen des Körpers im Gegensatz zur Physiologie, als der Lehre von den erfahrungsgemäß häufigeren in diesem Sinne normalen (Vorkommnissen)".

RICKERs Pathologie hat erst ziemlich spät, dann aber einen starken Einfluß auf die Entwicklung der modernen Krankheitslehre ausgeübt[1]. ALBERT DIETRICH hat ihm frühzeitig Rechnung getragen und die Notwendigkeit korrelativer Betrachtung des Lebendigen betont: „Krankheit ist ein Vorgang, der sich in einzelnen Teilen des Körpers . . . abspielen kann, aber den Gesamtorganismus bei der weitgehenden wechselseitigen Abhängigkeit in hohem Maße mitbetrifft." Sein Schüler HERBERT SIEGMUND (1892—1954) unterstrich den relativistischen Charakter der Rickerschen Lehre. Er nannte sie einen erfolgreichen Versuch, die Cellularpathologie zu überwinden. Er fußte dabei sicherlich auch auf der „*dynamischen Reaktionspathologie*" von KURT VON NEERGARD (1887—1948) und auf der „*funktionellen Pathologie*" GUSTAV VON BERGMANNs sowie dem 1947 erschienenen Werk von A. E. KORNMÜLLER „Die Elemente der nervösen Tätigkeit". RÖSSLE sprach in seiner Rede zum 125. Jubiläum der Wiederkehr von VIRCHOWs Geburtstag 1946 mit Bezug auf manchen Gedankengang RICKERs das bedeutungsvolle Wort, wir hätten Neues gelernt, das uns zur Korrektur der reinen Cellularpathologie zwinge. GRUBER hat im übrigen schon vor mehr als 40 Jahren aus RÖSSLEs Mund die Idee einer korrelativen Funktionseinheit des einzelnen Lebewesens gehört.

Auf der anderen Seite wurde von nicht wenigen Pathologen und Klinikern bei der nun einsetzenden Überprüfung der Relationspathologie erkannt, daß sie doch zu eng sei, um allen biologischen Gegebenheiten gerecht zu werden. Mit noch mehr Grund konnte man das von der Neuropathologie ALEXEIJ DIMITRIJEWITSCH SPERANSKYs (1888—1961) sagen, der 1935 in russischer und 1936 in englischer Sprache sein Buch „A basis for the theory of medicine" veröffentlichte, das erst nach dem Zweiten Weltkrieg in deutscher Übersetzung erscheinen konnte. SPERANSKY ging es um eine Art „Revolution" in der Medizin mit einer Akzentverschiebung von der Ätiologie auf die Reaktion als Reizbeantwortung des Organismus unter Führung des zentralen Nervensystems, die zu einer neuen Form biologischer Phänomene führe, welche es unter normalen Bedingungen nicht gäbe[2]. Die Krankheit wurde zur „*Neurodystrophie*". Ähnlich wie VIRCHOW benutzte auch SPERANSKY politische Metaphern, um seine neue Vorstellung zu erklären: „Bezüglich einer Revision der Pathologie ist die Zeit für eine Revolution gekommen, sie ist herangereift, sie muß ausbrechen, und das um so mehr, als durch diese Revolution in der Tat nichts weiter zu verlieren ist als Ketten." Dabei legte SPERANSKY auf die Priorität der allgemeinen Pathologie einen besonders großen Wert, die aus Furcht, „da sie nicht als selbständiges Forschungsgebiet sich rechtfertigen könne", verlassen wurde. Auch diese wesentlich eingeengtere Neuropathologie unterzog RANDERATH 1955 einer strengen Kritik, insbesondere aufgrund zahlreicher Tierversuche seines Arbeitskreises.

Den Stand der Auffassung um die Mitte unseres Jahrhunderts gab SIEGMUND 1948 wieder, als er schrieb: „Die rein mechanistische, lokalistische Krankheitslehre ist aus der Medizin heraus von mehreren Seiten her überwunden und ist dabei, durch eine, die organische Ganzheit mit ihren Korrelationen und dynamischen

[1] KALBFLEISCH 1947, BÜCHNER 1958, DÖRING 1951.
[2] RICKER 1951, SUTERMEISTER 1949, ROQUES 1949.

Funktionsabläufen stärkende Pathologie überformt zu werden, in der nicht die Zellen, sondern das ganzheitlich funktionelle System die überragende Bedeutung genießt."

24. Die Problematik des Krankheitsbegriffes ist in der Pathologie der Mitte unseres Jahrhunderts also keineswegs überwunden. Eine neue und vertiefte Form erhielt der Krankheitsbegriff im Laufe des 20. Jahrhunderts dadurch, daß die aus den Ergebnissen der morphologischen Forschung, des Tierexperiments und der Laboratoriumsarbeit abgeleitete naturwissenschaftliche Vorstellung der Pathologen vom Wesen der Krankheit durch den ärztlichen Krankheitsbegriff ergänzt wurde, der aus der klinischen Erfahrung des individuellen Krankheitserlebnisses und der neubelebten Erkenntnis resultierte, daß der Mensch ein psychosomatisches Wesen ist. Daß zwischen Klinik und Pathologie hier Gemeinsamkeiten bestanden, wurde schon angedeutet. Man denke nur an die pathologische Physiologie. Auf dem Wege zu dieser *klinischen Pathologie* finden sich die Namen zahlreicher Persönlichkeiten. Sie gehören den verschiedensten Arbeitsrichtungen an, aber alle berühren bewußt oder unbewußt das gleiche Problem, die Frage nach dem seelischen Faktor der Krankheitsursache und nach der Reaktion der Seele auf das Krankheitserlebnis. Besonders klar drückte dies 1933 VON KREHL aus: „Erst sehr spät im Verlaufe meines Daseins als Pathologe lernte ich, wie das Ärztliche als etwas Neues und Bestimmtes in unsere Vorstellungen vom krankhaften Geschehen eintritt und damit Morphologisches und Funktionelles umgreift." Wir nennen hier weiter JOSEF BREUER (1842—1925) und SIGMUND FREUD (1856—1939) und die sich im Gefolge der Psychoanalyse entwickelnden Schulen von ALFRED ADLER (1870—1937) und CARL GUSTAV JUNG (1875—1961), ferner FRIEDRICH KRAUS (1885—1936), RICHARD SIEBECK (1883—1965) und VICTOR VON WEIZSÄCKER (1886 bis 1957), die Kliniker GUSTAV VON BERGMANN, GROTE und FERDINAND HOFF (geb. 1896), die Pathologen SIEGMUND und BÜCHNER. KRAUS begründete die *„Pathologie der Person"*, VICTOR VON WEIZSÄCKER die *„psychosomatische Medizin"*, GROTE sah in der Krankheit eine gestörte Responsivität des Einzelichs, SIEBECK ging vom subjektiven Befinden des Leidenden aus und stellte das Bild des subjektiven Krankseins „als eine psychische Besonderheit der Persönlichkeit" dem „objektiven Kranksein" gegenüber. Die funktionelle Pathologie GUSTAV VON BERGMANNs lehrte die Psychogenese des Ulcus ventriculi, HOFF spricht von einer für die Beurteilung des Kranken unentbehrlichen „klinischen Psychologie". SIEGMUND ist unter Rückgriff auf die Schichtenlehre des Philosophen NICOLAI HARTMANN (1882—1950) zur Forderung einer *„anthropologischen Medizin"* gekommen, einer Anthropologie, die die Lehre von der geistigen Wesenheit des Menschen einschließt. Diese Forderung nach einer *„anthropologischen"* oder *„ganzheitlichen Pathologie"* des Menschen ist allerdings nicht als Verkündigung eines ganzen neuzeitlichen Programms anzusehen, denn die Bemühung um eine Physiologie und Pathologie des noch Ungeborenen, des Säuglings, des Heranwachsenden, die wissenschaftliche Bearbeitung der Probleme der Frau im Fortpflanzungsalter, die Forschung über die Vorgänge des Alterns einschließlich des geistig-seelischen Wandels in all diesen Phasen des menschlichen Lebens sind schon seit langer Zeit in Angriff genommene Aufgaben einer derartigen anthropologischen Medizin. In diesem Sinne stehen wir heute nach BÜCHNER (1952) in der Pathologie und der praktischen Medizin vor der Aufgabe, „neben den Naturwissenschaften als Grundwissenschaft der Medizin eine wissenschaftliche Anthropologie aufzubauen"[1].

Das Ergebnis all dieser Arbeiten zeigt, daß der aktive und passive Anteil der Psyche am pathologischen Geschehen aus dem modernen Krankheitsbegriff nicht

[1] MITSCHERLICH 1949, ZUTT 1949, VON WEIZSÄCKER 1949, G. VON BERGMANN 1949, ROSSIER 1949, MARTINI 1949, JORES 1949, MEINERTZ 1949, KOLLE 1949,

wegzudenken ist. Man muß dabei aber auch die Grenzen einer objektivierenden Pathologie im Auge behalten. Es erscheint nicht gerechtfertigt, in psychologischer Übersteigerung naturwissenschaftlich greifbare reale Größen innerhalb des krankhaften Vorganges, ja die ganze gesundheitliche Störung selbst lediglich als Symbole eines grundlegend seelischen Geschehens oder als Belege theologisch verankerter physischer Vorstellung von Krankheit und Tod aufzufassen. HERWIG HAMPERL (geb. 1899) hatte daher 1940 in seinem bekannten Lehrbuch mit Recht betont: „Beides muß der Erforscher der Krankheiten vereinen: Die objektive, von Wertung völlig freie naturwissenschaftliche Forschung und die ärztliche menschliche Wertung in nützlich und schädlich.“ Darüber haben sich auch KARL JASPERS (geb. 1883) 1953 und BÜCHNER 1954 in klarer Kritik ausgesprochen.

BÜCHNER hat anläßlich seines Vortrages zur Eröffnung der 98. Versammlung der Gesellschaft Deutscher Naturforscher und Ärzte in Freiburg 1954 über die moderne Medizin im Spannungsfeld der Fakultäten auch ihre Beziehung zur Existenzphilosophie erörtert. Dabei ging er insbesondere auf die Auseinandersetzungen ein, die sich im Rahmen der Neuroseforschung einstellten und zu einem personalen Denken in der gesamten Medizin verlockten. Unter Hinweis auf P. CHRISTIANs Buch „Das Personenverhältnis im modernen medizinischen Denken“ 1952 zitierte BÜCHNER daraus den maßgeblichen Satz: „Krankheit ist nicht mehr ein Inbegriff gestörter Funktionen, sondern was in der objektivierenden Betrachtung der Physiologie und Pathologie Funktion war, ist jetzt Symbol.“ In diesem Sinne versucht die psychosomatische Medizin die Krankheit nicht als ein scheinbar sinnloses prozessuales Geschehen zu begreifen, sondern sie an ein subjektives, sinnerfülltes Leben an die Person „anzuschließen“. Diesen Standpunkt lehnte BÜCHNER ab und meinte, wenn die ärztliche Erfahrung unserer Zeit offenbar dem Symbolgedanken der Medizin enge Grenzen ziehe, und wenn dennoch eine kleine Gruppe von Ärzten an der These vom Symbolcharakter aller Krankheiten festhalte, dürfe man vermuten, daß bei ihnen das Spekulative am Werk sei und die exakte kritische Betrachtung überwuchert habe, wie wir dies schon einmal in der Epoche der Naturphilosophie erlebt hätten. An zahlreichen Beispielen verwies BÜCHNER auf das tatsächliche sinnlose prozessuale Geschehen, das in den verschiedensten Krankheiten augenfällig zutage treten kann, und er kam zu dem Schluß: „Wir können sie nicht als Symbol verstehen, und das gilt grundsätzlich von allen Krankheiten, die den Menschen in den Ernstfall der Todesnähe führen.“

25. Für die Beurteilung der Psychosen und Neurosen ergaben sich besondere Schwierigkeiten, nicht nur in der Abgrenzung dieser beiden Begriffe voneinander, sondern auch für die Beantwortung der Frage, ob manche von ihren Formen überhaupt nicht als Krankheiten sondern als pathologische Erscheinung anzusehen sind, wie es z.B. KURT SCHNEIDER (geb. 1887) und HEMMO MÜLLER-SUUR (geb. 1911) für richtig hielten. Sie nahmen damit Vorstellungen wieder auf, die bereits im 19. Jahrhundert zu dem recht erbitterten Kampf der „Somatiker“ gegen die „Psychiker“ in der Psychiatrie geführt hatten[1]. SCHNEIDER und MÜLLER-SUUR blieben nicht ohne Gegner. Daß aus der Divergenz dieser Meinungen grundlegend neue Gesichtspunkte für den Krankheitsbegriff erwachsen sind, kann man nicht behaupten. Wir glauben, daß die Auffassung der Psychosen und Neurosen als Krankheitserscheinungen sich im Prinzip nicht anders darstellt als bei den sogenannten somatischen Erkrankungen[2].

Für die Krankheit hat GRUBER 1941 folgende somatische Definition aufgestellt: „Krankheit bedeutet eine fortlaufende Kette von Lebenserscheinungen,

[1] LEIBBRAND und WETTLEY 1961, S. 509ff. [2] PUFF 1950, p. 22ff.

die in ihrer Eigenart veranlaßt sind von einer das lebende Wesen beeinflussenden Schädlichkeit exogener oder endogener Art, und von Erscheinungen, die in ausgleichender Weise das gestörte Leistungsvermögen und Wohlbefinden des lebenden Wesens wiederherstellen, wenn nicht die Wirkungsgröße der Schädlichkeit dem Ausgleich, der Anpassung im Wege steht". Krankheit ist ein Leben an der Grenze der Anpassungsfähigkeit; zwischen einem faßbaren Anfang und einem nicht sehr entfernten Ende bewegt sich der Krankheitsablauf. Processus morbi, das ist jenes gefährdete, aber aktive, an sonderbaren Äußerungen reiche Leben, das in seinem Getriebe schwankt, abhängig von Fortdauer, Anwachsen oder Ausmerzung der verursachenden Schädlichkeit, abhängig aber auch von der Gesamtbereitschaft des eigenen Organismus für den Kampf mit der schädigenden Größe, geeignet oder nicht geeignet, den angerichteten Schaden wettzumachen, sich der neuen Lage anzupassen.

Bezieht man das Gebiet des Psychischen in den Begriff Lebenserscheinung mit ein — und wir sehen keinen Grund, es nicht zu tun — so können die geistigen Erkrankungen ohne jede Schwierigkeit in diesen Krankheitsbegriff subsumiert werden. Dies darf auch für die endogenen Psychosen und die Neurosen gelten, ganz analog den endogenen Fehlbildungen der Form, die den Pathologen wie den praktizierenden Arzt beschäftigen.

26. Gerade auf psychiatrischem und sozialem Gebiet gewinnt die Frage, wer ist wirklich krank, und wo ist die eigentliche Krankheitsursache zu suchen, eine unmittelbar praktische Bedeutung. Man denke an das Problem der Verantwortlichkeit und Zurechnungsfähigkeit, an die Gewerbekrankheiten, die Unfallheilkunde und die Sozialversicherung. In den letzten 60—70 Jahren ist eine reichhaltige Literatur über die daraus für die Formulierung des Krankheitsbegriffes zu ziehenden Konsequenzen entstanden, an der Pathologen, Psychiater, Praktiker aller Disziplinen, Juristen und Versicherungsmediziner beteiligt waren[1]. Aus dieser Literatur erkennt man, welche neuen Aspekte der Krankheitsbegriff durch die Stellung des gesunden und kranken Menschen in der sozialen Atmosphäre der modernen Gesellschaft erfährt. Wir müßten sehr zahlreiche Abwandlungen des Krankheitsbegriffes bringen, wenn wir alle Autoren heranziehen wollten, die ihn von den genannten Gesichtspunkten aus formuliert hatten. SIEGFRIED GRAEFF (geb. 1887) hat sich 1950 ausführlich mit der Fülle dieser Formulierungen, ihrer Inkongruenz und der Diskrepanz in der Erfassung medizinischer und juristischer Grenzen dessen, was unter „Krankheit" zu verstehen ist, beschäftigt. Wir begnügen uns mit dem Hinweis auf zwei, für die Bedürfnisse der Rechtspraxis in der Versicherungsmedizin charakteristische Begriffsbestimmungen aus dem Jahre 1937. Nach dem Juristen FRANZ SCHWEIGHÄUSER ist unter Krankheit in Beziehung zur Arbeits- und Erwerbsfähigkeit zu verstehen: „Ein regelwidriger, körperlicher oder geistiger Zustand, der entweder Behandlungsbedürftigkeit oder Arbeitsunfähigkeit oder beides zur Folge hat". Der praktische Arzt ERNST OLDEMEYER präzisierte: „Krankheit im Rechtssinne liegt vor, wenn jemand in seinem regelmäßigen, d.h. üblichen körperlichen oder geistigen Zustand Veränderungen aufweist, die entweder Arbeitsunfähigkeit im Gefolge haben oder Heilbehandlung erforderlich machen"[2]. Der schweizerische Arzt D. SARASON kam 1933 zu dem Schluß: „Nicht Statik und Lokalisation, nicht Zustand und Sitz einer

[1] STERN 1896, THIEM 1898, KAUFMANN 1893, KÖNIG und MAGNUS 1932, LINIGER, WEICHBRODT und FISCHER 1931, SCHRIDDE 1949, SCHALLOCK 1933, JÖTTEN, KLOSTERKÖTTER und PFEFFERKORN 1954, LUBARSCH 1912, 1932, FISCHER-WASELS 1950, GRUBER 1944, 1949, A. DIETRICH 1941, ORTH 1911, DUERK 1924, 1929, 1937, BOEMKE 1950, KRECKE 1933, GRAEFF 1950, 1953, 1954.

[2] HERBERT MÜLLER 1939.

Erkrankung, sondern Dynamik und Totalität des Lebensgeschehens müssen als Brennpunkt der ärztlichen Erkenntnis im Vordergrund der Betrachtung stehen."

Faßt man das Ergebnis unserer historischen Untersuchung zusammen, so zeigt sich, daß seit dem Zeitalter der modernen Naturwissenschaften nicht mehr wie früher nur praktizierende Ärzte, sondern Gelehrte aller Richtungen und insbesondere auch theoretische Mediziner wie Anatomen und Physiologen, Pathologen und Bakteriologen, Erbforscher und — wie seit je — die Kliniker in heißen Bemühungen nicht ohne philosophische und weltanschauliche Beeinflussung versuchten, den Krankheitsbegriff klar und in einer absolut gültigen Form zu umgrenzen.

Man kann nicht sagen, daß dieses Ziel erreicht war, als das 20. Jahrhundert heraufzog, aber die mühsame Arbeit hatte viele neue Tatsachen kennen gelehrt und Gedanken entwickelt, die in den heute hinter uns liegenden bewegten letzten 50 Jahren weiter ausgebaut wurden und fruchtbar weiterwirken sollten. Wir erinnern noch einmal an die Überwindung des Lokalismus, die Erkenntnis des Übergangs von der Disposition zum Krankheitsausbruch, an den Ausgleich der verschiedenen Krankheitsbegriffe zwischen Bakteriologen und Pathologen, an die Auffassung der Krankheit als Kampf ums Dasein wie als Versagen gegenüber den Anforderungen der Umwelt, als mangelnde Anpassung an veränderte Bedingungen, an die Inkorporation des Ursachenbegriffs in den Krankheitsbegriff, an die funktionelle Betrachtung des Krankheitsproblems, an die Einbeziehung des Ganzheitsgedankens und die Auffassung des Menschen als eines psychosomatischen Wesens im neugeschaffenen modernen Konstitutionsbegriff und als Mitglied einer sozialen Gemeinschaft in der Kultur unserer Zeit.

Schließlich kann das Ergebnis all der Bemühungen um die Erfassung der Rätsel von Krankheit und Kranksein in Theorie und Praxis in den Worten von zwei Persönlichkeiten der Gegenwart zusammengefaßt werden. HOFF sagt im Schlußkapitel seines Buches über klinische Physiologie und Pathologie: „Eine wahre klinische Pathologie, welche den ganzen Menschen erfaßt, kann nicht allein aus einer morphologischen, chemischen und experimentellen Forschung im Laboratorium und im Sektionssaal hervorgehen, sie muß das Leben in seiner Einheit vom materiellen und geistigen, die Krankheit als körperlich-seelisches Phänomen in ihrer Ganzheit erfassen."

RÖSSLE, der bedeutende Pathologe, mahnte die Theoretiker, die sich mit dem Krankheitsbegriff auseinandergesetzt hatten, daß ihre gegenseitigen Vorwürfe und Angriffe auf die Cellularpathologie immer wieder auf der unmöglichen Forderung beruhen, daß eine Theorie mehr bieten soll als die einseitige Erklärung eines verwickelten Geschehens. Die zur Zeit bestehenden Meinungsverschiedenheiten beruhen nach ihm zum Teil auf der Verkennung der Tatsache, daß die Krankheit ein Prozeß, ein Ablauf von krankhaft veränderten natürlichen Reaktionen ist, und daß jede Krankheit nur unter Berücksichtigung aller Entwicklungsstufen des pathologischen Geschehens verstanden werden kann. Dabei ergebe nur diese Erkenntnis und die Berücksichtigung dieser Faktoren die wahre „Geschichte der Krankheit".

Literatur

ABDERHALDEN, R.: Die innere Sekretion. Ciba Z. Basel **11**, 4535 (1951). — ACKERKNECHT E.H.: Rudolf Virchow, Arzt, Politiker, Anthropologe. Dtsch. Übers., Stuttgart 1957. —, ALBRECHT, E.: Krankheit. Frankfurt. Z. Path. **1**, 205 (1907). — ANDRAL, G.: Précis d'anatomie pathologique. Paris 1829. — ARISTOTELES: Metaphysik. In: The works of Aristotle, hrsg. v. W. D. Ross, vol. 1, Buch 4, Kap. 21, 1022b15. Oxford 1958. — ARTELT, W.: Studien zur Geschichte der Begriffe „Heilmittel" und „Gift". Studien Gesch. Med., H. 23 (1937). — ASCHOFF, L.: Über den Krankheitsbegriff und verwandte Begriffe. Dtsch. med. Wschr. **35**,

1417 (1909). ~ Pathos und Nosos. Dtsch. med. Wschr. **36**, 201 (1910). — Pathologische Anatomie, 2. Aufl. Jena 1911. ~ Vorträge über Pathologie. (Über den Entzündungsbegriff.) S. 17. Jena 1925. ~ Brief an Fischer. Soz. hyg. Mitt. **16**, 67 (1932).

Bachmann, R.: Normale Anatomie der Nebennieren. Verh. dtsch. Ges. Path. **36**, 68 (1953). — Bacon, F.: Advancement of learning, p. 115. (Erstauf. London 1605; auch als: De dignitate et augmentis scientiarum, London 1623.) London 1900. — Baglivi, G.: Opera omnia. Lyon 1704. Dtsch. Übers., Leipzig 1708. — Bargmann, W.: Zwischenhirn und Hypophyse. Arch. Gynäk. **183**, 14 (1953). ~ Rudolf Virchows „Biologische Doctrin" und die moderne Zellenlehre. Dtsch. med. Wschr. **83**, 361 (1958). — Barthez, J.: Oratio academica de principio vitali hominis. Montpellier 1773. — Bastian, A.: Der Mensch in der Geschichte. Zur Begründung einer psychologischen Weltanschauung. Leipzig 1860. — Bauer, J.: Die konstitutionelle Disposition zu inneren Krankheiten. Berlin 1917. — Bauer, K. H.: Berufsschäden und Krebs. Verh. dtsch. Ges. Path. **30**, 239 (1937). — Baumann, E. D.: François de le Boë Sylvius, p. 101ff. Leiden 1949. — Baumgarten, P.: Über das Verhältnis von Perlsucht und Tuberculose. Berl. klin. Wschr. **17**, 697, 713 (1880). ~ Tuberkelbakterien. Zbl. med. Wiss. **20**, 257 (1882). ~ Lehrbuch der pathologischen Mykobakterien. Braunschweig 1888—1890. — Bayliss, W. M., and E. H. Starling: The chemical regulation of the secretory process. Proc. roy. Soc. **73**, 310 (1904). — Behring, E.: Geschichte der Diphtherie mit besonderer Berücksichtigung der Immunitätslehre. Leipzig 1893. — Beitzke, H.: Über den Entzündungsbegriff. Ergebn. allg. Path. path. Anat. **20**, 344 (1923). — Beneke, F. W.: Constitution und constitutionelles Kranksein des Menschen. Marburg 1881. — Berg, A.: Die Lehre von der Faser als Form- und Funktionselement des Organismus. Virchows Arch. path. Anat. **309**, 333 (1942). — Berghoff, E.: Entwicklungsgeschichte des Krankheitsbegriffs, 2. Aufl. Wien 1947. — Bergmann, G. v.: Funktionelle Pathologie. Berlin 1932. ~ Psychosomatische Medizin. Verh. dtsch. Ges. inn. Med. **55**, 41 (1949). — Bichat, F. X.: Recherches physiologiques sur la vie et la mort. Paris 1800. Dtsch. Übers. Dresden 1802. ~ Anatomie générale, appliquée à la physiologie et à la médecine. Paris 1801. Dtsch. Übers. Leipzig 1802. — Biedl, A.: Innere Sekretion. Berlin u. Wien 1910. — Binnewies, W.: Pathos und Pathologie. Med. Diss. Göttingen 1940. — Birch-Hirschfeld, F. V.: Lehrbuch der pathologischen Anatomie. Leipzig 1877. — Bluth, T.: Medizingeschichtliches bei Novalis. Abh. Gesch. Med. H. 2 (1934). — Boemke: Hermann Schridde. Verh. dtsch. Ges. Path. **32**, 452 (1950). — Boerhaave, H.: Memorialia Herman Boerhaave optimi medici. Haarlem 1939. — Boissier de Sauvages, F.: Pathologia methodica seu de cognoscendis morbis. Lyon 1759. ~ Nosologia methodica . . . Lyon 1760. — Bordeu, T. de: De sensibilitate et contractilitate partium in corpore humano. Montpellier 1757. In: Œuvres complètes (ed. H. Richerand). Paris 1818. ~ Recherches sur les maladies chroniques. VI. Analyse médicinale du sang. Paris 1775. — Borelli, A.: De motu animalium. Rom 1680/81. — Brown, J.: Elementa medicinae. Edinburgh 1780. Dtsch. Übers. Frankfurt 1798. — Brugsch, T.: Die Konzeption der Medizin von heute. Z. ges. inn. Med. **7**, 1 (1952). — Brunner, H.: Das Herz im ägyptischen Glauben. Biberach a. d. Riss 1965. — Büchner, F.: Allgemeine Pathologie, München-Berlin 1950. ~ Grundsätzliches zur psychosomatischen Medizin. Med. Klin. **47**, 269, 301 (1952). ~ Zur Biologie und Pathologie der Entwicklung. Med. Klin. **47**, 605 (1952). ~ Von den Ursachen der Krankheiten. Stimmen der Zeit **154**, 178 (1954). ~ Eröffnungsrede. Mitt. Ges. dtsch. Naturf. Ärz. **98**, 6 (1955). ~ Entwicklungslinien und Grenzen der Cellularpathologie. Verh. Ges. dtsch. Naturf. Ärz. **98**, 43 (1955). ~ Thematik und Methoden der Allgemeinen Pathologie seit 100 Jahren. Münch. med. Wschr. **100**, 1 (1958). ~ Die Bedeutung peristatischer Faktoren für die Entstehung der Mißbildungen und Mißbildungskrankheiten. Verh. dtsch. Ges. inn. Med. **64**, 13 (1958). — Buhl, L. v.: Lungenentzündung, Tuberkulose und Schwindsucht. München 1872.

Chiari, H.: Carl von Rokitanskys Bedeutung für die pathologische Anatomie. Wien. klin. Wschr. **66**, 134 (1954). — Christian, P.: Das Personenverständnis im modernen medizinischen Denken. Tübingen 1952. — Cohnheim, J.: Über Entzündung und Eiterung. Arch. path. Anat. **40**, 1 (1867) u. Sudhoffs Klassiker, Bd. 23 (1914). ~ Vorlesungen über allgemeine Pathologie. Berlin 1877—1880. ~ Die Tuberkulose vom Standpunkte der Infectionslehre. Berlin 1879. — Correns, C. E.: Gesammelte Abhandlungen zur Vererbungswissenschaft aus periodischen Zeitschriften 1899—1924. Berlin 1924. — Cullen, W.: First lines of the practice of physic. Edinburgh 1776. Dtsch. Übers. Leipzig 1778—1785.

Deich, F.: Was ist Gesundheit? Ärztl. Mitt. (Köln) **42**, 493 (1957). — Diepgen, P.: Krankheitswesen und Krankheitsursachen in der spekulativen Pathologie des 19. Jahrhunderts. Arch. Gesch. Med. **18**, 302 (1926). ~ Giovanni Battista Morgagni und die Pathologie. Z. ärztl. Fortbild. **29**, 156 (1932). ~ Virchow und die Romantik. Dtsch. med. Wschr. **58**, 1256 (1932). ~ Die Lehre von der Konstitution in der vitalistischen Medizin. Klin. Wschr. **12**, 30 (1933). ~ Medizin und Kultur. Gesammelte Aufsätze, hrsg. v. W. Artelt, E. Heischkel u. J. Schuster. Stuttgart 1938. ~ Das physikalische Denken in der Geschichte der Medizin. Stuttgart 1939. ~ Der Arzt Paracelsus und die moderne Medizin. Münch. med. Wschr. **88**,

1041 (1941). ~ Die Stellung der nosologischen Systeme in der Geschichte der Medizin. Sudhoffs Arch. Gesch. Med. **34**, 61 (1941). ~ Theophrast von Hohenheim, genannt Paracelsus, der Arzt zwischen den Zeiten. Forsch. Fortschr. dtsch. Wiss. **17**, 293 (1941). ~ Geschichte der Medizin, Bd. 1. Berlin 1949. ~ Die Universalität von Rudolf Virchows Lebenswerk. Virchows Arch. path. Anat. **322**, 221 (1952). ~ Die Lehre von der Entzündung. Von der Begründung der Zellularpathologie bis zum Aufkommen der Bakteriologie. Abh. Akad. Wiss. Lit. Mainz, math.-nat. Kl., H. 3 (1953). ~ Das Analzäpfchen in der Geschichte der Therapie, S. 8f. Stuttgart 1953. ~ Geschichte der Medizin, Bd. 2/2. Berlin 1955. ~ Geschichte der Medizin, Bd. 2/1, 2. Aufl. Berlin 1959. — DIEPGEN, P., u. E. ROSNER: Zur Ehrenrettung Rudolf Virchows und der deutschen Zellforscher. Virchows Arch. path. Anat. **307**, 457 (1941). — DIETRICH, A.: Grundriß der allgemeinen Pathologie. Leipzig 1927. ~ P. v. Baumgartens Anteil an der Tuberkuloseforschung. Z. Tuberk. **53**, 128 (1929). ~ Die Entwicklung des Krankheitsbegriffes. Hippokrates (Stuttg.) **12**, 1222 (1941). ~ Krebs als Kriegsfolge. Z. Krebsforsch. **54**, 196 (1944). ~ Allgemeine Pathologie und pathologische Anatomie, 8. Aufl., S. 2ff. Stuttgart 1948. ~ Krebs im Gefolge des Krieges. Stuttgart 1950. ~ Die Korrelation von Form und Funktion in der Krankheitsbetrachtung. Allg. path. Schriftenreihe 8, 18 (1951). — DIMITRAKOS, D.: Das moderne Lexikon der hellenischen Sprache, Bd. 6, S. 5331. Athen 1939. — DOCK, G.: Clinical pathology in the eighties and nineties. Amer. J. clin. Path. **16**, 671 (1946). — DÖRING, G.: Allgemeines und Historisches zur Relationspathologie. Dtsch. med. Wschr. **76**, 1549 (1951). — DOERR, W.: Die Pathologie R. Virchows und die Medizin unserer Zeit. Dtsch. med. Wschr. **83**, 370 (1958). — DUERCK, H.: Die ätiologische Bedeutung des Traumas für die Geschwulstentstehung in der Unfallgutachtenpraxis. Klin. Wschr. **3**, 657 (1924). ~ Pathologisch-anatomische Erfahrungen bei Unfallbegutachtungen. Münch. med. Wschr. **76**, 1406 (1929). ~ Die pathologische Anatomie im Dienst der Unfallbegutachtung. Münch. med. Wschr. **84**, 1, 55, 81 (1937).

EDENS, E.: Begriff und Umgrenzung der Allergie. Med. Welt **11**, 1231 (1937). — EHRLICH, P.: Experimentelle Untersuchungen über Immunität. I. Über Ricin. II. Über Abrin. Dtsch. med. Wschr. **17**, 976, 1218 (1891). — EISENMANN, G.: Zur Cellularpathologie. Arch. path. Anat. **21**, 157 (1861). — ERNST, P.: Die Pathologie der Zelle. In: Handbuch der allgemeinen Pathologie, hrsg. v. L. KREHL u. F. MARCHAND, Bd. 3/1, S. 1ff. Leipzig 1915. ~ Eröffnungsrede. Verh. dtsch. Ges. Path. **21**, 1 (1926). ~ Das morphologische Bedürfnis. Naturwissenschaften **14**, 1075 (1926). ~ Struktur und Funktion. Med. Welt **6**, 1373, 1456 (1932). — EUSTACHI, B.: Opuscula anatomica. Venedig 1564.

FERNEL, J.: Medicina. Paris 1555, p. 219. (Später: Universa medicina.) — FISCHER, A.: Der Begriff „Gesundheit". Soz. hyg. Mitt. **16**, 676 (1932). — FISCHER, W., u. G. B. GRUBER: Fünfzig Jahre Pathologie in Deutschland, S. 86ff., 125. Stuttgart 1949. — FISCHER-WASELS, B.: Grundprobleme der Geschwulstlehre. Frankfurt. Z. Path. **12**, 367 (1913). ~ Der Begriff der Krankheitsursache. Münch. med. Wschr. **66**, 985 (1919); **67**, 74 (1920). ~ Tumoren. In: Handbuch der ärztlichen Begutachtung, hrsg. v. H. LINIGER, R. WEICHBRODT u. A. W. FISCHER, Bd. 1, S. 347. Leipzig 1931. ~ Der Ursachenbegriff in der Biologie. Frankfurt. Z. Path. **44**, 523 (1933). — FLUDD, R.: Medicina catholica. Frankfurt 1629. — FREERKSEN, E.: Kannten die „alten" Griechen das Experiment als Forschungsmethode? Dtsch. Ärztebl. **65**, 930 (1968). — FREUND, H.: Virchow und die Humoralpathologie. Dtsch. med. Wschr. **51**, 568 (1925). — FÜNFGELD, E. W.: Morbus sacer. Ein Überblick vom Altertum bis zur Gegenwart. Med. Welt, N. F. **17**, 258 (1966). — FUNK, C.: On the chemical nature of the substance which cures polyneuritis in birds by a diet of polished rice. J. Physiol. (Lond.) **43**, 395 (1912). ~ Die Vitamine. Wiesbaden 1914.

GÄRTNER, A.: Leitfaden der Hygiene. Berlin 1892. — GALEN: Opera, hrsg. v. C. G. KÜHN. Leipzig 1821—1833. — GAUB, H.: Institutiones pathologiae medicinalis. Leiden 1758. — GEMASSMER, J.: Die Pathologie von Karl Wilhelm Stark. Med. Diss. Berlin 1939. — GOTTLIEB, B. J.: Bedeutung und Auswirkung des hallischen Professors und kgl. preußischen Leibarztes Georg Ernst Stahl auf den Vitalismus des 18. Jahrhunderts. Nova Acta Leopoldina, N.F. **17**, Nr 89 (1943). — GOTTSTEIN, A.: Allgemeine Epidemiologie. Leipzig 1897. — GRAEFF, S.: Über medizinische Forschung und pathologisch-anatomische Lehre. Hamburg/Bergedorf 1950. ~ Vorsorge und Heilbedürftigkeit als Rechtsbegriffe der Sozialversicherung. Berlin 1953. ~ Dogmatisches und selbständiges Denken im Arzttum. Med. heute. H. 12, 663 (1954). — GRAPOW, H.: Grundriß der Medizin der alten Ägypter, Bd. 1—6. Berlin 1954—1959. — GREBE, H.: Über die Grenzen des Begriffs „Embryopathie". Fortschr. Med. **72**, 3 (1954). — GREGG, N. M.: Congenital cataract following German measles in the mother. Trans. ophthal. Soc. Aust. **3**, 35 (1941). — GROTE, L. R.: Grundlagen ärztlicher Betrachtung, S. 12. Berlin 1921. ~ Der funktionelle Gedanke in Grundlagen und Zielen der Medizin der Gegenwart. Vortr. Inst. Gesch. Med. Leipzig **1**, 23 (1928). ~ Wirklichkeitsmedizin. Med. Welt **10**, 1351 (1936). — GRUBER, G. B.: Pathologie in Mainz. Virchows Arch. path. Anat. **247**, 187 (1923). ~ Anpassung und Anpassungskrankheit. Münch. med. Wschr. **71**, 1316 (1924). ~ Von der Krankheit und Genesung. Festreden Jahresfeier Univ. Göttingen 1931,

S. 14. ~ Pathologie der Jetztzeit. Mitt. Univ. Bund Göttingen 14, 1 (1932). ~ Wie nennen wir unsere Pathologie? Münch. med. Wschr. 80, 371 (1933). ~ Über das Wesen der Krankheit. Bremer Beitr. Naturforsch. 1, 55 (1933). ~ Albrecht von Haller als pathologischer Anatom. Schweiz. med. Wschr. 19, 828 (1938). ~ Was ist Krankheit? Wien. klin. Wschr. 54, 23 (1941). ~ Krieg und tödliche Geschwülste. Z. Krebsforsch. 55, 1 (1944). ~ Über das Problem der Entzündung. Pro Med. (Münch.) 19, 39 (1950). ~ Eröffnungsrede. Verh. dtsch. Ges. Path. 35, 1 (1952). ~ Einführung in Geschichte und Geist der Medizin. 4. Aufl., S. 150, 195. Stuttgart 1952. ~ Zur Geschichte der Pathologie. Hippokrates (Stuttg.) 32, 888 (1961). ~ Pathologie und pathologische Anatomie. Zbl. allg. Path. path. Anat. 103, 314 (1962). — GÜNTHER, H.: Akute und chronische Krankheiten. Med. Klin. 35, 1289 (1939). ~ Geschichtliche Erläuterung der Ausdrücke „akute" und „chronische" Krankheit. Arch. Gesch. Med. 34, 105 (1941). ~ Anomaliekomplex und Zufallssyndromie. Zbl. allg. Path. path. Anat. 84, 6 (1948). — GÜTERBOCK, L.: De pure et granulatione. Med. Diss. Berlin 1837.

HAISCH, E.: Der Hexenwahn. Ciba Z. Wehr 9, 3346 (1963). — HALLER, A. v.: De partibus corporis humani sensibilibus et irritabilibus. Comment. Soc. Reg. scient. Göttingen 2, 114 (1752/53). (Deutsche Übers. Leipzig 1922). ~ Opuscula pathologica. Lausanne et Venedig 1755. — HAMPERL, H.: Lehrbuch der allgemeinen Pathologie und pathologischen Anatomie (begr. von H. RIBBERT), 12. Aufl. Berlin 1939. — HANSEMANN, D. P.: Über das konditionale Denken in der Medizin und seine Bedeutung für die Praxis. Berlin 1912. — HASCHE-KLÜNDER, I.: Rudolf Virchow, Infektion und Infektionskrankheit, Bakteriologie und Pathologie. Centaurus (Kbh.) 2, 205 (1952). — HAUSER, G.: Die Geschichte des Lehrstuhls für pathologische Anatomie und das neue pathologische Institut in Erlangen. Jena 1907. — HEGEL, G. W. F.: Naturphilosophie. In: System der Philosophie II, 3. Aufl. Jubiläumsausgabe, hrsg. v. H. GLÜSKNER. Stuttgart 1958. — HEIDENHAIN, M.: Über die Entwicklungsgeschichte der menschlichen Niere. Arch. mikr. Anat. 97, 581 (1923). — HEINROTH, J. C. A.: Geschichte und Kritik des Mysticismus aller bekannten Völker und Zeiten. Leipzig 1830. — HELMONT, J. B.: Opera omnia. Frankfurt 1707. — HENLE, F. G. J.: Handbuch der rationellen Pathologie. Braunschweig 1846—1853. — HENSEN, V.: Die Physiologie der Zeugung. In: Handbuch der Physiologie der Ernährung und Fortpflanzung, hrsg. v. L. HERMANN, Bd. 6/2. Leipzig 1881. — HERRLINGER, R.: Die historische Entwicklung des Begriffes Phagocytose. Ergebn. Anat. Entwickl.-Gesch. 35, 334 (1956). — HERTWIG, G., F. V. STUDNICKA u. E. TSCHOPP: Die lebendige Masse. Berlin 1929. — HERTWIG, O.: Die Zelle und die Gewebe. In: Untersuchungen zur Morphologie und Physiologie der Zelle, Bd. 2. Jena 1898. — HIPPOKRATES: Oeuvres complètes (éd. E. LITTRÉ), vol. 6, p. 364. Paris 1962. — HIS, W.: Unsere Körperform und das physiologische Problem ihrer Entstehung. Leipzig 1874. — HOFF, F.: Klinische Physiologie und Pathologie. Stuttgart 1950. ~ Klinik der Nebennieren und ihrer Korrelationen. Verh. dtsch. Ges. Path. 36, 90 (1953). HOFFMANN, H.: Ein fränkischer Arzt und Freiheitskämpfer, Johann Gottfried Eisenmann. Mainfränkische Hefte, H. 49 (1967). — HOFFMANN, F.: Opera. Genf 1740—1753. — HOFMANN, J. M.: Disquisitio corporis humani anatomico-pathologica rationibus et observationibus veterum et recentiorum singulari studio collectis conformata. Altdorf 1713. — HOPKINS, F. G.: Feeding experiments, illustrating the importance of accessory factors in normal dietaries. J. Physiol. (Lond.) 44, 425 (1912). — HUARD, P., et M. WONG: La médecine chinoise au cours des siècles. Paris 1959. ~ Chinesische Medizin. München 1968. — HÜBOTTER, F.: Chinesische Medizin. Ciba Z. Wehr 8, 3110 (1959). — HUEPPE, F.: Über Beziehungen der Fäulnis zu den Infektionskrankheiten. Berlin 1887. ~ Über die Ursachen der Gährungen und Infectionskrankheiten und deren Beziehungen zum Causalproblem und zur Energetik. Berl. klin. Wschr. 30, 909, 945, 971 (1893).

JAEGER, W.: Die Bedeutung Hugo Ribberts für die allgemeine Pathologie und pathologische Anatomie. Med. Diss. Göttingen 1948. — JAHN, F.: Die Naturheilkraft. Eisenach 1831. — JARCHO, S.: Morgagni and Auenbrugger. Bull. Hist. Med. 35, 489 (1961). — JASPERS, K.: Arzt und Patient. Studium gen. 6, 435 (1953). — JÖTTEN, K. W., W. KLOSTERKÖTTER u. G. PFEFFERKORN: Die Staublungenerkrankungen, Bd. 2. Darmstadt 1954. — JONKHEERE, F.: Le papyrus médical Chester Beatty. Brüssel 1947. — JORES, A.: Psychosomatische Medizin. Verh. dtsch. Ges. inn. Med. 55, 57 (1949).

KALBFLEISCH, H.: Die Atelektase, eine Wirkung der Reizung der vegetativ innervierten Teile der Lunge. Allg. path. Schriftenreihe 2, 5 (1941). ~ Wandlungen in den Grundlagen der Pathologie. Dtsch. Gesundh.-Wes. 2, 372 (1947). — KARST, W.: Zur Geschichte der „natürlichen Krankheitssysteme". Abh. Gesch. Med., H. 37 (1941). — KAUFMANN, C.: Handbuch der Unfallverletzungen. Stuttgart 1893. — KIESER, D. G.: Grundsätze der allgemeinen Pathogenie und Therapie als allgemeine Ideen der Pathologie und Therapie des Menschen. Jena 1812. ~ System der Medizin. Halle 1817. — KIRFEL, W.: Gehen die medizinischen Systeme Altindiens und des Mittelmeerraumes auf einen gemeinsamen Ursprung zurück? Grenzgeb. Med. 1, 6 (1948). — KLEBS, T. A. E.: Handbuch der pathologischen Anatomie. Bd. 1, S. 644. Berlin 1870. ~ Die allgemeine Pathologie oder die Lehre von den Ursachen und dem Wesen der Krankheitsprozesse. Jena 1887—1889. — KLEMPERER, P.: Pathological anatomy at the end of the eighteenth century. J. Mt Sinai Hosp. **24**, 589 (1957). ~ The pathology of Morgagni and Virchow. Bull. Hist. Med. **32**, 24 (1958). ~ Morbid anatomy before and after Morgagni. Bull. N.Y. Acad. Med. **37**, 741 (1961). — KOCH, R.: Untersuchungen über die Ätiologie der Wundinfectionskrankheiten. Leipzig 1878. ~ Die Ätiologie der Tuberculose. Berl. klin. Wschr. **19**, 221 (1882). — KOELLIKER, A.: Über den Bau und die Verrichtungen der Milz. Mitt. naturforsch. Ges. Zürich **1**, 120 (1847). — KÖNIG, F., u. G. MAGNUS: Handbuch der gesamten Unfall-Heilkunde. Stuttgart 1932. — KOLLE, K.: Der Psychiater und die psychosomatische Problematik. Verh. dtsch. Ges. inn. Med. **55**, 63 (1949). — KORNMÜLLER, A. E.: Elemente der nervösen Tätigkeit. Stuttgart 1947. — KRAUS, F.: Die allgemeine und spezielle Pathologie der Person. Leipzig 1919. — KRECKE, A.: Über den Krankheitsbegriff. Münch. med. Wschr. **80**, 567 (1933). — KREHL, L.: Entstehung, Erkennung und Behandlung innerer Krankheiten, Bd. 3. Berlin 1933. ~ Pathologische Physiologie, 13. Aufl. Leipzig 1929. — KRESS, H. F. v.: Betrachtungen im Gedenken an Rudolf Virchow. Forsch. Praxis, Fortb. **17**, 893 (1966). — KRÜGER, J. G.: Naturlehre, welche die Pathologie oder die Lehre von den Krankheiten in sich fasset. Halle 1750. — KUDLIEN, F.: Der Beginn des medizinischen Denkens bei den Griechen. Zürich 1967. — KÜHNAU, J.: Biochemie der Nebenniere und ihrer Korrelationen. Verh. Dtsch. Ges. Path. **36**, 11 (1953).

LAËNNEC, R. T. H.: Traité inédit sur l'anatomie pathologique. éd. par V. CORNIL. Paris 1884. — LEGALLOIS, J. C. C.: Le sang, est-il identique dans tous les vaisseaux qu'il parcourt? Thèse méd. Paris 1801. — LEIBBRAND, W.: Heilkunde. Eine Problemgeschichte der Medizin. Freiburg-München 1953. ~ Die spekulative Medizin der Romantik. Hamburg 1956. — LEIBBRAND, W., u. A. WETTLEY: Der Wahnsinn. Freiburg u. München 1961. — LEIBNIZ, W.: Monadologie, hrsg. v. R. ZIMMERMANN. Wien 1847. — LEIX, A.: Babylonische Medizin. Ciba Z. Basel **3**, 850 (1935). — LENZ, F.: Die krankhaften Erbanlagen. In: Grundriß der menschlichen Erblichkeitslehre und Rassenhygiene, hrsg. v. E. BAUR, E. FISCHER u. F. LENZ, 2. Aufl., S. 155ff. München 1923. — LENZ, W., u. K. KNAPP: Die Thalidomid-Embryopathie. Dtsch. med. Wschr. **87**, 1232 (1962). — LETTERER, E.: Allgemeine Pathologie, S. 1ff. Stuttgart 1959. — LEUPOLDT, J. M.: Grundriß der allgemeinen Pathologie, und Therapie. Berlin u. Leipzig 1823. — LIEBREICH, O.: Über Lupusbehandlung durch Cantharidin und über Tuberkulose. Ther. Mh. **9**, 167 (1895) u. Berl. klin. Wschr. **32**, 293, 323 (1895). — LIDDEL u. SCOTT: Griechisch-englisches Lexikon, S. 1285. Oxford 1932—1940. — LIEBEGOTT, G.: Die Pathologie der Nebennieren. Verh. dtsch. Ges. Path. **36**, 11 (1952). — LIEBIG, J. v.: Die organische Chemie in ihrer Anwendung auf Physiologie und Pathologie. Braunschweig 1842. — LINIGER, H., R. WEICHBRODT u. A. W. FISCHER: Handbuch der ärztlichen Begutachtung. Leipzig 1931. — LÖFFLER, J.: Die Störungen des geschlechtlichen Vermögens in der Literatur der autoritativen Theologie des Mittelalters. Med. Diss. Mainz 1953. — LOTZE, R. H.: Allgemeine Pathologie und Therapie als mechanische Naturwissenschaften. Leipzig 1842. — LUBARSCH, O.: Allgemeine Pathologie, S. 1ff. Wiesbaden 1905. ~ Geschwülste und Unfall. Mschr. Unfallheilkde **19**, 261 (1912). ~ Virchows Entzündungslehre und ihre Weiterentwicklung bis zur Gegenwart. Virchows Arch. path. Anat. **235**, 186 (1921). ~ Entzündung. Verh. dtsch. Ges. Path. **19**, 3 (1923). ~ Gewächse (Geschwülste, Blastome, Tumoren). In: Handbuch der gesamten Unfallheilkunde, hrsg. v. F. KÖNIG u. G. MAGNUS, Bd. 1, S. 284. Stuttgart 1932. — LUFFT, H.: Die pathologische Anatomie in Göttingen unter Johannes Orth. Vorarb. Gesch. Göttinger Univ. Bibl. Bd. 24, 1937.

MACH, E.: Die Analyse der Empfindungen, S. 74ff. Jena 1911. — MAFFUCCI, A.: Intorno alla fisio-patologia dell'embrione di pollo. Rom 1902. — MALPIGHI, M.: De viscerum structura exercitatio anatomica. Bologna 1666; auch Ann. med. hist. **7**, 245 (1925). — MARCHAND, F.: Einleitung. In: Handbuch der allgemeinen Pathologie, hrsg. v. L. KREHL u. F. MARCHAND, Bd. 1, S. 9ff. Leipzig 1908. ~ Klinische, anatomische und ätiologische Krankheitsbegriffe und Krankheitsnamen. Münch. med. Wschr. **67**, 681 (1920). ~ Die örtlichen reaktiven Vorgänge. In: Handbuch der allgemeinen Pathologie, hrsg. v. L. KREHL u. F. MARCHAND, Bd. 4, S. 78ff. Leipzig 1924. — MARTINI, P.: Psychosomatische Medizin. Verh. dtsch. Ges. inn. Med. **55**, 51 (1949). — MARTIUS, F.: Krankheitsursachen und Krankheitsanlagen. Leipzig u. Wien 1898. ~ Krankheitsanlage und Vererbung. Wien 1905. ~ Die Bedeutung der Vererbung für Krankheitsentstehung und Rassenerhaltung. Arch. Rassen Ges. Biol. **7**, 470 (1910). ~ Konstitution und Vererbung in ihren Beziehungen zur Pathologie. Berlin 1914. ~ MARX, F. H.: Herophilus. Ein Beitrag zur Geschichte der Medizin, S. 37. Karlsruhe 1838. — McCOLLUM, E. V.: A history of nutrition, p. 201ff. Boston 1957. — MEESSEN, H.: Große Pathologen und ihr Einfluß auf den Weg und den Geist der medizinischen Wissenschaft. Rede zur Rektoratsübergabe Düsseldorf 1955. — MEINERTZ, J.: Psychosomatische Medizin. Verh. dtsch. Ges. inn. Med. **55**, 58 (1949). — MERKEL, H.: Über die Vererbung der Präzipitationsreaktion. Münch. med. Wschr. **51**, 329 (1904). — METSCHNIKOFF, E.: Untersuchungen über die mesodermalen Phagocyten einiger Wirbelthiere. Biol. Zbl. **3**, 560 (1883). ~ Über eine Sproßpilzkrankheit der Daphnien. Beitrag zur Lehre über den Kampf der Phagocyten gegen Krankheitserreger. Arch. path. Anat. **96**, 177 (1884). ~ Leçons sur la pathologie comparée de l'inflammation. Paris 1892. — MEYER, R.: Zur Geschichte der pathologischen Anatomie. Med. Diss. Göttingen 1944. — MEYER-STEINEG, T.: Das medizinische System der Methodiker. Jena. med. hist. Beitr., H. 7/8 (1916). ~ Der Gang der Krankheitslehre in ihren wichtigsten Phasen. Dtsch. med. Wschr. **50**, 311, 347, 380 (1924). — MICHLER, M.: Die Anfänge der modernen Entzündungslehre. Med. Mschr. **17**, 743 (1963). ~ Giovanni Battista Morgagni: Sitz und Ursachen der Krankheiten. Bern u. Stuttgart 1967. — MITSCHERLICH, A.: Über die Reichweite Psychosomatischen Denkens in der Medizin. Verh. dtsch. Ges. inn. Med. **55**, 24 (1949). — MOLINETTI, A.: Dissertationes anatomicae et pathologicae de sensibus et eorum organis. Padua 1669. — MORGAGNI, G. B.: De sedibus et causis morborum per anatomen indagatis. Venedig 1761. — MÜLLENDORFF, J.: Über Rückfallstyphus nach Beobachtungen im Städt. Krankenhaus Dresden 1879. Dtsch. med. Wschr. **5**, 620, 630, 642 (1879); s. auch Med. Diss. Leipzig 1879. — MÜLLER, F. v.: Über die chemischen Vorgänge bei der Lösung der Pneumonie. Verh. naturforsch. Ges. Basel **13**, 308 (1901). ~ Zur Festsitzung der Wiener Biologischen Gesellschaft. Wien. klin. Wschr. **50**, 809 (1937). — MÜLLER, H.: Über den Krankheitsbegriff im Wandel der Zeiten mit besonderer Berücksichtigung neuerer Anschauungen und Folgerungen. Med. Diss. Berlin 1939. — MÜLLER, M.: Rokitanskys Krasenlehre. Sudhoffs Arch. Gesch. Med. **23**, 10 (1930). — MÜLLER, R. F. G.: Grundlagen altindischer Medizin. Nova Acta Leopoldina, N. F. **10**, H. 72, S. 379ff. (1941). — MÜLLER-SUUR, H.: Über das psychisch Abnorme, S. 76. Berlin-Göttingen-Heidelberg 1950.

NEERGAARD, K. v.: Dynamische Reaktionspathologie. Basel 1946. — NEUBURGER, M.: Geschichte der Medizin, Bd. 1, S. 263. Stuttgart 1906.

OLDEMEYER, E.: Kassenarzt und Krankenversicherung. Berlin 1937. — ORTH, J.: Experimentelle Untersuchungen über Fütterungstuberculose. Arch. path. Anat. **76** ,217 (1879). ~ Ätiologisches und Anatomisches über Lungenschwindsucht. Festschrift P. Orth, Berlin 1887. ~ Zur Geschichte der Diphtherie und anderer Infektionskrankheiten, p. 266. Arb. path. Inst. Göttingen. Berlin 1893. ~ Medizinischer Unterricht und ärztliche Praxis. Wiesbaden 1898. ~ Präcarcinomatöse Krankheiten und künstliche Krebse. Z. Krebsforsch. **10**, 42 (1911).

PAGEL, W.: Virchow und die Grundlagen der Medizin des 19. Jahrhunderts. Jena. med. hist. Beitr., H. 14 (1931). ~ J. B. van Helmont „De Tempore" and biological time. Osiris **8**, 346 (1949). ~ Humoral pathology. Bull. Hist. Med. **29**, 299 (1955). ~ Paracelsus, S. 65ff. Basel u. New York 1958. — PANNE, K.: Die Wissenschaftstheorie von Rudolf Virchow. Phil. Diss. Düsseldorf 1967. — PAPE, W.: Griechisch-Deutsches Handwörterbuch, Bd. 2, S. 437. Graz 1954. — PARACELSUS: Paragranum. In: Paracelsus' sämtliche Werke, hrsg. v. K. SUDHOFF, Bd. 8. München 1924. — PASTEUR, L.: Œuvres complètes, éd. par PASTEUR VALLERY-RADOT, vol. 1—7. Paris 1922—1939. — PFLÜGER, E.: Über den elementaren Bau des Nervensystems. Bonn 1906. — PINEL, P.: Nosographie philosophique ou la méthode de l'analyse appliquée à la médecine. Paris 1789. — POLLENDER, A.: Mikroskopische und mikrochemische Untersuchung des Milzbrandblutes sowie über Wesen und Kur des Milzbrandes. Vjschr. gerichtl. öff. Med. 8, 103 (1855). — PTOLEMAIOS: Tetrabiblos. In: Opera quae exstant omnia, hrsg. v. F. BOLL u. A. E. BOER, I, 2 u. III, 12, Bd. 3/1, S. 7f. u. 142f. Leipzig 1940. — PUCHELT, F. A. B.: Das System der Medicin im Umrisse dargestellt. Heidelberg 1825—1832. — PUFF, E.: Materialien zur Wandlung des Krankheitsbegriffes seit Virchow. Med. Diss. Münster 1950.

RADEMACHER, J. G.: Rechtfertigung der von den Gelehrten mißkannten verstandesrechten Erfahrungsheillehre . . . Berlin 1841. — RANDERATH: Pathologie als praktisches und wissenschaftliches Problem. Münch. med. Wschr. **97**, 65 (1955). — RATH, G.: Neuralpathologische Anschauungen im 18. Jahrhundert. Dtsch. med. J. **5**, 125 (1954). ~ Der Kampf zwischen Zellularpathologie und Neuralpathologie im 19. Jahrhundert. Dtsch. med. Wschr. **82**, 740 (1957). ~ Die Neuropathologie am Ausgang des 18. Jahrhunderts. In: Medizin in Geschichte und Kultur. Von Boerhaave bis Berger, hrsg. v. K. E. ROTHSCHUH, Bd. 5, S. 35ff. Stuttgart 1964. — RATHER, L. J.: Die Philosophie des Begriffes „Krankheit". Dtsch. med. Wschr. **83**, 2012 (1958). ~ Rudolf Virchow's view on pathology, pathological anatomy and cellular pathology. Arch. Path. **82**, 197 (1966). — RECKLINGHAUSEN, F. D. v.: Über Eiter und Bindegewebskörperchen. Arch. path. Anat. **28**, 157 (1863). ~ Handbuch der allgemeinen Pathologie des Kreislaufs und der Ernährung. Stuttgart 1883. — REIL, J. C.: Von der Lebenskraft. Arch. Physiol. **1** (1796); auch: Klassiker der Medizin, hrsg. v. K. SUDHOFF, Bd. 2. Leipzig 1910. — RIBBERT, H.: Über Wesen, Ursachen und Heilung der Krankheiten. Zürich 1892. ~ Die Grundlagen der Krankheit, S. 16. Bonn 1904. ~ Das Wesen der Krankheit, S. 165. Bonn 1909. ~ Die Bedeutung der Krankheiten für die Entwicklung der Menschheit, S. 1. Bonn 1912. — RICKER, G.: Pathologie als Naturwissenschaft (Relationspathologie). Berlin 1924. ~ Die Trophik. Beitrag zur Entwicklung der allgemeinen Pathologie aus der speziellen Pathologie, H. 3/4, S. 64, H. 5, S. 25. Stuttgart 1942/43. ~ Pathophysiologie als reine Naturwissenschaft. Wissenschaftstheoretische Aufsätze für Ärzte, S. 47ff. Stuttgart 1951. ~ Wissenschaftstheoretische Aufsätze für Ärzte, 2. Aufl., S. 33. Stuttgart 1951 (1. Aufl. Berlin 1936). —

Ringseis, J. N. v.: System der Medizin, S. 189, 262. Regensburg 1841. — Riolan, J., d. Jg.: Enchiridium anatomicum et pathologicum. Paris 1648. — Rössle, R.: Innere Krankheitsbedingungen. In: L. Aschoff (Hrsg.), Lehrbuch der pathologischen Anatomie, 4. Aufl., Bd. 1, S. 1ff. Jena 1919. ~ Allgemeine Pathologie der Zelle. In: Lehrbuch der pathologischen Anatomie, hrsg. v. L. Aschoff, 4. Aufl., Bd. 1, S. 310ff. Jena 1919. ~ Rudolf Virchow und die Konstitutionspathologie. Münch. med. Wschr. **68**, 1274 (1921). ~ Allgemeine Pathologie und pathologische Anatomie in ihren gegenseitigen Beziehungen. Münch. med. Wschr. **77**, 349 (1930). ~ Die Würzburger Vorlesungen Rudolf Virchows über Pathologie. Virchows Arch. path. Anat. **300**, 4 (1937). ~ Rudolf Virchow als Mensch und Forscher. Dtsch. Gesundh.-Wes. **1**, 794 (1946). ~ Seröse Entzündung. Zbl. allg. Path. path. Anat. **83**, Erg.-Heft 1 (1947). — Rokitansky, K. v.: Handbuch der pathologischen Anatomie. Wien 1842—1846. — Roques, K. R. v.: Die Pathologie A. D. Speranskys und ihre Auswirkungen auf die praktische Heilkunde. Psychiatr. **1**, 193 (1949). — Rossier, P. H.: Psychosomatische Medizin. Verh. dtsch. Ges. inn. Med. **55**, 49 (1949). — Rothschuh, K. E.: Vom Spiritus animalis zum Nervenaktionsstrom. Ciba Z. Wehr 8, 2950 (1958). — Roux, W.: Über kausale und konditionale Weltanschauung und deren Stellung zur Entwicklungsmechanik. Leipzig 1913.

Santorio, S.: Opuscula medica de structura et motu fibrae . . . Venedig 1705. — Sarason, D.: Dynamik und Totalität als Richtweg der Medizin von heute. Schweiz. med. Wschr. **63**, 129 (1933). — Schadewaldt, H.: Beitrag zur Geschichte des Wortes „Pathologie". Zbl. allg. Path. path. Anat. **89**, 185 (1952). ~ Die Lehre von der Allergie und den allergisch bedingten Krankheiten in ihrer historischen Entwicklung. Habil.-Schr. Freiburg 1961. ~ Zur Geschichte der allergologischen Terminologie. Kongr.Ber. 5. Europ. Allergiekongr., S. 1. Basel 1962. ~ Allergisch bedingte Erkrankungen in zeitgenössischen Kasuistiken des 15.—18. Jahrhunderts. Int. Arch. Allergy **22**, 187 (1963). ~ Initiationsriten bei Naturvölkern. Tagungsber. 5. Psychiatertagung Landschaftsverb. Rheinland, Köln 1964, p. 126. ~ Arzt und Patient in antiker und frühchristlicher Sicht. Med. Klin. **59**, 146 (1964). — Schadewaldt, H., L. Binet, C. Maillant u. I. Veith: Kunst und Medizin, S. 13ff. Köln 1967. — Schallock, G.: Bericht über Staublungentagung in Münster. Zbl. allg. Path. path. Anat. **86**, 234 (1950). — Schelling, F. W. J. v.: Ideen zu einer Philosophie der Natur. Leipzig 1797. In: Schellings Werke, Bd. 1. Jubiläumsdruck. München 1958. — Schmitt, H. J.: Die Entwicklung der pathologischen Anatomie in Tübingen. Med. Diss. Tübingen 1946. — Schmiz: Werden und Wege der Pathologie. Naturwissenschaften **9**, 803 (1921). — Schneider, K.: Der Krankheitsbegriff in der Psychiatrie. Mschr. Psychiat. **49**, 154 (1921). ~ Zum Krankheitsbegriff in der Psychiatrie. Dtsch. med. Wschr. **71**, 306 (1946). ~ Die psychopathischen Persönlichkeiten. Leipzig u. Wien 1950. — Schöner, E.: Das Viererschema in der antiken Humoralpathologie. Sudhoffs Arch. Gesch. Med., Beih. 4 (1964). — Schönlein, J. L.: Zur Pathogenie der Impetigines. Arch. Anat. Physiol. wiss. Med. 82 (1839). — Schopenhauer, A.: Aphorismen zur Lebensweisheit. In: Parerga und Paralipomena, Bd. 1, S. 344. Leipzig 1916. — Schridde, H.: Die pathologische Anatomie der Staublunge. Zbl. Gewerbehyg., Beih. 15, 50 (1929). ~ Beiträge zur Silikoseforschung. Bochum 1949. — Schumacher, J.: Konstitution — Idiosynkrasie — Allergie. Cesra Säule **9/10**, 3 (1958). ~ Antike Medizin, 2. Aufl. Berlin 1963. — Schwalbe, E.: Allgemeine Mißbildungslehre (Teratologie), Bd. 1, S. 24. Jena 1906. — Schwarz, R.: Bastians Lehre vom Elementar- und Völkergedanken. Phil. Diss. Leipzig 1909. — Schweighäuser, F.: Krankheit im Sinne der reichsgesetzlichen Krankenversicherung. Dtsch. Ärztebl. **68**, 76 (1938). — Schwerz, F.: Die Iatrowissenschaften. Ciba Z. Basel **5**, 1819 (1938). — Selye, H.: Einführung in die Lehre vom Adaptationssyndrom. Stuttgart 1953. ~ Vom Traum zur Entdeckung. Wien 1965. — Siebeck, R.: Einleitung. In: Lehrbuch der inneren Medizin, hrsg. v. G. v. Bergmann, S. 1ff. Berlin 1931. ~ Konstitution und Krankheitsverlauf. Münch. med. Wschr. **79**, 1263 (1932). ~ Medizin in Bewegung. Stuttgart 1949. — Siebenthal, W. v.: Krankheit als Folge der Sünde. Heilkunde und Geisteswelt, H. 2. Hannover 1950. — Siegmund, H.: Gedanken zur Entwicklung der Pathologie. Zbl. allg. Path. path. Anat. **78**, 8, 65 (1942). ~ Naturwissenschaftliches und spekulatives Denken in der modernen Krankheitslehre. Verh. dtsch. Ges. Path. **32**, 300 (1948). ~ Naturwissenschaftliches Denken in der modernen Pathologie. Dtsch. med. Wschr. **75**, 24, 74 (1950). ~ Medizin in Bewegung. Schriften Ges. Förd. Westf. Landes-Univ. Münster, H. 26, S. 37ff. (1951). — Sigerist, H. E.: Wandlungen des Konstitutionsbegriffes. Karlsbader ärztl. Vortr. **10**, 97 (1929). ~ Anfänge der Medizin. Zürich 1963. — Speransky, A. D.: A basis for the theory of medicine. Moskau 1935 (New York 1943). Dtsch. Übersetzung v. K. R. v. Roques, Berlin 1950. — Spiess, G. A.: Die Cellular-Pathologie im Gegensatz zur Humoral- und Solidarpathologie. Arch. path. Anat. **8**, 303 (1855). ~ Pathologische Physiologie. Grundzüge der gesammten Krankheitslehre, im Zusammenhang dargestellt. Frankfurt a. M. 1857. — Staemmler, M.: Beruf und Krebs. Verh. dtsch. Ges. Path. **30**, 188 (1937). — Stahl, E. G.: Theoria medica vera . . . Halle 1708. Dtsch. Übers. Halle 1802. — Starling, E. H.: The Croonian lectures on the chemical correlation of the functions of the body. Lancet **1905 II**, 339, 423, 501, 579. — Stark, K. W.: Pathologische Fragmente. Weimar 1824/25. ~ Allgemeine Pathologie oder allgemeine Naturlehre der Krankheit. Leipzig 1838/1844. — Stephanus, H.: Thesaurus Graecae linguae. Hrsg. v. B. Hase u. G. u. L. Dindorf, 3. Aufl., Bd. 7, Sp. 20f. Graz 1954. — Stepp, W. O., u. P. György: Avitaminosen und verwandte Krankheitszustände. Berlin 1927. — Stern, R.: Über traumatische Entstehung innerer Krankheiten. Jena 1896. — Steuer, O.: Whdw: aetiological princip of pyaemia in ancient Egyptian medicine. Bull. Hist. Med., Suppl. 10 (1948). — Studnicka, F. K.: Die Substrate der Lebenserscheinungen: Protoplasma, Bioplasma, Geschichte, Klassifikation, Nomenklatur. Prag 1938. — Stübler, E.: Tübingen und die Zeitströmungen in der Medizin. Südwestdtsch. Ärztebl. **6**, 134 (1951). ~ Schwäbische Ärzte. Dtsch. med. Wschr. **80**, 650 (1955). — Sutermeister, H.: Über die Wandlungen in der Auffassung des Krankheitsgeschehens. Gesundh. u. Wohlf. **27**, 417 (1947). ~ Über Speranskys Krankheitslehre. Med. Mschr. **3**, 653, 824 (1949). — Swan, C. P.: Congenital defects in infants following infectious diseases during pregnancy. Med. J. Aust. **2**, 201 (1943). ~ Rubeola in pregnancy as an etiological factor in congential malformations, stillbirth, missed carriage and abortion. J. Obstet. **56**, 341 (1949). — Swedenborg, E.: Oeconomia regni animalis. Amsterdam 1740/41. — Sydenham, T.: Opera universa medica. London 1685.

Tendeloo, N. P.: Allgemeine Pathologie, 2. Aufl., S. 33. Berlin 1925. — Thannhauser, S.: Lehrbuch des Stoffwechsels und der Stoffwechselkrankheiten. München 1929. — Thiem, C.: Handbuch der Unfallerkrankungen. Stuttgart 1898. — Töndury, G.: Zum Problem der Embryopathia rubeolosa. Bull. Schweiz. Akad. med. Wiss. **7**, 307 (1951). — Tonutti, E.: Experimentelle Untersuchungen zur Pathophysiologie der Nebennierenrinde. Verh. dtsch. Ges. Path. **36**, 123 (1953). — Trendelenburg, P.: Die Hormone, ihre Physiologie und Pharmakologie. Berlin 1929/1934.

Uexküll, J. v.: Bedeutungslehre. Hamburg 1956. — Uexküll, J. v., u. G. Kriszat: Streifzüge durch die Umwelten von Tieren und Menschen. Berlin 1934. — Uhle, P., u. E. Wagner: Handbuch der Allgemeinen Pathologie, 2. Aufl. Leipzig 1864.

Vaihinger, H.: Die Philosophie des Als Ob-System der theoretischen, praktischen und religiösen Funktionen der Menschheit, 10. Aufl. Leipzig 1927. — Verworn, M.: Die Frage nach den Grenzen der Erkenntnis. Jena 1908. ~ Kausale und konditionale Weltanschauung. Jena 1912. — Villemin, J. A.: Etudes sur la tuberculose . . . Paris 1868. — Virchow, R.: Über parenchymatöse Entzündung. Arch. path. Anat. **4**, 261 (1852). ~ Handbuch der speciellen Pathologie und Therapie, Bd. 1, S. 1ff. Erlangen 1854. ~ Cellularpathologie. Arch. path. Anat. **8**, 1 (1855). ~ Alter und neuer Vitalismus. Arch. path. Anat. **9**, 1 (1856). ~ Die Cellularpathologie in ihrer Begründung auf physiologische und pathologische Gewebelehre. Berlin 1858. ~ Eine Antwort an Herrn Spiess. Arch. path. Anat. **13**, 481 (1858). ~ Vier Reden über Leben und Kranksein, S. 26. Berlin 1862. ~ Gesammelte Abhandlungen zur wissenschaftlichen Medizin, Bd. 2, S. 44. Hannover 1862. ~ Gedächtnisrede auf Johann Lucas Schönlein, S. 67. Berlin 1865. ~ Krankheitswesen und Krankheitsursache. Arch. path. Anat. **79**, 1 (1880). ~ Morgagni und der anatomische Gedanke. Berlin 1894. ~ Die Vorlesungen R. Virchows über Allgemeine Pathologische Anatomie aus dem Wintersemester 1855/56 in Würzburg. Nachgeschrieben von Emil Kugler, hrsg. v. R. Rössle. Berlin 1930. — Vogel, C.: Zur Entstehung der hippokratischen Viersäftelehre. Hippokrates (Stuttg.) **27**, 779 (1956) u. Phil. Diss. Marburg 1956. — Vogt, C., u. O. Vogt: Ätiologie und Erkrankung. Klin. Wschr. **24/25**, 609 (1947). — Voss, I.: Das pathologisch-anatomische Werk Albrecht von Hallers in Göttingen. Vorarb. Gesch. Göttinger Univ. Bibl. H. 25 (1937). — Vries, H. de: Arten und Varietäten und ihre Entstehung durch Mutation. Berlin 1906. ~ Die Mutation in der Erblichkeitslehre. Berlin 1912.

Wallnöfer, H., u. A. v. Rottauscher: Der goldene Schatz der chinesischen Medizin. Stuttgart 1959. — Wassermann, F.: Wachstum und Vermehrung der lebenden Masse. In: Handbuch der mikroskopischen Anatomie, Bd. 1/2. Berlin 1929. — Weismann, A.: Studien zur Descendenz-Theorie. Leipzig 1875/76. ~ Über die Vererbung. Jena 1883. — Weizsäcker, V. v.: Psychosomatische Medizin. Verh. dtsch. Ges. inn. Med. **55**, 13 (1949). — Wernicke, E.: Ein experimenteller Beitrag zur Kenntnis des Löfflerschen Diphtheriebacillus und zur Blutserumtherapie. Arch. Hyg. (Berl.) **18**, 192 (1893). — Wiedemann, H. R.: Hinweis auf eine derzeitige Häufung hypo- und aplastischer Fehlbildungen der Gliedmaßen. Med. Welt **1961**, 1863. ~ Zur Frage der derzeitigen Häufung von Gließmaßen-Fehlbildungen. Med. Mschr. **15**, 816 (1961). — Willcock, E. G., and F. G. Hopkins: The importance of individual aminoacides in metabolism. J. Physiol. (Lond.) **35**, 88 (1906). — Windischmann, K. G. H.: Über Etwas, das der Heilkunst noth tut. Leipzig 1824. — Wolff, M.: Das Nervensystem der polypoiden Hydrozoa und Scyphozoa. Jena 1903. — Wolmann, M.: Entzündung. Studie zur Geschichte eines biologischen Begriffes. Einzeldarst. theor. klin. Med., Bd. 16 (1962).

Zeiss, H.: Elias Metschnikow. Leben und Werk, p. 51ff. Jena 1932. — Ziegler, E.: Können erworbene pathologische Eigenschaften vererbt werden und wie entstehen erbliche Krankheiten und Mißbildungen? Beitr. path. Anat. Physiol. **1**, 361 (1886). — Zimmermann, J. G.: Das Leben des Herrn von Haller. Zürich 1755. — Zutt, J.: Psychosomatische Medizin. Verh. dtsch. Ges. inn. Med. **55**, 46 (1949).

Gesundheit und Krankheit

Von

Erich Müller, Erlangen

Mit 6 Abbildungen

I. Einleitung

Die folgende Abhandlung gilt dem Bemühen, unter Herausstellung einzelner Besonderheiten das Grundlegende, soweit es allgemeine und wesenhafte Erkenntnisse über Gesundheit und Krankheit betrifft, aus der Sicht der Pathologie darzustellen. Daß sich dabei eine Reihe divergenter Betrachtungsweisen ergibt, unter welchen die Frage nach Gesundheit und Krankheit im allgemeinen und insbesondere beim Menschen zu erörtern ist, liegt in der Komplexität der mit allem Lebenden verknüpften Vorgänge begründet.

Das Bestreben, Prinzipien und Problematik von Gesundheit und Krankheit von der Allgemeinen Pathologie her zu veranschaulichen und zu analysieren, beschränkt sich nicht auf Erkenntnisse, die aus den Methoden der Morphologie gewonnen werden. Den Erfahrungsbereich der Pathologie weiter zu ziehen im Sinne einer umfassenderen Kunde und Vorstellung vom Krankhaften findet seine Berechtigung in der historischen Entwicklung der Pathologie und ihren geistesgeschichtlichen Beziehungen. Pathologie ist ihren Grundlagen nach eine naturwissenschaftliche, ihrem Wesen nach zugleich eine ärztliche Disziplin, sie ist eine Grundwissenschaft medizinischer Anthropologie. Fragen der Entstehung, des Erscheinungsbildes und darüber hinaus auch des Wesens krankhafter Vorgänge haben seit jeher ihr Denken bestimmt und sind selbst wiederum von den geistigen Strömungen der Zeiten mitgeformt worden. Wenn auch Allgemeine Pathologie, vom Kranken abstrahierend, in erster Linie die naturwissenschaftliche Seite der Krankheitsäußerungen als Gegenstand ihrer Bemühungen und Forschungen ansieht, so ist sie doch als medizinische Disziplin zugleich auch klinisch orientiert. Findet doch das theoretisch-abstrakte Wissensstreben der Pathologie auf dem Grunde aller naturwissenschaftlich erforschbaren Erscheinungen von Gesundheit und Krankheit ihre sinnvolle Erfüllung erst in der praktischen Anwendung ihrer Erfahrungen und Erkenntnisse im Dienste der Krankheitsfeststellung und Krankenbehandlung. Diese unmittelbare Verflechtung der Pathologie mit ärztlichen Fragen und Aufgaben verleiht ihren Grundlagen eine Weite, welche in einer Theorie vom Krankhaften *allen* Wirklichkeiten des Menschen, seinen somatisch wie auch psychisch und zwischenmenschlich gestörten Ordnungen Raum gibt. Der Kontakt mit der praktizierenden Medizin gibt somit den Überlegungen über Krankwerdenkönnen und Kranksein eine anthropologische Richtung. Er gibt Anregung zu Reflexionen über Grenzen des naturwissenschaftlich Faßbaren und zu Gedanken über Phänomene, welche in naturwissenschaftlichen und geisteswissenschaftlichen Bereichen zugleich ihre Wurzeln haben.

Was unter Gesundheit und Krankheit zu verstehen ist, entspricht verschiedenen Ausdrucksformen des Lebendigen. Das Leben steht in seiner Problematik, in erster Linie hinsichtlich seiner Existenz und seiner Bedrohung — nicht dagegen hinsichtlich existentialer Fragen nach dem Sinn und der Sinngefährdung des menschlichen Daseins —, im Hintergrund der folgenden Erörterungen. Hierauf gründet sich die phänomenologisch beschreibende und analysierende Darstellungsweise. Sie entspringt dem Bereich der naturwissenschaftlich-biologisch analysierbaren Phänomene, ohne den Blick für das zu verschließen, was an menschlicher Erfahrungsweise des Krankhaften jenseits naturwissenschaftlicher Wirklichkeit als nicht weniger erfahrbar und darum nicht weniger wirklich steht.

II. Vom Wesen der Krankheit

A. Begriffsbestimmung von Gesundheit und Krankheit

1. Aufbau und Wirkungsprinzipien biologischer Systeme als Voraussetzung und Grundlage von Leben und Gesundheit

Zu Anfang aller Überlegungen stellt sich das Problem einer umfassenden Definition und Analyse von Gesundheit und Krankheit. Geht man von der Frage aus, wo uns in der Welt der Erscheinungen Krankheit begegnet, dann findet man die Bezeichnung Krankheit gelegentlich bereits im anorganischen Bereich angewendet, so etwa bei Ausdrücken wie „krankes Gestein“ oder „Zinnkrankheit“. Bezeichnungen dieser Art sind aber nur der Versuch einer analogen Anwendung des Krankheitsbegriffes in Bereichen, in denen von Krankheit im eigentlichen Sinne nicht gesprochen werden kann. Eine exakte wissenschaftliche Analyse solcher Erscheinungen läßt die Anwendung des Krankheitsbegriffes als ungeeignet erscheinen. Die „Zinnkrankheit“ beruht auf einer Änderung der Kristallstruktur des Zinns bei Kälteeinwirkung und führt zu einer Abnahme der Materialfestigkeit. Bei „krankem“ Gestein handelt es sich um Verwitterungsvorgänge, welche aus der Beziehung von mineralogischer Gesteinszusammensetzung und atmosphärischen Einwirkungen — besonders durch CO_2 und Schwefelgase — entstehen. Sie rufen chemisch-zerstörende Gesteinsveränderungen hervor oder setzen Gestein unter der Wirkung von Wasser und Frost, Erhitzung und Abkühlung physikalischen Einwirkungen aus[1]. So zerfällt Sandstein, der unter ungewöhnlich hohen Drucken in der erdgeschichtlichen Entwicklung aus Sand geformt wurde, wieder zu Sand. Krankheit im eigentlichen Sinne setzt dagegen Leben voraus und ist mit allen Formen des Lebendigen grundsätzlich verbunden.

Das Lebendige ist also die unbedingte Voraussetzung und zugleich das Substrat des Phänomens Krankheit. Tritt uns Lebendiges in absoluter Regelhaftigkeit entgegen, dann liegt Gesundheit vor. Dieser Zustand der Gesundheit kann aber gestört werden und das Lebende kann als Ganzes oder in Einzelbereichen in den Zustand der Krankheit übergehen. Leben hat eine materielle Grundlage. Als dynamisch geordnete Struktur ist es lebende Substanz; der Begriff lebende Substanz umfaßt aber mehr als der Substanz- oder der Körperbegriff der Chemie und der Physik. Lebensvorgänge vollziehen sich unter energetischen Umsetzungen; Leben ist aber wiederum nicht identisch mit Energie oder Kraft. Diese kurzen summarischen Feststellungen deuten an, daß hinter dem Leben materielle und strukturelle Grundlagen und ebenso unabdingbar physikalische und chemische Vorgänge stehen, ohne daß damit schon etwas Grundlegendes über Leben und lebende Substanz gesagt oder gar erklärt ist. „In strengster naturwissenschaftlicher Arbeit hat sich die Einsicht weitgehend durchgesetzt, daß zwar im Felde der biologischen Beobachtung auch das physikalisch-chemische Geschehen seinen wichtigen Platz hat, daß aber diese Vorgänge der atomaren und molekularen Stufe in völlig *neuer Dienstbarkeit* auftreten, wo sie in die Leistungen des Protoplasmas eingeordnet erscheinen“ (A. Portmann, 1952).

[1] Seeger 1966.

Leben ist einst in erdgeschichtlichen Zeiten entstanden. Alles spricht dafür, daß in der Evolution das Leben sich zwar in einem gewaltigen Akt und in voller Breite entfaltete, daß aber Vorstufen und damit Vorbedingungen zur Bildung des Lebens in langen Zeiten systematisch sich entwickelt haben. In diesen Vorstufen — die grundsätzliche Aufbauelemente lebender Substanz blieben — hat die anorganische Welt und aus ihr heraus die organische Materie über zunehmende Komplexität die Grundlagen des Lebens gebildet. Aus Atomen wurden Moleküle, aus einfachen Molekülen mit steigendem Molekulargewicht kompliziertere Formen, Makromoleküle. Irgendwann haben sich in Integration und Desintegration, Assimilation und Dissimilation sowie in der Fähigkeit zur Selbstreproduktion Grundeigenschaften des Lebens formiert[1]. Zu den besonderen Grundlagen des Lebens und biologischer Lebensformen gehört dabei die *Ausbildung differenzierter Strukturen*. Sie fanden ihre entscheidende Formung in der Bildung der Nucleotide und Nucleinsäuren, welche in Viren, Bakterien und in der chromosomalen Zellkernausrüstung aller weiteren Organisationsformen die genetische Information tragen und weitergeben und welche die erstaunliche Regelung und Ordnung in Struktur, Stoffwechsel und Funktion der Zellen induzieren und erhalten[2]. In der Entwicklung und im strukturellen Aufbau von Makromolekülen und in ihrer planvollen Zusammenfügung und Wirkung in der Zelle sowie in der weiterschreitenden metazoischen Differenzierung zu Organen mit Spezialfunktionen im Dienste des Ganzen liegt einer der grundlegenden Unterschiede zwischen unbelebter Materie und lebender Substanz.

In dieser Konzeption einer evolutionär sich entfaltenden materiellen Wirklichkeit des Lebendigen tritt von vorneherein als die auffälligste Erscheinung aller Entwicklung das Prinzip einer planvoll erscheinenden *Ordnung* hervor[3]. Es begegnet uns in der gesamten Natur, in der Anordnung von Atomkern und Elektronenschale, in den Ordnungszahlen der Elemente und in der Sequenz der Desoxyribonucleinsäuren der Gene, welche den Schlüssel der genetischen Information darstellt. Das Ordnungsprinzip findet sich durchgehend in den strukturellen und funktionellen Gegebenheiten von den einzelligen Lebewesen bis zur differenziertesten Organisationsstufe, dem Menschen; es findet sich in jeder Zelle, im Gewebe, in den Organen und im Gesamtorganismus.

Biologische Ordnung beruht auf einer Vielfalt von Gliedern und Funktionen und zugleich auf ihren Verknüpfungen[4]; sie unterscheidet sich dadurch von den Ordnungen im anorganischen Bereich. Die planvolle Anlage und die Entfaltung von Strukturen auf ihre Funktion hin — bei der oft die strukturelle Ausbildung *vor* der Funktionsübernahme bereits vollzogen ist, wie die vollständige pränatale Ausreifung der Sinnesorgane vor einer Perzeptionsmöglichkeit von Sinnesreizen zeigt — lassen sich nicht allein aus einer Analyse von Kausalbeziehungen verstehen. Biotechnisch ist zwar der Organismus geordnet und beschreibbar, sind Strukturen wie Muskulatur und Skelet, oder die Struktursysteme von Blutkreislauf und Atmung in physikalischer Beziehung ganz aufeinander eingerichtet; auch biochemische Stoffwechselvorgänge sind in ihren Abläufen nach kausal determinierten Prinzipien wirksam. Über diese Ordnungsgrundlagen hinaus wird aber Leben und Gesundheit nicht allein von strukturellen und funktionellen *Einzelordnungen*, sondern vor allem von der *planvollen Abstimmung* aller Geschehnisse in einfacheren oder komplizierten Kausalverkettungen getragen. Dieses Abgestimmtsein im Sinne einer lebensgesetzlichen Ordnung überschreitet eine Deutungsmöglichkeit allein auf der Basis eines kausalen Zusammen*wirkens*; entscheidend

---

[1] v. Bertalanffy 1959. [2] Schramm 1958, Drews 1966.
[3] Teilhard de Chardin 1965, Tuppy 1961. [4] Rothschuh 1960, 1963.

kommt das Zusammen*passen* zu einer biologischen Leistungsdienlichkeit hinzu, die sich letztlich auf den Gesamtorganismus bezieht[1]. Dieses Zusammenpassen betrifft die *räumliche* Ordnung — im mosaikartigen Nacheinandergeordnetsein von Enzymen an Zellstrukturen als Voraussetzung für geregelte Stoffwechselabläufe — es betrifft die *zeitliche* Ordnung — in der Befristung der Organisatorwirkung auf jeweils reaktionsbereite Zonen bei der Embryonalentwicklung — und es betrifft auch eine *funktionsdienliche* Ordnung — in der Verschiedenheit der pH-Bereiche im Magen und im Darm als Voraussetzung für die Aktivität der dort gebildeten Verdauungsfermente. Diese Ordnungsbilder gehen in ihrem unabdingbaren Zusammenwirken in die *Raum-Zeit-Gestalt* biologischen Geschehens, des orthischen wie des pathischen, ein. Sie dokumentieren den besonderen Organisationscharakter biologischer Ordnung im Gegensatz zu den Ordnungsbeziehungen in der anorganischen Welt.

Das Grundgesetzliche biologischer Ordnung tritt schließlich auch in der Wiederholung wesentlicher Normen in allen Lebensformen und Lebensäußerungen zutage. So ist der Grundstoffwechsel aller Lebewesen prinzipiell gleichartig[2]. Das zeigt sich beispielsweise in der Analyse von Stoffwechselabläufen — etwa der Glykolyse oder des Fettsäureabbaues, der Atmungskette oder des Citronensäurecyclus — darin, daß sie als Stoffwechselschemata bei den verschiedensten Organismen mit immer wiederkehrenden Einzelreaktionen und Zwischenstufen auf der Grundlage von Enzymmustern nach einem stets identischen Entwurf, einem Archetyp, ablaufen[3]. Auch die strukturelle Ordnung von Zellen entspricht archetypischen grundsätzlichen Mustern der Zellstrukturen. Das hat die Zellmorphologie an den Feinstrukturen der Zelle besonders deutlich gemacht. Form und Bau der Zellorganellen zeigen vom Protozoon bis zum Menschen typische wiederkehrende Strukturelemente, aus denen alle Cytoplasmastrukturen und Zellorganellen aufgebaut sind. Sie lassen sich im Letzten auf Membran, Granulum und Faden zurückführen[4]; sie erweisen sich vor allem in der grundsätzlichen Gleichheit der Mitochondrien, des endoplasmatischen Reticulums und der Ribosomen vom Einzeller an bis zu den höchstdifferenzierten Zellen des menschlichen Organismus als Grundlage eines allgemeinen organisatorischen Prinzipes alles Lebendigen.

Im Bereich des Lebenden liegen also höchst komplexe Ordnunggefüge vor, die als „*bionome Ordnung*" (ROTHSCHUH 1963) in selbsttätiger Weise der Lebens- und Gesundheitserhaltung dienen. Sie verwirklichen eine sinnreich geordnete Beziehung der Teile untereinander und zum Ganzen und durchziehen grundlegend *alle* Äußerungen und Formen des Lebens. Die innerorganismische biologische Ordnung wird ergänzt durch die ordnungsgemäße Umweltbeziehung. Das Angepaßtsein an die Milieubedingungen ist für alle Lebewesen Grundlage ihrer Existenz. Auch diese Beziehungen sind abgestimmt und in gewissem Umfange regulierbar, sonst bedeuten sie Gefährdung oder Tod.

Alles Lebende steht über der anorganischen Welt in seinem sinnvollen Ordnungsgefüge als eine andere, vorerst noch geheimnisvolle Wirklichkeit. Zu den Grundphänomenen bionomer Ordnung gehören in den verschiedenen Organisationshöhen der Lebewesen jeweils einfachere oder umfassendere und zusätzliche übergeordnete, das Leben erhaltende und es gegen Belastungen und Gefährdungen abschirmende Prinzipien. Ein Fundamentalprinzip der Selbstverwirklichung des Lebens und seiner ordnungsgemäßen Erhaltung ist die *Regulation*. Sie umfaßt alle Lebenserscheinungen: Selbstreproduktion, Entfaltung, Wachstum und Differenzierung, Stoffwechsel, Selbsterhaltung und nicht zuletzt Beziehungen zu Umwelt

[1] ROTHSCHUH 1963. [2] MOTHES 1965.
[3] PETTE 1965. [4] WOHLFAHRT-BOTTERMANN 1962.

und Mitwelt. Regulationen beruhen auf der Aktionsbereitschaft des Organismus in allen seinen Einzelteilen, Strukturen, Funktionsgefügen und übergeordneten Zusammenhängen, wodurch eine integrierende Wirksamkeit ermöglicht wird. Regulationen halten die Homöostase in verschiedensten Bereichen aufrecht. Reguliert sind Erhaltungs-, Bereitschafts- und Tätigkeitsumsatz in der Zelle, auf Regulationen beruhen Zusammenwirken und Anpassen von Funktionen der Organe und Systeme bei Beanspruchungen und Störungen. Grundelemente der Regulation sind die Mechanismen von *Steuerung* und *Regelung*. Steuerung ist kein Gegenbegriff zu Regelung, sie schließt Regelungsvorgänge mit ein, eine scharfe Trennung beider Begriffe ist somit oft nicht möglich. Steuerung beruht auf einer einsinnig

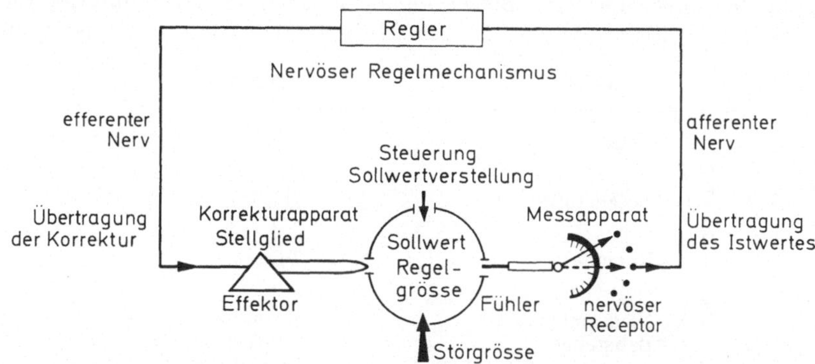

Abb. 1. Schema eines Konstanthalte-Regelmechanismus, nach dessen Prinzip die im Text angeführte Blutdruckregelung erfolgt. Biologische Regelungen laufen in der Art technischer Regler im Organismus auf allen Integrationsstufen im Sinne der Aufnahme, Verarbeitung und Übertragung von Informationen ab bis in die kompliziertesten Formen der Informations-Verarbeitung von Sinneswahrnehmungen durch das Gehirn in der Gedächtnis-Speicherung, ihrer Bedeutunganalyse und der hierdurch ausgelösten Verhaltensweise. (Aus K. E. ROTHSCHUH: Theorie des Organismus. München u. Berlin: Urban & Schwarzenberg 1963)

zielgerichteten Impulsbildung oder auf einer Signalübertragung ohne Rückkoppelung, sie stellt einen offenen Informationsvorgang dar[1]. So wird der Atemrhythmus nicht nur unbewußt über den Informationsträger CO_2-Spannung im Blut geregelt, sondern er kann auch willkürlich gesteuert werden beim Sprechen oder Singen. Über Steuerungsvorgänge werden von den vegetativen Zentren im Stammhirn die physiologischen Organfunktionen der jeweiligen Situation (Tages-Nachtrhythmus) oder Anforderung (Ruhearbeit — Leistung) entsprechend eingestellt, die Steuerung führt zur periodischen oder jeweils angepaßten Veränderung des Sollwertes von Regelkreisen.

Regelung ist nach R. WAGNER (1954) ein Urprinzip des Lebens und verläuft nach den in der Technik bekannten und dort angewendeten Regelungsvorgängen, in der lebenden Welt freilich meist in komplexerer und komplizierterer Weise[2]. Physikalisch gesehen ist Leben und Gesundheit „unwahrscheinlich", dem Prinzip der Entropie widersprechend[3]. Unwahrscheinlichkeit bedingt Labilität und Unsicherheit der Funktions- und Bestandserhaltung, erfordert also auf der anderen Seite Mechanismen und Einrichtungen, welche die Konstanterhaltung der Lebens-Voraussetzungen und -Äußerungen als funktionssicherndes und lebenserhaltendes Prinzip gewährleisten. Ein solches ist in zahlreichen Reglersystemen des Organismus gegeben[4]. Diese sind von einfachsten Regelkreisen, welche konstante Sollwerte aufrecht erhalten, bis zu kompliziertesten Funktionskreisen nachweisbar. Biologische Regelungsprinzipien sind selbsttätige Vorgänge in einem zu einem Regelkreis zusammengeschlossenen System (Abb. 1). In sehr vereinfachter

[1] KEIDEL 1967. [2] WAGNER 1954, HASSENSTEIN 1967, SCHAEFER 1965.
[3] SCHROEDINGER 1951. [4] KEIDEL 1960, 1963, 1964.

Darstellung läuft in dieser Art die Blutdruckregelung ab. Die Regelgröße (der mittlere Blutdruckwert) wird durch eine Meßeinrichtung (die Fühler im Carotissinus und Aortenbogen) kontrolliert. Eine Abweichung (Druckanstieg) wird über afferente Nerven dem zugehörigen Regler (Vasomotorenzentrum im Gehirn) gemeldet; die hier ausgelöste Erregung wird über efferente Bahnen zum Stellglied (Gefäßwandmuskulatur) weitergeleitet und bewirkt eine Erweiterung der Gefäßperipherie und somit eine Blutdrucksenkung, die rückgemeldet wird; eine überschießende Senkung des Blutdruckes wird wiederum durch gegenläufige Regelung beseitigt, bis der Normwert eingependelt ist. Beispiele solcher Regelungen gibt es viele, auch bei intracellulären Vorgängen sind sie zu finden. Eine Regelung über Rückkoppelung kontrolliert die Beziehungen zwischen der DNS und der Bildung der cellulären Eiweißstoffe[1] (Abb. 2). Auf Regelkreiseffekten im Organismus, die

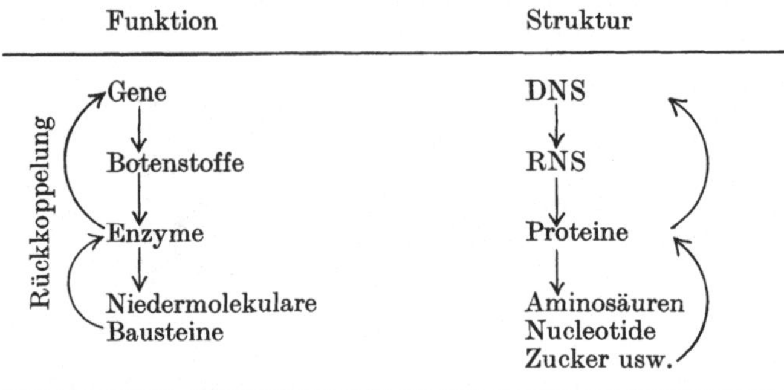

Rangfolge und gegenseitige Steuerung der biochemischen Stoffklassen.

DNS = Desoxyribonucleinsäure, RNS = Ribonucleinsäure

Abb. 2. Beispiel einer intracellulären biochemischen Regelung. (Aus G. SCHRAMM: Der biologische Code in den Desoxyribonucleinsäuren. In: Kybernetik. Frankfurt: Umschau 1964; s. auch BÜCHNER: Die experimentelle Kanzerisierung der Parenchymzelle. 1961)

über nervale und/oder humorale Wege wirken, beruht die Aufrechterhaltung der adäquaten Körpertemperatur, die Regelung der Atmung, die Blutkonzentration der Hormone und vieles mehr.

Das Grundprinzip aller Regelungsvorgänge ist die Informations-Aufnahme, -Übertragung, -Verarbeitung oder -Speicherung. Regler arbeiten also alle nach dem gleichen Prinzip, gleichgültig ob die Information über nervale oder humorale Kanäle erfolgt. Sie arbeiten selbsttätig und unbewußt. Unterschiede liegen in der Kompliziertheit der Teilglieder und Anordnungen oder in der Verschiedenheit ihrer Funktionsprinzipien (als Halteregler oder Programmregler). Neben einfach ablaufenden Regelungsmöglichkeiten bedingt die Komplexität und Vielzahl reagierender biologischer Systeme vielfach eine gegenseitige „Vermaschung" von Regelkreisen; so sind die Funktionen von Atmung und Kreislauf über den N. vagus miteinander verbunden, so daß Aufschaltungen in einem Regelkreis auf die Funktion des anderen zurückwirken. Biologische informationsverarbeitende Wirkungsgefüge lassen Besonderheiten erkennen, die beispielsweise darin bestehen, daß zwischen Ist- und Sollwert eine nie ganz ausgleichbare Abweichung bestehen muß; diese Differenz ist eine zur Aufrechterhaltung biologischer Regelungen notwendige Reizgröße[2]. Weitere Besonderheiten werden in Eigenarten der zentralnervösen Informationsverarbeitung von Nachrichten über die Sinnesorgane

[1] BÜCHNER, GRUNDMANN und OEHLERT 1961a, SCHRAMM 1964.

[2] KEIDEL 1967.

deutlich. So gelangt ein Großteil der über die Sinneskanäle fließenden Nachrichten gar nicht erst zum Bewußtsein, sondern löst bereits zuvor unmittelbar über Vermaschungen verschiedene festliegende Aktionen aus (etwa eine reflektorische Abwehrbewegung). Neben dieser zweckmäßigen Informationseinschränkung wirkt als ein anderes Phänomen die sensorische Optimalisierungseinrichtung des Zentralnervensystems. Diese Einrichtung vermag auf mehreren Sinneskanälen gleichzeitig ankommende Nachrichten (etwa von Auge und Ohr) auf Grund früher gespeicherter Erfahrungen nach ihrer Bedeutsamkeit zu kontrollieren und über Hemmung bzw. Förderung sinnvoll auszuwählen[1]. Die erstaunliche Fähigkeit hierzu ist in der Vermaschung der Sinneskanäle im Stammhirn begründet, wodurch die bedeutsameren und lebenswichtigen Nachrichten auf dem betreffenden Sinneskanal bevorzugt werden, wohl weil ihr Signalcharakter stärker ist.

Das Prinzip der biologischen Regelung reicht von einfachen vegetativen Regelkreisen bis zu höchstkomplizierten kybernetischen Systemen und umschließt somatische, psychische und geistige Bereiche. Technische Einrichtungen und Geräte für Regelung, Nachrichtenübertragung und Informationsverarbeitung sind analoge Konstruktionen, die aus der planenden Intelligenz des Menschen entstanden sind[2]. Sie können biologische Regelungen anschaulich machen, sie sind aber nur einfache Modelle im Vergleich zu den viel komplizierteren und schwerer durchschaubaren Regelungssystemen im Organismus. Die Kompliziertheit und Vielzahl aller biologischen Regelungsvorgänge beweist in der Tatsache, daß sie so gut funktionieren, zugleich die Bedeutung bionomer Ordnung als Grundprinzip der Aufrechterhaltung von Leben und Gesundheit.

Zu allem Lebenden gehört *Reagibilität* im Sinne von individuellen Aktivitäts-Abstufungen bei Reiz-Aufnahme und -Beantwortung. Reagibilität unterscheidet sich von den unregulierten Reaktionen anorganischer Materie durch komplexere Vorgänge, die im Aufbau und in der Wirkungsweise der lebenden Substanz begründet sind. Während rein chemische Reaktionen über Spaltung oder Vereinigung zu einfachen Stoffumwandlungen führen, bilden Reaktionen in der lebenden Substanz aufeinander abgestimmte Reaktionsketten. Biologische Reagibilität umschließt durch die Auslösung von Regulationen in der Reizbeantwortung weit umfassendere Möglichkeiten. Ihr Ergebnis kann unmittelbare Erhaltung oder Wiederherstellung eines ursprünglichen Zustandes, aber auch weitergehend Anpassung und Resistenz oder eine Änderung der Reagibilität gegenüber Wiederholung des gleichen Reizes sein[3]. Darin tritt hinsichtlich der Gesunderhaltung eines Organismus im Endeffekt eine nicht-veränderte Lage, eine verringerte oder eine verstärkte Gefährdung gegenüber identischen wiederkehrenden Reizen zutage. In der Reagibilität dokumentieren sich die Organismen in ihrer besonderen *individuellen* bionomen Organisation. Zu den örtlichen receptorischen Reaktionen und Regulationen addieren sich übergeordnete Regulationsmechanismen, die im Sinne einer Fernsteuerung wirken. Solche vermittelnden Systeme, in erster Linie das Nervensystem, das System der innersekretorischen Drüsen oder die Organisation von Reglersystemen sind tragende Elemente der gestuften Ordnung des gesamten Organismus. Reagibilität beruht auf Reaktionskonstellationen, die sich in vielfacher Weise synergistisch oder antagonistisch einschalten, um den Störeffekt eines Reizes im Sinne der Bewahrung des Gesundheitszustandes auszugleichen. Reagibilität kann als Ausdruck der durch Erbe, Umwelt und Erleben geprägten jeweiligen Persönlichkeitsstruktur betrachtet

[1] Keidel 1964, Spreng 1964. [2] Steinbuch 1965.
[3] Letterer 1956, 1959a, 1962, 1963b, Bieling 1956.

werden. Sie ist individuell zeitlich oder für die Dauer wandelbar, sie beruht auf somatischen wie auf psychischen Faktoren. Während psychische Faktoren die Reagibilität grundsätzlich nur über die zentralen vegetativen Steuerungssysteme des Hirnstammes beeinflussen können, sind Steigerung oder Abschwächung der Reagibilität von Organen oder anderen Betriebsgliedern des Organismus auch unmittelbar durch exogene oder endogene Faktoren möglich. Reagibilität ist die jeweilige Reaktionsbereitschaft, welche vom „mittleren" Verhältnis von Reizintensität — sei sie orthisch oder pathisch — zu Reaktionsstärke nach der einen oder der anderen Seite Abweichungen zeigen kann. Das deckt sich zum Teil mit dem noch zu erörternden Problem der Resistenz und der Anfälligkeit. Im weiteren Sinne gehört zu den Regulationseffekten auch die Möglichkeit eines Organismus, durch fortgesetzte regulative Beanspruchung biologisch an Erfahrung zu gewinnen. Das wird erkennbar in der schnelleren und besseren Reagibilität und in einer Angleichung an besondere Anforderungen im Sinne einer Leistungsverbesserung, wobei biologische Regelungsvorgänge sich einspielen.

Anpassung ist ein weiteres Kennzeichen geordneter Lebensabläufe. Die selbstregulatorische Anpassungsfähigkeit erstreckt sich als ein entscheidendes Prinzip aller lebenden Organismen auf strukturelle, biochemische und funktionelle Bereiche[1]. Sie begegnet uns im intracellulären Stoffwechsel in der Möglichkeit, gewöhnliche Abbau- oder Synthese-Schritte über alternative Stoffwechselwege zu vollziehen, sie zeigt sich in der Umschaltung der Energiegewinnung auf anaerobe Glykolyse bei vorübergehendem O_2-Mangel. Auf eine strukturelle Anpassung an einen Zustand zeitweiliger Unterbrechung der Atmungsfunktion weisen Experimente an Paramecien hin: sie lassen unter der Wirkung einer vorübergehenden Atmungshemmung eine Neubildung und Vermehrung erheblich vergrößerter Mitochondrien erkennen, ein Vorgang an der cellulären Feinstruktur, der als Kompensation der gestörten Atmung zu deuten ist[2]. Ein Anpassungsvorgang ist ferner die von einem Substrat induzierte Enzymsynthese. Eine solche spezifische enzymatische Adaptation konnte bei Escherichia coli durch Überimpfung auf lactosereiche Kulturen über die Wirkung von Regulator-Genen nachgewiesen werden, welche die Enzymprotein-Synthese von β-Galaktosidase zum metabolischen Abbau von β-Galaktosiden in kurzer Zeit in reversibler Weise stark steigern[3]. Auch eine adaptive Vermehrung pankreatischer Enzyme in Abhängigkeit von einseitigen Fütterungsformen ist experimentell nachgewiesen[4]. Größere strukturelle Adaptationen liegen den Erscheinungen von Hypertrophie und Hyperplasie zugrunde, welche ungewöhnliche Belastungen und Beanspruchungen auszugleichen vermögen. Solche Anpassungshyperplasien bei gesteigerter innersekretorischer Leistungsanforderung sind die Funktionshyperplasie der Nebennierenrinde bei Hypertonie oder Herzfehlern oder die sekundäre Nebenschilddrüsenvergrößerung bei Entkalkungsvorgängen im Skelet. Adaptation begegnet uns somit als örtlich beschränktes wie auch als übergeordnetes, bis zur vegetativen Gesamtumschaltung (HOFF, 1962, 1965) reichendes Phänomen, wie es in gleicher Weise für Regelung und Reagibilität gilt. Da Adaptation ein grundlegendes Prinzip des Lebens ist, darf hier vorwegnehmend gesagt werden, daß dieses Prinzip nicht nur beim gewöhnlichen Wechsel von äußeren oder inneren Bedingungen oder bei sich ändernden Leistungsanforderungen wirksam wird, sondern sich in besonderem Maße bei krankhaften Störungen manifestiert[5]. Gerade hier zeigt sich die Bedeutung von sich selbststeuernden Funktionskreisen, welche Abweichungen von der Norm korrigieren, durch Adaptationsvorgänge eine gestörte

---

[1] DIEMER 1966. [2] WOHLFAHRT-BOTTERMANN 1965.
[3] JACOB und MONOD 1961. [4] RICHTERICH 1958.
[5] HOFF 1964.

Ordnung wiederherstellen und lebenswichtige Konstanten — wenn auch unter geänderten Bedingungen — aufrecht erhalten. Die Adaptationsfähigkeit dient somit im Letzten dem Ziel der Erhaltung oder Wiederherstellung der normalen Ordnung, die wir Gesundheit nennen. Nicht zuletzt hat die Anpassungsfähigkeit in evolutionärer Hinsicht nicht nur die Behauptung des Lebens im Wechsel erdgeschichtlicher Zeiten, sondern auch die Eroberung neuer ökologischer Lebensbereiche ermöglicht. Alle biologischen Systeme, von den Feinstrukturen der Zelle bis zum menschlichen Organismus in seiner individuellen psychosomatischen Geprägtheit zeigen ständig die große plastische Anpassungsfähigkeit allen Lebens[1].

Lassen sich in dieser Art in einer abstrahierenden Betrachtung einzelne grundlegende Elemente des Lebens und der Gesunderhaltung umreißen, so sind sie andererseits kaum grundsätzlich voneinander zu trennen. Ihre eine Einheit bildenden Wirkweisen sind die einer *selbstregulatorischen Erhaltungs- und Ausgleichsfähigkeit* bei geänderter Beanspruchung und bei wechselnden Umweltbedingungen. Sie erhalten weitestmöglich Leben und Gesundheit des Individuums, sie bewahren in der Fähigkeit zu konstanter Selbstreproduktion über Vererbung und Fortpflanzung das Leben überhaupt. Alles Gesundhafte vollzieht sich dynamisch, Gesundheit ist kein statischer Zustand. Sie hat individuelle Schwankungsbreiten innerhalb regulierbarer Grenzen. Die ständige Anpassung an wechselnde innere und äußere Lebensbedingungen muß zugleich als eine Reiz-Notwendigkeit angesehen werden, um den Organismus ständig im dynamischen Zustand der Gesundheit zu erhalten.

Gesundheit ist zwar eine Norm, aber kein engumgrenzter und festgelegter Status. Es gibt „Breitengrade der Gesundheit", die sowohl eine besondere individuelle Resistenz als auch eine individuelle Anfälligkeit gegen Störungen einschließen. Gesundheit beruht auf dem geordneten Struktur- und Wirkgefüge aller Glieder und Funktionen des Organismus. Dieses Funktionsgefüge wird über die erörterten Steuerungs- und Regulierungsmöglichkeiten kontrolliert und geschützt. Das kausal und zugleich sinnvoll aufeinander zugeordnete Gesamtsystem von Einzelteilen und -funktionen des Organismus kann in jedem seiner Glieder und Kreise aktuell gestört werden, dann entsteht Krankheit. Es gibt aber auch einen Zwischenbereich, der eine grundsätzlich gesteigerte *Anfälligkeit* betrifft, die in verschiedenen Abstufungen und von verschiedensten Möglichkeiten her das Optimum an Gesundheit mindert, ohne bereits Krankheit zu bedeuten.

Anfälligkeit ist eine der wesentlichen Ausdrucksformen der *Disposition.* Diese umfaßt die durch Anlage, durch innere oder durch umweltgegebene Faktoren bedingten Schwächen eines in sich geordneten Organismus. Sie zeigt sich in einer verstärkten Pathibilität, d. h. in der gesteigerten Möglichkeit und Neigung zu Krankheiten. Eine solche Neigung im Sinne statistisch gehäufter Anfälligkeit kennen wir als Disposition der Lebensphasen mit ihrer Neigung zu besonderen Krankheiten im Säuglingsalter, in der Kindheit, in der Reifungszeit und im höheren Alter. Wir kennen sie als geschlechts- und rassegebundene Form und als Anfälligkeit einzelner Organe und Gewebe. Anfälligkeit ist die negative Seite einer individuell unterschiedlichen Verträglichkeit und Reagibilitätsbereitschaft. Sie kann als vorübergehende oder dauernde Schwäche sich von organischen und funktionellen Gegebenheiten an bis in affektiv-psychische Bereiche hinein erstrecken. Hier können Ärger, Sorge, Unausgefülltsein, Dauerbelastung bei mangelnder Entspannung Anfälligkeiten in der Überbeanspruchung vegetativer und hormonaler Leistungen schaffen. Auf diesem Wege vermögen sie eine individuell

[1] BÜCHNER 1957a.

wechselnde Pathibilität in verschiedenen „Erfolgsorganen" hervorrufen, die etwa in Dyschylien der Verdauungsorgane oder in der psychogenen Auslösbarkeit eines Asthmaanfalles sich auswirkt.

Anfälligkeit wird in der Regel erst unter Belastung und Krankheit manifest und läßt damit eine Herabsetzung der Reizschwelle für exogene und endogene Störungs-Faktoren erkennen. Konkrete Beispiele von angeborener oder erworbener Anfälligkeit sind Idiosynkrasien, ist die Begünstigung von Zweitkrankheiten, wie etwa einer Tuberkulose durch Maserninfekt, oder die Rezidivneigung bei rheumatisch vorgeschädigten Herzklappen, welche Ausdruck einer erworbenen und örtlich fixierten Störanfälligkeit ist. So gibt es eine Reihe von Strukturveränderungen und Funktionsschwächen, welche lange Zeit als Krankheitsbereitschaft vorliegen, ohne in Erscheinung zu treten. Ein eindrucksvolles Beispiel ist die klinisch latente Coronarsklerose mit Einschränkung der coronaren Durchblutungsreserve, welche eines Tages sich plötzlich bei einer besonderen Anforderung oder durch Auslösung einer zusätzlichen Coronarthrombose als Krankheit aktualisiert. Sie ist paradigmatisches Zeichen der vielfältigen Möglichkeiten eines meist unbemerkten allmählichen Herausgleitens aus den Breitengraden der Gesundheit in die Zonen der Krankheit.

Eine begriffliche Definition der Gesundheit scheint im ganzen gesehen leicht auf einen einfachen Nenner zu bringen zu sein. Einer solchen Auffassung stehen aber Bedenken gegenüber. Einmal ist der Umfang unseres Wissens in allen Bereichen, welche Leben und Gesundheit umfassen, nur ein unvollständiger, bruchstückhafter. Unsere Beurteilungsgrundlage zeigt also Mängel hinsichtlich einer verbindlichen Feststellung absoluten Gesundseins[1]. Zum anderen gibt es in den sehr komplizierten und störanfälligen Bereichen des Lebens grundsätzlich — und das gilt besonders für den Einzelfall — oft nur Vermutungen über den Gesundheitszustand, da eine Überprüfung selbst aller bekannten Vorbedingungen und Grundvoraussetzungen nicht möglich ist oder Untersuchungen auch einfach unterbleiben[2]. Latente Diabetiker sind krank auch ohne Objektivierung ihres Zustandes, Hämophile erscheinen gesund, solange ihre Blutbahnen unverletzt sind. Mit den diskutierten Grundlagen von Leben und Gesundheit — geordnete Struktur, Stoffwechselleistung und Funktion, Regelung und Anpassung — sind zwar Zeichen gesetzt, an denen Gesundheit gemessen werden kann, eine Objektivierbarkeit und eine gesicherte Beweisführung ist aber nicht immer zu erreichen. Die Frage, ob Gesundheit vorliegt, hängt auch weitgehend vom subjektiven Empfinden des Einzelnen ab. Das Empfinden kann — entgegen der Realität im Einzelfall — Gesundheit oder auch Krankheit vortäuschen, es hat also keine absolute normative Bedeutung. Auf die daraus erwachsende Problematik wird im letzten Abschnitt dieses Beitrages noch eingegangen werden.

Gesundheit ist also auf allen Organisationsstufen des Lebens das Ergebnis biologischer Ordnungen und Anpassungen im eigenen organismischen Bereich und in den Beziehungen zu den gegebenen Umweltfaktoren. Diese biologische Ordnung ist selbstverständlich ein grundlegendes Element auch der Gesundheit des Menschen. Die Frage nach der Gesundheit des Menschen ist aber in *dem* Maße umfassender zu stellen, als der Mensch die Kreatur überragt. Dieses Herausragen aus der Kreatürlichkeit tritt uns in der Tatsache entgegen, daß der Mensch in seiner biologischen Ordnung nicht nur von den materiellen Umweltfaktoren und von seinen biologischen Innenweltfaktoren getragen wird, sondern integrierend auch von leiblich-psychischen und geistigen Einflüssen, deren Harmonie Grundvoraussetzung auch seiner biologischen Ordnung ist. Die Sonderstellung betrifft

---

[1] SCHAEFER 1956, 1959. [2] SCHAEFER 1963.

auch die Beziehungen des Menschen zu seiner Mitwelt, die den Menschen als gesellig angelegtes Wesen auch hier eine optimale Ordnung anzustreben zwingt, und sie betrifft seine Umwelt in der Weise, daß es ihm mit fortschreitender Technik immer mehr in die Hand gegeben wird, sie zu ändern. Gesundheit des Menschen hat einen zweifachen Aspekt; er liegt einmal im individuellen Gesundheitsstreben zur Erhaltung des optimalen *personalen* Befindens und zum andern in einer allgemeinen Gesundheitserhaltung als Ziel im Ordnungsbereich der *menschlichen Gesellschaft* begründet.

Die Beziehung Gesundheit des Einzelnen und Gesellschaft ist ambivalent. Die Sorge der sich immer stärker formierenden modernen Gesellschaft geht um vorbeugende Gesundheitsfürsorge, Seuchenverhütung, Sozial- und Arbeitshygiene bis zur Gesundheitsplanung. Der Mensch steht hier als Individuum hinter den Forderungen der Gesellschaft zurück. Andererseits bedarf der einzelne Mensch grundsätzlich der Geborgenheit in der menschlichen Gemeinschaft. Seine Mitweltbeziehung ist über alle Stufen des Lebens hinweg mitentscheidender Faktor seiner gesunden Entwicklung, seiner Reifung und seines Alterns: er ist in seinen leiblichen, seelischen und geistigen Strukturen und Funktionen auf die Begegnung mit seiner konkreten Mitwelt angelegt und hingeordnet. Er erfährt seine Entfaltung und Prägung, die Erfüllung seiner Möglichkeiten in und mit seinem sozialen Gefüge, das sein biologisches Dasein überformend mitbestimmt; es kann aber auch zu einer Isolierung bei Kontaktschwäche oder bei abweisender Haltung der Mitmenschen zu einer Quelle von Leiden und Leid für ihn werden. Selbst bei Tieren, die im Kontakt und in der Lebensordnung mit dem Menschen aufgewachsen sind — in einer Lebensordnung, die eine höhere ist als die rein artdienliche Paarungs- oder Herdengemeinschaft oder die Sozialordnung eines Bienenvolkes oder eines Termitenstaates — zeigt die Verhaltensforschung negative biologische Reaktionen auf, wenn diese angenommene Lebensgemeinschaft mit dem Menschen plötzlich aufgehoben wird.

Mit der ärztlichen Aufgabe der Erhaltung und Förderung nicht nur des individuellen sondern auch des allgemeinen Gesundheitszustandes ist am entscheidensten das Gesundheitsproblem im Sinne einer Gesundheits-Norm als Maß und Ziel bewußten Handelns zur Diskussion gestellt. Die Grundlage hierfür liegt in der Entwicklung einer umfassenden Wissenschaft von der Gesundheit. Der Medizin liegt, auch im Forschen, ein zweckbestimmtes Ziel, die praktische Anwendbarkeit ihrer Erkenntnisse und ihres Wissens zugrunde: sie ist auf Helfen und Heilen ausgerichtet. Diese Verbindung medizinischen Forschens und ärztlichen Dienstes gilt auch für die ärztlich-soziale Funktion einer prophylaktischen Gesundheitsfürsorge, wobei Gesundheit nicht nur als wissenschaftliches Problem, sondern auch als Wertbegriff gesehen wird. Dem Bemühen um eine exakte Wissenschaft von der Gesundheit steht das Ziel voran, in systematischen Untersuchungen ihre Grundlagen und ihre unabdingbaren Voraussetzungen weiter zu klären, sowie Beeinträchtigungen und deren Verhütungsmöglichkeiten aufzuzeigen, wenn auch der Versuch, zu einer vollständigen Kenntnis des Gesunden zu kommen, immer wieder an Grenzen der Aussagemöglichkeit stoßen wird[1].

Rein naturwissenschaftliche Definitionen und Wesensbestimmungen der Gesundheit des Menschen zeigen in Grenzsituationen ihre Unvollkommenheit. Ebenso wird dort eine solche auch bei mehr spekulativen Definitionen offenbar, obgleich beiden Erkenntnis- und Erfahrungsweisen eine Bedeutung im ärztlichen Handeln nicht abzusprechen ist. Alle Erkenntnisweisen gehen, wenn auch von verschiedenen Gesichtspunkten her, von der Natur des Menschen aus. Sie beschränken

---

[1] ROTHSCHUH 1963, SCHAEFER 1963.

sich entweder streng auf naturwissenschaftliche Aussagen und treffen diejenigen Bereiche nicht, welche sich deren Methoden entziehen, oder sie kommen darüber hinaus von anderen Wissenschaftsbereichen her zu einem Idealmodell vollkommener Gesundheit, das im konkreten Fall schwer analysierbar bleibt. Es fehlen die Maßstäbe für die Ordnung aller Phänomene unter dem Aspekt des Wesens von Gesundheit. Eine Wesensbestimmung, die beiden Bereichen, dem abstrakten und dem angewandten Wissenschaftsbereich gerecht werden kann, zeichnet sich vorerst nicht ab.

2. Relativität des Krankheitsbegriffes. Deutungsversuche und Auffassungen. Fragen nach dem Wesen der Krankheit

Die besondere Differenzierung der lebenden gegenüber der toten Materie bedeutet Gewinn und Gefährdung zugleich. Mit dem Leben beginnt das Problem der ständig notwendigen Aufrechterhaltung der Ordnung — entgegen der Entropie-Tendenz des Anorganischen — als dem Prinzip der Gesundheit und Lebenserhaltung. Diese Grundlage aller Lebensbetätigung unterliegt zugleich der Möglichkeit einer Störung als dem Prinzip von Krankheit und Tod. Gesundheit und Krankheit begrifflich gegeneinander abzugrenzen, scheint somit — zumal hier alltägliche, jedem geläufige Eigenschaften zur Diskussion stehen — nicht schwer. Versuche hierzu ziehen sich durch die Geschichte der Medizin bis in die Gegenwart. Eine nähere Überlegung zeigt jedoch, daß es sich hierbei vielfach um Abstraktionen handelt, die aus einer Vielzahl von subjektiven Beobachtungen und Anschauungen oder naturwissenschaftlich objektivierbaren Äußerungen des Gesundseins oder des Krankseins abgeleitet sind. Sie stellen meist einen besonderen Aspekt in gewisser verabsolutierender Weise in den Vordergrund. “Was wir Krankheit nennen, ist nur eine Abstraktion, ein Begriff, womit wir gewisse Erscheinungskomplexe des Lebens aus der Summe des übrigen heraussondern, ohne daß in der Natur selbst eine solche Sonderung bestünde“ (Virchow, 1854). Mit der letzten Feststellung ist etwas Entscheidendes erkannt worden, daß nämlich Lebensvorgänge unter Krankheitsbedingungen wohl Variationen oder Störungen erfahren können, daß aber kein wesenhafter Unterschied zwischen den Erscheinungsweisen und Gesetzlichkeiten des gesunden und des kranken Organismus besteht. Krankheit ist „Versuch“ und „Bestreben“ des Weiterlebens unter Belastungen, besser gesagt zwangsläufige Anpassung an geänderte Lebensbedingungen, welche die Grenzen des Gewohnten und des einfach Regulierbaren übersteigen.

Gesundheit und Krankheit sind zwei alternative Erscheinungsweisen des Lebens. Das ist die Grundfeststellung aller Betrachtungen. Dem steht nicht entgegen, daß mitunter eine scharfe Grenzziehung zwischen gesund und krank grundsätzlich nicht möglich ist. Die Erfahrung von Grenzsituationen findet vielmehr sogar ihre Begründung gerade darin, daß sowohl Gesundheit als auch Krankheitszustände *nur* am Lebenden vorkommen und daß somit beide Phänomene in den Prinzipien und Äußerungen des Lebens ihre gemeinsame Grundlage und Verwandtschaft haben. Krankheitskunde ist zugleich Heilkunde, der Unterschied liegt in den verschiedenen Bewertungsmaßstäben. Die erstere urteilt nach Maß und Zahl, objektiviert und analysiert Krankheitszustände als strukturelle, biochemische, physikalische, als aktivierte oder retardierte Vorgänge, die letztere bewertet darüberhinaus nach gutartig oder bösartig, sie stellt mit solchen Werturteilen Prognosen. So entspringt das Bemühen, Krankheitsphänomene zu analysieren, oft einem einseitig orientierten gedanklichen Ansatzpunkt, der dem Prinzip einer durchaus berechtigten bewertenden Feststellung entspricht, der aber nicht ein naturwissenschaftlicher ist.

Der Versuch, Krankheit zu definieren, geht grundsätzlich von der Beobachtung und Untersuchung der Erscheinungen der einzelnen Krankheitsbilder oder von der Registrierung und Beobachtung experimentell erzeugter Krankheitszustände aus. Von dieser Grundlage führt der Weg über Befundordnung und Herausstellung des Typischen und Wiederkehrenden zu einer gedanklichen Konzeption von Gesetz und Regel des Krankhaften und zeigt darüberhinaus Möglichkeiten, zu einer allgemeingültigen Konkretisierung des Begriffes Krankheit zu kommen. Die Wege hierzu sind vielfältig, das Problem wird komplizierter in der Begegnung mit dem vielgestaltigen Kranksein des Menschen, bei dem Leib, Psyche und Reflexion miteinander bei Krankheit und Krankheitsbewältigung im Spiele sind. In allen wissenschaftlich-analysierenden Bereichen erweist die morphologische Betrachtung ihre Bedeutung, und sie vermag gewichtige Erkenntnisse zum Wesen von Krankheitserscheinungen zu vermitteln. Ist doch Krankheit entscheidend in vielen ihrer Äußerungen an eine strukturelle Grundlage gebunden, an molekulare Substrate, an Zellen, Gewebe oder Organe. Auch psychogene Krankheiten haben ihr somatisches Äquivalent in Störungen von Funktionen und/oder in Störungen und Zerstörungen von Strukturen, und geistige Funktionen erfahren ihre krankhafte Hemmung oder Störung über Veränderungen am Gehirn.

Wahrnehmung und objektivierbare Wirklichkeit, Erfahrung und Denken haben von der Phänomenologie der vielseitigen Erkrankungsmöglichkeiten und Erkrankungsweisen ausgehend schon von den frühen Zeiten an zu verschiedenartigen Deutungsversuchen der Krankheit geführt. Sie änderten oder erweiterten sich mit der Zunahme des Wissens und mit den geistigen Strömungen der Zeiten. Die Schwierigkeiten, zu einer allgemein-gültigen Vorstellung vom Wesen der Krankheit zu kommen, zeigen sich in der Vielfalt der Deutungsversuche, die mitunter mit einem Ausschließlichkeitsanspruch vorgebracht wurden. Das Bestreben, Erfahrungen und Erkenntnisse zu einem System zu vereinen und eine Theorie der Krankheit zu entwickeln, brachte seit der prähistorischen Medizin[1] eine Vielfalt von Systematisierungsversuchen im Wandel der Zeiten und der Erkenntnisse hervor. Die Phänomene des Krankhaften erweisen sich als so vielfältig, daß sie der tragende Boden verschiedenster Grundanschauungen werden konnten. So entstand in durchaus verständlicher Abstraktion in frühen Zeiten die Vorstellung von der Krankheit als etwas Eigenständigem, Fremdartigen, das den Menschen überfällt, ihn ergreift. Diese Ansicht fand ihre Stütze darin, daß früher das Spektrum der Krankheiten ganz offensichtlich weit mehr als heute von Ansteckung und Seuchenbefall bestimmt wurde. Die Erkenntnis, daß Krankheit keine eigene Kategorie der Natur darstellt, sondern daß sie eine naturhafte Erscheinung bei Störung der Harmonie ist, welche den Menschenleib in sich und in seiner Einordnung in den Kosmos in ständiger Beziehung und Spannung zur Umwelt hält, deutet sich erstmals bei Hippokrates und den Hippokratikern an.

In neuerer Zeit fand die Pathologie — im weitesten Sinne als Lehre und Grundlagenforschung von Krankheiten und Leiden aufgefaßt — ihre entscheidende Förderung durch die Vertiefung naturwissenschaftlicher Erkenntnisse. Fragen nach den Ursachen und den Entwicklungsschritten krankhafter Vorgänge werden in steigendem Maße und mit sichtbarem Erfolg mit naturwissenschaftlichen Untersuchungsmethoden angegangen. Sie stützen sich auf physikalische und biochemische Analysen von Stoffwechselvorgängen und Funktionen, ihre andere Grundlage ist die Morphologie[2]. Ausgehend von den ersten anatomischen Sektionen und Studien befaßte diese sich zunächst vorwiegend mit der Aufklärung

---

[1] Sigerist 1963.

[2] Büchner 1950, Letterer 1959a, Masshoff 1965, Hamperl 1966.

der sichtbaren Organveränderungen. Der Schritt vom Makroskopischen führte dabei immer weiter bis in die kleinsten Abmessungen des optisch noch Darstellbaren. Die Biologie hat darüber hinausgehend mit der Erforschung von Grenzflächenerscheinungen und Permeabilität, der Wirkungsweise von den Kolloiden, der Osmose, der Quellungs- und Entquellungsvorgänge, des Stoffaustausches zwischen Zellkern und Cytoplasma, zwischen Gefäßen, Zwischensubstanzen und Zellen Einblicke in Stoffbewegungen gebracht, die in die molekularen Dimensionen orthischer und pathischer Vorgänge führen. Die Cytogenetik hat den Schritt zur Molekulargenetik getan in der Feststellung, daß Störungen der Chromosomen sich mehr und mehr als Änderungen in ihrer molekularen Struktur erweisen. Es läßt sich in Modellvorstellungen die Einheit zwischen der Struktur der organisch-chemischen Stoffe — mit ihren Bindungsmöglichkeiten, ihrer Aggregation, Form und Lagerung — und den feinsten cellulär-strukturellen Aufbauformen erahnen. Struktur, Stoffwechsel und Funktion schließen sich so unseren Erkenntnismöglichkeiten zu einem einheitlichen Wirkkomplex zusammen; sie zeigen ihre alternierende oder korrespondierende Abwandlung unter den Belastungen krankheitsauslösender Faktoren[1]. Solche Erkenntnisse sind ein gesichertes Fundament der Vorstellungen von den Erscheinungsformen der Krankheit. Sie ergeben naturwissenschaftliche Deutungsmöglichkeiten des Krankhaften bis in die feinsten Dimensionen hinein, deren Gültigkeit durch neue Erkenntnisse ständig erweitert oder korrigiert werden kann.

Die Vielzahl naturwissenschaftlicher Untersuchungsmethoden und die Fülle der Krankheitsbilder führte allerdings zu unterschiedlichen Auffassungen von Sitz, Entwicklung und grundsätzlicher Ausdehnung der Krankheitsvorgänge. Universalistische und lokalistische Krankheitsauffassungen, Humoral[2]- und Cellular[3]-Pathologie, Relationspathologie[4], Molekular-Pathologie[5] zeigen die Spannungen auf, unter denen naturwissenschaftliches Denken zu einer Ordnung und Systematik der Krankheitserscheinungen und Krankheitsnormen in immer neuen Ansätzen zu kommen sich bestrebt. Sie zeigen ein Bemühen um eine Um- und Neuordnung in unserer Zeit, in der naturwissenschaftliches und geisteswissenschaftliches Denken in Bewegung und in erneute Konfrontation gekommen sind bis hinein in die Fragen nach dem Wesen und Sinn des Lebendigen[6].

Krankheit umfaßt alle Bereiche der Lebensäußerungen. Sie beruht einerseits auf der relativen Unvollkommenheit und auf der Kompliziertheit des Organisationsprinzipes des Lebens, welches eine genügende Sicherung nur in begrenzten Bereichen bietet[7], andererseits auf der Konfrontation der lebenden Materie mit Bedingungen, die mit einem geordneten Funktionieren nicht mehr vereinbar sind. Solche Abstrahierungen kennzeichnen das Prinzipielle von Krankheitsmöglichkeiten. Maßstab und Wertbezugssystem des Krankhaften ist die Gesundheit der betreffenden Gruppe oder Art. Krankheit ist Kontrast und Kontradiktion der Gesundheit. Gegen die Ordnung der Struktur des Normalen steht in der Krankheit die Unordnung, der Abbau, die Zerstörung oder die überschießende hyperplastische Bildung von Struktur, gegen das zeitlich geordnete, korrelative und differenzierte Wachstum steht die dysontogenetische Formstörung einer Mißbildung, das entfesselte Geschwulstwachstum. Im Funktionellen der Stoffwechselleistung finden wir verwandte Prinzipien einer Wandlung der harmonisch ablaufenden ana- und katabiotischen Stoffwechsel- und Lebensvorgänge des Gesunden zu krankhaften Abartungen, Übersteigerungen oder regressiven Störungen. Es erweist sich immer wieder, daß der dynamische Ablauf des Stoff-

[1] Büchner 1964. [2] Rokitansky 1846. [3] Virchow 1858. [4] Ricker 1924.
[5] Höber 1947, Schade 1923, Grundmann 1967.
[6] Büchner 1966a. [7] Rothschuh 1963.

wechsels bei Krankheiten nicht grundsätzlich neuartige Lebensvorgänge zeigt, sondern nur Stoffwechselumschaltungen, -anpassungen oder -entgleisungen und somit Wandlungen der ordnungsgemäßen Stoffwechselabläufe bis zur irreversiblen Blockierung des Abbaues angebotener Substrate bei genetisch bedingten Enzymdefekten. Alle diese Grundsätze gelten für Funktion und Form im weitesten Sinne, letztlich über Zellen, Gewebe und Organe hinaus für den Organismus mit allen Steuerungs- und Regelungsmöglichkeiten bis in die psychisch-somatische Verankerung von Gesundheit und Krankheit, von Wohlbefinden und Leiden.

Grundlage des Lebens auf der Erde ist nicht nur die Harmonie der innerorganismischen Betriebsfunktion aller Glieder und Vorgänge, sondern auch das Angepaßtsein an das jeweilige Milieu, welches den einzelnen Lebewesen als Lebensgrundlage dient. Weil zu den Urprinzipien der Erhaltung von Existenz und Gesundheit der ständige Stoffaustausch des Organismus mit seiner Umwelt gehört — er „ernährt sich von negativer Entropie" zur Erhaltung seines Bestandes entgegen der natürlichen Tendenz zum Abfall in den Gleichgewichtszustand[1] — liegt in der Gefährdung dieser Voraussetzung ein grundsätzliches Krankheitsprinzip. Die Störung oder Unterbrechung dieses Lebensstromes, der empfangen wird in Ernährung und Atmung, Licht und Wärme, ergibt eine ganze Reihe von Einzelfaktoren, welche als jeweiliges ätiologisches Moment verschiedenartige Krankheitsbilder — als Mangelkrankheit, Strahlenschädigung, Temperaturschäden und vieles mehr — bewirken. Darüber hinaus ist festzustellen, daß auch das interorganismische Verhältnis zwar in der Symbiose ein lebens- und gesundheitsdienliches Prinzip, im Virus-, Erreger- und Parasitenbefall aber auch ein krankheitsbewirkender Faktor ist. Hier ist nicht Angepaßtsein, sondern Ausgesetztsein die Kennzeichnung — nicht die Erklärung — dieses Phänomens.

Grundphänomene und wesentliche Grundfragen der Krankheit werden deutlicher aus der Sicht der unabdinglichen Lebensgrundlagen und ihrer Störungsprinzipien[2]. Wenn auch die Gesamtzahl aller Störungsfaktoren sehr groß ist, so sind doch ihre Auswirkungen nicht ebenso mannigfaltig: sie erscheinen in wiederkehrenden, wenn auch variationsreichen Gestaltungstypen, die kurz herausgehoben seien.

Geordnete Strukturbildung und -differenzierung sowie Strukturerhaltung beruhen auf dem biochemischen Substratangebot und dem planvoll gesteuerten Einbau. Jede nicht-ausgleichbare Störung dieser Voraussetzungen und ihrer Regelungen führt zu ungenügender Struktur-Entwicklung, zu Abbau, Umbau und Zerstörung oder zu hyperplastischer oder ungezügelter Neubildung[3], zu Vorgängen, die als *Struktur-Desorganisation* Krankheitswert bekommen (Abb. 3).

Alles Leben vollzieht sich und erhält sich unter energetischen Umsetzungen. Die materiellen Energie-liefernden Substrate müssen aufgenommen, weitergeleitet und in Energie verwandelt werden. *Energetische Betriebsstörungen* in dieser Kette werden zu Krankheitsgrundlagen; das pathogenetische Prinzip des Sauerstoffmangels zeigt an einem Glied einer solchen energieliefernden Kette beispielhaft die Auswirkungen im Auftreten reversibler cellulärer Schädigungen oder in Zelltod und Nekrose[4].

Die Dynamik von *Stoffwechselabartungen* äußert sich in assimilatorischen oder dissimilatorischen Dystrophien im Eiweiß-, Fett- und Kohlenhydratstoffwechsel[5] oder im Mineralstoffwechsel. Sie sind Störungen eines primär geordneten Stoffwechsels oder sie sind genbedingte Stoffwechselfehler. Eine Störung der Abgabe

[1] SCHROEDINGER 1951. [2] MÜLLER 1963.
[3] BÜCHNER, GRUNDMANN und OEHLERT 1961. [4] BÜCHNER 1957b, 1966a.
[5] LETTERER 1932, 1938, 1948, 1950, 195.

von Stoffwechselendprodukten (CO_2, harnpflichtige Substrate) ruft kritische Krankheitssituationen hervor.

Das System aller Homöostaseregelungen ist — als Prinzip der selbstregulatorischen Anpassungsfähigkeit des Organismus — Grundlage geordneter und ungestört ablaufender Lebensvorgänge. *Homöostaseabweichungen* sind Anlaß oder Begleitkomplikationen krankhafter Vorgänge. Das gilt für die intracellulären Homöostasegrundlagen wie für die Homöostase etwa des Blutdruckes oder des Blutchemismus, die bei Störungen als Kollaps, als Hypertonie oder als Acidose manifest werden können.

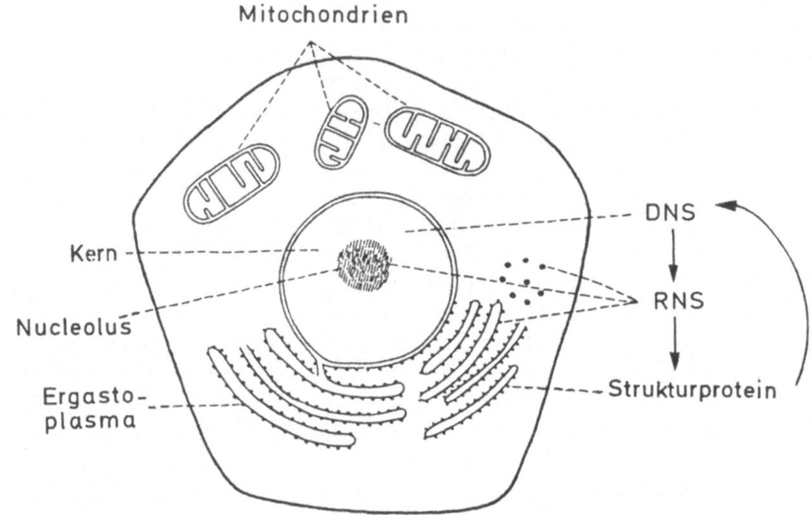

Abb. 3. Schema des Feinbaues einer Leberparenchymzelle mit Darstellung der wichtigsten Feinstrukturen. Das Stoffsystem DNS, RNS und zellspezifisches Protein wird durch Rückkoppelung zwischen Protein und DNS geregelt. Mit der irreversibel zerstörenden Wirkung cancerogener Stoffe auf cytoplasmatische spezifische Strukturproteine und RNS wird die Rückkoppelung aufgehoben. Die Strukturdesorganisation führt über diesen Reglerverlust zur ungezügelten DNS-Verdoppelung und kann für das destruierende Geschwulstwachstum verantwortlich gemacht werden. [BÜCHNER, GRUNDMANN u. OEHLERT: Die experimentelle Cancerisierung der Parenchymzelle. Dtsch. med. Wschr. **86**, 1845 (1961)]

Übergeordnete Regelungs- und Funktionskreise sind gekennzeichnet durch Empfindlichkeit und Automatismus[1]. Ihre Empfindlichkeit kann bei Stress-Belastung zu Fehlleistungen im Sinne von *Adaptationskrankheiten* führen[2]. Verhängnisvoll kann der Automatismus von Regelungen sich als *Regelungskrankheit* auswirken. Die geregelte Beziehung von Herzmuskelarbeit, Blutdruckhöhe und Coronardurchblutung beim Gesunden ist koordiniert der jeweiligen Herzleistung angepaßt. Bei Erkrankung des Herzmuskels sinken Herzleistung, Blutdruckhöhe und Coronardurchblutung daher automatisch, aber nun unökonomisch ab, weil die Abnahme der Durchblutungsgröße wiederum die energetische Herzleistung verschlechtert; der Schaden wirkt im festgelegten Prinzip der automatischen Regelung auf sich selbst zurück und verstärkt sich fortlaufend[3]. Als Regulationskrankheit kann auch der Diabetes angesehen werden[4].

In dieser Typisierung reduziert sich das Prinzip von Krankheiten auf einige Grundphänomene. Dies muß aber mit der entscheidenden Feststellung ergänzt werden, daß sie nicht isoliert betrachtet werden dürfen, sondern als Krankheitsprinzipien oder Teilstörungen im Gesamtgefüge des Organismus, in der korrelierenden und integrierenden Verflechtung *aller* Lebensvorgänge ihre unterschied-

[1] HOFF 1964. [2] SELYE 1953. [3] WAGNER 1954. [4] MOHNIKE 1965.

lichen und oft weitverketteten Wirkungszonen haben. Hierbei seien die psychosomatischen Beziehungen bei Gesundheit und Krankheit — einerseits in Richtung psychogener krankheitsbewirkender Einflüsse wie andererseits heilungsfördernd durch den Gesundheitswillen — nicht vergessen.

Die Analyse von Gesundheit und Krankheit deckt trotz ihrer inneren Widersprüchlichkeit keine durchgehende Gegensätzlichkeit auf, wie man sie etwa im orthischen Konstruktionsbild einerseits und in den pathischen Destruktionserscheinungen struktureller Gegebenheiten andererseits, oder in Organisation bzw. Desorganisation bei Stoffwechselabläufen, Funktionen, Regelungen und Steuerungsvorgängen sehen kann. Krankheitsvorgänge haben in aller Regel ihre physiologischen Vorbilder; das gilt selbst für den Zelltod, der in den physiologischen Vorgängen des kontrollierten Absterbens embryonaler Zellen, etwa bei der Bildung von Hohlräumen oder beim Abbau interimistischer Strukturen, der normalen morphogenetischen Entwicklung dient[1]. Gewiß ist Krankheit Störung der Ordnung und somit Unordnung, aber es stellen sich auch neue angepaßte Ordnungen ein. Die Reagibilität ist gesteigert oder vermindert, jedoch meist in bleibender Beziehung zum Ganzen, solange nicht die Krankheit im Versagen der großen lebenswichtigen Funktionssysteme in die Irreversibilität eines tödlichen Ausganges einmündet[2]. Die Raum-Zeit-Gestalt der Krankheit ist dabei Ausdruck ihrer Ausbreitung und ihrer Dauer in einer besonderen, aber nicht neuartigen Zuordnung und Folgerichtigkeit der Lebensabläufe und hier in erster Linie der Regulationsmechanismen. Das gilt auch für einen zurückbleibenden Restzustand, für Fehler und Leiden.

Abstrahieren wir von allen Erklärungsversuchen soweit sie auf speziellen ätiologischen und pathogenetischen Krankheitsmanifestationen beruhen, dann schränken sich die Aussagemöglichkeiten über das Wesen des Krankseins sehr ein. Reduziert man alle erörterten gedanklichen Analysen über Krankheit und Krankheitserscheinungen auf wenige Grundaussagen, dann bleibt im großen und ganzen die Feststellung, daß das *Wesen der Krankheit* in einer Störung der biologischen innerorganismischen oder umweltbezogenen Ordnung besteht, die eine besondere, andersartige Ordnung ist als die der unbelebten Natur, und die aufgrund ihrer unstabilen Ordnungsgefüge grundsätzlich störanfällig und daher leicht vulnerabel ist. Diese Feststellung bedarf der Ergänzung dahin, daß Krankheit zugleich ein auf Ausgleich eingestellter — im günstigsten Falle vollkommene Heilung erwirkender — Vorgang und insoweit eine meist vorübergehende Umstellung der regelhaften Lebensvorgänge ist. Krankheit erweist sich dabei vielfach als *Widerspruch zwischen Kausalabhängigkeit und Zweckdienlichkeit* der unter Störwirkung ablaufenden Lebensvorgänge.

Krankheit bedeutet Einschränkung der Wirkmöglichkeiten und der Verfügungsgewalt über den Organismus oder über Teile desselben, sie bedeutet somit auch Gefährdung und Bedrohung. Krankheit erscheint dem reflektierenden Bewußtsein als eine unabdingbare Naturgegebenheit wie der Tod. Lebendes ist nicht unsterblich, es existiert seine begrenzte Zeit in der Aufrechterhaltung einer gengesteuerten Ordnung, wie sie in der unbelebten Welt nicht vorkommt. Diese Ordnung dokumentiert sich in der „erstaunlichen Gabe eines Organismus, einen Strom von Ordnung auf sich zu ziehen und damit dem Zerfall in ein atomares Chaos auszuweichen“ (Schrödinger, 1951), um doch zuletzt mit der Auflösung im Tode in diesen Zustand einzugehen. Es kann zum Wesen der Krankheit gerechnet werden, daß sie an diesem Ablauf teilhat. Jores (1964) sagt „Krankheit meint immer den Tod“. Krankheit hat für den Menschen einen besonderen Bedeutungs-

[1] Degenhardt 1965. [2] Masshoff 1963, 1966.

gehalt darin, daß sie ihm seine Begrenztheit und Hinfälligkeit, seine „Geworfenheit“ deutlich macht[1]. Stellt man aus geisteswissenschaftlicher Sicht die Frage nach dem Wesen der Krankheit, so ist zu sagen, daß sie kein eigentlich Seiendes, sondern nur eine erfahrbare Daseinsform, ein Geschehen und eine Äußerung des Lebens ist.

B. Entwicklungsstufen der Krankheiten

1. Die evolutionäre Entfaltung von Krankheitsformen

Zur Kenntnis vom Wesen der Krankheit gehört auch das Wissen um Entwicklungsrichtungen in epochalen und individuellen lebensgeschichtlichen Zeiträumen, da sie zu den allgemeinen Grundphänomenen der Krankheit gerechnet werden können. Erwägungen über Art und Weise des Krankhaften erstrecken sich somit neben anderen Erfahrungsbereichen auch auf das Gebiet der Geschichts-Wissenschaften. Hier soll nicht die Geschichte der Krankheiten in historischer Zeit mit ihrem Kommen und Gehen zur Diskussion stehen, sondern vielmehr die Frage nach einer urgeschichtlichen Entwicklung des vielgestaltigen Phänomens Krankheit, einer *erdgeschichtlichen Entfaltung* neuer Krankheitsmöglichkeiten aus einfachen Uranfängen. Die innere Gesetzmäßigkeit der Evolution im gesamten Kosmos vollzog sich als ein ungeheurer dynamischer, aber auch als kaum übersehbarer geschichtlicher Werdegang vom ersten Schöpfungstage an. In ihm sind auch Leben, Gesundheit und Krankheit *kosmisch-geschichtliche* Phänomene in ihren Voraussetzungen und ihren Ursprüngen, im zeitlichen Wandel der Bedingtheiten und der bestimmenden Kräfte. Krankheit ist an Leben gebunden. Lebewesen haben sich in erdgeschichtlichen Zeiten nach einem einmaligen großen Entwurf von Stufe zu Stufe entwickelt und differenziert. Manches wurde aber auch gebildet und wieder verworfen. Beides legt die Erwartung nahe, daß die Logik der Evolution des Lebendigen auch eine evolutionäre Entstehung neuer Krankheitsmöglichkeiten umschließt. Statisches und Beharrendes als Grundelement der Lebensbehauptung bedurfte immer aufs neue dynamischer Weiterentwicklungen, ohne die eine Ausbreitung in neue Lebensräume und eine Anpassung an sich ändernde Umweltbedingungen nicht vorstellbar ist. Entwicklung bedeutet zwar Anpassung, Vervielfältigung der Möglichkeiten, Bildung neuer Strukturen, aber keineswegs Vervollkommnung im absoluten Sinne, sie bedeutet somit zugleich Gefährdung unter inadaequaten Einwirkungen[2].

Es sei abgesehen von der selbstverständlichen tödlichen Bedrohung jeder Lebensform durch äußere, das Lebensmilieu, die Lebensbedingungen oder die notwendige strukturelle Intaktheit der Organismen aufhebende Einwirkungen — durch Einzelereignisse oder durch Katastrophen — die wahrscheinlich in Urzeiten große Ausmaße besaßen. Sie haben wohl Leben vernichtet, aber die Gesamtentwicklung des Lebens nicht aufgehalten, wenn auch zu Zeiten modifiziert. Andererseits zeigt die Evolution des Lebens eine große Anpassungsfähigkeit an neue Gegebenheiten, wie die Eroberung neuer Lebensräume, beispielsweise im Übergang der Organismen vom Wasser aufs Land, zeigt. Zwischen beiden Phänomenen — Anpassung und steigender existentieller Bedrohung durch neue Umwelten — liegt die Entfaltungsmöglichkeit neuer Krankheitsformen.

Es darf als gesichert gelten, daß die Evolution der Organismen sich aus gemeinsamen Ursprüngen vollzogen hat. Das erweist sich an der grundsätzlich einheitlichen morphischen Strukturierung[3] und an der biochemischen und physio-

---

1 BÜCHNER 1961c.
2 Siehe dieses Handbuch Band III, 2: „Die Organstruktur als Grundlage der Organleistung und Organerkrankung“.
3 WOHLFAHRT-BOTTERMANN 1962.

logischen Identität der unabdingbaren Lebensvorgänge, die sich von Anbeginn durch alle Lebensformen hindurchziehen[1]. Ihre Störungsmöglichkeit durch innere oder äußere Faktoren ist bereits dem ersten Entwurf des Lebens, der Urzelle, prinzipiell immanent. Krankheitsentwicklung als grundsätzliche Möglichkeit, das Auftauchen neuer Krankheitsformen ist demnach nicht ein *neues* Phänomen innerhalb der Evolution, sondern das *Entfaltungsbild potentieller Gegebenheiten*, die im Wesen der Evolutionsschritte ebenso wie im Wandel von Umwelteinflüssen begründet sind. Die stufenförmige Entwicklung des Phänomens Krankheit stellt nur bedingt eine Ablösung „primitiver" Reaktionsweisen durch kompliziertere Formen in den fortschreitenden Entwicklungsstufen dar. Grundsätzlich ist mit dem Erreichen einer neuen Evolutionsstufe die alte nicht abgelöst, sie lebt und wirkt in der neuen weiter. So ist auch die evolutionäre Entwicklung der Krankheit als eine fortschreitende *Überformung* prinzipiell angelegter Krankheitsmöglichkeiten zu verstehen, wenn dabei auch zahlreiche neue Möglichkeiten und neue Formen entstehen mußten.

Überlegungen über ein evolutionäres Aufkommen neuer Krankheitsformen können naturgemäß vor allem für die Frühphasen der Evolution nur als Möglichkeitsbetrachtungen angestellt werden, da beweisende Dokumente für die ältesten erdgeschichtlichen Epochen fehlen[2]. Wohl aber läßt sich ein Analogieschluß aus Untersuchungen an heute noch vorkommenden, den frühen Evolutionsschritten entsprechenden Lebensformen führen. Wenn wir heute feststellen, daß Krankwerdenkönnen eine Eigenschaft aller derzeitigen Lebensformen, auch der strukturell einfachsten ist, dann ist kein Grund ersichtlich, diese Möglichkeit nicht auch für die erdgeschichtliche Frühzeit des Lebens, für die Urphänomene und Ur- und Frühformen der Lebensentwicklung als gegeben zu unterstellen. Als das erste selbständig sich erhaltende und spontan sich vermehrende Strukturelement des Lebens muß das Organisationsprinzip „Zelle" angesehen werden. Die Organisationsstufe der Zelle ist in den Urprotozoen die Realisation des Lebensprinzips vor Jahrmilliarden in einer Form geworden, die von da an beständig blieb, wenn sie auch eigengesetzlichen Entfaltungen in der organismischen Entwicklung unterworfen wurde. Ihr Wesen hat die Zelle in ihren Grundprinzipien durch die ganze Entwicklungsgeschichte der Arten hin bewahrt. Ihre evolutive Entfaltung vollzog sich in Stufen, etwa in der Ausbildung von Berufsstrukturen oder in der verschiedenartigen Differenzierung bei der Bildung von Geweben und Organen. Diese vielgestaltige Entfaltung war kein stets neuer Entwurf, sie kann jeweils als Realisation primär angelegter Potenzen unter entsprechenden Anpassungsbedingungen und -erfordernissen in der organismischen Entfaltung angesehen werden. Somit erscheint es erlaubt, von unseren heutigen Kenntnissen über Zellphysiologie und -pathologie ausgehend Möglichkeiten von krankhaften Prozessen bereits in der ersten protozoischen Entwicklungsstufe des Lebens zu erörtern. Natürlich ist es schwer und mit Unsicherheiten belastet, von den heute bekannten strukturellen und funktionellen Gegebenheiten der Zellen, auch wenn man sie auf ein „Zellmodell" reduziert, auf die Urformen der Zelle und ihre Störungsmöglichkeiten zu schließen.

Reagierbarkeit — im Gegensatz zur chemischen Reaktion — zeigt das Leben von der einfachsten Organisationsform der Zelle an, da in ihr bereits das Prinzip biologischer Regelungen realisiert war. In den Urprotozoen konnte somit das entscheidende, auf der ersten Evolutionsstufe schon relativ hoch entwickelte Struktur- und Funktionssystem des Lebens grundsätzlich auch von krankheitsauslösenden Faktoren angesprochen werden. Elektronenmikroskopische Untersuchungen an

[1] Pette 1965. [2] Schindewolf 1955.

Bakterien und einfachen Pilzen haben gezeigt, daß einfachste Mikroorganismen bereits reichlich Feinstrukturen mit speziellen Aufgaben besitzen und daß sie stoffwechselphysiologisch recht vielseitig sind[1]. Energiegewinn über Photosynthese, Wirkung von Atmungsenzymen, genetische Steuerung von Stoffwechselvorgängen sind Bedingungen der Lebenserhaltung und der Vermehrung einfachster Mikroorganismen, sie sind zugleich aber auch Störmöglichkeiten ausgesetzt, welche Krankheit bewirken können.

Da Protozoen mit der Teilung immer wieder zwei gleiche neue Individuen entwickeln, erlaubt diese potentielle Unsterblichkeit den Schluß, daß in der Kontinuität dieses Vorganges auch einfache heutige Formen weitgehend noch den Frühformen entsprechen. Somit kann von ihnen aus in Analogieschlüssen auf Möglichkeiten von krankhaften Vorgängen bei Urzellen geschlossen werden. Weiterhin haben Funde an vitalfixierten bakteriellen Mikroorganismen in urzeitlich entstandenen Salzlagern Lebensvorgänge und Stoffwechselleistungen nachzuprüfen erlaubt[2]. Solche aus weitgespannten geologisch-biologischen Zeitabläufen — vom Kambrium bis zum Devon — erhaltenen Mikroorganismen zeigen eine Zunahme an biochemischen Eigenschaften und Enzymleistungen: sie sind damit steigend störanfälliger geworden.

Problematisch ist die Frage nach der Entstehung und der phylogenetischen Herkunft der Viren[3]. Viren — die keine Organismen sind — sind meist von einer Proteinhülle umgebene Nucleinsäuren: deren Reduplikation wird ebenso wie die Bildung virusspezifischer Proteine nur beim Eindringen in entsprechende lebende Wirtszellen durch die viruseigene *genetische Information* ermöglicht und erzwungen[4]. Ihre *genetische Struktur* wird dagegen durch Abstammung von der vorangehenden Reihe bestimmt, nicht durch die Wirtszellen, womit sich die Frage nach ihrer Phylogenese stellt[5]. Vorstellbar sind Viruskontakt und -befall bereits bei den Urprotozoen im Milieu der Urozeane, wenn auch Viruskrankheiten mit der metazoischen Organisation sicher erst an Bedeutung gewannen. Es liegen zwar keine Anhaltspunkte darüber vor, zu welchen biologischen Zeiten Viren sich gebildet haben, nichts spricht aber dagegen, ihr Erscheinen gleichwohl als ein erdgeschichtliches Phänomen einer Krankheitsentwicklung anzusehen. Grundsätzlich erscheint der Schluß erlaubt, daß *Krankheit* eine *Urform* der Existenz des Lebens vom Beginn des Erscheinens der Zelle in der Evolution an darstellt.

Mit den Entwicklungsschritten der Metazoen bahnten sich neue Krankheitsmöglichkeiten an. Als ein Beispiel für das Erscheinen eines einschneidenden Krankheitsbildes im Verlaufe der Evolution kann die Tumorbildung angesehen werden. Blastome gehören neben leukämischen Erkrankungen, Avitaminosen und hormonalen Störungen zu den verbreitetsten Erkrankungen der Haustiere. Die Möglichkeit der Geschwulstbildung liegt mit Sicherheit bei allen Wirbeltieren vor[6]. Geschwulstbildung läßt sich weiter zurückverfolgen: Sie ist bei Knorpelfischen nachgewiesen, ferner bei Insekten, Muscheln und Schnecken. In der Pflanzenwelt ist sie bei höheren Pflanzen festgestellt worden, allerdings hier wohl zumeist nur in bakterien- oder virus-bedingten Formen[7]. Aus der vergleichenden Pathologie ergibt sich, daß bei Tieren außergewöhnliche, beim Menschen nicht beobachtete Geschwülste nicht gefunden wurden. Es erhebt sich die noch offene sehr wichtige Frage, ob das Prinzip der Geschwulstbildung an eine bestimmte Organisationshöhe gebunden ist.

Tumorbildung ist ein celluläres Problem und ein lokaler Prozeß zugleich. Die *Entstehung von Krebszellen* ist ein „biologisches Grundphänomen“[8], das *maligne*

[1] Drews 1966. [2] Dombrowsky 1965. [3] Bertalanffy, v. 1959.
[4] Haas und Vivell 1965. [5] Friedrich-Freksa 1954. [6] Dobberstein 1953.
[7] Nultsch 1964. [8] Butenandt 1951.

Wachstum ein komplexes räumlich-zeitliches Geschehen. Es gibt genügend experimentelle und allgemeine Beispiele der unmittelbaren Verknüpfung von Zellcancerisierung und Geschwulstwachstum. Bei cancerogenen Stoffen stehen Aktivität und Kürze der Latenzzeit bis zum Auftreten von Geschwülsten im direkten Verhältnis zueinander[1]. Andererseits gibt es Geschwulstanlagen im Sinne der Determination, bei denen ein zusätzlicher Realisationsfaktor u. U. erst nach langer Latenzzeit das Geschwulstwachstum auslöst, womit das Problem gestörter übergeordneter Wachstumszügelungen aufgeworfen ist[2]. Geschwulstbildung ist ein biologisches Phänomen, das wahrscheinlich erst in späteren Evolutionsschritten der metazoischen Entwicklung auftreten konnte. Es erscheint verknüpft mit einer Entwicklungshöhe, auf der einerseits die Möglichkeit eines Ersatzwachstums erforderlich wird, andererseits Wachstum nicht mehr allein autonom cellulär erfolgt, sondern auch unter dem Einfluß bestimmter übergeordneter Wachstumsregulationen des Organismus steht.

Ein charakteristisches Beispiel evolutionsabhängiger Auseinanderfaltung und Entwicklung neuer Krankheitsformen ergibt sich aus dem Urprinzip der Stoff-Aufnahme, -Verwertung und -Ausscheidung beim Einzeller. Die Bewältigung von phagocytierten oder durch Diffusion eindringenden Stoffen erfolgt in Protozoen in erster Linie durch unmittelbare Verdauung und Verwendung im Stoffwechselcyclus, weiterhin u. U. durch Stapelung und reaktionslose Ablagerung, durch Auflösung und letztlich durch Ausscheidung. Diese vorwiegend digestiven Fähigkeiten — Phagocytose und die mit ihr gekoppelte intracelluläre Verdauung — sind der phylogenetisch älteste Prozeß[3]. Sie sind den Zellen der Metazoen grundsätzlich, wenn auch mit zunehmender evolutionärer Entwicklung und Differenzierung in verschiedener Intensität und Ausrichtung erhalten geblieben[4]. Die fortschreitende Entwicklung zu vielzelligen Organismen mußte mit der Zunahme des Körpervolumens zu neuen Prinzipien der Stoffaufnahme, -verteilung und -abgabe führen. Es entwickelte sich über erste primitive Anlagen eines Darmkanals mit seitlichen Verzweigungen (Gastrovascularsystem) der Verdauungstrakt und andererseits über einfache, der Zirkulation der Ernährungsflüssigkeit dienende Röhrensysteme schließlich das Kreislaufsystem. Hieraus entfaltete sich einerseits von Stufe zu Stufe das neue Phänomen typischer Krankheiten des Verdauungstraktes und der Verdauungsdrüsen, soweit sie mit deren besonderer Entwicklung, Gestaltung und Funktion zusammenhängen. Auf der anderen Seite blieb die celluläre verdauende Resorption grundsätzlich als parenterale Verdauung erhalten und entwickelte sich ebenfalls weiter mit verschiedenem Schwergewicht und unter Bevorzugung bestimmter mesodermaler Zellsysteme (weiße Blutzellen, reticuloendotheliales System, aktives Mesenchym) in der physiologischen Form der resorptiven Gewebsreinigung und der pathischen Funktion der Entzündung. Es ist von Metschnikoff (1892) und von Rössle (1923) die phylogenetische Entwicklung der Entzündung in ihrer Grundfunktion klar als parenterale Verdauung erkannt worden, ihr Wesenszug ist eine Steigerung peptischer Leistungen des Gewebes. Auch in der Entzündung zeigt sich wieder — bei aller Unterschiedlichkeit der höchstdifferenzierten Entzündungsreaktionen zu den einfachen Urformen — die durchgehende Erhaltung des biologischen Grundprinzipes, das in der evolutionären Entwicklung eine fortschreitende Überformung und eine Vervielfältigung cellulärer, humoraler und funktioneller Möglichkeiten und Mittel der ursprünglichsten Beziehungen von Verdauung und Bewältigung — nunmehr parenteral — erfuhr.

[1] Buu-Hoi 1959.
[2] Butenandt 1951, Letterer 1959a.
[3] Metschnikoff 1892, v. Buddenbock 1956. [4] Metschnikoff 1892.

Mit der Vorstellung einer evolutionären Entfaltung von Krankheiten aus dem Grundprinzip der resorptiv-digestiven Möglichkeiten der Urzeller heraus soll aber nicht allein die Zunahme und Entfächerung von Zahl und Intensität der morphischen und funktionellen entzündlichen Reaktionsmöglichkeiten zur Diskussion stehen. Die fortschreitende Differenzierung der Grundfunktion des entzündlichen Vorganges und seiner Mittel brachte Gewinn, aber auch neue, in der entwicklungsgeschichtlichen Differenzierung begründete Krankheitsmöglichkeiten hervor. Bringt die vasculäre Entwicklung mit dem Blutplasma und den Blutzellen die aktive Einschaltung nunmehr des gesamten Organismus zur Geltung und ermöglichen nervale und von Hormondrüsen ausgehende Wirkungen weitere Steigerungen der Lebenstätigkeit im örtlichen Entzündungsbereich, so stehen dem auch neue Gefährdungen gegenüber. Die negative Seite des Gewebs- und Blutstromes zeigt sich in der lymphogenen und hämatogenen Ausbreitung von Reizstoffen und Erregern, die notwendige Bereitstellung von Leukocyten versagt in der Agranulocytose, die humorale Abwehr beim konstitutionellen Fehlen der Gammaglobuline. Im Prinzip der Anpassung und der Vervollkommnung der Entzündungsfunktion liegen weitere Schwächestellen. Das parenterale Eindringen von Fremdeiweißen führt zur Antikörperbildung, deren optimale Schutzwirkung in der Immunisierung gegen gleiches Eiweiß liegt. Das gleiche Prinzip schafft neue Gefährdungen in der nichtzeitgerecht sich einstellenden Phase der Schutzlosigkeit und in den Formen allergisch-hyperergischer Reaktionen[1].

Ein neues Krankheitsprinzip trat von einer anderen Seite her mit der Entfaltung der Organismen auf. Die Evolution führte in fortschreitenden Gewebs- und Organbildungen zu neuen Konstruktionsprinzipien, so beispielsweise mit der Entwicklung der Nieren, der Kreislauf- und der Atemorgane. Diese brachten nicht nur Leistungssteigerungen mit sich, sondern sie sind auch mit Unvollkommenheiten und Strukturschwächen im Sinne einer gesteigerten „Anfälligkeit“ als eines pathogenetischen Prinzips belastet[2].

Der Entfaltung des Lebens in der Zeit folgte die Ausbreitung im Raum, vom Lebensmilieu des Wassers zum Milieu des trockenen Landes. Sie erzwang die Weiterentwicklung der Atmungsorgane in Anpassung an die atmosphärischen Bedingungen. Der Stoffaustausch durch Diffusion — das Prinzip beim Einzeller — hatte beim vielzelligen Organismus bereits den Weg der Funktionsspezialisierung erfahren und unter anderem zur Entwicklung von einfachen Atemorganen geführt. Diese erfuhren nun entscheidende Konstruktionsänderungen, die eine sinnvolle Verbesserung der Gasaustauschfunktion bewirkten. Die wesentlichsten Konstruktionsverbesserungen in dieser Hinsicht waren einerseits die Vergrößerung der Gasaustauschfläche in der Bildung und der zunehmenden Verkleinerung der Alveolarräume, andererseits das Prinzip der Elastizität im System der elastischen Strukturen. Mit der Aufnahme von corpusculären Beimischungen in der Atemluft mußte gleichzeitig ein Selbstreinigungsmechanismus der Luftwege und der Alveolarräume sich bilden. Nicht zuletzt erforderte der Gasaustausch eine möglichst ideale Kontaktmöglichkeit zwischen Atemluft und capillärem Blutstrom in der Lunge. Diese Erfordernisse sind nicht nur Gewinn sondern auch Quellen der Gefährdung[3]. Sie begegnen uns in den nun neu sich entwickelnden Krankheitsprinzipien der Atemwegsstörungen, der Störung des Selbstreinigungsmechanismus bei Verlust von Flimmerepithel, in der Exposition gegenüber

[1] ARTHUS, ARTHUS und BRETON 1903, PIRQUET 1906, 1908, KLINGE 1933, RÖSSLE 1914, 1933, LETTERER 1956, 1962.

[2] Siehe dieses Handbuch, Band III, 2.—4. Teil: „Die Organstruktur als Grundlage der Organleistung und Organerkrankung“.

[3] OTTO 1967.

Infektionserregern, Staub, luftgängigen cancerogenen Stoffen. Sie treten auf als Emphysem bei Destruktion der Lungenstruktur, als Diffusions- und Perfusionsstörungen an der Grenzfläche Alveolarraum/Blutcapillare und als Störungen im Lungenkreislauf, sei es in Form der aufs Herz rückwirkenden pulmonalen Hypertonie oder der verschiedenartigen Emboliemöglichkeiten.

Die angeführten Beispiele sollen den Grundgedanken einer evolutiven Entfaltung des Phänomens Krankheit in der erdgeschichtlichen Entwicklung der Lebensformen aufzeigen und erläutern. Dieser Gedanke findet seine tiefste Begründung darin, daß Krankheit, wie früher erörtert, kein eigentlich Seiendes ist, sondern nur eine besondere Art des Weiterlebens im Spiel der biologischen Kräfte unter ungewöhnlichen Belastungen. Das legte die Vorstellung nahe, daß die Evolution des Lebendigen auch eine Aufeinanderfolge bestimmter pathogenetischer Prinzipien und eine fortschreitende Entwicklung neuer Krankheitsphänomene einschließen müsse. Damit führen alle Überlegungen zu der naturwissenschaftlich noch weiter zu begründenden Erkenntnis, daß Krankheit *wesenhaft* zu den Daseinsmöglichkeiten der Lebensformen *in der ganzen Fülle der Entwicklung* gehört.

2. Panoramawandel von Krankheiten

Die jüngere vorgeschichtliche Zeit läßt hinsichtlich einer fortschreitenden Evolution keine Feststellung zu. Das ist verständlich, da die Palaeontologie Entwicklungsschritte nur in Zeiträumen von Jahrmillionen erkennen läßt. Entscheidend hat sich das Bild des Menschen von den Prähomininen bis zum Homo sapiens nach den Skeletfunden der prähistorischen Zeit gewandelt. Von den Euhomininen, als deren relativ späte Stufe und wahrscheinliche Seitenform der Entwicklungslinie der Neanderthaler mit seiner fliehenden Stirn und seinen vorspringenden Augenwülsten zu gelten hat[1], bis zum rezenten homo sapiens ist eine morphische Stufe zu verzeichnen, hinter der sich die Reifung des Menschen, die Entfaltung des Psychischen und der geistigen Funktionen fortschreitend vollzog. Spatz (1955, 1962) hat hier die Bedeutung der Entwicklung des basalen Neocortex des Menschenhirns für die Persönlichkeitsentfaltung herausgestellt. Der basale Neocortex ist in der Phylogenese ein besonders spät entwickelter Hirnteil, der auch in der Ontogenese spät reift. Er hat über die Primaten bis zu den Homininen seine höchste morphologisch-biologische Ausdehnung erfahren, gewinnt aber erst auf der homo-sapiens-Stufe seine volle funktionelle Entfaltungsmöglichkeit, wobei vielleicht deren Höhepunkt noch nicht erreicht ist. Die spezifisch-humane Bedeutung des basalen Neocortex wird bei krankhaften Prozessen in diesem Bereich ersichtlich an Ausfällen und Störungen in der Persönlichkeitsstruktur, in Charakter und Verhaltensweise. Mit der evolutionären morphischen Entwicklung des Menschenhirnes war nach Spatz (1964, 1966) zunächst eine Stufe cerebraler Leistungs-*Potenz* erreicht: sie ermöglichte nunmehr den — nicht an einen Erwerb neuer Gene und deren Selektion gebundenen — Vorgang der cerebralen Leistungs-*Entfaltung* „in unbiologisch kurzen Zeiträumen“ mit der Schaffung von Technik und Kultur, „ein Beispiel für den Primat der Form vor der Funktion“. Überlegenheit und zugleich Gefährdung heben den Menschen immer deutlicher gegen seine Vorfahren ab, besonders in der Fähigkeit, sein Leben rational, aber auch ungezügelt zu gestalten, in Naturvorgänge einzugreifen und seine Umwelt zu verändern.

Hiermit gewinnt das Phänomen Krankheit bezüglich des Menschen neue Perspektiven. Grundsätzlich verschiebt sich in der Frühzeit zunächst das Bild der

---

[1] Fuhlrott 1865, Heberer 1955, 1956, Kurth 1964.

Krankheit von evolutiven Entwicklungsmöglichkeiten zu den Fragen nach ihren Erscheinungsformen. Während die Palaeanthropologie durch wichtige Funde Entscheidendes zur Morphologie der Leibwerdung des Menschen beigetragen hat, lassen morphologische Deutungen an prähistorischen Funden von Mensch und Tier allerdings oft nur sehr unsichere und begrenzte Aussagen über Krankheiten des Menschen und der Tiere zu. SCHEIDEGGER (1963) fand an Knochen von Tierfossilien des Oligozäns Gelenkveränderungen mit Randwulstbildungen, starke Callusbildungen und periostale Wucherungen, welche auf entzündliche Periostitiden hinweisen. Funde aus der Eiszeit lassen arthritische Veränderungen, in einem Fall An- und Abbaureaktionen nach Art der Ostitis deformans Paget erkennen. Hinweise für Osteomyelitiden des Kiefers liegen gleichfalls aus dem oberen Oligozän vor, bei Kleinsäugern fanden sich Ostitiden, Arthritiden, Exostosen[1]. Die Spärlichkeit und Stereotypie von Befunden in verschiedensten prähistorischen Zeiten sowie ihre schwere Deutbarkeit sind verständlich aus der wesentlichen Beschränkung der Untersuchungsmöglichkeiten auf Skeletteile. In frühhistorischer Zeit erscheint demgegenüber das Formenbild der Krankheiten bei der Untersuchungsmöglichkeit mumifizierter Leichen sehr breit[2]. Da es sicher hier nicht sprunghaft zur Entwicklung neuer Krankheiten gekommen ist, läßt sich annehmen, daß hier vorgefundene Geschwülste, unspezifische und spezifische Infektionen, parasitäre und virusbedingte Erkrankungen in gleicher Art schon weit früher aufgetreten sind. Der Mensch in der Frühzeit war ohne Zweifel in besonderem Maße Gefahren einer feindlichen Umwelt ausgesetzt. Verletzungen durch Unfall oder im Kampf mit Tieren, infizierte Wunden, allgemeine Infektionen und klimatische Einflüsse hatten wohl den Vorrang. Das Leben war hart und die durchschnittliche Lebenserwartung war, nach den Funden zu schließen, nicht sehr hoch[3]. Mit den Krankheitserscheinungen trat die Krankheit als *Problem* ins Bewußtsein des frühen Menschen. Fragen nach der Ursache des oft rätselhaften, unvermittelt auftretenden Ereignisses Krankheit führten zu den Vorstellungen eines dämonischen Einbruches, eines Befallenwerdens. Diese empirische Krankheitsdeutung läßt darauf schließen, daß in frühen Zeiten das Bild der Krankheiten viel stärker als heute von unmittelbaren Ereignissen wie Erregerbefall bestimmt wurde. Grundsätzlich kann gesagt werden, daß die Exposition gegenüber Umwelteinflüssen größer und unvermittelter war als heute, die Einsicht in Gesundheitsgefährdungen und damit die Möglichkeit ihrer Verhütung aber geringer.

Weitere Entwicklungsrichtungen von Krankheiten in historischen Zeiten seien in diesem Zusammenhang nur kurz angedeutet. Das Bild der in der Frühzeit mehr sporadisch auftretenden milieubedingten Krankheiten erfuhr im Altertum und Mittelalter durch das Anwachsen der Menschheit und die Zusammenballung in größeren Gemeinschaften, in der Entwicklung der Städte, unter den stärkeren Kontaktmöglichkeiten durch Handel und Verkehr seine Intensivierung durch das epidemische Auftreten von Infekten und durch die Seuchenzüge, die nicht selten geschichtsmächtig wurden. Sie wurden in der jüngsten Zeit in einem großen Teil der Erde wesentlich eingeschränkt durch Hygiene, Prophylaxe und kausal wirksame Therapie, insbesondere durch Schutzimpfungen und Antibioticaanwendung[4]. Das Kommen und Gehen von Krankheiten zeigt aber gerade an den Seuchenzügen, daß es sich nicht um einen echten Rückgang handeln muß, sondern z. T. nur um durch äußere Einflüsse bedingte Krankheitsbewegungen[5]; die Pest zieht mit den Wanderungen der Ratten und die meteorotrope Auslösung

[1] KAISER 1953, 1954, 1962, HELLER und KAISER 1955.
[2] WILLIAMS 1929. [3] SCHWIDETZKY 1952.
[4] HAMPERL 1955. [5] SIGERIST 1952.

epidemieartiger Verbreitung von Krankheiten ist ebenso erwiesen wie der klima- und wetterabhängige Einfluß auf Ausbruch und Verlauf verschiedener Krankheiten[1].

In den letzten beiden Jahrzehnten traten Krankheitsbewegungen und Wandlungen von Krankheitsbildern stärker in den Vordergrund. Sie äußern sich einmal in den Verschiebungen der Krankheitshäufigkeit und der Gipfel der Todesursachenstatistik, zum anderen in der Pathomorphose, einem vorwiegend therapeutisch bedingten Wandel des morphischen Erscheinungsbildes charakteristischer Krankheitsformen[2]. Beides kann miteinander in ursächlichem Zusammenhang stehen. So brachte die Insulintherapie des Diabetes eine Senkung der Mortalitätsziffern und eine Erhöhung der Lebenserwartung, mit letzterer zugleich aber auch einen hierin begründeten Anstieg der diabetischen Angiopathien, welche nunmehr das Krankheitsbild von der Coma-Gefährdung früherer Zeiten in die Richtung der Gefäßleiden und der diabetischen Gangrän wandelten. Offen ist die Frage, ob sich unter dem therapeutisch-bedingten Rückgang vieler Krankheiten auch eine echte Wandlung von Krankheiten im Laufe der Zeiten verbirgt, wie etwa die Abschwächung der zunächst seuchenhaft in Europa auftretenden Syphilis sich nach kurzer Zeit in der Änderung ihres Krankheitscharakters zeigte[3]. Das ist nicht ohne weiteres der Fall[4]. Das Beispiel der Tuberkulose zeigt zwar einen zahlenmäßigen Rückgang der Erkrankungsziffern, zeigt auch unter gezielter Therapie eine Einschränkung exsudativer Vorgänge, eine Verkürzung produktiver Phasen, rudimentäre Entwicklungsformen tuberkulöser Herde und somit eine Wandlung des mikroskopischen Erscheinungsbildes, es läßt aber keine grundsätzliche Änderung in den Ablaufformen der Primärherdbildung, der Generalisation und des Organbefalles erkennen[5]. Dem zweifellos eindrucksvollen Rückgang von Infektionskrankheiten steht auf der anderen Seite eine Zunahme der Herzkrankheiten, der Hochdruckleiden, der Unfallverletzungen, der Geschwülste und hier besonders der Bronchialcarcinome gegenüber. Geänderte Lebensweise, exogene Reize der industriell und technisch sich ständig entwickelnden und ändernden Umwelt und Zivilisationsschäden sind die Grundlagen für die erhebliche Zunahme dieser vom Menschen gesteigerten Krankheitsmöglichkeiten, welche das Spektrum der früher vorwiegend von äußeren spontanen Natureinflüssen gegebenen Krankheiten durch neue ätiologische Faktoren wandeln. Bei solchen Wandlungen divergieren zeitliche und örtliche Verschiebungen der Krankheitsspektren. Die geographische Pathologie zeigt in weiten nicht-technisierten und ungenügend ärztlich betreuten Teilen der Welt noch das nur unwesentlich geänderte Krankheitsspektrum der letzten Jahrhunderte. In fortschrittlichen Zonen läßt dagegen der Wandel der Krankheitsformen einerseits die Infektionskrankheiten zurücktreten, andererseits mit steigender Lebenserwartung und zivilisatorischer Gefährdung andere Krankheiten und Krankheitsmöglichkeiten sich entfalten. Ein *spontaner* Krankheitswandel ist schwer abzuschätzen. Vorerst sind es keine neuen Krankheiten, die sich abzeichnen und andere zurückweichende Krankheiten ablösen. Zweifellos nimmt die Zahl der *ätiologischen* Faktoren zu, welche die Rate bislang seltener Krankheitsformen anschwellen lassen, wie das Beispiel medikamentös-ausgelöster Mißbildungsformen oder die Zunahme der Bronchialcarcinome durch Inhalation cancerogener Stoffe zeigt[6]. Wirklich *neue* Krankheiten können vielleicht durch mutations-auslösende Strahlenwirkungen entstehen. Ein Zurückweichen von Krankheiten durch biologische Anpassung des Organismus ist in übersehbaren Zeiten nicht zu erkennen.

[1] DE RUDDER 1929, 1960. [2] DOERR 1955, GIESE 1955, LÖFFLER 1955, MEESSEN 1955.
[3] LÖFFLER 1955. [4] DOERR 1955. [5] KÖNN 1951, 1956, GIESE 1955.
[6] LICKINT 1935, OTT, KAULBAUCH und TERSIDES 1962.

Die Gefährdung des heutigen Menschen durch Zivilisationsschäden sowie durch technischen Fortschritt und berufliche Exposition ist der neue Aspekt von Krankheiten, welche die Menschheit in diesem Ausmaß bislang nicht kannte. War die Beziehung des Menschen zur Krankheit bisher allein vom Prinzip der *Selbsterhaltung* bestimmt, so zeigt sich nunmehr eine weitere, negativ zu bewertende Beziehung an: die *Selbstentfaltung* des Menschen, der über die Zeiten hinweg seine kulturschöpferische Tätigkeit hinsichtlich der Krankheit gewissermaßen wertneutral vollzog, gewinnt bedenkliche Beziehungen zu einer Krankheitsförderung durch Zivilisation und Technik, sie wird zur *Selbstgefährdung*.

3. Individualspezifische und lebensgeschichtliche Krankheitsentwicklungen

Grundsätzliche und besondere Krankheitsmöglichkeiten stehen nicht zuletzt unter dem Gesetz der *Individualentwicklung*. Sie bedrohen bereits die ontogenetische Keimung und Entfaltung des jeweiligen Lebens. Sie begleiten Werden, Reifung und Altern des Einzelnen in den somatischen, psychischen und geistigen Bereichen. In der *Biomorphose*, der genetisch determinierten Lebenswandlung des Organismus und seiner Organe und Gewebe, vollzieht sich eine schicksalshafte Wandlung des Leibes in einer steigenden, niveauhaltenden und abfallenden Kurve. Sie ist zugleich Ausdruck lebensgeschichtlicher Wandlungen der Krankheitsanfälligkeit vom Zeitpunkt der Befruchtung bis zum Tode[1]. Wir müssen uns im Folgenden auf einige allgemein-pathologische Aussagen beschränken.

Schon mit der Befruchtung kann vom elterlichen Erbgut her die Anlage zu unmittelbaren oder später in Erscheinung tretenden Krankheitsentwicklungen für das Individuum festgelegt sein. Unter dem Begriff „Genopathie" werden dabei Manifestationen fehlerhafter Erbanlagen und Erbstörungen verstanden, die in einem oder in beiden elterlichen Genomen übertragen wurden. Sie beruhen unter anderem auf Änderungen der Chromosomenzahl durch Vermehrung oder Ausfall, auf chromosomalen Aberrationen und Translokationen, oder auf Genstörungen, die als Matrizen-Verbildung im fehlerhaften Nachbau des DNS-Musters früher oder später wirksam werden. Sie führen, soweit sie nicht als Letalfaktoren wirken, zu feinsten bis gröbsten strukturellen Veränderungen, welche auf einer vom Genom fehlgesteuerten biochemischen Differenzierung und strukturellen Entfaltung basieren und sich in den Größenordnungen von Enzymopathien, Stoffwechselabartungen, einfacheren Entwicklungsstörungen bis zu schwersten Mißbildungen auswirken können. Ihre Manifestationen sind von vornherein festgelegt oder sie erfahren ihre Formung unter den Wechselbeziehungen mit Umwelteinflüssen.

Eine zweite Krise kann bald nach der Befruchtung einsetzen. Sie beruht wesentlich auf Umweltfaktoren des Keimlings[2]. Diese können bereits die Entwicklungsstufen der Trophoblastbildung stören. Sie zeigen, mit der Placenta-Entwicklung fortschreitend, in der Embryo- und Feto-Genese sowohl pathogenetisch als auch in ihren Auswirkungen unterschiedliche Manifestationen. Sie reichen ebenfalls von der Wirkung als Letalfaktoren über schwerste Mißbildungsformen — besonders einschneidend in der Entwicklung des Gehirns und des Herzens — bis zu einfachsten strukturellen oder funktionellen Abirrungen. Als Phänokopien stellen sie den Genopathien identische Störungsformen dar. Am Anfang stehen die Störungen der Innidation des befruchteten Eies in der Uterusschleimhaut[3], sie umschließen weiter eine ungenügende Versorgung des Keimlings mit Sauerstoff[4], energieliefernden Substraten und Aufbaustoffen, sie um-

---

[1] BÜRGER 1954. [2] TÖNDURY 1965. [3] KRONE 1961. [4] BÜCHNER 1957b, 1964, 1966b.

fassen diaplacentare Infektionsgefährdungen durch Viren oder bakterielle Erreger und Störungen der somatischen Entwicklung durch äußere Hemmnisse, etwa amniotische Strangbildungen oder Uterusmyome. Die hieraus resultierenden Krankheits- und Defektbilder lassen aber grundsätzlich eine Unterscheidung zwischen auslösenden genetischen oder umweltbedingten Einflüssen nicht zu[1].

Wie die vorgenannten Störungen stehen weiter auch die perinatalen Gefährdungen und die Erkrankungsmöglichkeiten der frühkindlichen Zeit unter den Gesetzen eines für das junge Leben mehr zufälligen Ereignisses und sie sind nur wenig von besonderen individuellen Reaktionsweisen bestimmt, wie Gefährdungen von Frühgeburten allgemein durch Lebensschwäche oder durch frühkindliche Infekte zeigen. Unter den perinatalen Schäden steht die Asphyxie im Vordergrund, zum einen als primäre Asphyxie infolge Unerregbarkeit des Atemzentrums durch geburtstraumatische Blutung oder hypoxämische Schädigung, zum anderen als sekundäre Asphyxie bei Fruchtwasseraspiration oder bei Bildung hyaliner Membranen. Durch hyaline Alveolar-Membranen sind bevorzugt Frühgeborene gefährdet, deren Lungen noch mangelhaft entwickelt sind[2]. Die Membranen liegen der Alveolarwand als homogene Bänder unmittelbar auf und verhindern einen ausreichenden Gasaustausch. Eine andere Gefährdung Frühgeborener liegt in der leichten Verformbarkeit ihres unausgereiften Hirngewebes, wobei Verschiebungen des Hirnmantels gegen den Hirnstamm zu elektiven geburtstraumatischen Stauungsblutungen aus den inneren Hirnvenen führen[3]. Weitere perinatale Gefährdungen Frühgeborener beruhen auf einer funktionellen Leberinsuffizienz, die sich im Mangel an Glukuronyltransferase zeigt, wodurch indirektes Bilirubin und weitere Blutabbaupigmente im Blute angereichert werden und bei gesteigerter Durchlässigkeit der Blutliquorschranke in den basalen grauen Kernen des Gehirns disseminierte Ganglienzellnekrosen setzen, ein Bild, das auch die Rh-Unverträglichkeit kennzeichnet. Folgezustände eines Kernikterus bilden die postikterische Encephalopathie.

Man kann sagen, daß eine Reihe von Krankheiten in den frühesten Phasen des Lebens noch keine ausgeprägte „Individual-Spezifität" zeigt, da die Schäden überwiegen und die Formung eines Krankheitsbildes durch angepaßte Reaktionen weitgehend fehlt. Ihre Entstehung hängt von Zufälligkeiten erbfixierter oder umweltbedingter Wirkfaktoren ab, denen meist noch keine voll entwickelte oder durch biologische Erfahrung geprägte Reaktionsweise gegenübersteht. Im weiteren kindlichen Lebenslauf können verschiedenartige Krankheitsanfälligkeiten zur Geltung kommen oder sich erst ausbilden[4]. Sie werden als spezielle individuelle Gegebenheiten — als Diathesen — im Belastungsfalle wirksam. Sie sind nicht auf besondere Exposition zurückzuführen. Hinter der Anfälligkeit kann sowohl eine grundsätzlich schwache Abwehrleistung als auch eine überschießende Reaktionsbereitschaft stehen. Sie sind charakterisiert durch den jeweiligen bestimmenden individuellen Anteil an den Konstellationen, welche verschiedenartige Krankheitszustände auslösen, wie beispielsweise Ekzeme, kindliche Asthmaanfälle oder rezidivierende Schleimhautentzündungen.

Wie alle Phasen biologischer und menschlicher Existenz bereits von der Befruchtung an bis zum Tode auf strukturelle und funktionelle Harmonie ausgerichtet sind, so können in der gleichen Abfolge Störungen dieser Harmonie aus den verschiedensten Gründen zu Krankheit führen. In der individuellen Entwicklungsgeschichte ist aber nicht allein die unmittelbar gegebene normergische Umstellung und Reaktionsfähigkeit *im Ablauf* einer Krankheit oder mit der Dauer

[1] Kubli 1966. [2] Kloos und Wulf 1962. [3] Schmidt 1965.
[4] Lust, Pfaundler und Husler 1967.

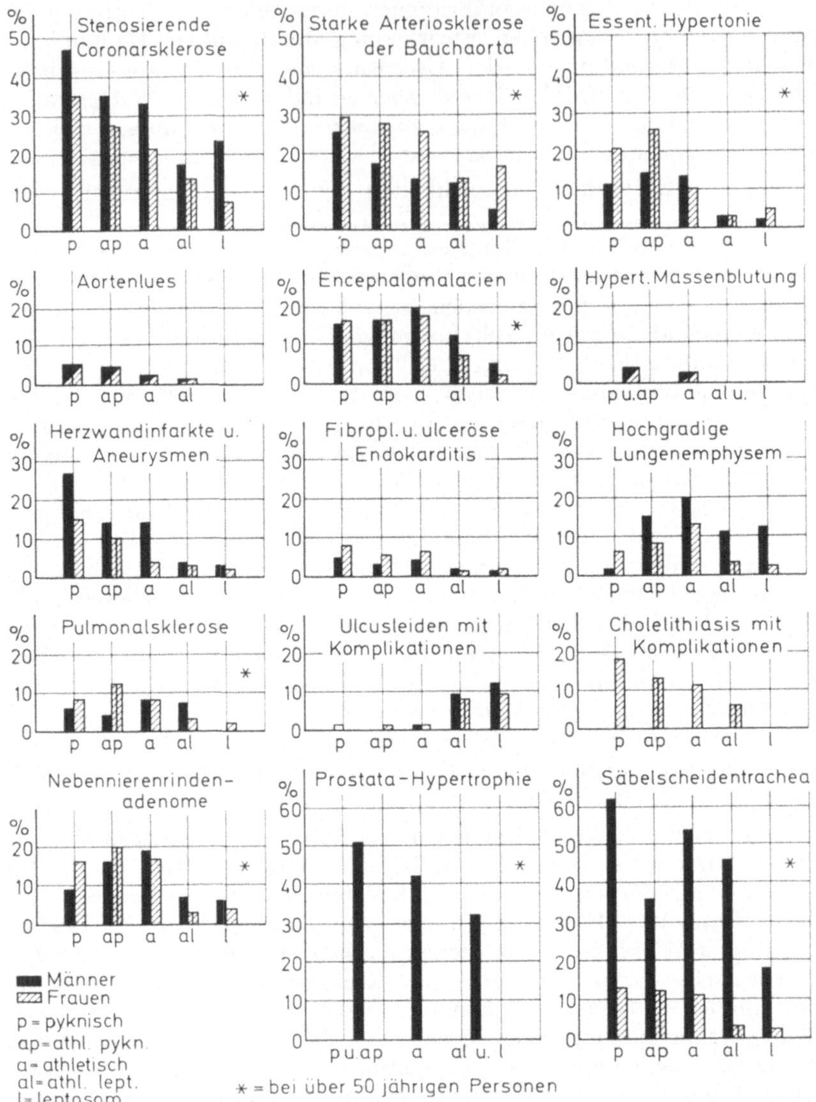

Abb. 4. Die absolute prozentuale Häufigkeit von krankhaften Organveränderungen bei den Habitustypen. [Aus W. SELBERG: Beiträge zur Anatomie und Pathologie der menschlichen Konstitution. Beitr. path. Anat. **111**, 165 (1951)]

eines Leidens wirksam; es können auch von vornherein bestehende *konstitutionelle* oder vorweg gebildete *dispositionelle* Besonderheiten bessere oder schlechtere *Ausgangslagen* bei Krankheitsgefährdung darstellen. Konstitution ist die Summe der Eigenschaften des menschlichen Organismus, die seine Leistungsfähigkeit und seine Reaktionsbreiten in gesunden und kranken Tagen bestimmen[1]. Sie ist genotypisch angelegt, sie entwickelt sich dynamisch phänotypisch. Bestimmte somatische Konstitutionstypen lassen pathogenetische Beziehungen zu Krankheiten in statistisch nachweisbaren Häufungen erkennen[2] (Abb. 4). Anlagebedingte oder

[1] BAUER 1964. [2] SELBERG 1951.

erworbene Resistenz gegen krankheitsbewirkende Faktoren einerseits, auf der anderen Seite Disposition als temporäre oder grundsätzliche Krankheitsanfälligkeit sind wesentliche, gegensätzlich wirksame Faktoren der Konstitution. Sie differieren von Mensch zu Mensch und wechseln auch in den Lebensphasen des einzelnen Menschen, sie sind individuelles Schicksal oder wandelbare Eigenschaft. Beispielsweise zeigt die mangelnde Reife des Frühgeborenen — das vorzeitig aus der schützenden Hülle des Mutterleibes entlassen inadäquaten Umwelteinflüssen ausgesetzt ist — eine Resistenzschwäche gegen die Erreger der plasmacellulären Pneumonie[1], welche nur auf diese Frühzeit beschränkt ist; sie entspricht einer vorübergehenden Disposition. Disposition ist eine Empfindlichkeitssteigerung mit erhöhter Krankheitsbereitschaft, eine Relationsverschiebung der Beziehung Reiz/Empfänglichkeit des Organismus zu Ungunsten des letzteren. Eine besondere Art von gesteigerter oder sich abschwächender Empfindlichkeit entwickelt sich auf der Basis einer vorausgegangenen Sensibilisierung. Sie wirkt sich aus als gezielte Umstimmung auf einen Reiz, als eine durch eine bestimmte Krankheit erworbene und sie überdauernde Änderung des Verhaltens mit dem Charakteristikum der wiederholten reizspezifischen Auslösungsmöglichkeit[2]. Sie erscheint als zeitlich begrenzte oder dauernde Eigenschaft in den Formen einer überschießenden hyperergischen Reaktionsweise oder sie ist gekennzeichnet durch Abschwächung oder Ausbleiben der Reaktion in der januskópfigen Anergie, welche Wehrlosigkeit, aber auch höchste erworbene Resistenz in der Immunität sein kann. Immunologische Sicherung, aber auch hyperergische und anergische Gefährdung liegen dicht beieinander. Alle diese Vorgänge sind *individualspezifisch*, d. h. auf die identische Reizwiederholung im gleichen Organismus festgelegt. Sie sind — von der Idiosynkrasie abgesehen — eine individuelle Erwerbung im Laufe des Lebens mit ungewöhnlichen cellulären, geweblichen und humoralen Reaktionsweisen.

Die Dynamik der Krankheiten in den einzelnen Lebensphasen ist nicht nur von solchen endogen verankerten Prinzipien beeinflußt. Eine Krankheitsgefährdung tritt auch in bestimmten *äußeren* Entwicklungsschritten des Menschen zutage. In der Verbreiterung des Kontaktes mit der Umwelt, die mit dem Spiel- und dem Schulalter einsetzt, ist es die Erwerbung eines tuberkulösen Primärherdes, sind es typische Infekte wie Masern, Scharlach, Keuchhusten, Mumps und Diphtherie, die das Bild der Kinderkrankheiten beherrschen und bei denen eine erhöhte Kontagiosität der Anlaß ihres gehäuften Auftretens in dieser Lebensspanne ist. Der Übergang vom Kindes- zum Erwachsenenalter und die mittleren Lebensjahrzehnte sind die Phase, in der mit der sich verstärkenden Resistenz gegen Infekte parallelgehend auch die hyperergische Reaktionsfähigkeit sich besonders in akuten rheumatischen Krankheiten der Gelenke, des Herzens, der Gefäße und in der Glomerulonephritis zeigt. Andererseits treten im Erwachsenenalter neue, für das Berufsalter charakteristische Gefährdungen auf, wie Verletzungen, Unfälle und einzelnen Berufsarten eigene Erkrankungsmöglichkeiten[3]. Hier zeichnet sich weiter unter dem Einfluß der Zivilisation eine steigende Gefährdung durch zeitliche Vorverlagerung und Häufigkeitszunahme von Herzinfarkten ab. Ein rapides Ansteigen von Verkehrsunfällen tritt mehr und mehr an die Stelle der weitgehend beherrschbar gewordenen bakteriellen Infekte. Während die mittleren Lebensjahrzehnte im allgemeinen eine höhere Resistenz gegen Krankheitsgefährdung zeigen, stellen sich oft schon erste, noch wenig bemerkbare Wandlungen an Gewebsstrukturen von Gefäßen, Zwischensubstanzen, Knorpelflächen ein, die in besonderem Maße individualspezifisch den schnelleren oder langsameren Ablauf

---

[1] GIESE 1952. [2] LETTERER 1956. [3] KOELSCH 1959.

der biologischen Zeit kennzeichnen. Auch der Konstitutionstyp mit seinen jeweiligen Gefährdungen kommt allmählich hier stärker zur Geltung.

Krankheiten im Alter spiegeln in besonderem Maße die Lebensgeschichte des Individuums wider. Wenn auch Altern grundsätzlich von Alterskrankheiten zu trennen ist, so kann das individuelle Gealtertseins als mitbestimmender Faktor bei den Krankheiten des Alters nicht übersehen werden. Nirgends wird die Ungleichheit des Ablaufes der biologischen und der kalendarischen Zeit deutlicher als in der unterschiedlichen Progression des Alterns der einzelnen Individuen[1]. Frühes oder spätes Altern gehört zum Phänotypus des Einzelnen. Es ist in entscheidender Weise genotypisch angelegt, es erfährt aber seine Intensivierung oder seine Vorverlagerung in der Lebensweise, in Belastungen und in durchgemachten Krankheiten vorangegangener Lebensphasen. Ausmaß und Auswirkungen des Alterns sind bei Krankheiten im Alter oft nur im Rückblick auf den ganzen Lebensvollzug des Einzelnen richtig zu erfassen. Altern, Konstitution und Nachwirkungen überstandener Krankheiten bestimmen in wechselseitiger Beeinflussung Gestaltung und Prognose der Krankheiten im Alter, die vielgestaltig auf dem großen lebensgeschichtlichen Hintergrund des Einzelnen ablaufen.

Krankheiten zeigen Unterschiede hinsichtlich Art, Häufigkeit und Verlauf in allen Lebensphasen, oft am deutlichsten in der letzten Phase der Individualgeschichte[2]. Alter und Krankheit kann eine nur rein statistische, aber nicht wesensmäßig miteinander verknüpfte Korrelation zeigen, wie dieses auch für die anderen Lebensphasen gilt: Kinderkrankheiten, Berufskrankheiten sind ebenso ein Ausdruck solcher Beziehungen wie die Häufung von Geschwulstkrankheiten im Alter. Krankheiten erfahren andererseits durch die Alterswandlungen bestimmter Strukturen und Organe ihr zusätzliches Gepräge. Mit dem biologischen Altern nimmt die Belastungsfähigkeit eindrucksvoll bei Atmung, Kreislauf oder am Skeletsystem ab. Zellschwund und strukturelle Verdichtungs-, Ablagerungs- und Umbauerscheinungen besonders an bradytrophen Geweben sind die Grundlage einer eingeschränkten Leistungs- und Reaktionsfähigkeit von Geweben und Organen. Zwar zeigt die Morphologie des Alters eine den verminderten funktionellen Beanspruchungen entsprechende *orthisch-biologische* Reduktion von Strukturen, hinwiederum beeinträchtigen aber auch altersbedingte Strukturwandlungen eine unter Krankheitsbedingungen erforderliche gesteigerte funktionelle Leistungsfähigkeit[3].

Über solche Erfahrungen hinaus entspricht der *Biomorphose* eines ungestörten Lebensablaufes eine *Pathomorphose* bestimmter Krankheiten in den verschiedenen Lebensabschnitten. So können gleiche Krankheiten in unterschiedlichen Krankheitsbildern und -formen je nach der Lebensstufe, in der sie ausgelöst werden, auftreten oder in wechselnden Erscheinungsformen ein Leben begleiten. Ein Beispiel von Alterswandlungen einer Krankheit zeigt sich in den verschiedenen Manifestationsformen des fieberhaften Rheumatismus; die reine Myokarditis als Reaktionsform frühkindlicher rheumatischer Erkrankungen verläuft in den mittleren Jahren der Kindheit häufiger als pankarditische Form, während in den weiteren Altersstufen die Endokarditis und die Polyarthritis in den Vordergrund treten. Eine Pathomorphose zeigt der Altersdiabetes in der Verbindung mit Fettsucht und diabetischen Gefäßkrankheiten im Gegensatz zum Diabetes Jugendlicher, wobei sich die Gefährdung von der hormonalen Insuffizienz des frühen Diabetes zu den diabetischen Gefäßkrankheiten verlagert. Lebenszeitliche Wandlungen zeigen Tuberkulose und Ulcuskrankheit. In diese Erörterungen sind nicht einzubeziehen Änderungen in der Häufigkeit und im Ablauf von Krank-

[1] BUTENANDT 1959. [2] BÜRGER 1954. [3] LETTERER 1958, 1963a, MÜLLER 1966.

heiten, welche unter dem Einfluß vorbeugender und therapeutischer Maßnahmen erzielt worden sind: sie sind keine selbständigen Wandlungen der Krankheit.

Sehen wir von Krankheiten ab, welche den Menschen bis ins Alter begleiten oder deren Auftreten im Alter ihnen ein besonderes Gepräge geben kann, und sehen wir ebenso von Krankheiten ab, die nur eine statistische Korrelation zum höheren Alter zeigen, dann bleiben als *primäre* Alterskrankheiten solche, bei denen das Altern ein mitbestimmender Faktor ist[1]. Das gilt für die Altersosteoporose, für die deformierenden Arthropathien des Alters, für Altersabbauerkrankungen des Zentralnervensystems, und nicht zuletzt kann das auch für die Arteriosklerose mit ihren Manifestationen an verschiedensten Organen gelten. Diesen Prozessen liegen dysharmonische und das orthische Altern übersteigende Vorgänge an Strukturen zugrunde, während in Rückbildungsphasen Regulationsstörungen zu Prostatahyperplasie oder cystischer Mastopathie führen können.

Allgemein gilt für Krankheiten im Alter, daß sie leichter bei gealterten Menschen die physiologischen Regulations- und Reaktionsmöglichkeiten durchbrechen. Verlauf, Schwere und Bedrohlichkeit von Krankheiten nehmen somit zu. Entscheidend für den Ausgang sind oft Kombinationen verschiedener Leiden und Krankheiten im Alter[2]. Pneumonien können bei alten Menschen auf Bronchiektasen und Emphysem treffen, neben eingeschränkter Lungenfunktion ist oft die kardiale Reserve durch Coronarsklerose stark vermindert, Operationen oder länger erzwungene Bettlägerigkeit bringen das Risiko von Embolien, kurz, vielfältige altersbedingte Struktur- und Funktionswandlungen, Engramme überstandener Krankheiten, chronische Leiden, abnehmende Reaktionsfähigkeit und Plastizität beeinflussen nicht nur den Krankheitsverlauf und die Heilungsaussichten im Alter. Unter ihrem Einfluß entwickelt sich außerdem in der Endphase des Lebens meist ein Symptomenreichtum und ein Mosaik von Krankheitsbildern und Erscheinungen, die in höchstem Maße *individualtypisch* sind und die therapeutischen Möglichkeiten nachdrücklich beschränken können. Behandlungsschwierigkeiten werden verständlich aus der *Polyätiologie* vieler Krankheitsbilder des Alters im Sinne des Zusammenwirkens mannigfacher, größtenteils unabhängig voneinander entwickelter Faktoren, die als latente Gefährdungen unter akut einsetzender Krankheitsbelastung nunmehr wirksam werden. Die Lebensgeschichte eines jeden steht somit in der Altersphase überwiegend unter der Bedrohung durch Krankheit und Leiden, und der reine Alterstod ist nur eine selten erreichte Vollendung des Lebens.

Rückblickend läßt sich sagen, daß auch eine abstrahierende Betrachtung des Krankheitsproblems nicht daran vorbeigehen kann, daß die besondere Art der organismischen Entfaltung in den Stufen der Evolution, daß ferner in historischen Zeiten gewordene und andererseits vom Menschen induzierte Gegebenheiten und daß nicht zuletzt Anlage und individuelle Lebensgeschichte jedes Menschen Faktoren darstellen, auf denen die vielgestaltigen Phänomene des Krankhaften beruhen.

III. Die Wissenschaft von der Krankheit

A. Erforschungsweisen der Krankheit

1. Naturwissenschaftliche Erkenntnisprinzipien und naturwissenschaftliches Denken

Der Versuch einer auf den Menschen bezogenen Wesensbestimmung von Gesundheit und Krankheit, die alle Bereiche seines Daseins umfassen muß, stellt die Frage und die Fragwürdigkeit der anzuwendenden erkenntnistheoretischen

[1] Letterer 1963a. [2] Schubert 1963.

Methoden in den Vordergrund. Fragwürdigkeit sei hier verstanden als denkkritische Auseinandersetzung mit ihren Aussagemöglichkeiten und ihren Grenzen[1].

Aus seiner biologischen Sonderstellung ergibt sich für den Menschen hinsichtlich des Problems Krankheit einiges Besondere. Der Mensch, Objekt der Krankheit wie Pflanze und Tier, erfährt Kranksein anders als diese, er reflektiert als denkendes Wesen über Krankheit und über seine Krankheitsweisen. So kam er über einfache instinktmäßig begründete Maßnahmen hinaus zu ständiger Entwicklung und Vertiefung gezielter Heilmaßnahmen wie auch zu tieferen Einsichten über das Kranksein. Die Erfahrungs- und Erforschungsweisen der Krankheit gründeten und gründen — was grundsätzlich für menschliche Erfahrung gilt — zunächst überwiegend auf Sinneseindrücken. Krankheit begegnet dem Menschen als Tumor, Dolor, Fieber, es summieren sich objektive Tatbestände und subjektive Empfindungen zu einem allerdings mitunter mehr der Verschleierung als der Aufklärung dienenden Vorgang. Hier setzte die Objektivierung durch exakt fundierte Untersuchungsmethoden ein.

Die wissenschaftliche Medizin beruht — entsprechend der Kompliziertheit ihres Objektes — auf verschiedenen, z. T. methodisch bestimmten Erkenntnisvorgängen[2]. Über deren Wandel in einer geschichtlichen Entwicklung hinaus erfährt die Medizin in jüngster Zeit eine entscheidende Vertiefung mit der zunehmenden Entfaltung der Naturwissenschaften. Das erfordert im Rahmen unserer Überlegungen eine Erörterung naturwissenschaftlicher Aussagemöglichkeiten und eine Auseinandersetzung mit den Kategorien der Naturwissenschaften[3].

Vorangestellt sei, daß sich Naturwissenschaft ihren Methoden und ihrem Wesen nach nur mit dem Menschen als *Naturwesen* befassen kann, nicht dagegen mit den Fragen nach dem *Sein* des Menschen und seiner *Bestimmung*, die dem Denken und Forschen geisteswissenschaftlicher Disziplinen zugeordnet sind. So mußte von dieser Seite her auch die Frage nach dem Wesen der Krankheit und ihrer ontologischen Bedeutung in unseren vorangehenden Erörterungen letztlich offen bleiben in der Feststellung, daß Krankheit kein Seiendes, sondern nur eine Erscheinungs- und Äußerungsform eines Seienden, nämlich des Lebendigen in allen seinen Entwicklungsstufen und Gestaltungen ist. Naturwissenschaft hat es mit der Auffindung von Gesetzen und mit dem Reich der realen Natur, ihren energetischen und ihren materiellen Manifestationen zu tun. In der *Physik* sind die naturwissenschaftlichen Erkenntnisprinzipien am deutlichsten gegeneinander abgegrenzt in der Experimental-Wissenschaft und in der theoretischen Wissenschaft, welche in mathematischen Formulierungen Gesetzmäßigkeiten festlegt und von hier aus zu weiteren gedanklichen Folgerungen führt. Die physikalisch-mathematische Naturwissenschaft ist im allgemeinen auf das Erkennen von Naturgesetzen und Kausalzusammenhängen durch Induktion hin orientiert und vermag aus Einzelbeobachtungen oder unter experimentell gesetzten, meist vereinfachten Bedingungen allgemeine Gesetzmäßigkeiten abzuleiten, welche unter gleichen Bedingungen die gleichen Effekte erzielen lassen. Insoweit führt die naturwissenschaftliche Methodik zu einer begründeten Erkenntnis und einer bedingten Gewißheit von Gesetzlichkeiten und regelhaften Vorgängen auch im Bereich der *organischen* Natur, wenn auch hier unter besonderen noch zu erörternden Gegebenheiten. Gleiches gilt auch für die biologische *Chemie*, welche den Stoffbestand und die Stoffumsetzungen der lebenden Organismen, ihre Wandlungen und Aufgaben im Stoffwechsel analysiert.

Das Prinzip der Erforschung naturwissenschaftlich analysierbarer Vorgänge in der Orthologie und Pathologie der Organismen wird — vielleicht nicht immer

[1] OPPENHEIMER 1955, WUCHERER-HULDENFELD 1964. [2] VIRCHOW 1847.
[3] v. WEIZSÄCKER 1949, SIEGMUND 1948, HARTMANN 1959.

in der klaren Erkenntnis der Einschränkungen hinsichtlich weitgehender theoretischer Vorstellungen, die sowohl in der Methode als auch im Objekt liegen — von der Zelle und ihren strukturellen und funktionellen Erscheinungen bis zu den kompliziertesten Lebenserscheinungen und -äußerungen des menschlichen Organismus mit Erfolg angewandt. Das hat ohne Zweifel die Kenntnisse über die funktionelle und strukturelle Organisation des Lebens grundlegend vertieft. Die ständige, dem Prinzip der Entropie entgegengewandte Hereinnahme und Abgabe von Atomen und Molekülen in die lebende Materie, der stoffliche, ein „Fließgleichgewicht" bewirkende Austausch zwischen Zelle und Umwelt, die Aufrechterhaltung elektrischer und chemischer Potentiale, die Energiebereitstellung und -umsetzung und vieles mehr gründen auf physikalisch oder chemisch meßbaren Vorgängen. Regeltechnische Prinzipien geben Einblicke in die Vorgänge bei biologischen Regulationen. Als einfache und phylogenetisch wohl frühe Form biologischer Stoffwechsel-Regulationen und Anpassungen sei die intracelluläre Änderung der Enzymkonzentration durch Induktion oder durch Unterdrückung der Enzymsynthese angeführt[1]. Betrachten wir weiterhin die Austauschvorgänge zwischen Zellkern und Cytoplasma, die Aufklärung der Übertragung genetischer Informationen, die Aufdeckung der Aufschlüsselung und Korrelation der Nucleotidsequenz in den Nucleinsäuren und der Aminosäuresequenz in den Zelleiweißen, oder die Probleme der Zellpermeabilität, die Grenzflächenfunktionen an biologischen Systemen, die physikalischen Vorgänge beim Transport der Atemgase, die Strömungsdynamik des Kreislaufes, dann haben wir einen Eindruck von der Bedeutung naturwissenschaftlicher Erkenntnisse für die strukturellen und funktionellen Probleme bei Gesundheit und Krankheit. Das biologische Substrat, von der Zelle bis zum höchstdifferenzierten Organismus, ist physikochemischen Untersuchungsverfahren gegenüber offen, und die Resultate entsprechen den naturwissenschaftlichen Methoden und Modellvorstellungen in weitem Maße.

Die Denkformen der Naturwissenschaften sind weitgehend bestimmt von ihrem Objekt, von den meß- und wägbaren Erscheinungen der Natur, wie sie uns umgibt und soweit sie an uns selbst mit naturwissenschaftlichen Methoden erforschbar ist. Der Gegenstand der naturwissenschaftlichen Forschung ist somit die allgemeine, nach Gesetzen geordnete und ebenso gesetzmäßig sich wandelnde, daher berechenbare Natur. Der Naturwissenschafter bemüht sich, seine Erkenntnisse in Systemen zu ordnen, die Vielfalt bestimmter Erscheinungskomplexe in einer Vereinheitlichung zu fassen, in einem Symbol, in einer „Weltformel" zu einer letzten rationalen Erkenntnis in der Grundlage aller Naturgesetzlichkeit, in der Welt der Elementarteilchen zu kommen[2]. Naturwissenschaftliche Forschung dient in gleicher analysierender und systematisierender Weise in den verschiedenen Disziplinen der Medizin, in angewandter Physik und Chemie, in Biologie und Physiologie, in vergleichender Pathologie und in der allgemeinen und speziellen Krankheitslehre — als den wesentlichen Grundfächern moderner Medizin — aber auch in Psychologie und Psychopathologie dem ärztlichen Denken und Handeln. Wie in den Naturwissenschaften ist auf der naturwissenschaftlichen Seite der Medizin das Wissen überprüfbar, werden Ergebnisse reproduzierbar und wird das Erkennen zu einem sicheren Wissen. Es bleibt festzustellen, „daß die apodiktische Sicherheit der Erkenntnis sich nicht über die gesamte Naturwissenschaft erstreckt"[3]. „Sie besteht in ihrem Kern, der experimentalen mathematisierbaren Physik (Chemie als Physik der äußeren Elektronenschalen inbegriffen), dringt aber von da aus in Nachbargebiete ein — so in Mineralogie, Geologie, in große

[1] Holzer 1963. [2] Heisenberg 1955.
[3] Dessauer 1958.

Teile der Biologie (Entwicklungslehre, Biophysik und Biochemie, Genetik, Physiologie usw.), so daß es dort wachsende Zonen zuverlässiger zwingender Erkenntnis gibt. Aber dieser Tatbestand, daß ein sicherer Raum des Erkennens und Gestaltens besteht, zwingt zu Fragen: Welcher Art ist dieses sichere Erkennen und Gestalten? Wie wird es gewonnen? Welches sind die Gründe der Sicherheit, der Allgemeingültigkeit? Wo liegen die Grenzen? Welche Voraussetzungen tragen dieses zuverlässige Reich? Zusammengefaßt: es handelt sich um Grundprobleme der naturwissenschaftlich exakten Erkenntnis" (F. DESSAUER, 1958).

A priori scheinen dem Bemühen der exakten Naturwissenschaft um „Vergegenständlichung" und „Versachlichung" keine Grenzen gesetzt. Es fragt sich, wieweit ihre Methoden zu einer umfassenden Wirklichkeitserkenntnis führen können[1]. Das muß für solche Dimensionen verneint werden, die ebenfalls real sind, sich aber nur andererartigen Erkenntnismethoden erschließen. Leben ruht auf Physik, es ist zugleich aber auch *mehr als Physik*. Alle Lebenserscheinungen sind an komplexe Strukturen gebunden und zeigen eine vorgegebene Ordnung. „Sie sind eine Wirklichkeitsschicht anderer Art, die auf der ersten (physikalischen) aufruht, insofern sie nichts vermag, was gegen die exakten Naturgesetze verstößt, aber insofern darübersteht, als diese Wirklichkeit durch ihr Wirken bestimmt, was im Rahmen der Möglichkeit vollzogen wird" (F. DESSAUER, 1958). Beispielsweise ist die Bildung eines Eiweißmoleküls für den Bereich der exakten Naturwissenschaften „grenzenlos unwahrscheinlich", vollzieht sich aber biologisch in der gengesteuerten Eiweißsynthese der Zelle — im Einklang mit den Naturgesetzen — absolut regelmäßig und zwangsläufig. Die Tatsache, daß Leben sich unter voller Einhaltung der Naturgesetze unbehindert vollzieht, setzt voraus, daß die physikalische Naturgesetzlichkeit „für das Geschehen noch Freiheitsgrade offenläßt". Die determinierenden Naturgesetze bestimmen also die Ereignisse „nicht notwendig vollständig". Nur so bleiben im biologischen Bereich Vorgänge wie Auswahl, Anpassung, Richtunggebung von Prozessen verständlich.

Strukturbildung und -abbau, Stoffwechselumsätze und energetische Leistungen im cellulären Bereich vollziehen sich bei den höchstdifferenzierten Organismen in der Verbundenheit von Zellen, Geweben und Organen und in koordinierter Ausrichtung zum gesamten Organismus[2]. Sie sind die Grundlagen geordneter Lebensabläufe, aber auch Grundlage der Bewältigung von Störungen. Sie dienen der Selbstbehauptung gegenüber Umwelteinflüssen, dem Zusammenspiel der Funktionen bei Gesundheit und Krankheit, der Aufrechterhaltung oder der Wiederherstellung des biologischen Gleichgewichtes durch funktionelle Adaptationen und durch strukturelle Anpassungen. Sie sind das naturwissenschaftlich analysierbare — aber mit ihrer Methodik nicht erklärbare — und gleichfalls auf der Grundlage naturwissenschaftlicher Erkenntnisse und Methoden zu beeinflussende weite Feld der Krankheiten in medizinischer Forschung und ärztlicher Tätigkeit. Sie stellen in der strukturellen und funktionellen Organisation die gestufte Ordnung des Organismus dar. Aber hier zeigt sich im besonderen ein Einfluß, der den Nachweismethoden der exakten Naturwissenschaften nicht unbeschränkt zugänglich ist: der Anteil emotionell erfahrbarer psychischer Faktoren am Zustandekommen mancher Krankheitsbilder und ihre Bedeutung für den Ablauf von Krankheiten. Die Schwierigkeit der Einschätzung psychischer Faktoren mit Hilfe naturwissenschaftlicher Methoden mag darin liegen, daß sich vorerst keine meßbaren Stellgrößen hierfür abzeichnen und somit für exakte naturwissenschaftliche Feststellungen die Grundlagen fehlen. Es gibt bei Kranken *erkenntnismäßige*, auf naturwissenschaftlicher Basis zu beobachtende und zu analysierende Phäno-

[1] DE RUDDER 1946. [2] ROTHSCHUH 1963.

mene ebenso wie es auch *erlebnismäßige* und somit ebenfalls erkenntnismäßige Vorgänge und Einsichten gibt, die sich naturwissenschaftlichen Nachweismethoden und Ergründungen entziehen.

ROTHSCHUH (1963) definiert den menschlichen Organismus als ein „bionom organisiertes, arbeitsteilig gegliedertes, nach Verbundprinzipien integriertes, zentralgesteuertes und reguliertes Kausalsystem". Insofern unterliegt er grundsätzlich der Naturkausalität und insoweit auch den Möglichkeiten naturwissenschaftlicher Untersuchungen und Einsichten. Bedenkt man, wieviel das naturwissenschaftliche Forschen zur Aufklärung von rein physikalisch-chemisch *nicht* durchführbaren und experimentell nicht zu imitierenden Vorgängen wie Selbstkoordination und Selbststeuerung oder Selbstreduplikation der lebenden Substanz beigetragen hat, dann steht hinter der Bewunderung für das Geleistete dennoch die Erkenntnis, daß in der Teil-Analyse solcher Vorgänge sich zugleich die Grenzen naturwissenschaftlicher Erkenntnis offenbaren und daß die Fülle und Ordnung des Geschehens eine vorerst geheimnisvolle Erscheinung bleibt, die in der Addition von Teilerkenntnissen nicht erklärbar wird.

Es muß angenommen werden, daß es außer den Ordnungen der klassischen Physik noch andere physikalische Ordnungen gibt, in denen andere Gesetze gelten[1]. In der Quantentheorie und der Relativitätstheorie sind — ohne daß die Gültigkeit der Aussage der klassischen Physik in Frage gestellt wird — neue Denkmöglichkeiten aufgezeigt und neue Erkenntnisse gewonnen. „Die moderne Physik hat gezeigt, daß das Gebäude der klassischen Physik — wie das der modernen Physik — in sich abgeschlossen ist. Es reicht so weit, wie die Begriffe, die seine Grundlage bilden, angewendet werden können; aber die Begriffe der klassischen Physik sind schon auf die Vorgänge der Atomphysik nicht allgemein anwendbar, also erst recht nicht auf alle Gebiete der Wissenschaft, die weiter von der klassischen Physik entfernt liegen" (HEISENBERG, 1934). Zu solchen Gebieten ist auch die Biologie zu rechnen. Die klassische Naturwissenschaft gibt keine vollständige adäquate Beschreibung der biologischen Vorgänge, die sich im lebenden Organismus in raumzeitlicher Gestaltung vollziehen. Das hatte zu Vorstellungen eines nicht-materiellen Agens, eines auf vorgegebenes Materielles einwirkenden unbestimmbaren Lebensprinzips geführt (DRIESCH, 1928, 1941). Solche vitalistischen Erklärungsbestrebungen löst SCHROEDINGER (1951) durch die Vorstellung von bisher unbekannten „anderen physikalischen Gesetzen" im Organismus ab. Er betont, daß wir aufgrund unserer Kenntnisse von der Struktur der lebenden Materie erwarten müssen, „daß sie auf eine Weise wirkt, die sich nicht auf die gewöhnlichen physikalischen Gesetze zurückführen läßt, und zwar nicht deswegen, weil eine „neue Kraft" oder etwas Ähnliches das Verhalten der einzelnen Atome innerhalb eines lebenden Organismus leitet, sondern weil sich dessen Bau von allem unterscheidet, was wir je im physikalischen Laboratorium untersucht haben". „Wir nehmen also wahr, daß eine waltende Ordnung (die der Gene) die Kraft besitzt, sich selbst zu erhalten und geordnete Vorgänge hervorzurufen." Die Einsicht in die Struktur der lebenden Substanz verlangt, „nach physikalischen Gesetzen besonderer Art zu forschen, ohne nicht-physikalische oder überphysikalische Gesetze in Anspruch zu nehmen" (SCHROEDINGER, 1951). Eine Analyse des Wahrheitsgehaltes der klassischen Physik in Beziehung zur modernen Physik ergibt nach HEISENBERG (1934) eine Revisionsnotwendigkeit zwar nicht ihrer unangetasteten Grundlagen, aber ihres uneingeschränkten Anwendungsbereiches. „Die Wandlung der naturwissenschaftlichen Grundlagen, zu der uns die Natur in den atomaren Erscheinungen in so wunderbarer Weise

[1] SCHROEDINGER 1951.

gezwungen hat, läßt zwar die klassische Physik unberührt; aber sie zeigt, daß naturwissenschaftliche Systeme — wie etwa die klassische Mechanik oder andere Teile der klassischen Physik — stets in sich abgeschlossen sein müssen, um richtig sein zu können; daß also die Ausdehnung naturwissenschaftlicher Forschung auf neue Erfahrungsgebiete ganz anders erfolgt als durch Anwendung der früher bekannten Sätze auf neue Gegenstände" (HEISENBERG, 1934). H. CONRAD-MARTIUS (1961) versucht eine naturphilosophische Deutung dieser für das Verständnis der Lebensvorgänge so wichtigen Problematik und spricht von wesenhafter entelechialer Energetik als einer „an sich selbst auf eine bestimmte Wirkleistung hindrängenden Aktualisierungspotentialität". Sie grenzt *entelechiale* Energetik als wesenhafte primäre Form gegen *physikalische* Energetik der Materie als zufällige sekundäre Form ab, entelechiale Ursächlichkeit sei das autonome Hindrängen einer autonomen Wirkfähigkeit auf das ihr entsprechende Wirkziel. Entelechiale Denkweisen sind für die biologischen Naturwissenschaften nach KANT zwar keine konstitutiven Prinzipien, sie haben aber zweifellos ihren heuristischen Wert, besonders als Ansatzpunkte für methodische Untersuchungen. Das zeigt die Erforschung der gengesteuerten Formbildungsabläufe der Lebewesen. Diese erweisen sich immer mehr als eine streng kausale — wenn auch in manchen komplexen Teilbeziehungen noch undurchsichtige — Prozeßhaftigkeit. Ihre vorausgesetzte und unbezweifelbare, wenn auch rational nicht erfaßbare Zielgerichtetheit steht nicht im Gegensatz zum Kausalitätsprinzip, ihre Mittel und Schritte sind kausal erklärbar. Ein solches zweckmäßiges und zugleich kausalbedingtes Werden bedarf nicht eines zwecktätigen Handelns entelechialer Kräfte (HARTMANN, 1956).

Die hier offenstehenden Probleme beziehen sich auf die Unmöglichkeit, die lebende Natur und in ihr die Prinzipien und Grundlagen orthischer und pathischer Lebensäußerungen allein mit den bekannten naturwissenschaftlichen Gesetzen erklären zu können. Das schließt nicht aus, daß naturwissenschaftliche Forschungs- und Denkmethoden über kausale Ursache-Wirkverknüpfungen hinaus neue Einblicke in biologische Vorgänge zu bringen vermögen. Daß physikalische Modelle von strömungstechnischen Vorgängen zur Aufklärung der Herzseptenentwicklung oder zur Kenntnis von Lokalisationsprinzipien bei arteriellen Thrombosen beigetragen haben, gehört noch in den Bereich biotechnischen Verständnisses[1]. Die Bedeutung naturwissenschaftlichen Denkens für die Medizin beruht aber nicht allein auf der physikalischen Analyse von Grundlagen, Vorgängen und Kausalbeziehungen bei Lebensäußerungen, sondern auch in der Aufstellung von neuen Denkmodellen. So hat das durchgehend kausal orientierte physikalische Denken neuerdings in der *Kybernetik* Grundlagen von Steuerungsprinzipien analysiert und entworfen, welche nicht nur in der Technik zu großen Entwicklungen führten, sondern auch zur Erkenntnis und Aufklärung analoger Vorgänge im Bereich der lebenden Organismen entscheidend beitragen. Die Kybernetik eröffnet in der Konstruktion von Automaten Erkenntnismöglichkeiten, welche hinsichtlich einiger Denkfunktionen des menschlichen Gehirnes gängige Vorstellungen übersteigen. Moderne Automaten zeigen den menschlichen Denkprozessen vergleichbare Eigenschaften, wie Speicherung im Sinne der Gedächtnisfunktion, Zeichenerkennung, Lernfähigkeit und gewisse logische Verknüpfungsmöglichkeiten. Sie können somit als Analoga und Modelle für psychische und geistige Vorgänge gelten und diese unserem Verständnis näherbringen[2]. Die Kybernetik zeigt hier zweifellos in solchen funktionellen Modellen und Analogien neue Forschungswege für seelische und geistige Vorgänge, deren Begrenztheit der Aussage allerdings im Wesen des Modells liegt.

---

[1] MÜLLER und OTTO 1956, MÜLLER-MOHNSSEN 1957, GOERTTLER 1956.
[2] SCHAEFER 1963, HASSENSTEIN 1967.

Jede Forschung dient letzten Endes über alle Teilerkenntnisse hinaus dem Suchen und Finden der Wahrheit und der Ergründung des Wesens jeweiliger Objekte, so auch des Grundsätzlichen und des Wesenhaften im Prinzip „Krankheit". Wahrheit und Wesen sind aber ontologische Interpretationen vielfältiger Erkenntnisse, welche Teilwahrheiten darstellen. Mit den Methoden naturwissenschaftlicher Forschung läßt sich Krankheit in ständig sich vermehrende und durchaus Erkenntnis und Nutzen bringende Teilwahrheiten auflösen. Den rechnenden und messenden Methoden der Naturwissenschaft entziehen sich aber diejenigen Erfahrungen, die das „innere" Leben des Menschen ausmachen (LITT, 1954). Sicherlich wird sich auch in diesen Bereichen durch die Naturwissenschaften noch manches erforschen lassen, ohne daß allerdings mit diesen Methoden alle Wesenserscheinungen des Menschen erklärt werden können. Kategorien wie reflektierendes Bewußtsein und Einsichtigkeit, die in der Bewältigung der Krankheit beim Menschen eine Rolle spielen, sind den naturwissenschaftlichen Methoden im Letzten nicht zugänglich. Hier werden nicht nur Grenzen der Übertragbarkeit der Regelungslehre auf den Menschen offenbar[1], sondern es wird auch die Einsicht bestätigt, daß der Mensch sich nie ganz selbst zu erkennen vermag.

2. Medizinische Wissenschaft

Die Medizin ist in ihrer naturwissenschaftlichen Grundlage Teil einer allgemeinen Biologie des Orthischen und Pathischen, sie ist darüberhinaus eine Grundwissenschaft nicht nur für das Erkennen von Gesundheitsbedrohung und Krankheit, sondern auch für deren Verhütung, Behandlung und Heilung. Medizinische Wissenschaft gründet auf den Erfahrungen der exakten Naturwissenschaften, sie befaßt sich darüberhinaus mit den Phänomenen der bionomen Ordnung des Menschen, seiner somatischen, psychischen und geistigen und nicht minder seiner mit- und umweltbezogenen Ordnung. Die Denkweisen der Medizin sind *bestimmt* von der Analyse krankhafter Prozesse und Zustände, sie sind *gerichtet* auf die Wiederherstellung gestörter biologischer Ordnungen. Auch abstraktes wissenschaftlich-medizinisches Denken ist zugleich auf dieses — wenn auch nicht immer vordergründige — Ziel gerichtet. Der Bereich der Medizin ist somit ein umfassenderer als der des *Krankhaften,* insoweit dieses in den naturwissenschaftlichen Erkenntnisprinzipien objektivierbar ist. Diese Sicht vom Krankhaften, von den strukturellen und funktionellen Störungen, ihren ätiologischen Voraussetzungen und pathogenetischen Entwicklungen, ihren spontanen oder ärztlich beeinflußten zeitlichen und gestaltlichen Abläufen entspricht einer gewissen Abstrahierung vom Menschen weg. Die andere Krankheitsseite, welche die Medizin bewegt, ist das *Kranksein* als eine Urerfahrung menschlicher Existenz, sie ist nur am Wesen des Menschen zu messen und bedingt eine notwendige Erweiterung des naturwissenschaftlichen Krankheitsbildes. Diese Ambivalenz konfrontiert die medizinische Wissenschaft mit einigen besonderen Problemen[2].

Krankheit wurde im Vorangehenden als Ausdruck einer Störung der biologischen innerorganismischen oder umweltbezogenen Ordnung definiert, wobei zu ihren wesenhaften Grundlagen die auf Ausgleich eingestellte Umstellung regelhafter Lebensvorgänge gehört. Diese Zweckdienlichkeit ist ein erkenntnistheoretisches Grenzproblem naturwissenschaftlicher und medizinischer Denkweisen; das zeigt sich in den Begriffen der *Kausalität* und der *Finalität*[3]. Kausalität umfaßt den Einfluß einer Ursache auf ihren Effekt und die darauf gründenden Beziehungen. Das kausale Geschehen läßt sich im Sinne eines wirkursächlichen

[1] KEIDEL 1960, SCHAEFER 1963. [2] BÜCHNER 1957a, 1961c, JASPERS 1959.
[3] DESSAUER 1949, LETTERER 1959b, HEISENBERG 1958.

Zusammenhanges in der unbelebten Natur und auch im Bereich des Organischen — wenn auch hier in einem breiteren Spielraum — analysieren. Im Kausalsatz wird formuliert; „Sind in einem bestimmten Augenblick sämtliche Zustandsgrößen aller an einem Naturvorgang beteiligten Dinge bestimmt, dann ist dadurch auch sein weiterer Ablauf bestimmt.“ Die Kausalanalyse erklärt die Notwendigkeit und Zwangsläufigkeit, die absolute Gerichtetheit und Nichtumkehrbarkeit eines Geschehens, ohne die Frage nach dem Sinn aufzuwerfen. Die Frage nach Ziel und Sinn — letztlich nach einer final orientierten Verwirklichung des Lebendigen überhaupt — ist dagegen in der Biologie gestellt. Heisenberg (1958) nennt das Leben ein der Physik und Chemie übergeordnetes Wissensgebiet. Aus einer solchen Sicht ist „Gesundheit im Idealfall eine Eigenschaft, die dem Zweck der Erhaltung des Lebens oder der Leistung dient. Sie ist daher immer mit einem teleologischen Akzent versehen[1].“

Es kann hier nicht erörtert werden, wieweit im atomaren Bereich der *Quantenbiologie* der Kausalsatz nicht gültig oder Kausalität in ihren Verknüpfungen hier nicht nachweisbar ist, weil Orts- und Geschwindigkeitsbestimmung eines Teilchens nicht gleichzeitig durchgeführt werden können. In molekularen, cellulären oder umfassenderen Bereichen eines Organismus beherrschen Kausalitäten unmittelbar ein umschriebenes Wirkfeld. Hier sind die physikalischen, chemischen und biologischen Vorgänge im Sinne einer kausalen Zwangsläufigkeit festgelegt. Es herrscht das Prinzip eines automatischen Auslösungs-Wirkungs-Effektes vor, Reaktionsketten laufen ab. Die Tätigkeit der Reglersysteme des Organismus entspricht einem solchen Prinzip automatischer Entstörung, diese kann aber auch in der festgelegten kausalen Verknüpfung in sich zum Verhängnis werden, wie bereits am Verhältnis von Herzmuskelleistung, Blutdruckhöhe und Coronardurchblutung erörtert wurde.

Kausalitätsbeziehungen laufen im biologischen Bereich seltener gradewegs und unmittelbar ab — wie beispielsweise bei geregeltem oder gestörtem äquimolaren Austausch von Kochsalz gegen harnpflichtige Substanzen in der Niere — sie sind vielmehr häufiger der Effekt von Summation, Koordination und Antagonismus „angestoßener“ biologischer Systeme. Hierfür ist das gestörte Gleichgewicht fördernder und hemmender Faktoren bei der Blutgerinnung ein Beispiel. Bei der Blutgerinnung läßt sich exemplarisch die Frage der Beziehungen von Kausalität und Finalität erörtern. Blutgerinnung hat einen kausalen *und* einen finalen Aspekt. Am Ort der Gerinnungsauslösung liegt ein absoluter zwangsläufiger Kausalkonnex der ablaufenden Ereignisse vor. Finalität dagegen zeigt sich erst aus der *Gesamtperspektive* der Gerinnungsfähigkeit des Blutes: von hier aus betrachtet ist sie eine unabdingbare und zugleich sinnvolle Eigenschaft, die mit der phylogenetischen Entwicklung des Kreislaufes offensichtlich zwangsläufig sich bildete. Sie gehört als Blutstillungsgrundlage zu den lebenserhaltenden Prinzipien der mit einem Blutkreislauf ausgestatteten Organismen. Daß eine Blutgerinnselbildung zur unrechten Zeit und Gelegenheit und somit gefährdend statt schützend sich entwickeln kann, spricht nicht grundsätzlich gegen die Anerkennung eines *finalen* Aspektes der Blutgerinnung. Es darf allerdings nicht der Schluß gezogen werden, daß der Gerinnungsmechanismus selbst eine finale Orientierung besitze. Der örtliche Kausalkomplex wird automatisch bei *jeder* Gefäßwandstörung, also auch bei entzündlichen oder degenerativen, nicht eine Blutungsgefahr heraufbeschwörenden Gefäßwandschäden ausgelöst, wenn die gerinnungsfördernde Konstellation dominiert. Solche „unzweckmäßigen“ Entgleisungen sind aber kein Argument gegen den grundsätzlichen Finalitäts-

[1] Schaefer 1963.

gedanken, der vom kausalen Denken abweichend in einer anderen Schicht des Lebens gründet, in der planmäßigen grundgesetzlichen Ordnung des Lebendigen, der die Kausalzusammenhänge „unter"-geordnet sind. Ordnung ist ein nichtmaterieller Aspekt und nur geistig zu erfassen. „Organisationsstoffe, Enzyme, Nucleinsäuren wirken als „Ursache daß", wenn man induktiv-naturwissenschaftlich denkt, als „Mittel zu", wenn man final denkt" (DESSAUER, 1958). Da naturwissenschaftliche Forschungsmethoden keine Entscheidung über das Finalitätsprinzip bringen können, bieten sich nur Analogien an, wie etwa die der technischen Kybernetik, bei der die *final* orientierte konstruktive und lenkende Intelligenz des Technikers hinter den *kausal* ablaufenden Vorgängen steckt. Ein analogisches *Verstehen* des finalen Charakters biologischen Geschehens — ein anderer geistiger Vorgang als das kausale *Erklären* — wird in solchen Vergleichen ermöglicht. Daß allerdings „das, was wir Leben nennen, einen finalen Charakter habe, ist ein legitimer, begründeter Glaube, kein Satz der Naturwissenschaft" (DESSAUER, 1958).

Eine Besonderheit der Medizin als anthropologisch orientierte Wissenschaft liegt in ihrer *Zielsetzung*[1]. Sie wird nicht an sich, um ihrer selbst Willen betrieben, sie setzt vielmehr Maßstäbe ärztlichen Denkens und Handelns. Wenn man Naturwissenschaft eine *beschreibende* Wissenschaft nennen kann, dann ist Medizin darüberhinaus ihrem Wesen und Auftrag nach eine *bewertende* Wissenschaft. Physik und Chemie stellen fest, daß sich etwas geändert hat. Das Neue ist ein Produkt vorangegangener physikalischer Vorgänge oder chemischer Reaktionen. Es hat seinen Eigenwert, der vom Wert des Ursprünglichen verschieden ist, aber erst nach außerwissenschaftlichen Gesichtspunkten, beispielsweise nach Utilitätsgründen bewertet wird: aus Uran wird durch Zerfall Blei, naturgesetzlich gesehen ein wertfreier Vorgang, von der Bewertung her gesehen ein Verlust an energiereicher Strahlung. Dieses Prinzip der Bewertung ist ein grundlegendes Element medizinischen Denkens und Handelns, medizinischer Diagnostik und Therapie[2]. Medizinische Grundlagenforschung ist zweifellos auch vom Urgrund allen Forschens, vom Wissenwollen bestimmt, sie erfährt aber ihre Anregungen und ihre Richtung vom ärztlichen Denken. Dieses ist zielstrebig auf alle Möglichkeiten gerichtet, Gesundheitsgefährdungen abzuhalten, Krankheitsabläufe zu beeinflussen und Gesundheit wiederherzustellen. Gesundheit ist ein Gut, dessen Erhaltung oder Wiederherstellung Ziel ärztlichen Denkens und Handelns ist. Ärztliches Denken kennt daher Begriffe wie „Gefährdung", „gutartig" oder „bösartig", die der exakten Naturwissenschaft fremd sind[3]. Wenn auch der Urzweck aller Forschung reine Erkenntnis ist, so entspricht doch eine Nutzbarkeit biologischer Erkenntnisse der Erwartung ärztlicher Denkweise.

Ärztliches Erkenntnisvermögen und ärztliches Handeln — in Frühzeiten eine unmittelbare Verknüpfung — haben im Laufe der Zeiten ihre besonderen Methoden und ihre eigene Logik entwickelt[4]. Das führte zu einer Vertiefung und Verbreiterung medizinischer Erkenntniswege und zu einer Komplementarität naturwissenschaftlicher und empirisch-anthropologischer Erkenntnisvorgänge. Die Grundlage ärztlichen Wissens und Handelns sind Erfahrung und objektivierende Untersuchungsmethoden sowie systematisierendes Ordnen und Überlegen auf dieser Basis. Rationales und Irrationales, exakt Analysierbares und Intuitives vereinen sich im ärztlichen Wirken. Neue Methoden, erweiterte Begriffsbildungen und geistesgeschichtliche Entwicklungen lassen immer aufs Neue die Frage nach dem Selbstverständnis der Medizin stellen.

Medizin kann sich primär nur vom kranken Menschen her verstehen. Insofern tritt hier eine Beziehung auf, die grundsätzlich einen personalen Bezugscharakter

---

[1] MATTHES 1962. [2] HOFF 1964, ROTHSCHUH 1965.
[3] SCHAEFER 1963, ROTHSCHUH 1963. [4] LEIBBRAND 1953, ROTHSCHUH 1965.

hat. Diese Grundbeziehung schließt nicht aus, daß die Medizin darüberhinaus in der Gesellschaft eine soziologische Funktion, einen überindividuellen universalistischen und funktionalistischen Auftrag hat wie beispielsweise in der vorbeugenden Gesundheitspflege, in der Rechtsfindung, im Versicherungswesen[1]. Krankheit im engeren *ärztlichen* Sinne ist zu allererst in bezug auf den betroffenen Menschen zu verstehen mit dem Ziel einer individuellen Objektivierung seines Zustandes und dessen Heilung. Die sich aus personaler Beziehung einerseits und aus der Funktionalisierung der Medizin andererseits ergebende ärztliche Deontologie und die zeitgeschichtlich und individuell bedingte Haltung des Arztes dem Kranken gegenüber steht hier nicht zur Diskussion.

B. Prinzipien und theoretische Ansatzpunkte

Die ständig zunehmende Fülle des Wissens um Krankheit und Krankheitsbehandlung zwingt zu einer wachsenden Spezialisierung in den theoretischen und klinischen Disziplinen der Medizin und führt parallelgehend zu einem Verlust an Übersichtlichkeit. Damit stellt sich wieder vordergründiger die Frage nach Prinzipien und allgemeinen Grundproblemen der Medizin. Wissenschaftliche Systeme und pathogenetische Grundvorstellungen sind immer wieder entwickelt worden, wie etwa die Molekularpathologie (SCHADE, 1923), die Permeabilitätspathologie (EPPINGER, 1942), die Relations- und Neuralpathologie (RICKER, 1924, SPERANSKY, 1950), die Lehre vom Adaptationssyndrom (SELYE, 1951, 1953) und weitgreifend die Konstellationspathologie (DIETRICH, 1943, SIEGMUND, 1950); sie haben aber in Einseitigkeit und Verallgemeinerung — bei aller grundlegenden Bedeutung im Einzelnen — oft nur erkenntnistheoretische Teilfortschritte gebracht[2]. Die Ordnung des vielfältigen Einzelwissens in der theoretischen und angewandten Medizin erfordert eine wissenschaftlich-anthropologisch orientierte, *umfassende* „Theorie des Organismus", seiner Gesundheit und seiner Krankheitsweisen. Um eine solche hat sich in jüngster Zeit ROTHSCHUH (1963) erfolgreich bemüht.

ROTHSCHUH stellt die vielfältigen Aspekte des Menschen und seiner Krankheit unter die wissenschaftliche Analyse der *Natur* des Menschen, wie sie sich nach den Erkenntnissen der Erfahrungswissenschaften zeigt, wobei die Darstellung sich gegen philosophische und theologische Aspekte bewußt abgrenzt. Die Gegebenheiten Leben, Seele und Krankheit und ihr jeweiliger Bedeutungsgehalt, die Gesamtheit vom Wissen und den Erkenntnissen des Krankhaften aufgrund von Beobachtung und Experiment, logischer Verknüpfung und Begriffsbildung werden auf ein „Gedankenmodell", ein System widerspruchsfreier Aussagen gebracht. Bios, Psyche und Pathos sind hierbei unter einen einheitlichen Aspekt gestellt, dessen Gültigkeit sich in der Übereinstimmung mit allen Erfahrungen, Beobachtungen und experimentellen Überprüfungen erweisen muß. Die Analyse von Lebensvorgängen zwingt zu einer zweifachen Betrachtung, die aus ihrer *Ursache* auf der einen und ihrer *Bedeutung* auf der anderen Seite sich zwangsläufig ergibt. So zeigt die Erforschung der Erscheinungen des Lebens unter gesundheitserhaltenden oder krankheitsbewirkenden Bedingungen zwar die absolute Gültigkeit der Kausalgesetze auch unter den besonderen Verhältnissen des Lebendigen in ihrer kausal fixierten *biotechnischen* Richtung. Eine Kausalanalyse ordnet sich aber in das Verständnis eines geordneten biologischen Vorganges nur sinnvoll ein, wenn zugleich die *bionome Bedeutung*, die Koordination, Abstimmung und Gerichtetheit im Sinne von Leistung und Dienlichkeit in die Beurteilung mit einbezogen werden. Das gilt für alle Lebensäußerungen, und so ist Bionomie die dem

[1] KORTH und SCHMIDT 1961, MÜLLER 1965. [2] HOFF 1953.

Lebenden eigene und es charakterisierende besondere Gesetzlichkeit, die das Ordnungsgefüge und die Wirkweisen der lebenden Materie in ihrem gestaltlichen und funktionellen Aufeinander-Ausgerichtetsein verständlich macht. Daß kausal-fixierte Vorgänge allerdings in ihrer Zwangsläufigkeit auch entgegen einer bionomen Ordnung ablaufen können, wurde am Beispiel der Thrombose gezeigt. Vorgänge dieser Art werden von ROTHSCHUH als parabionom bezeichnet. Bionomie gibt somit — als Teil- und Fundamental-Prinzip — eine notwendige Erweiterung der kausalen Betrachtungweise im Bereich des Lebens. Sie hat einen *Bedeutungsgehalt*, sie kennzeichnet das Lebendige „als Einheit von Notwendigkeit und Sinn", sie wird aber nicht als *Deutungsmöglichkeit* von Lebensvorgängen gesehen. In der beschreibenden Erklärung von Lebensvorgängen ersetzt sie vitalistische Vorstellungen. Das erweist sich an der Tatsache, daß „wir die bionome Seite der Lebensvorgänge gerade an jenen Prozessen am eindeutigsten erkennen, deren Kausalität am besten durchforscht ist. Für alle vitalistischen Lebensdeutungen gilt das Gegenteil: sobald die Kausalanalyse gelungen ist, ist der vitalistischen Deutung der Boden entzogen."

Die „Theorie des Organismus" umfaßt in ihren Ordnungsprinzipien auch das Seelische — unter Abstrahierung von seinsmäßigen Betrachtungen — als „Innenansicht der zentralnervösen Integrationsleistungen", als „bewußtes inneres Erleben bestimmter nervöser Ordnungsleistungen". Die gegenseitige Zuordnung und Wechselbeziehung von Leib und Seele ist erfahrbar und beschreibbar, das Gesetzliche dieser Zuordnung in der Theorie zu erfassen. Aus der einheitlichen Sicht eines bionomen Parallelismus zwischen somatischen Vorgängen und seelischem Erleben im Sinne gleicher Ordnungsformen in beiden Bereichen ergeben sich konsequent auch einheitliche Anschauungs- und Forschungsmöglichkeiten für die krankhaften Vorgänge im Leiblichen und Seelischen, soweit sie deren naturhaften Aspekt betreffen. Krankheit läßt sich als biotechnische und bionome Desorganisation, im Seelischen als Desintegration zentralnervöser Funktionen verstehen. Von hier aus sieht ROTHSCHUH (1963) einen grundsätzlichen theoretischen Ansatzpunkt für das Verständnis der Somato- und Psychopathologie.

Die medizinische Wissenschaft steht in der polaren Spannung zwischen naturwissenschaftlicher und geisteswissenschaftlicher Orientierung. Der Grund für eine solche Stellung liegt darin, daß die Wirklichkeit des Menschen nicht erschöpfend in seiner Animalitas, die er als Lebewesen mit dem Tier teilt, begriffen werden kann. In der Hominisation ist die spezifische Geistigkeit des Menschen verwirklicht, die ihn als Höchstform einer Entwicklungsstufe über das Tier erhebt[1]. Wir würden dem Wesen des Menschen als des am stärksten durchseelten und allein geistbegabten Wesens der Schöpfung nicht gerecht, wenn wir nicht diese beiden existentialen Besonderheiten in die Überlegungen über seine Krankheitsweisen mit einbezögen. Eine Daseins-Analyse des Menschen und seiner philosophischen Wesensbezüge ist in diesem Rahmen allerdings nicht möglich.

Diese abschließenden Bemerkungen würden mißverstanden werden, sollte aus ihnen ein Gegensatz zwischen naturwissenschaftlichem und medizinischem Denken herausgelesen werden. Es soll nur das jeweils Begrenzte aber auch das Besondere der Forschungsmöglichkeiten in beiden, für die angewandte Medizin nur in einer synthetischen Betrachtung fruchtbaren Bereichen hervorgehoben werden. Medizinisches Denken ist nicht nur ein zweckmäßiges und zielgerichtetes Denken, sondern auch ein Bemühen um tiefere Einsichten über das Wesen des Krankseins des Menschen, so unvollkommen und fragmentarisch alle Ansätze hierzu auch immer bleiben mögen.

---

[1] OVERHAGE 1961.

IV. Besondere Aspekte der Krankheit des Menschen

A. Die biologische Selbstgefährdung des Menschen

1. Berufskrankheiten

Die Einsichtigkeit des Menschen in Krankheit und Krankheitsmöglichkeiten hat ihn nicht davor bewahrt, sich in manchen Bereichen seines Verhaltens und seines Wirkens selbst zu gefährden. Das hat einen wesenhaften Grund in dem, womit er sich vom Tier unterscheidet: in seiner Geistigkeit, welcher eine Instinktarmut gegenübersteht. Zwischen instinktmäßigem und intelligentem Verhalten zeigt sich kein stufenförmiger Aufbau, sondern „geradezu eine Tendenz zur gegenseitigen Ausschließung[1]".

Die Selbstgefährdung des Menschen ist eng verknüpft mit seinem Wesen und seiner Stellung zur Natur, welche er in immer konsequenterer Weise durch die schöpferisch gestaltete Zivilisation und Technik verbessert, aber auch verändert hat[2]. Die Umwelt des Menschen ist eine weiterreichendere als die der Tiere, welche in einer großartigen Spezialisierung in einer jeweils bestimmten Art auf ihre Umwelt festgelegt sind, woraus sich für sie eine größere Sicherheit, aber auch eine Beschränktheit auf den jeweils adäquaten Lebensraum ergibt. Mit dem Menschen war ein neuer Typus in der Evolution entstanden, ein Wesen, das nicht die starre Gebundenheit an eine bestimmte Umweltform besaß, sondern das kraft seiner Cerebralisation kulturschöpferisch befähigt war. Menschliche Geisteskraft hat sich eine Technik geschaffen, die schon in den Frühzeiten dem Menschen mit Werkzeugen und Waffen, Feuerverwendung und Kleidung eine situationsgerechte Anpassung brachte und seine biologische Gefährdung als „Mangelwesen" wettmachte. Mit der weiterschreitenden Entfaltung und Übersetzung biologischer Fähigkeiten ins Technische überragt der Mensch die Ebene des Animalischen und die hierauf beruhenden Wesensbezüge.

Der Mensch ist, wenn er auch eine Sonderform der phylogenetischen Evolution darstellt, mit allen Lebewesen zugleich in die alles Leben bergende Umwelt gestellt. Er lebt von ihr im biologischen Austausch: in Stoffwechsel und Atmung, im Wärmeaustausch und Feuchtigkeitswechsel, in Licht und Luft, Klima und Strahlung; er nimmt teil an ihr mit seinen Sinnesempfindungen, wird im Wechsel von Tag und Nacht, von Jahreszeiten und Wetterfrontenwechsel psychisch gestimmt. In diese Umwelt-Abhängigkeit und -Wechselwirkung wird er hineingeboren. Sie erlebt er unausweichlich in den Phasen des Wachsens und Reifens, des Alterns und Sterbens. Er erlebt sie auch in allen grundsätzlichen Gefährdungen, welche die natürliche physikalische und biologische Umwelt als „feindliche" ihm bringen kann. Bedrohung durch Hitze und Erfrierung, Gewalteinwirkung, Hunger, Infektionen und Parasitenbefall, dieses alles und vieles mehr teilt er mit der Animalitas.

Alles Leben vollzieht sich in ständiger Abhängigkeit — in Anpassung aber auch in Gefährdung — von den jeweilig adäquaten Umweltverhältnissen. Das Tier hat „seine" Umwelt, die es mit seinen Möglichkeiten wahrnimmt und deren Dimensionen begrenzt sind durch die ihm gegebenen Strukturen, Organe und Merkfähigkeiten, wie andererseits der tierische Organismus auf diese seine Umwelt hin gestaltet ist. Das Tier reagiert auf Umwelteinflüsse instinktmäßig nach Nutzen und Schaden, meidet Gefahren und erkennt Vorteile, ist vielfach biologisch besser, wenn auch einseitig adaptiert. Es zeigt bestimmte angeborene Verhaltensweisen, wie beispielsweise die Fluchtreaktion, der es aber auch vor einer Atrappe nachgibt. Es zeigt ein *Wertverhalten ohne* ein *Wertbewußtsein* zu

---

[1] Gehlen 1950. [2] Büchner 1957a.

haben. Der Mensch hat umgekehrt ein Wertbewußtsein, hat die logisch begründbare und abwägende Einsicht in Nutzen und auch Gefährdungen, denen er sich zum Teil bewußt aussetzt. Er verliert aber beispielsweise in der Süchtigkeit das instinktmäßig zu erwartende Wertverhalten, bis ihm unter der Sucht auch das Wertbewußtsein in zunehmender Uneinsichtigkeit mehr und mehr schwindet.

Tierische Organismen und ihre Umwelten sind komplementär aufeinander zugeordnet nicht allein im Sinne biologischer Gegebenheiten, sondern für die Organismen auch in der strengen Begrenztheit auf Erleben und Gestaltungsmöglichkeiten hin[1]. Der Mensch ist dagegen weltoffen, er verändert seine Welt und modifiziert Umweltfaktoren, die er allgemeinbiologisch grundsätzlich mit dem Tier teilt. Seine Intelligenz ermöglicht es dem Menschen, seine Lebensbedingungen zu verbessern, indem er sich eine neue, vorwiegend technische Welt schafft[2]. Die technisch-zivilisatorische sich immer stärker entfaltende Entwicklung bringt neue Gefahrenbereiche, die dem Menschen bislang unbekannt waren. Sie gefährden Mensch, Tier und Pflanze zugleich durch Verschlechterung der Luft über großen industriellen Ballungsräumen und durch Vergiftung des Wassers durch Industrieabwässer. EICHHOLZ weist warnend auf eine chemisch-toxische Gefährdung auf dem Gebiet der menschlichen Ernährung hin, welche immer stärker sich konservierender Mittel zur Lagerung von Nährmitteln bedient[3]. Denaturierung von Lebensmitteln, Zerstörung oder Extraktion wichtiger Spurenelemente und Biokatalysatoren, Einseitigkeit in der Ernährungsweise kennzeichnen Ernährungstechnik und Ernährungsgewohnheiten in der Hochzivilisation. Moderne Wärmetechnik und Klimatisation tragen durch den Mangel an abhärtenden Witterungseinflüssen zu einer unnatürlichen Lebensweise bei, welche in ihren negativen Auswirkungen auf die Gesundheit mit vielen anderen Zivilisationsschäden sich summiert.

Im besonderen sind es die Gefährdungen durch zahlreiche Berufseigentümlichkeiten, welche in den Wechselbeziehungen zwischen dem Menschen und seiner Arbeit besondere Krankheitsmöglichkeiten schaffen. Arbeit in jeglicher Hinsicht erfordert, wenn auch in unterschiedlichem Maße, den Einsatz besonderer körperlicher und seelischer Energien. Körperliche und geistige Veranlagung sowie seelische Einstellung bestimmen in technisierten Arbeitsvorgängen die Anpassung des Menschen hinsichtlich Leistungsfähigkeit, Monotonietoleranz, Ermüdbarkeit und Erholungsfähigkeit. Zu den verschiedenen technischen Arbeitsbedingungen gesellen sich allgemeine oder spezifische Schädlichkeiten, welche die Umwelt des arbeitenden Menschen verändern, wie beispielsweise Hitze, Staub, Gase, Lärm, oder typische Schädlichkeiten wie chemische Stoffe oder gewerbliche Gifte[4]. Die besondere Bedeutung der Konstitution wird hier ersichtlich. Die „Festigkeit" des Organismus, seine Anpassungs- und Widerstandsfähigkeit, das Funktionieren der Selbstschutzeinrichtungen des gesunden Organismus gegenüber zusätzlichen Berufsbelastungen haben entscheidenden Anteil an Gesundheitserhaltung oder im negativen Sinne an Krankheitsanfälligkeit. Gewöhnung und Anpassung betreffen ebenso wie Gefährdung den ganzen Organismus oder einzelne Teile wie Skeletsystem, Atmungsorgane, Kreislaufsystem, Haut- oder Sinnesorgane. Die berufliche Exposition oder berufsbedingte Unfälle rufen eine Reihe charakteristischer Berufs- und Unfallkrankheiten hervor, welche zu akuten oder chronischen Störungen führen[5]. Berufsbedingte Überbelastungen können chronische Entzündungen an Sehnenscheiden und Schleimbeuteln, Degeneration an Menisken hervorrufen, Arbeiten mit Preßlufthämmern können zu Gefäßstörungen, Gelenk- und Knochenschäden führen. Neben Intoxikationen durch Metalle und Metalloide,

[1] v. ÜXKÜLL 1956. [2] BÜCHNER 1957a. [3] EICHHOLZ 1956, 1959.
[4] KOELSCH 1959, 1963, BAADER 1959. [5] VALENTIN 1965.

Lösungsmittel oder Gase stehen vor allem die Staubinhalationskrankheiten der Lunge in Ausdehnung und Häufigkeit an hervorragender Stelle[1]. Berufliche Exposition kann eine Umstimmung der Reagibilität des Organismus im Sinne von gewerblichen Allergosen veranlassen, sie zeigt ihre gefährlichste Entwicklung in der Bildung von Berufskrebsen verschiedenster Ätiologie. Zu den spezifischen, einzelnen Berufen eigentümlichen Erkrankungen kommen allgemeine Krankheitshäufungen, welche die statistische Erwartung übersteigen, wie gehäufte Erkältungen, oder es bildet sich durch eine Berufskrankheit eine dispositionelle Gefährdung eines Organes für eine nicht-berufsabhängige Erkrankung aus. Als Beispiel hierfür sei die in allen mit Quarzstaub in Berührung kommenden Berufen so häufige Lungensilikose angeführt, welche in dem nicht seltenen Ergebnis einer Tuberkulose-Aktivierung zum Bilde der Silikotuberkulose führt. Es ist kennzeichnend für viele Berufskrankheiten, daß die in der Arbeitsweise begründeten Schädigungen — im Gegensatz zu den Arbeitsunfällen — meist nur durch wiederholte und langfristige schwächere Einwirkungen entstehen; der Schaden wird nicht in einer einmaligen Wirkung gesetzt, sondern entwickelt sich über längere symptomlos verlaufende latente Belastungen zur sinnfälligen Erkrankung, wenn Erholungs-, Bewältigungs- oder Selbstreinigungsmechanismen versagen. Berufliche Belastungen durch Arbeit und Arbeitsumwelt können über Dauerschäden zum Arbeitsplatzwechsel oder zur Frühinvalidisierung zwingen. Die oft nicht richtig eingeschätzte Bedeutung und der Umfang von Berufsschäden läßt sich aus einer Aufstellung aus dem Jahre 1964 schätzen, nach der in der Bundesrepublik unter 3 Millionen Körperbehinderten 170000 durch Berufskrankheiten und 420000 durch Arbeitsunfälle geschädigt waren[2].

Es ist eine Erfahrung, daß zu physischer Arbeitsbelastung auch eine psychische Beanspruchung sich addiert, wenn die Arbeit Verantwortung oder zeitabhängige Leistungen erfordert. Die Korrelation von überwiegend physischen zu psychischen Faktoren verschiebt sich in der modernen Industrie immer mehr in dem Maße einer Verlagerung des Arbeitsprozesses von schwerer körperlicher Belastung zu leichterer Tätigkeit mit stärkerer Selbstverantwortlichkeit. Die Automation ersetzt Muskelleistung, erfordert aber erhöhte Konzentration mit den Gefährdungen durch Ablenkung und Ermüdbarkeit und mit dem Stress der Zwangsläufigkeit und des Zeitdruckes des Arbeitsvorganges. Während das Ausmaß der Gewerbekrankheiten durch gewerbehygienische Maßnahmen eingeschränkt werden konnte, scheinen sich die Probleme nach dieser Seite hin zu vertiefen. So sind in der modernen technischen Welt nicht nur Organe und Funktionen, sondern zunehmend der ganze Organismus unter Modifikationen der Arbeitsweisen gestellt, welche allmählich eine Änderung der Biosphäre der arbeitenden Menschen bewirken, die sich auf seine gesamte Arbeitswelt, die Umwelt und die Mitwelt erstreckt. Wechselwirkungen zwischen Überbelastung, Aufbrauch, Alterung und psychischen Faktoren, nervlicher und vegetativer Anspannung können zur Angst des Versagens, zu Reizbarkeit, Verstimmung und Unverträglichkeit am Arbeitsplatz führen. Es sind keine spezifischen, einzelnen Berufssparten eigentümliche Belastungen, sondern vielschichtige Grundlagen, die sich mit beruflicher Enttäuschung und menschlichen Schwierigkeiten hinsichtlich der Berufskollegen vereinen können. „Die Dissoziation zwischen Beruf und Eignung, zwischen Wunsch und Realität, zwischen Lebensalter und Reifegrad ist oft Anlaß von Fehlverarbeitung oder Nichtbewältigung[3].“ Wirkungszusammenhänge dieser Art zwischen Mensch, Arbeitswelt und sozialer Mitwelt werden nicht selten Anlaß zu psychosomatischen Störungen und Krankheiten.

---

[1] JÖTTEN und GÄRTNER 1951, GIESE 1931, OTTO 1963.

[2] VALENTIN 1966. [3] BOCK 1963.

2. Zivilisationsschäden

Eine Selbstgefährdung des Menschen kann nicht nur als Folge seines Tuns, sondern auch primär als Auswirkung seines Verhaltens entstehen. Sie tritt nicht allein im direkten Zusammenhang mit technischen Entwicklungen auf, sondern sie ist oft mehr in der Uneinsichtigkeit des modernen Menschen gegenüber an sich vermeidbaren Schäden begründet. Das instinktive Verhalten des Tieres ist eine ererbte festgelegte Reaktionsweise, die ohne Einsicht in den Vorgang und Sinn einer Instinkthandlung zweckdienlich abläuft. Sie wird durch Objekte und Signale ausgelöst und steht in Wechselbeziehung zu sinnlicher Wahrnehmung und Reflextätigkeit. Instinktmäßiges Verhalten ist *erfahrungsunabhängig* und zeigt sich unter anderem als eine Schutzfunktion, die das Tier vor Schäden sichert: Tiere nehmen beispielsweise keine Giftpflanzen auf, was aber nicht auf Erfahrung, sondern auf dem „Signalcharakter" solcher Pflanzen beruht. Die „Instinkt-Reduktion" beim Menschen wird durch das intelligent rationale Verhalten des Menschen ersetzt. Dieses Verhalten ist aber kein festgelegtes und ihn sicherndes, sondern ein unter Umständen emotionell und affektiv bestimmtes, das auch entgegen natürlichen Erfahrungen sich durchsetzt. Die Funktion des Denkens auf dem Grunde einer wertenden Analyse von Erfahrungen oder Kenntnissen wird dabei überlagert vom Gefühlswert des Lustbringens, von Triebhaftigkeit, oft auch nur von Gewöhnung und Bequemlichkeit oder vom Sozialprestige. Faktoren dieser Art können zu Fehlhaltungen und zu nicht-naturgemäßen Verhaltens- und Lebensweisen führen.

Gefährdungen und Schäden durch falsche Lebensweisen lassen sich im Alltäglichen leicht finden. Sie sind gerade wegen ihres fast unbemerkt langsamen Sich-Einschleichens von nicht zu unterschätzender Bedeutung. Hierzu gehört die zunehmende Bewegungsarmut des modernen Menschen. Die körperliche Arbeit wird durch Technisierung mehr und mehr reduziert, sitzende Lebensweise und zunehmende Motorisierung vermehren den Mangel an ausreichender Muskelbewegung, zumal Ausgleichssport und Freizeitbetätigung von vielen Menschen nicht mehr genügend in ihrer Ersatzfunktion für die abnehmende physische Berufsbeanspruchung erkannt werden[1]. Die Folgen zeichnen sich in der Zunahme der Schäden an den Kreislauforganen ab. Hier summieren sich konstitutionelle, soziologische und durch Lebensgewohnheiten entstandene Risikofaktoren — wie Adipositas und Zigarettenrauchen — zur Risikopersönlichkeit des Herzinfarktbedrohten. Der Coronartod bedroht dabei das Faulenzerherz stärker, weil ihm bei kritischer Durchblutungsnot weniger funktionelle und in der ungenügenden Anastomosen- und Kollateralenbildung auch weniger unmittelbar ausgleichende strukturelle Reserven zur Verfügung stehen[2]. Beim Herzinfarkt läßt sich die Dynamik der veranlassenden Durchblutungsstörung oft nicht allein vom Ausmaß der anatomischen und histologischen Veränderungen erfassen[3]; neben hämodynamischen, humoralen und psychischen Faktoren muß der Nachteil ungenügender körperlicher Tätigkeit für die Leistung des untrainierten Herzens bedacht werden, das bei plötzlicher Leistungsanforderung sehr unökonomisch mit Steigerung der Herzfrequenz statt mit Erhöhung des Schlagvolumens antwortet[4].

Auch auf dem Gebiete der Ernährung zeigt die caloriensparende Bewegungsarmut bei meist übercalorischer Nahrungsaufnahme und bei steigendem Genußmittelmißbrauch eine Entwicklung an, die Stoffwechselkrankheiten, Leberschäden und Arteriosklerose ohne Zweifel begünstigt. Ähnliche Schäden zeigt,

---

[1] Schaefer 1963. [2] Müller 1966a. [3] Müller 1959, 1963.
[4] Schimert, Schimmler, Schwalb und Eberl 1960.

im Gegensatz zum wildlebenden Tier, das domestizierte Tier, dessen Bewegungsarmut und Überfütterung durch Mästung vom Menschen erzwungen wird. Während ein quantitativ-qualitativer Nahrungsmangel große Teile der Menschheit mit Unterernährungsschäden bedroht, liegt in der gegen alle Vernunft praktizierten Überernährung ein oft auf Uneinsichtigkeit des einzelnen Menschen beruhender Gefährdungsfaktor für seine Gesundheit.

Die technisierte Welt führt im Verein mit der Zunahme der Bevölkerung zu stärkerer Menschenballung in Großstädten. Sie fördert in besonderem Maße Eigentümlichkeiten, Verhaltensweisen und Lebensgewohnheiten einer Massengesellschaft, die sich immer mehr von der Naturverbundenheit entfernt, in welcher der Mensch von Urbeginn an gelebt hat[1]. Der Großstadtmensch ist der Typus dieser Entwicklung. Bei ihm wird in besonderer Weise das natürliche, d. h. naturangepaßte Dasein des Menschen mehr und mehr von der rational bestimmten künstlich geschaffenen Welt der Zivilisation bestimmt. Der biologische Rhythmus von körperlicher Arbeit und Ruhe, von Tages- und Nachtablauf, die biologischen notwendigen Reize, welche Luft und Licht, Sonne, Wind und Wetter bringen, wandeln und vermindern sich in der geänderten Lebensordnung einer zunehmend technisierten Welt. Damit wird der Rhythmus von Regulationen gestört und in die Richtung negativer Adaptationen gedrängt. Die Massengesellschaft fördert in den Ballungsräumen eigenartige Gegensätze. Die räumliche Gedrängtheit des Wohnens bringt bessere Kontaktmöglichkeit, andererseits führt die Anonymität der Masse bei der großen Zahl der meist sich fremd bleibenden Menschen leicht zur Isolierung und zur Vereinsamung des Einzelnen. Verkehrshetze und steigendes Arbeitstempo sind der Preis für erhofften Zeitgewinn und Muße. Demgegenüber wirken Hast und Hetze im Verein mit Maßlosigkeit im Wollen und Streben sich als pathogenetische Faktoren aus. Die Reizüberflutung, die den Menschen in der Großstadt vielfältigen nicht genügend ausgleichbaren Eindrücken aussetzt und ihn in einen gehäuften und gesteigerten Zustand von psychischer Alarmbereitschaft versetzt, erschwert das notwendige Einpendeln zur Ruhe. Zunehmend wird der physiologische 24 Std-Rhythmus in der Verschiebung des Tages in die Nacht hinein gestört, der Gewinn an Freizeit führt keineswegs nur zu sinnvoller Tätigkeit, sondern auch zu Reizsteigerung durch lärmende Betriebsamkeit, zum übersteigerten Gebrauch von Stimulantien und Genußgiften. Die hierdurch gesetzten Weckreize und Schäden führen wiederum zur Medikamentensucht, besonders zur Schlafmittelsucht. Alkoholismus und gewohnheitsmäßiges Rauchen sind weitere unübersehbare Erscheinungen einer Selbstgefährdung des Menschen. Es ist nicht nur die berufliche Exposition, die gehäufte Erkrankungen des Respirationstraktes erkennen läßt, vielmehr sprechen auch viele Erfahrungen dafür, daß Entstehung, Chronizität und Geschlechtsverteilung chronischer unspezifischer Erkrankungen der Luftwege im Zusammenhang mit dem Zigarettenrauchen stehen[2]. Auch die Entwicklung des Lungencarcinoms zeigt eine alarmierende Koinzidenz mit Zigarettenkonsum und Rauchergewohnheiten[3]. In den Zivilisations- und Lebenshaltungsschäden stehen gleichrangig neben dem biologischen Mangel des Menschen an Instinktsicherheit die Gedankenlosigkeit und Einsichtslosigkeit, die Abschwächung der Selbstverantwortlichkeit.

Diese wenigen Beispiele der pathogenetischen Bedeutung eines Verlustes an innerer und äußerer Lebensordnung mögen genügen, ein Thema zu umreißen, das aus vielen Bereichen von Erfahrung, Einsicht und Erkenntnis, aus medizinisch-naturwissenschaftlichen wie aus psychologischen, soziologischen und pädagogischen Blickrichtungen in der Aufgabe der Aufklärung, Vorbeugung und

[1] LORENZ 1940. [2] OTTO 1967. [3] LICKINT 1935.

damit der Gesundheitserhaltung des Menschen eine hohe Bedeutung hat. Der Wandel der naturgemäßen Lebensordnungen einer naturnahen Vergangenheit durch das konsequente Fortschreiten der Technik und Zivilisation läßt die damit verbundenen Gefährdungen und Krankheiten über individuelle Schicksale hinaus zu einem sozialen Problem werden.

B. Die Krankheitserfahrung des Menschen

Die Phänomene krankhafter Entwicklungen zeichnen sich in verschiedener Richtung ab: sie können kennzeichnend sein einmal hinsichtlich ihrer *Entstehung* — als spezielle Ätiologie und Pathogenese —, zum anderen hinsichtlich ihrer unterschiedlichen *Ablaufstendenz* — als eine akute oder chronische, einphasisch verlaufende oder rezidivierende Prozeßhaftigkeit — und letztlich hinsichtlich der Möglichkeiten ihres *Ausganges* — als Leiden oder tödlich endende Bedrohung. Diese Phänomene sind für den Menschen mit einigen, in seiner Struktur als Geistwesen angelegten Besonderheiten verknüpft. Diese sind zum Teil in subjektiven menschlichen Erfahrungsschwierigkeiten und -grenzen als auch in grundsätzlichen Untersuchungs- und Feststellungsschwierigkeiten begründet. Zur Krankheitserfahrung des Menschen gehören darüberhinaus Bezugs- und Erlebnisbereiche, welche sein höchstdifferenziertes Innenleben betreffen und in psychosomatischer Verknüpfung Krankheitsweisen erkennen lassen, die selbst das höchstorganisierte Tier nicht, oder zumindest nicht in solcher Tiefe, kennt.

1. Grenzen des Krankheitsbewußtseins und der Krankheitserkenntnis

Wenn auch eine klare eindeutige Caesur viele Krankheiten gegen den Zustand Gesundheit abgrenzt — meist durch das unvermittelt einschneidende Ereignis eines akuten Beginnens oder durch die Schwere des Erscheinungsbildes —, so kann nicht übersehen werden, daß es viele fließende Übergänge und somit Unschärfe-Beziehungen zwischen Gesundheit und Krankheit gibt. Hierdurch erfährt der Krankheitsbegriff eine allgemeine und eine besonders für den Einzelfall bemerkenswerte Relativierung: im Grenzbereich zwischen Gesundheit und Krankheit kann ein Zustand oder ein Vorgang für den Einen bereits Krankheitswert besitzen, der für den Anderen noch in den Bereich der — um einen statistisch bestimmbaren idealen Mittelwert breit streuenden — Norm gehört. Hieraus ergibt sich für die praktische Medizin die äußerst wichtige Frage, von wann ab und wieweit Krankheit als Kranksein vom Menschen erfahren werden kann und somit für ihn Wirklichkeitscharakter bekommt. Krankheit ist zu allererst und subjektiv gesehen Störung einer allgemeinen Befindlichkeit. Ist aber der sich gesund fühlende Mensch mit Sicherheit gesund, der eingebildete Kranke *nicht* krank oder ist er *doch* krank im weiteren Sinne? Die sich hier andeutende Problematik berührt einen entscheidenden Faktor für die Möglichkeiten ärztlicher Hilfe. Eine solche setzt zunächst beim Kranken das Bewußtsein des Krankseins voraus, beim Arzt die Objektivierung von Befunden. Ein zweifacher personaler Erkenntnisvorgang ist also Vorbedingung prophylaktischer und therapeutischer Maßnahmen; das Erkenntnisvermögen des Betroffenen und die diagnostische Erkenntnisbildung beim handelnden Arzt (Abb. 5).

Im Grenzgebiet zwischen gesund und krank, aber auch generell bei Krankheitszuständen erhebt sich somit zum einen die Frage, wieweit ein *Krankheitsbewußtsein* beim Menschen geweckt wird. Der Erkenntnisvorgang ist beim Krankwerden eine Selbsterfahrung insoweit, als Abweichungen vom Gesundsein „einfühlbar" sind. Es sind also im wesentlichen subjektive Empfindungen, die den Menschen leiten, angefangen von unbestimmten Äußerungen eines Krankheitsgefühls bis zu meist örtlich fixierten Empfindungen von Schmerz, Hitze, Schwellung, Bewegungseinschränkung oder Funktionsausfällen. Legen wir die einfachste und am wenigsten widersprüchliche Bezeichnung der Krankheit als „nicht gesund, nicht-in-Ordnung-sein" unseren Überlegungen zugrunde, dann zeigen sich sogleich Schwierigkeiten hinsichtlich eines *Bewußtwerdens* von Krankheitsbedrohung und Krankheit. Die Zuckerkrankheit wird im Fehlen subjektiven Empfindens und im Zusammenhang damit im klinisch-objektivierbaren Sinne oft erst als Krankheitserscheinung manifest, wenn Furunkulosen auftreten, oder eine diabetische Nephropathie oder schließlich eine diabetische Gefäßsklerose sie anzeigen. Die Zahl der latenten Diabetiker ist daher nach klinischen Schätzungen sehr groß, sie erscheinen nicht in einer Statistik über die Häufigkeit des Diabetes, da sie wegen der Symptomlosigkeit ihres Zustandes nicht zur Untersuchung kommen[1]. Gleiche Schwierigkeiten stellen sich beim Geschwulstleiden einer frühzeitigen Erkenntnis entgegen.

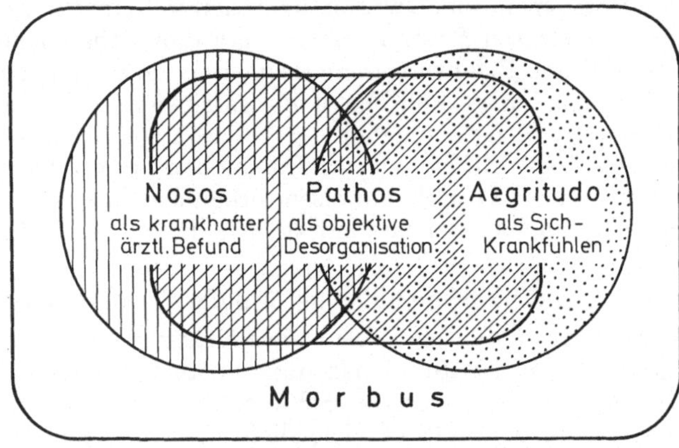

Abb. 5. Darstellung der beiden erörterten Erkenntnisvorgänge in Beziehung zu krankhafter Störung (Abbildung aus K. E. ROTHSCHUH: Prinzipien der Medizin. München u. Berlin: Urban & Schwarzenberg 1965). Befunderhebung und Krankheitsempfindung sind keine unabdingbaren *wesentlichen* Phänomene des Krankseins. Es gibt Befunde ohne Krankheitswert und ohne Krankheitsgefühl wie auch Krankheitsempfindungen ohne pathische Störung. Befund und Sich-Befinden decken sich nicht immer mit Krankheit (MORBUS), gehören aber zu ihrer Phänomenologie

Wir kennen experimentell wie aus der Humanmedizin Geschwulstanlagen: chronische Dermatitis nach Strahlenwirkung, dysgenetische Gewebsstörungen, Restblastomeren. Gewebsbefunde solcher Art stellen Zonen möglicher Entgleisung des Wachstums, also latenter Gefährdungen ohne prospektive Beurteilungsmöglichkeit dar. Selbst eine maligne Geschwulstentwicklung ist im Anfangsstadium selten für den Betroffenen erkennbar und wird ihm als Krankheit meist erst spät mit dem schrankenlosen Wachstum bewußt. Nicht minder schwierig sind Abgrenzungen bei funktionellen, als Beschwerden empfundenen Erscheinungen[2]. Wann ist ein Nervöser, wann ein Hypotoniker mit seinen Kreislauf-bedingten Mißempfindungen krank? Beispiele dieser Art zeigen zwischen Norm und ab-norm, zwischen Symptomlosigkeit und unbestimmten ersten Krankheitszeichen eine schwer zu erhellende Ungewißheit. Ein prämorbider Bereich — ein Niemandsland ohne signifikante Zuordnungsmöglichkeiten — verbindet Gesundheit und Krankheit. Dieser Bereich wird individuell bestimmt von Erbanlage und Erlebtem; er verbreitert sich mit der Art und Zahl überstandener Krankheiten und ihren bleibenden Spuren und zuletzt mit dem Vorgang des Alterns[3]. Er stellt die in der Regel unbemerkt sich entwickelnde individuelle Ausgangslage für verschiedene Krankheiten dar.

[1] MEHNERT 1965. [2] SCHAEFER 1963. [3] VERZAR 1965, MÜLLER 1966b.

Krankwerden und Krankheitsgefühl haben verschiedene Schwellenwerte, wobei die Stufe für das Letztere meist höher liegt. Die Relativität des Krankheitsbewußtseins — und abstrahierend betrachtet die des Krankheitsbegriffes — liegt darin mitbegründet, daß dem gesunden Menschen das „Organgefühl" fehlt. Die unbewußte Existenz eines Gelenkes oder des Herzens wird erst beim Schmerz und bei Beschwerden zum Bewußtsein gebracht, Gesundheit wird nicht „erfahren", sie ist etwas „Selbstverständliches". Die Warnfunktion des Schmerzes ist wiederum unvollkommen und begrenzt[1], sie fehlt bei manchen Krankheiten im Beginn, versagt bei der Entwicklung bösartiger Geschwülste, bei vielen Nierenleiden und bei Stoffwechselkrankheiten, die sich zunächst einschleichen, ohne die Bewußtseinsschwelle des Betroffenen zu erreichen.

Beurteilungsschwierigkeiten in solchen Grenzbereichen liegen im Wesen der Sache, betreffen also auch die diagnostische Seite des Problems Krankheit[2]. Eine retrospektive Betrachtung vom Obduktionstisch her zeigt oft eine Reihe von Befunden, die nach der Anamnese weder im subjektiven Befinden des Betroffenen jemals ein Krankheitsempfinden ausgelöst, noch bei Untersuchungen einen Krankheitsverdacht gerechtfertigt hatten. So sind, strukturell gesehen, viele arteriosklerotische Gefäßwandveränderungen eine morphische Regelwidrigkeit. Fast allgemein bleiben solche Veränderungen in ihrer Entwicklung zunächst latent. Sie sind, solange die Durchblutung des Versorgungsabschnittes nicht gefährdet ist, Umbauerscheinungen der Gefäßintima, deren Entstehung weder rechtzeitig zu erkennen noch deren unbemerktes Weiterschreiten daher zu verhindern ist. Ihre krankheitsauslösende Bedeutung wächst im Maße ihrer strukturellen Zunahme. Dergleichen Befunde sind aus morphologischer Betrachtungsweise hinsichtlich einer Beurteilung als „ohne Krankheitswert" oder als „bereits krankheitsmächtig" nur unter Einbeziehung ihrer funktionellen Auswirkungsmöglichkeiten richtig zu bewerten, insoweit sich funktionell mögliche Störungen aus Sitz und Größe der Strukturveränderung ablesen lassen. Funktionellen Beanspruchungen kommt in Grenzsituationen zwischen Gesundheit und Krankheit vielfach eine entscheidende Bedeutung zu[3]. Die morphische Grundlage kennzeichnet zunächst nur eine Gefährdung, eine prämorbide Situation, von der nicht entschieden ist, ob sie überhaupt einmal Krankheitscharakter bekommt. Bei zunehmender Coronarsklerose — um ein Beispiel zu wählen — führt erst das funktionelle Versagen, die Insuffizienz der Erfordernisdurchblutung, zum Manifestwerden der latenten Bedrohung und damit zum Ereignis Krankheit. Krankheit entsteht hier als ein übergeordnetes, aus Strukturfaktor und Funktionskrise sich entwickelndes Drittes, im angeführten Beispiel etwa als Herzinfarkt. Die wechselvollen, mitunter konträren und widersprüchlichen Beziehungen zwischen Coronarsklerose und Herzinfarkt weisen dabei auf die Rolle eines weiteren wichtigen Faktors hin, auf die Bedeutung von Geschwindigkeit und Zeit für das Einspielen oder Versagen von Regulationen[4]. Primär und für sich allein gesehen ist der morphische Gefäßbefund in einer großen Breite möglicher Lokalisations- und Größenordnungen schwerlich als Krankheit zu definieren. Ihm kommt auch keine absolute Dominanz im Geschehen zu, wie Infarkte ohne entscheidende Gefäßsklerose und hinwiederum alte Coronarverschlüsse ohne Anzeichen früherer Infarktbildung zeigen. Zu einem entscheidenden Krankheitsfaktor wird der strukturelle Befund erst beim Versagen aller Regulationsmöglichkeiten, bei zunehmendem Elastizitätsverlust der Gefäßwand und unvermittelt hoher Durchblutungsanforderung[5], bei dem Fehlen ausreichender Anastomosen oder durch zusätzliche Auslösung einer die Zirkulation unwiederbringlich aufhebenden Thrombose. Es sind oft mannig-

[1] Nitschke 1961. [2] Schaefer 1963. [3] Letterer 1955.
[4] Letterer 1955. [5] Müller und Friedlein 1958.

faltige Befundkonstellationen, welche Krankheiten auslösen, ohne daß jeder Einzelfaktor für sich bereits Krankheit bedeutet. Befunde sind nicht immer identisch mit Kranksein, wenn sie auch eine Abweichung vom geordneten „idealen" Normalzustand darstellen. Ein hypertrophes Herz bei Hypertonie ist zunächst und in bestimmten Grenzen ein angepaßtes, aber kein krankes Herz. Das heißt in diesem Fall, daß, solange die Funktion gesichert ist, Krankheit noch nicht vorliegt, wenn sie auch jederzeit als Insuffizienz sich entwickeln kann. Es ist nicht die Feststellung des Befundes, sondern das Wissen um die Gefährdung, das eine Hypertrophie der Herzmuskulatur demnach in den Bereich zwischen Gesundheit und Krankheit einordnen läßt.

Bevorzugt sind es Strukturen mit technischen Funktionen, Binde- und Stützgewebe, Gelenkflächen und das Skelet, aber auch viele Lebensvorgänge, Funktionssysteme und Regelungskreise, bei denen strukturell-anatomische oder funktionelle Belastungen oder Abweichungen primäre Störfelder schaffen, deren Krankheitsträchtigkeit oder Krankheitscharakter sich lange dem Bewußtsein und einem Nachweis entziehen können. Das reicht bis zu den koordinierten höchsten Steuerungskreisen des Organismus, zum Zwischenhirn-Hypophysen-System und seiner Beziehung zu psychischen Einflüssen, dessen Anfälligkeit für Belastungen und Störungen vielfach im Zwielicht zwischen Gesundheit und Krankheit sich individuell entwickelt. Letzten Endes liegt die Grenzsituation zwischen gesund und krank auch in der relativen Unvollkommenheit der Organismen begründet. Das zeigt bereits die Phylogenese, in der Entwicklungsstufen durchlaufen worden sind, die der jeweiligen Situation angepaßt, aber nicht vollkommen waren und wieder verworfen wurden. So sind auch Glieder und Funktionen des menschlichen Organismus „selten optimal, jedoch so gut als notwendig ausgebildet" (ROTHSCHUH, 1963). Eine relative Unvollkommenheit zeigen insbesondere stoffwechselträge Strukturen: sie verändern sich im Lebensablauf, verlieren an Elastizität, fallen einer irreversiblen Hysteresis anheim, worin Versagen und Krankheit angelegt sein können[1]. Solche Gewebe passen sich ferner unphysiologischen Belastungen nach den ihnen gegebenen Möglichkeiten in einer jeweiligen kausalbedingten Abhängigkeit an, auch wenn dieses für die Gesamtfunktion nicht mehr sinnvoll ist, sondern sogar krankheitsfördernd wirkt. Die Arteriolenhyalinose ist eine strukturelle Angleichung an eine Hypertonie, sie führt aber zu einer Einschränkung der Funktion und erweist so ihre deletäre Bedeutung in der Fixierung eines labilen Hochdruckes. So entstehen sowohl subjektiv wie objektiv oft schwer festzustellende Grenzverschiebungen zwischen Anpassung, Ausgleich und Schaden, zwischen gesund und krank. Die hieraus erwachsende Problematik ist aber nicht vornehmlich eine biologisch-naturwissenschaftliche, sondern eine menschlich-persönliche, denn nur dem Menschen ist eine Einsichtsmöglichkeit in solche Phänomene gegeben, womit er die sonst biologische Unabwendbarkeit einer Krankheitsentwicklung durch gezielte Maßnahmen vielleicht verzögern oder beheben kann.

Die Bedeutung der erörterten Problematik liegt nicht nur darin, daß sie für den einzelnen Menschen als dem grundsätzlich Krankheitsbedrohten schicksalsmächtig werden kann, wenn ihm sein nicht-registrierendes Wahrnehmungs-, Beobachtungs- und Erkenntnisvermögen keinen Einblick in Gefährdungen erlaubt. Sie hat noch eine andere Seite. Wie es ein mangelndes Krankheitsbewußtsein gibt, so gibt es andererseits auch ein unbegründetes Krankheitsempfinden. Beide Erscheinungen führen wiederum zu der Grundsatzfrage, wann der Mensch nun wirklich krank ist. Diese Frage berührt soziologische Bereiche, Versicherungs-

[1] BÜRGER 1954.

fragen, das Krankenkassenwesen, Probleme vertrauensärztlicher und gutachterlicher Tätigkeit und auch die Arbeitssituation in der Industriegesellschaft[1]. Der Einzelne entscheidet, wann er krank ist, wann er zum Arzt geht oder sich krank meldet. Auf diese Probleme soll hier nicht eingegangen werden.

2. Die psychosomatische Problematik in naturwissenschaftlicher Sicht

Die Phänomenologie der Krankheit des Menschen würde unvollkommen abgehandelt erscheinen, wenn nicht abschließend auf *psycho-physische* Beziehungen in ihren individuellen und soziologischen Grundlagen hingewiesen würde, Faktoren, welche in besonderer Weise Krankheitsformen und -erfahrungsweisen des Menschen charakterisieren können. Die psychosomatische Einheit, die in einer gleichgerichteten Gestimmtheit von Psyche und Organismus sich dokumentiert, die somatischen Begleiterscheinungen oder Rückwirkungen psychischer Erregungen und Dämpfungen einerseits, andererseits die vom biologischen Zustand des Körpers beeinflußbaren psychischen Stimmungslagen werden in vielen Krankheitssituationen sinnfällig bis hin zu den psychischen Wirkungen im Therapieerfolg. Die theoretische Pathologie als Grundlage einer allgemeinen Krankheitslehre kann dabei von ihrer naturwissenschaftlichen Basis her vorerst wenig zu dem Problem der äußerst vielschichtigen allgemeinen Zusammenhänge zwischen dem der Strukturforschung einer pathischen Morphologie zugänglichen somatischen Bereich des Menschen und seinen morphisch nicht faßbaren psychischen Funktionsordnungen und Reaktionsformen beitragen. Pathologie als Lehre vom Kranksein des Menschen im weitesten Sinne verlangt aber nicht nur eine Analyse der Korrelationen von Struktur und Funktion in unmittelbaren somatischen Beziehungen, sondern strebt nach Einsichten in Konkordanz oder Diskordanz somatischer, vegetativer und psychisch-geistiger Ordnungen.

Einer Theorie des Krankhaften stellt sich somit einerseits die Frage nach den grundlegenden „Mechanismen" wechselseitiger Beziehungen zwischen somatischen Krankheiten und seelischen Einflüssen, wie sie sich andererseits mit der Problematik primär seelischer Störungen auseinandersetzen muß. Beide Fragen berühren in verschiedenem Ausmaß den Bereich der Pathologie, soweit sie ihren naturwissenschaftlichen Untersuchungsmethoden der Patho-Morphologie und Patho-Physiologie vor allem des Zentralnervensystems zugänglich sind. Die Analyse von Entstehungsbedingungen psychischer und geistiger Störungen und entsprechender psychophysischer Phänomene hat zu einer Reihe von Interpretationsversuchen geführt[2]. Eine Möglichkeit beruht auf einer primären Störanfälligkeit und Störbarkeit des Seelischen durch Triebhemmung, affektbetonte Ereignisse, Verdrängung, Kontaktschwäche, gestörte Mitweltbeziehungen, Sorgen und anderes mehr; ihre Wirkung wäre die einer naturwissenschaftlich nicht zugänglichen intrapsychischen Entwicklung depressiver seelischer Krankheiten. Störungen des Seelenlebens und des Geistes können aber auch zwangsläufige Begleiterscheinungen von Störungen neuro-physiologischer Vorgänge in den zentralnervösen Strukturen sein, welche die Verbindungsstellen psycho-physischer Wechselwirkungen darstellen, wie organische Psychosen bei Hirnschädigungen zeigen und wie es auch endogene Psychosen vermuten lassen. Hier wird sinnfällig dokumentiert, daß Seele und Geist sich nur durch die menschliche Leibesorganisation offenbaren können. Die empirisch erlebbare Einheit Leib-Seele zeigt den Leib als Ausdrucksfeld seelischer Vorgänge[3]; sie macht die funktionellen Zusammenhänge psychischer Faktoren und körperlicher Reaktionen bis in den

[1] Schaefer 1963. [2] Rothschuh 1963.
[3] Büchner 1957a.

Komplex psychosomatischer Erkrankungen hinein erfahrbar, bei denen die Psyche als auslösender Faktor erscheint. Wenn auch die Übermittlung einer solchen Auslösung vom Zwischenhirn über vegetativ-nervale und hormonale Wege naturwissenschaftlichen Erfahrungen gegenüber einsichtig ist, so bleibt die Natur der psychosomatischen Zusammenhänge über Empirie und Statistik hinaus dunkel und unerklärt.

Unter dieser gleichen Problematik stehen auch viele Mitweltbezüge des Menschen. Die Umwelt des Menschen ist nicht nur bestimmt von physikalischen Gegebenheiten, es gehören zu seiner Umwelt auch im besonderen die zwischenmenschlichen Mitwelteinflüsse — Eltern, Familie, Gesellschaft, Berufsmilieu — welche vorwiegend als psychisch wirkende Faktoren auf die aus dem Unbewußten mehr noch als aus dem Bewußten geformte und ständig beeinflußte Persönlichkeitsstruktur des einzelnen Menschen einwirken. Es ist die Thymosphäre, welche in den Empfindungen der Geborgenheit, des Verstandenseins, der sozialen Geltung eine Atmosphäre seelischen Geordnetseins schafft und die bei Störungen von dieser Seite her die immateriell-psychischen und materiell-somatischen Korrelationen auf eine zu krankhaften Veränderungen führende Weise belastet, für die naturwissenschaftliche Grundlagen fehlen, obwohl ihre Beziehungen nicht zweifelhaft sind[1].

In erster Linie spielt die Psyche in Regelungsvorgänge hinein, welche zugleich auf die jeweilige psychische Abstimmung des Menschen mit seiner Umwelt und Mitwelt eingestellt sind (Schaefer, 1957, 1963). Das wird am Beispiel einfacher affektiver Blutdruckschwankungen deutlich. Hier zeigt nun die Erfahrung, daß länger dauernde seelische Spannungen und Belastungen über eine erhöhte Soll-wert-Verstellung zu einer essentiellen Hypertonie führen können. Eine psychisch veränderte Regelungseinstellung dieser Art läßt sich in einem regeltechnischen Schema darstellen (Abb. 6). Es veranschaulicht, daß die Ursache der Drucksteigerung nicht in einer Änderung der Regelmechanismen (etwa in einer Störung der Pressoreceptoren oder in einer Arteriolosklerose) liegen muß, sondern daß sie allein aus affektiven psychischen Situationen sich ergeben kann: der Blutdruck-Sollwert paßt sich der affektiv belasteten und stimulierten Lebenssituation an. In einer solchen Analyse psychosomatischer Beziehungen können exaktere Kenntnisse über die Art psycho-somatischer Zusammenhänge gewonnen werden, wenn auch die Natur der *Übertragung* seelischer Impulse — im angeführten Beispiel auf den physikalisch-meßbaren Vorgang der Blutdrucksteigerung — nach wie vor offen bleibt.

Es steht in diesen somatopsychischen und psychosomatischen Bezügen eine biologische und zugleich eine naturwissenschaftlich nicht zugängliche Problematik der in der Hirnentwicklung begründeten *Integrations-* und *Transformationsmöglichkeit* zur Diskussion, die gewissermaßen als eine neue dritte, die physikalischen und die bionomen Ordnungsgefüge überragende Ordnungsdimension mit steigender Differenzierung der Lebewesen ihre besondere Ausprägung im Menschen erfahren hat. Jede Schicht menschlicher Krankheitserfahrung hat ihre eigenen Ordnungsgesetze, für die jeweils besondere, aber auch begrenzte Begrifflichkeiten gelten: der *Kausalitätsbegriff* der mechanischen Wirkursächlichkeit hat auch im Organischen seinen unbezweifelbaren Geltungsbereich, er wird aber für sich allein genommen weder den bionomen noch den psychischen Wirkungszusammenhängen gerecht; der Bedeutungsgehalt der *Bionomie* — dieses allen Lebensvorgängen eigenen leistungsdienlichen Organisations- und Funktionsprinzips — erstreckt sich zwar grundsätzlich auch auf die unterbewußten und

---

[1] Rothschuh 1963, Schaefer 1957, 1963.

bewußten psychischen Vorgänge und gilt für ihre somatischen korrelierenden Bezüge; in den psychosomatischen Bereichen sind aber bionome Begriffe wie Wirkzusammenhang und Wechselwirkung nicht mit den gewohnten naturwissenschaftlichen Inhaltsvorstellungen anwendbar, sie können nur rein *phänomenologisch* verstanden werden. Ursache und Wirkung sind hier nicht naturwissenschaftlich kausalgenetisch erklärbar, die Phänomenologie psychosomatischer Krankheitsweisen zeigt lediglich für manche somatischen Krankheiten in der biographischen Analyse typische psychische Ausgangssituationen, welche in

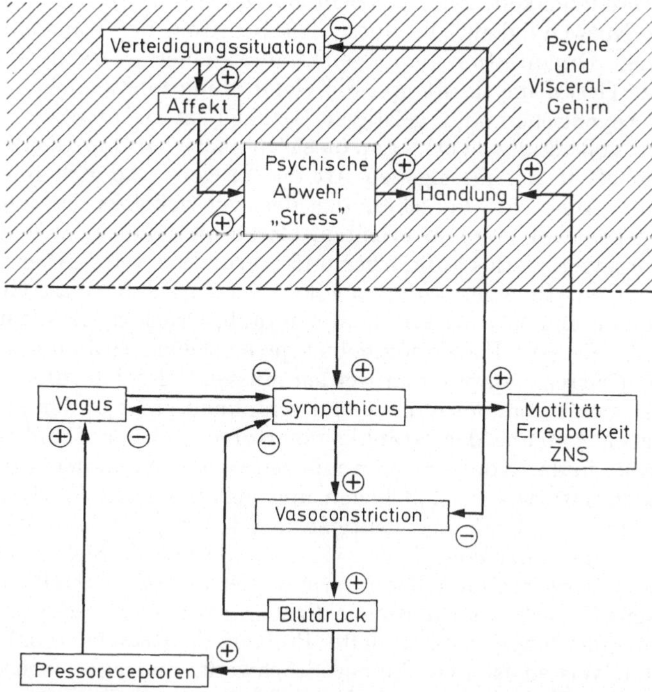

Abb. 6. Versuch eines psychosomatischen Wirkungsschemas. Die im oberen (schraffierten) Teil ablaufenden Vorgänge sind „erlebt", d. h. nur subjektiv erfahren, die unteren dagegen objektiv registrierbar. Die Wechselwirkung zwischen beiden Bereichen ist naturwissenschaftlich nicht analysierbar, aber als Phänomen in der Selbsterfahrung gegeben. Man erkennt eine große Zahl reglerartig wirksamer Verknüpfungen in der Funktion einer Steigerung (+) oder Hemmung (—). [Abbildung und Text aus H. SCHAEFER: Einige Probleme der Kreislaufregelung in Hinsicht auf ihre klinische Bedeutung. Münch. med. Wschr. **99**, 69 (1957)]

statistischen Aufschlüsselungen gehäuft auftreten und sich sogar als voraussehbar zeigen[1].

Alle Gegebenheiten der Somato-, Thymo- und Noosphäre sind der Rahmen, in dessen Bereich die Krankheiten des Menschen mit verschiedenen Schwerpunkten, in unterschiedlichen Ausdrucksformen und doch gebunden an die Möglichkeiten und Eigenheiten der einzelnen Sphären und ihrer Gesamtbezüge sich abspielen. In der Leib-Seele-Konstitution des Menschen erweisen sich die Leistungen des Ganzen in der ihnen eigenen *höheren* „Ursächlichkeit" und Verknüpfung als ein besonderer Entwurf der Natur. Die Schwierigkeiten, die dem Verständnis und den Erklärungsversuchen der Psychosomatik und des Leib-Seele-Geist-Verhältnisses entgegenstehen, liegen darin, daß hierbei der menschliche Geist als Subjekt und zugleich als Objekt in eine wissenschaftliche Analyse eingeht.

[1] SCHAEFER 1963.

Schlußbetrachtung

Rückblickend läßt sich sagen, daß die Problematik von Gesundheit und Krankheit viele offene Fragen zeigt. Das liegt weder allein in der Methodik der Forschungsweisen noch allein in der Unvollkommenheit unseres Wissens begründet. Das Wissen wird sich ständig vermehren, die Pathologie wird im Vordringen zu den kleinsten Dimensionen des Lebendigen eine Antithese zwischen Struktur und Funktion immer mehr auflösen und wird kausalgenetische Beziehungen weiter klären. Aber Leben hat eine vielschichtige und weitgehend unübersehbare Gesetzlichkeit. Alles vollzieht sich im Gesunden wie im Kranken mit einer inneren Notwendigkeit, die unter den Begriffen der Kausalität und einer lebensdienlichen Organisation dem Verständnis näher gebracht werden kann; aber die ganze Gestaltungskraft und die Gefährdung menschlichen Seins in den somatischen, psychischen und geistigen Bezügen ist naturwissenschaftlich auf diese Art nicht vollständig zu erklären, da sie Bereiche berührt, die der klassischen Naturwissenschaft in der ihr eigenen Art des Fragens und Erkennens nicht zugänglich sind. „Auch der Forscher, der den verwickelten Erscheinungen des Lebens nachgehen will, muß so arbeiten, als ob alles Leben nach physikalisch-chemischen Gesetzen restlos aufklärbar und ergründbar wäre. Aber der Forscher, der Arzt, auch der Ingenieur muß dennoch wissen, daß er an Grenzen seines rationalen Tuns kommen wird und kommen muß, Grenzen, die oftmals weder er persönlich noch die sein Forschungsgebiet je erreichen wird, die aber bestehen und in ihrer Existenz empfunden werden müssen“ (DE RUDDER, 1946).

Die Wissenschaft von Gesundheit und Krankheit steht in der Forschung und in der ärztlichen Aufgabe der Krankheitsvorsorge und der Krankenbehandlung immer aufs neue in der Konfrontation mit den Geistesströmungen ihrer Zeit, mit den wachsenden naturwissenschaftlichen und geisteswissenschaftlichen Erkenntnissen und nicht zuletzt mit den heutigen und künftigen technischen und soziologischen Wandlungen der Welt, in der wir leben. So wird ihr Selbstverständnis und ihr geistiger Standort von ihr selbst immer wieder in Frage gestellt und überprüft werden müssen. Neue Fragen und neue Erkenntnisse werden das verständlicherweise nur unvollkommen abgehandelte Problem in manchem bald korrigieren und überholen. Wissen ist aber immer Stückwerk, und Fortschritt liegt grundsätzlich darin, daß Unvollkommenes durch Besseres ersetzt wird.

Literatur*

ARTHUS, M.: Injections répetées du sérum de cheval chez le lapin. C.R. Soc. Biol. (Paris) 55, 817 (1903). — ARTHUS, M., et M. BRETON: Lésions coutanées, produites par les injections de sérum de cheval chez le lapin anaphylactisé par et pour ce sérum. C.R. Soc. Biol. (Paris) 55, 1479 (1903).

BAADER, E.: Berufskrankheiten. In: Das Fischer-Lexikon, Medizin 1. Hrsg. F. HARTMANN, J. LINZBACH, R. NISSEN u. H. SCHAEFER. Frankfurt 1959. — BAUER, J.: Insuffizienz der Homöostase als konstitutionelle Krankheitsursache. Der Vererbungsmodus der konstitutionellen Hypertonie. Dtsch. med. Wschr. 89, 264 (1964). — BERTALANFFY, L. v.: Moderne Hypothesen zur Entstehung des Lebens. In: Schriften zur Wissenschaftlichen Weltorientierung, Bd. V, 7 (Hrsg. O. W. HASELOFF und STACHOWIAK). Berlin: Lüttge 1959. — BIELING, R.: Resistenz und Immunität. In: Handbuch der allgemeinen Pathologie, Bd. VII, Teil 1. Berlin-Göttingen-Heidelberg: Springer 1956. — BOCK, H. E.: Krankheit und Beruf in der Sicht des Internisten. Dtsch. med. Wschr. 88, 2121 (1963). — BUDDENBROCK, M. v.: Vergleichende Physiologie, Bd. III. Ernährung, Wasserhaushalt und Mineralhaushalt der

* Die Schrifttumsangaben erheben keinen Anspruch auf Vollständigkeit, die in der Fülle der anstehenden Probleme und Fragen zum Thema auch nicht realisierbar wäre. Manches wurde mit den Jahren gewiß auch unbewußt aus Vorträgen und aus Lektüre übernommen und hat die eigenen Vorstellungen gefördert und geformt, ohne daß die Urheber genannt werden könnten.

Tiere. Basel: Birkhäuser 1956. — Büchner, F.: Vom geistigen Standort der modernen Medizin. Freiburg i. Br.: H. F. Schulz 1957a. ~ Die Pathologie der cellulären und geweblichen Oxydationen. Die Hypoxydosen. In: Handbuch der allgemeinen Pathologie, Bd. IV, Teil 2, S. 569. Berlin-Göttingen-Heidelberg: Springer 1957b. ~ Die Bedeutung der Morphologie für die moderne Medizin. Dtsch. med. Wschr. **85**, 1665 (1960). ~ Die experimentelle Kanzerisierung der Parenchymzelle in der Synopsis klassischer und moderner morphologischer Methoden. Verh. Dtsch. Ges. Path., 45. Tagg, S. 37 (1961). ~ Von der Größe und Gefährdung der modernen Medizin. Freiburg-Basel-Wien: Herder 1961. ~ Struktur, Stoffwechsel und Funktion in der modernen Pathologie. München u. Berlin: Urban & Schwarzenberg 1964. ~ Allgemeine Pathologie, Pathologie als Biologie und als Beitrag zur Lehre vom Menschen, 1.—5. Aufl. München-Berlin-Wien: Urban & Schwarzenberg 1950—1966. ~ DNS-, RNS- und Protein-Stoffwechsel im normalen und im atmungsgestörten Wirbeltierkeim. Bull. schweiz. Akad. med. Wiss., B. 22. Basel u. Stuttgart: Benno Schwabe & Co. 1966. — Büchner, F., E. Grundmann u. W. Oehlert: Die experimentelle Kanzerisierung der Parenchymzelle. Dtsch. med. Wschr. **86**, 1845 (1961). — Bürger, M.: Altern und Alterskrankheiten, 2. Aufl. Leipzig: Georg Thieme 1954. — Butenandt, A.: Karzinogene Stoffe und Tumorgenese. Verh. Dtsch. Ges. Path. 35. Tagg, S. 70 (1951). Stuttgart: Piscator 1952. ~ Altern und Tod als biochemisches Problem. Dtsch. med. Wschr. **84**, 297 (1959). — Buu Hoi, N. P.: Kanzerogene Stoffe. Medizinische Grundlagenforschung, hrsg. von K. Fr. Bauer, Bd. II, S. 465. Stuttgart: Georg Thieme 1959.

Conrad-Martius, H.: Der Selbstaufbau der Natur, 2. Aufl. München: Kösel 1961.

Degenhardt, K. H.: Kritische Phasen der Musterbildung in der Frühentwicklung des Menschen. Klin. Wschr. **43**, 245 (1965). — Dessauer, F.: Die Teleologie in der Natur. Basel: Ernst Reinhardt 1949. ~ Naturwissenschaftliches Erkennen. Frankfurt: Joseph-Knecht 1958. — Diemer, K.: Adaptation als Entwicklungsprinzip. Med. Welt **5**, 219 (1966). — Dietrich, A.: Allgemeine Pathologie und pathologische Anatomie, 7. Aufl. Leipzig: S. Hirzel 1943. — Dobberstein, J.: Vergleichende Pathologie der Geschwülste. Z. Krebsforsch. **59**, 600 (1953). — Doerr, W.: Pathomorphose durch chemische Therapie. Verh. Dtsch. Ges. Path. 39. Tagg, S. 17 (1955). — Dombrowski, H.: Das Alter des Lebens. In: Bild d. Wissenschaft, Bd. 8, S. 654. Stuttgart: Deutsche Verlagsanstalt 1965. — Drews, P.: Bakterielle Strukturen. Sandorama **1**, 4 (1966). — Driesch, H.: Philosophie des Organischen, 4. Aufl. Leipzig 1928. ~ Biologische Probleme höherer Ordnung. Leipzig 1941.

Eichholz, F.: Chemikalien in den Nahrungsmitteln. In: Die Bedrohung unserer Gesundheit. Stuttgart: Alfred-Kröner 1956. ~ Lebensmittelkunde. In: Das Fischer Lexikon, Medizin 1. Hrsg. F. Hartmann, J. Linzbach, R. Nissen u. H. Schaefer. Frankfurt 1959. — Eppinger, H.: Die Permeabilitätspathologie. Wien: Springer 1942.

Friedrich-Freksa, H.: Die stammesgeschichtliche Stellung der Virusarten und das Problem der Urzeugung. In: Heberer, Die Evolution der Organismen, 2. Aufl., S. 284. Stuttgart 1954. — Fuhlrott, C.: Der fossile Mensch aus dem Neanderthal — sein Verhältnis zum Alter des Menschengeschlechtes. Duisburg: W. Falk und Volmer 1865.

Gehlen, A.: Der Mensch, seine Natur und seine Stellung in der Welt, 4. Aufl. Bonn: Athenäum 1950. — Giese, W.: Quarzstaub, Schwielenlunge und Lungentuberkulose. Veröff. Gewerbe-Konstit.-path. Jena 28 (1931). ~ Pathogenese und Ätiologie der interstitiellen plasmacellulären Säuglingspneumonie. Verh. Dtsch. Ges. Path., 36. Tagg, S. 284 (1952). Stuttgart: Gustav Fischer 1953. ~ Wandlungen der Tuberkulose unter dem Einfluß der Therapie. Verh. Dtsch. Ges. Path., 39. Tagg, S. 74 (1955). — Goerttler, K.: Über Blutstromwirkung als Gestaltungsfaktor für die Entwicklung des Herzens. Beitr. path. Anat. **115**, 33 (1955). — Grundmann, E.: Über intrazelluläre Vorgänge während der Karzinogenese. In: Molekularbiologie als Fundament der modernen Medizin. München: J. F. Lehmann 1967.

Haas, R., u. O. Vivell: Virus- und Rickettsien-Infektionen des Menschen. München: J. F. Lehmann 1965. — Hamperl, H.: Über Veränderungen von Krankheiten im Laufe der Zeiten. Klin. Wschr. **33**, 247 (1955). ~ Lehrbuch der Allgemeinen Pathologie und der Pathologischen Anatomie, 27. Aufl. Berlin-Heidelberg-New York: Springer 1966. — Hartmann, M.: Gesammelte Vorträge und Aufsätze, Bd. II. Naturphilosophie. Stuttgart: Gustav Fischer 1956. ~ Die philosophischen Grundlagen der Naturwissenschaften. Stuttgart: Gustav Fischer 1959. — Hassenstein, B.: Biologische Kybernetik, 2. Aufl. Heidelberg: Quelle & Meyer 1967. — Heberer, G.: Die geographische Verbreitung der fossilen Hominiden (außer Eusapiens) nach neuer Gruppierung. Naturwissenschaften **42**, 85 (1955). ~ Die Bedeutung des Fundes im Neandertal vor 100 Jahren. Naturwissenschaften **43**, 409 (1956). — Heisenberg, W.: Das Naturbild der heutigen Physik. Rowohlts Deutsche Enzyklopädie. Hamburg: Rowohlt 1955. ~ Wandlungen in den Grundlagen der exakten Naturwissenschaft in jüngster Zeit, Vortrag 1934. In: Wandlungen in den Grundlagen der Naturwissenschaften. Stuttgart: S. Hirzel 1959. — Heller, F., u. H. E. Kaiser: Pathologische Beobachtungen an fossilen Nagern und anderen Kleinwirbeltieren, eine Übersicht. Zbl. allg. Path. path. Anat. **93**, 383 (1955). — Höber, R.: Physikalische Chemie der Zellen und Gewebe. Bern: Stämpfli 1947. — Hoff, F.:

Kritische Betrachtungen zu Grundproblemen der Krankheitslehre. Dtsch. med. Wschr. **78**, 504 u. 600 (1953). ~ Klinische Physiologie und Pathologie, 6. Aufl. Stuttgart: Georg Thieme 1962. ~ Krankheit und Adaptation. Med. Welt **1964**, 1. ~ Das Zwischenhirn-Hypophysensystem. Umschau in Wissenschaft und Technik **20**, 630 (1965). — HOLZER, H.: Intracelluläre Regulation des Stoffwechsels. Verh. Ges. dtsch. Naturf. Ärzte, 102. Vers. S. 101. Berlin-Göttingen-Heidelber: Springer 1963.

JACOB, F., and J. MONOD: Genetic regulatory mechanisms in the synthesis of proteins. J. molec. Biol. **3**, 318 (1961). — JASPERS, K.: Der Arzt im technischen Zeitalter. In: Wege der Heilung. Stuttgart: Kröner 1959. — JÖTTEN, K. W., u. H. GÄRTNER: Der Stand der Forschung auf dem Gebiete der Ätiologie der Pneumokoniosen. Med.Welt **20**, 1367 (1951). — JORES, A.: Menschsein als Auftrag. Bern u. Stuttgart: Hans Huber 1964.

KAISER, H. E.: Die Entwicklung der Zahn- und Kiefererkrankungen seit dem Perm. Zbl. allg. Path. path. Anat. **90**, 278 (1953). ~ Pathologische Erscheinungen an Knochen der Saurischier und Ornithischier (Dinosaurier). Zbl. allg. Path. path. Anat. **91**, 196 (1954). ~ Untersuchungen zur vergleichenden Knochen- und Gelenkpathologie fossiler und rezenter Tiere. Frankfurt. Z. Path. **72**, 276 (1962). — KEIDEL, W.-D.: Grenzen der Übertragbarkeit der Regelungslehre auf biologische Probleme. Verh. Ges. dtsch. Naturf. Ärzte **101**, 91 (1960). ~ Beispiele und Probleme einer kybernetischen Physiologie des ZNS und der Sinne. In: Berichte über den 23. Kongreß der Dtsch. Ges. Psychologie, S. 103 (1963). Verlag für Psychologie. Hrsg. C. J. HOGREFE, Göttingen. ~ Kybernetische Leistungen des menschlichen Organismus. Elektrotechn. Z. **24**, 769—808 (1964). — KEIDEL, W. D.: Kurzgefaßtes Lehrbuch der Physiologie. Stuttgart: Georg Thieme 1967. — KLINGE, F.: Der Rheumatismus. Ergebn. allg. Path. path. Anat. **27**, 1 (1933). — KLOOS, K., u. H. WULF: Die Pathogenese der pulmonalen hyalinen Membranen bei Neugeborenen. Dtsch. med. Wschr. **87**, 869 (1962). — KOELSCH, F.: Handbuch der Berufskrankheiten, 2. Aufl. Jena: Gustav Fischer 1959. ~ Lehrbuch der Arbeitsmedizin, 4. Aufl. Stuttgart: Ferdinand Enke 1963. — KÖNN, G.: Morphologische Befunde bei chemotherapeutisch behandelten tödlichen Tuberkulosen. Beitr. path. Anat. **111**, 337 (1951). ~ Wandlungen des morphologischen Bildes der menschlichen Tuberkulose unter der Chemotherapie. Ergebn. ges. Tuberk.-Forsch. **13**, 1—60 (1956). — KORTH, C., u. J. SCHMIDT: Der zeitgemäße Arzt. In: Arzt und Christ. Salzburg: Otto Müller 1961 (Sonderb.). — KRONE, H. A.: Die Bedeutung der Eibettstörungen für die Entstehung menschlicher Mißbildungen. Veröffentl. morphol. Pathologie, Heft 62. Stuttgart: Georg Fischer 1961. — KUBLI, F.: Fetale Gefahrenzustände und ihre Diagnose. Stuttgart: Georg Thieme 1966. — KURTH, G.: Wie beurteilen wir den Neandertaler heute? Dtsch. med. Wschr. **89**, 1516 (1964).

LEIBBRAND, W.: Gesundheit und Krankheit im abendländischen medizinischen Denken. Studium Generale **6**, H. 1, 32 (1953). — LETTERER, E.: Über epitheliale und mesodermale Schleimbildung in ihrer Beziehung zur schleimigen Metamorphose und schleimigen Degeneration. Leipzig: S. Hirzel 1932. ~ Allgemeine Pathologie und Pathologische Anatomie der Lipoidosen. Verh. Dtsch. Ges. Path., 31. Tagg, S. 12 (1938). ~ Speicherungskrankheiten. Dtsch. med. Wschr. **73**, 147 (1948). ~ Die Amyloidose im Lichte neuerer Forschungsmethoden. Dtsch. med. Wschr. **75**, 15 (1950). ~ Eröffnungsrede des Vorsitzenden. Verh. Dtsch. Ges. Path., 39. Tagg, S. 9 (1955). ~ Die allergisch-hyperergische Entzündung. Handbuch der allgemeinen Pathologie, Bd. VII, Teil 1, S. 497. Berlin-Göttingen-Heidelberg: Springer 1956. ~ Probleme des Alters aus der Sicht des Pathologen. Verh. Dtsch. orthop. Ges., 46. Kongr., S. 58 (1958). ~ Allgemeine Pathologie. Grundlagen und Probleme. Stuttgart: Georg Thieme 1959a. ~ Über Kausalität und Finalität. In: Allgemeine Pathologie, Grundlagen und Probleme. Stuttgart: Georg Thieme 1959b. ~ Morphische Folgen der Antigen-Antikörperreaktionen. Verh. Dtsch. Ges. Path., 46. Tagg, S. 83 (1962). ~ Alter und Altern in morphologischer Sicht. Schriftenreihe der Bayerischen Landesärzte-Kammer **2**, 18 (1963a). ~ Die Bedeutung von Immunvorgängen für Entstehung und Gestaltung von Krankheiten. Internist (Berl.) **4**, 241 (1963b). ~ Entwicklung, Stand und Wandel der Pathologie. Nova Acta Leopoldina, N.F. **30**, 261 (1965). — LICKINT, F.: Der Bronchialkrebs der Raucher. Münch. med. Wschr. **82**, 1232 (1935). — LITT, TH.: Naturwissenschaft und Menschenbildung, 2. Aufl. Heidelberg: Quelle & Meyer 1954. — LÖFFLER, W.: Über induzierte und sogenannte spontane Wandlungen im infektiösen Krankheitsgeschehen. Verh. Dtsch. Ges. Path., 39. Tagg, S. 89 (1955). — LORENZ, K.: Durch Domestikation verursachte Störungen arteigenen Verhaltens. Z. angew. Psychol. **59**, 2 (1940). — LUST, F., M. v. PFAUNDLER u. J. HUSLER: Krankheiten des Kindesalters, 23. neubearb. Aufl. von H. MÜLLER. München-Berlin-Wien: Urban & Schwarzenberg 1967.

MASSHOFF, W.: Allgemeine und spezielle Pathologie der Vita reducta. Verh. Dtsch. Ges. inn. Med., 69 Kongr., S. 59 (1963). ~ Das morphologische Prinzip in der allgemeinen Pathologie. Dtsch. med. Wschr. **90**, 589 (1965). ~ Der biologische Tod. Forschung, Praxis, Fortbildung 17. Jg., S. 601. Berlin: Grosse-Verlag 1966. — MATTHES, K.: Prinzipien der klinischen Forschung. Verh. Ges. dtsch. Naturf. Ärzte 1962, S. IX. Berlin-Göttingen-Heidelberg: Springer 1963. — MEESSEN, H.: Zur Pathologie der Therapie. Dtsch. med. Wschr. **80**, 169

(1955). — MEHNERT, H.: Diabetes mellitus im Alter. In: Geriatrie, Fortschritte auf dem Gebiete der Inneren Medizin. III. Symposion, Freiburg i. Br. 1965. Stuttgart: Georg Thieme 1966. — METSCHNIKOFF, E.: Leçons sur la pathologie comparée de l'inflammation. Paris: Masson & Cie. 1892. — MOHNIKE, G.: Das Muster der Symptome. Ein Element der Krankheitslehre. Klin. Wschr. **43**, 258 (1965). — MOTHES, K.: Chemische Muster und Entwicklung in der Pflanzenwelt. Verh. Ges. dtsch. Naturf. Ärzte 1964, S. 116. Berlin-Heidelberg-NewYork: Springer 1965. — MÜLLER, E.: Ätiologische Probleme des Myocardinfarktes. Ärztl. Wschr. **14**, 277 (1959). ~ Pathologisch-anatomische Voraussetzungen des Herzinfarktes. Hefte Unfallheilk. H. 75, S. 6. Berlin-Göttingen-Heidelberg: Springer 1963a. ~ Zelltod und Nekrose in morphologischer Sicht. Naturw. Rundschau **16**, 251 (1963b). ~ Vom Wesen der Krankheit und der Problematik der modernen Medizin. Studium Generale **18**, H. 1, 66 (1965). ~ Die Behandlung der Angina pectoris und des Herzinfarktes (Podiumsgespräch). Verh. Dtsch. Ges. inn. Med., 72 Tagg., 1966a. ~ Allgemeine Morphologie des Alterns und der Alterskrankheiten. In: Geriatrie, Fortschritte auf dem Gebiete der Inneren Medizin. Stuttgart: Georg Thieme 1966b. — MÜLLER, E., u. M. FRIEDLEIN: Meßergebnisse bei coronarsklerotischem Mediaschwund und Intimaumbau und ihre Bedeutung für die vasomotorische Durchblutungsregelung. Frankfurt. Z. Path. **69**, 268 (1958). — MÜLLER, E., u. H. OTTO: Untersuchungen über Art und Bedeutung strömungsmechanischer Vorgänge bei der Coronarthrombose nach Coronarsklerose. Virchows Arch. path. Anat. **328**, 353 (1956). — MÜLLER-MOHNSEN, H.: Über hydrodynamische Ursachen der Arteriosklerose- und Thromboselokalisation in den Coronararterien. Beitr. path. Anat. **117**, 283 (1957).

NITSCHKE, A.: Der Schmerz. Dtsch. med. Wschr. **86**, 1722 (1961). — NULTSCH, W.: Pflanzenkrebs. Dtsch. med. Wschr. **89**, 2384 (1964).

OPPENHEIMER, J. R.: Wissenschaft und allgemeines Denken. Rowohlts-Deutsche Enzyklopädie. Hamburg: Rowohlt 1955. — OTT, G., W. KAULBACH u. G. TERSIDES: Tabakteer-Derivate und Nikotin in ihrer wechselseitigen Bedeutung für Bronchialcarcinome und Herzkrankheiten. Langenbecks Arch. klin. Chir. **300**, 324—362 (1962). — OTTO, H.: Morphologie und pathologisch-anatomische Begutachtung der Silikose. 13. Sonderband der Schriftenreihe Berufskrankheiten der keramischen und Glas-Industrie, hrsg. von der Berufsgenossenschaft der keramischen und Glas-Industrie Würzburg, 1963. ~ Die Atmungsorgane. In: Handbuch der allgemeinen Pathologie, Bd. III, Teil 4. Berlin-Heidelberg-NewYork: Springer (im Druck). ~ Zur Problematik des berufsbedingten chronischen respiratorischen Syndroms. Z. Arbeitsmed. Arbeitshyg. **2**, 144 (1967). — OVERHAGE, P.: Das Problem der Hominisation. Über den biologischen Ursprung des Menschen. In: OVERAGE, P., u. K. RAHNER, Quaestiones Disputatae 12/13. Freiburg-Basel-Wien: Herder 1961.

PETTE, D.: Plan und Muster im cellulären Stoffwechsel. Verh. Ges. dtsch. Naturf. Ärzte 1964, S. 91. — PIRQUET, C. v.: Allergie. Münch. med. Wschr. **53**, 1457 (1906). Ergebn. inn. Med. Kinderheilk. **1**, 420 (1908). — PORTMANN, A.: Die werdende Menschheit. Das Ursprungsproblem der Menschheit. In: Historia mundi, Bd. 1, S. 21. München: Leo Lehnen 1952.

RICHTERICH, R.: Enzymopathologie, Enzyme in Klinik und Forschung. Berlin-Göttingen-Heidelberg: Springer 1958. — RICKER, G.: Relationspathologie, Pathologie als Naturwissenschaft. Berlin: Springer 1924.— RÖSSLE, R.: Über die Merkmale der Entzündung im allergischen Organismus Verh. dtsch. Ges. Path. S. 281 (1914). ~ Über die Entzündung. Verh. Dtsch. Ges. Path., 19. Tagg, S. 18 (1923). ~ Allergie und Pathergie. Klin. Wschr. **12**, 574 (1933). — ROKITANSKY, C.: Handbuch der Allgemeinen Pathologie und Anatomie. Wien: Braumüller & Seidel 1846. — ROTHSCHUH, K. E.: Sinnvolles Zusammenpassen im Leistungsgefüge des Organismus. Umschau in Naturw. u. Technik **60**, 615 (1960). ~ Theorie des Organismus. München u. Berlin: Urban & Schwarzenberg 1963. ~ Prinzipien der Medizin. Berlin und München: Urban & Schwarzenberg 1965. — RUDDER, B. DE: Luftkörperwechsel und atmosphärische Unstetigkeiten als Krankheitsfaktoren. Ergebn. inn. Med. Kinderheilk. **36**, 273 (1929). ~ Besinnung auf Grenzen des Rationalen. Dtsch. med. Wschr. **71**, 2 (1946). ~ Wetter, Jahreszeit und Klima als pathogenetische Faktoren. In: Handbuch der allgemeinen Pathologie, Bd. X/1. Berlin-Göttingen-Heidelberg: Springer 1960.

SCHADE, H.: Die physikalische Chemie in der inneren Medizin. Dresden: Theodor Steinkopf 1923. — SCHAEFER, H.: Gesundheit und Krankheit. In: Die Bedrohung unserer Gesundheit. Stuttgart: Alfred Kröner 1956. ~ Einige Probleme der Kreislaufregelung in Hinsicht auf ihre klinische Bedeutung. Münch. med. Wschr. **99**, 69 u. 107 (1957). ~ Experimentelle Medizin, Gesundheit und Krankheit. Studium der Medizin. In: Fischer-Lexikon, Medizin 1, Hrsg. F. HARTMANN, J. LINZBACH, R. NISSEN u. H. SCHAEFER. Frankfurt 1959. ~ Die Medizin in unserer Zeit. Probleme und Ergebnisse der modernen Wissenschaft. München: Piper 1963. ~ Der Mensch als kybernetische Maschine. Arzt und Christ, Bd. 1. Salzburg: Otto Müller 1963. ~ Was kennzeichnet biologische im Gegensatz zu technischen Regelvorgängen? In: Kybernetik, 4. Aufl., S. 101. hrsg. von H. FRANK. Frankfurt a. M.: Umschau 1965. — SCHEIDEGGER, S.: Palaeopathologische Befunde am Knochen. Verh. Dtsch. Ges. Path., 47. Tagg, S. 198 (1963). — SCHIMERT, G., W. SCHIMMLER, H. SCHWALB u. Z. EBERL:

Handbuch der inneren Medizin, Bd. IX/3, S. 653. Berlin-Göttingen-Heidelberg: Springer 1960. — SCHINDEWOLF, C. K.: Die Entfaltung des Lebens im Rahmen der geologischen Zeit. Studium Generale 8, 489 (1955). — SCHMIDT, H.: Untersuchungen zur Pathogenese und Ätiologie der geburtstraumatischen Hirnschädigungen Früh- und Reifgeborener. Veröffentlichungen aus der morphologischen Pathologie, Heft 70. Stuttgart: Gustav Fischer 1965. — SCHRAMM, G.: Die Bedeutung der Nucleinsäuren für die Virus-Vermehrung. Verh. Ges. dtsch. Naturf. Ärzte 1958, S. 44. ~ Der biologische Code in der Desoxyribonucleinsäure. In: Kybernetik, 4. Aufl., hrsg. von H. FRANK. Frankfurt a. M.: Umschau 1964. — SCHRÖDINGER, E.: Was ist Leben? 2. Aufl. München: Leo Lehnen 1951. — SCHUBERT, R.: Internistische Probleme in der Geriatrie. In: Schriftenreihe der Bayerischen Landesärztekammer, Bd. 2, 65, 1963. — SCHWIDETZKY, I.: Bevölkerungsbiologie der frühgeschichtlichen Zeit. Historia Mundi, Bd. 1, S. 217. München: Leo Lehnen 1952. — SEEGER, P.: Kranke Steine. Image 1, 18 (1966) (hrsg. Dtsch. Hoffmann-La Roche AG Grenzach Baden). — SELBERG, W.: Beiträge zur Anatomie und Pathologie der menschlichen Konstitution. Beitr. path. Anat. **111**, 165 (1951). — SELYE, H.: Das allgemeine Adaptationssyndrom als Grundlage für eine einheitliche Theorie der Medizin. Dtsch. med. Wschr. **1951**, 965 u. 1001. ~ Einführung in die Lehre vom Adaptationssyndrom. Stuttgart: Georg Thieme 1953. — SIEGMUND, H.: Naturwissenschaftliches und spekulatives Denken in der modernen Krankheitslehre. Verh. Dtsch. Ges. Path., 32. Tagg, S. 300 (1948). ~ Naturwissenschaftliches Denken in der modernen Pathologie. Dtsch. med. Wschr. **75**, 24 u. 74 (1950). — SIGERIST, H. E.: Krankheit und Zivilisation. Frankfurt u. Berlin: Metzner 1952. ~ Anfänge der Medizin. Zürich: Europa-Verlag 1963. — SPATZ, H.: Die Evolution des Menschenhirnes und seine Bedeutung für die Sonderstellung des Menschen. Nachr. Gießener Hochschulges. **24**, 52 (1955). ~ Der basale Neocortex und seine Bedeutung für den Menschen. Ber. physik.-med. Ges. Würzburg **71**, 7 (1962). ~ Vergangenheit und Zukunft des Menschenhirns. Sonderdruck aus dem Jahrbuch der Akademie der Wissenschaften und der Literatur in Mainz 1964. Wiesbaden: Franz Steiner 1965. ~ Gehirnentwicklung (Introversion-Promination) und Endocranialausguß. In: Evolution of the forebrain, ed. by R. HASSLER and H. STEPHAN, S. 136. Stuttgart: Georg Thieme 1966. — SPERANSKY, A. D.: Grundlagen der Theorie der Medizin. Berlin: Dr. Saenger 1950. — SPRENG, M.: Objektive Untersuchungen menschlicher Informationsverarbeitung. Umschau in Wissenschaft und Technik **20**, 64 u. 619 (1964). — STEINBUCH, K.: Automat und Mensch, kybernetische Tatsachen und Hypothesen, 3. Aufl. Berlin-Heidelberg-New York: Springer 1965.

TEILHARD DE CHARDIN, P.: Der Mensch im Kosmos (le phènomène humain). München: C. H. Beck, Sonderausgabe 1965. — TÖNDURY, G.: Ätiologische Faktoren bei menschlicher Mißbildung. In: „Triangel", Sandoz-Zeitschrift für Medizin. Wissenschaft **7**, Nr. 3, 90 (1965). TUPPY, H.: Physikalische und chemische Grundlagen des Lebens. Arzt und Christ, Bd. 2. Salzburg: Otto Müller 1961.

UEXKÜLL, J. v.: Streifzüge durch die Umwelt von Tieren und Menschen, Bedeutungslehre. Rowohlts-Deutsche-Enzyklopädie, Bd. 13. Hamburg: Rowohlt 1956.

VALENTIN, H.: Der Mann und seine Gefährdung durch den Beruf. Berufskrankheiten in der Keramischen- und Glasindustrie, H. 18 (1965), hrsg. von der Berufsgenossenschaft der Keramischen- und Glasindustrie Würzburg. ~ Die Bedeutung der Arbeits- und Sozialmedizin für die Sozialpolitik. Kleine Schriften zur Sozialpolitik und zum Arbeitsrecht, 5. Folge, H. 4, hrsg. vom Institut für Sozialpolitik und Arbeitsrecht München, 1966. — VERZÁR, F.: Experimentelle Gerontologie. Stuttgart: Ferdinand Enke 1965. — VIRCHOW, R.: Über die Standpunkte in der wissenschaftlichen Medizin. Virschows Arch. path. Anat. **1**, 1 (1847). ~ Handbuch der speziellen Pathologie und Therapie. Allgemeine Formen der Störung und ihrer Ausgleichung. Erlangen: Ferdinand Enke 1854. ~ Die Zellularpathologie in ihrer Begründung auf physiologische und pathologische Gewebelehre. Berlin: August Hirschwald 1858.

WAGNER, R.: Probleme und Beispiele biologischer Regelung. Stuttgart: Georg Thieme 1954. — WEIZSÄCKER, C. F. v.: Zum Weltbild der Physik, 4. Aufl. Stuttgart: S. Hirzel 1949. — WILLIAMS, H. U.: Human Palaeopathology. Arch. Path. **7**, 839 (1929). —WOHLFARTH-BOTTERMANN, K. E.: Grundelemente der Zellstruktur. Verh. Ges. dtsch. Naturf. Ärzte 1962, S. 77. Berlin-Göttingen-Heidelberg: Springer 1962. ~ Morphologische Aspekte der Mitochondrien-Vermehrung. Probleme der biologischen Reduplikation. 3. Wiss. Konferenz der Ges. dtsch. Naturf. Ärzte 1965. Berlin-Heidelberg-New York: Springer 1966. — WUCHERER-HULDENFELD, A.: Zur Grundlegung medizinischer Erkenntnismethoden. Arzt und Christ, H. 1, S. 1. Salzburg: Otto Müller 1964.

Synopsis von Struktur, Funktion und Stoffwechsel in der Allgemeinen Pathologie

Von

Franz Büchner, Freiburg i. Br.

Mit 30 Abbildungen

I. Einleitung

In seinen Würzburger Vorlesungen über „Allgemeine pathologische Anatomie" von 1855/56 hat Rudolf Virchow die damalige wissenschaftliche Situation seines Faches mit den folgenden Sätzen gekennzeichnet: „Es ist bekannt, daß die neueste Zeit mehr und mehr den empirischen Studien zugeneigt ist, daß man immer mehr die einzelnen Vorgänge in ihrer kleinsten Besonderheit zu ergründen gesucht hat. Allerdings stumpft das empirische Wesen, insofern es sich in dem Studium der einzelnen Dinge erschöpft, häufig den Sinn ab gegen die allgemeineren Erscheinungen (S. 1). Gerade aus dem Grunde ist es auch geschehen, daß ich seit einer Reihe von Jahren die allgemeine pathologische Anatomie als einen ganz wesentlichen und integrierenden Bestandteil in die Vorlesungen aufgenommen habe (S. 2)".

Man würde Rudolf Virchow völlig mißverstehen, wenn man aus diesen Sätzen die Meinung heraushören wollte, die Pathologie solle als allgemeine Pathologie zur Naturphilosophie zurückkehren, von deren spekulativer Methode sie sich gerade unter seinem Lehrer Johannes Müller und in dessen Schülerkreis, nicht zuletzt durch Virchow selbst, gelöst hatte. Es ging ihm vielmehr mit diesen und vielen anderen Ausführungen um die Sorge, die Pathologie könnte sich nach ihrer Hinwendung zur naturwissenschaftlich-empirischen Forschung in den Einzelheiten verlieren. Statt dessen forderte er von seiner Wissenschaft auf der einen Seite die sorgfältigste naturwissenschaftliche Analyse der Einzelphänomene, zugleich aber auf der anderen Seite die beharrliche Herausarbeitung der in den Einzelerscheinungen der Pathologie verborgenen allgemeinen Gesetzmäßigkeiten des Lebendigen.

Diese Forderung ist heute noch ebenso gültig wie zu den Zeiten Virchows. So dient denn auch dieses Handbuch der Allgemeinen Pathologie seit seinem Beginn 1955 nicht nur der Vermittlung zahlreicher Einzeltatsachen, sondern mehr noch dem Bemühen, die den Tatsachen der Biologie und Pathologie innewohnenden allgemeinen Prinzipien transparent zu machen. Wir hoffen, daß durch eine solche geistige Auseinandersetzung mit den „Fakten" für den Forscher von heute wie für die wissenschaftlichen Entwicklungen von morgen das Zusammengehörige sich in der Beobachtung, Anschauung und gedanklichen Durchdringung immer klarer und fruchtbarer zusammenordnet. Gelten diese Gesichtspunkte schon für alle übrigen Bände dieses Handbuches, so in besonderem Maße für die „Prolegomena einer allgemeinen Pathologie".

Eines der integrierenden Prinzipien, das die moderne Erforschung des Lebendigen in Gesundheit und Krankheit in den letzten Jahrzehnten immer mehr bewußt gemacht hat, ist die *Einheit von Struktur, Funktion und Stoffwechsel in den Phänomenen der Biologie und Pathologie*. Der Gang der Forschung hat allerdings die Naturwissenschaften vom Lebendigen über lange Zeiten getrennte Wege geführt. So waren Blick und Fragestellung der Disziplinen der Biologie und Pathologie lange entweder auf die Analyse der Strukturen oder auf die der Funktionen oder auf die des Stoffwechsels konzentriert. Diese drei großen Anschauungsrichtungen haben sich demgemäß auch immer mehr an ihre besonderen Methoden gebunden, so die Morphologie an die makroskopische, lichtmikroskopische und zuletzt an die elektronenmikroskopische Untersuchung der Strukturen des Lebendigen, die physikalische Physiologie an die durch kurvenmäßige Registrierung oder andere physikalische Methoden erfaßbaren und meßbaren Leistungen des Lebendigen und die Biochemie an die chemische Erforschung des Stoffbestandes, der Stoffansammlungen und vor allem der Stoffumsetzungen des Lebendigen.

Die jüngste Epoche der biologischen Wissenschaften hat aber schließlich dazu geführt, daß ihre methodisch divergierenden morphologisch, physikalisch oder chemisch orientierten Disziplinen sich immer mehr der Einheit der Phänomene und Prinzipien in der Trennung der Methoden bewußt wurden. Sie haben dementsprechend begonnen, sich um eine Synopsis von Struktur, Funktion und Stoffwechsel in der allgemeinen Biologie und Pathologie zu bemühen. Dabei bleibt auch heute der einzelne Forscher vielfach, und dies mit gutem Grund, weiterhin den methodischen Voraussetzungen und dem wissenschaftlichen Weg seiner Disziplin verpflichtet. Er ist aber z.B. als Morphologe bei der Analyse orthischer und pathischer Phänomene fortgesetzt bemüht, bei den Strukturen die zugeordneten Funktionen und bei den krankhaften Strukturänderungen die mit ihnen korrelierenden Funktionsabweichungen mitzudenken. Von dem primär eindimensionalen Denken des Morphologen schreitet er auf diese Weise zu einer zweidimensionalen Anschauung fort. Dabei wird er sich aber alsbald mehr und mehr der Tatsache bewußt, daß den Funktionsstörungen ihrerseits Störungen im Stoffwechsel der lebendigen Strukturen, vor allem der Zellen, entsprechen, daß also das vertiefte Eindringen in die Phänomene der Biologie und Pathologie ein dreidimensionales Denken erfordert, nämlich einen Rückbezug der als Einheit erfaßten Struktur- und Funktionsvarianten der Biologie und der Struktur- und Funktionsänderungen der Pathologie auf sich wandelnde Stoffwechselabläufe.

Damit gliedert sich von selbst der Gang dieser Untersuchung und Darstellung in eine Auseinandersetzung mit dem Verhältnis von Struktur und Funktion, von Struktur und Stoffwechsel und schließlich in den Versuch einer Synopsis von Struktur, Funktion und Stoffwechsel in der Biologie und Pathologie. Den Akzent legen wir dabei auf die Phänomene der Pathologie, nicht nur deshalb, weil dieser Beitrag dem Handbuch der Allgemeinen Pathologie zugehört, sondern vor allem deshalb, weil die krankhaften Änderungen von Struktur, Funktion und Stoffwechsel das Relationsgefüge der Strukturen, Funktionen und Stoffwechselprozesse besonders deutlich sichtbar machen.

II. Funktion und Struktur

Indem wir uns der Untersuchung des Verhältnisses von Struktur und Funktion zuwenden, eröffnen sich für uns sogleich zwei Perspektiven: Es gilt zu untersuchen, wieweit Strukturänderungen in vorgeordneten Funktionsänderungen ihre Ursache haben, aber auch umgekehrt zu fragen, wieweit Strukturänderungen Funktionsänderungen bewirken.

Noch im Bereich der Norm beobachtet man ausgesprochene *Strukturänderungen als Ausdruck von Funktionsänderungen an den kleinen Lungenarterien des Menschen nach der Geburt*[1]. Während bei der Ausdifferenzierung der spezifischen

---

[1] GOODALE und THOMAS 1954, EDWARDS, DOUGLAS, BURCHELL und CHRISTENSEN 1949, EDWARDS und BURCHELL 1951, EDWARDS und CHAMBERLIN 1951, KÖNN und STORB 1960.

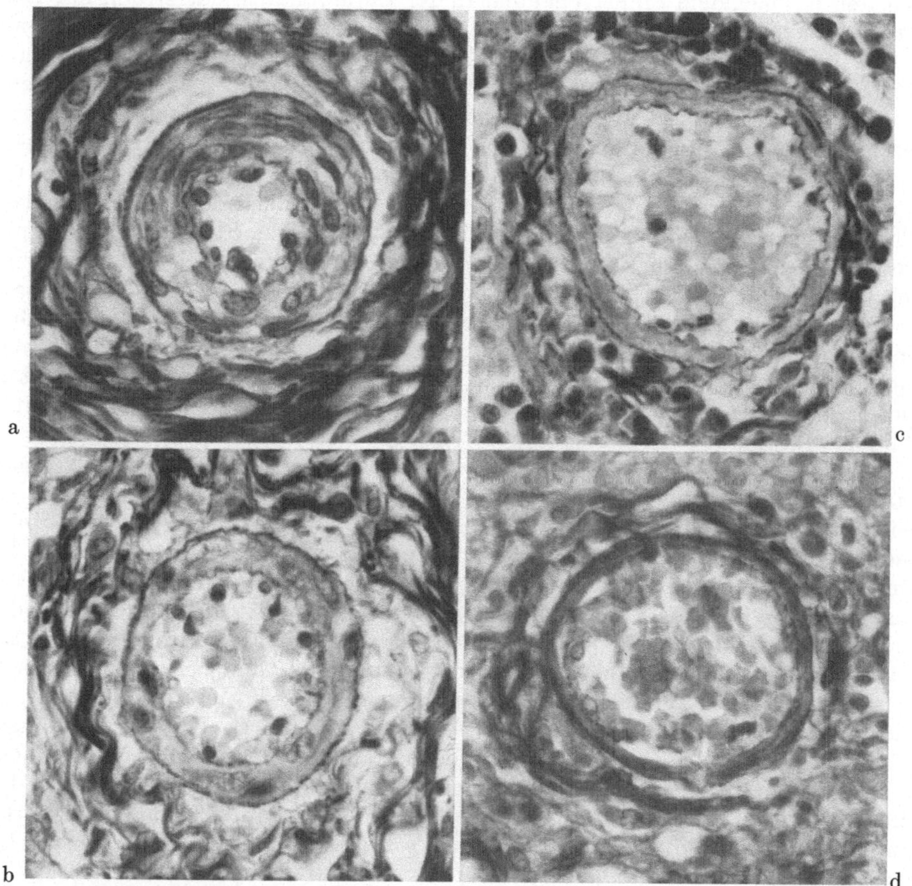

Abb. 1a—d. Formwandel der kleinen Lungenarterien in den ersten 4 Monaten nach der Geburt. Zunehmende Wandverdünnung und Lichtungserweiterungen a bei reifer Totgeburt, b bei 3 Tage altem Neugeborenen, c bei $2^1/_2$ Monate altem Säugling, d bei 4 Monate altem Säugling. Keine Mißbildungen des Herzens und der großen Gefäße. [Nach KÖNN, G., u. R. STORB: Beitr. path. Anat. **123** (1960), Abb. 1, mit freundlicher Genehmigung der Autoren]

Wandstrukturen der Lungengefäße im Laufe der Embryogenese in erster Linie die erbmäßig wirksamen Faktoren ausschlaggebend sind, und der Funktion des Lungengefäßsystems wahrscheinlich nur eine sekundäre Bedeutung zukommt[1], ist bei dem postnatalen Umbau der Wandstrukturen des Lungenarteriensystems eine eindeutige Funktionsbezogenheit festzustellen[2]. Bei Frühgeburten des 7. und 8. Monats und bei Neugeborenen, die nur einige Stunden bis 3 Tage gelebt haben, lassen die peripheren Lungenarterien noch ihren intrauterinen Bau erkennen: Sie zeigen eine kräftig entwickelte muskuläre Media und eine breite, aus derben kollagenen Fasern bestehende Adventitia. Dagegen tritt in den folgenden Lebenswochen und -monaten eine zunehmende Verschmälerung der Media unter gleichzeitiger Verdünnung der einzelnen glatten Muskelzellen und eine Gefügeverschiebung ein, die mit einer zunehmenden Erweiterung der Lungenarterien einhergeht (Abb. 1). KÖNN und STORB (1960) haben diesen postnatalen Formwandel an den kleinen Lungenarterien unter zusätzlicher Heranziehung anderer

[1] MERKEL 1949.
[2] EDWARDS und BURCHELL 1951, EDWARDS und CHAMBERLIN 1951, KÖNN und STORB 1960.

Arbeiten in folgendem Sinne gedeutet: In der Embryonalperiode strömt das Blut der Vena cava z.T. aus dem rechten Herzvorhof über das offene Foramen ovale in den linken Vorhof, zum anderen Teil in die rechte Kammer und von hier aus über die Arteria pulmonalis und den offenen Ductus botalli in die Aorta. Nach exakten Messungen ist dementsprechend der Blutdruck während der Embryonalperiode in der Arteria pulmonalis höher als in der Aorta. So beträgt er beim Lamm-Embryo 64:47 mm Hg in der Arteria pulmonalis gegenüber 54:39 mm Hg in der Aorta[1]. Durch die Umschaltung des Kreislaufs nach der Geburt mit dem Einsetzen der Atmung vermindert sich der pulmonale Strömungswiderstand schon 1—2 min nach der Geburt um 90%, und die Lungendurchströmung steigt um das 3—10fache an[2]. Die postnatale Reduktion der Wandstärke der kleineren Lungenarterien unter gleichzeitiger Erweiterung dieser Gefäße ist also offenbar eine Folge der viel geringeren Druckbelastung des arteriellen Systems der Lunge nach der Geburt. Dabei ist der Umbau der Struktur nach verschiedenen Untersuchern um den 4., nach anderen um den 6. Lebensmonat abgeschlossen (Literatur s. bei KÖNN und STORB, 1960).

Daß die Druckbelastung des Gefäßsystems bei dieser Umprägung der Normalstruktur von besonderer Bedeutung ist, kann daraus geschlossen werden, daß sie bei angeborenen Herzfehlern dann ausbleibt, wenn infolge von angeborenen Herz- und Gefäßmißbildungen nach der Geburt eine gesteigerte Druckbelastung der Lungenarterien fortbesteht[3]. Das geht besonders eindeutig aus den Beobachtungen von KÖNN und STORB (1960) hervor (Abb. 2). Sie fanden diese Persistenz der fetalen Wandstruktur der kleinen Lungenarterien in Fällen von offenem Ductus arteriosus botalli, von Transposition der großen Gefäße und beim Lutembacher-Syndrom, also bei Mitralstenose in Verbindung mit Vorhofseptumdefekt. In allen diesen Fällen hatte die in der Fetalperiode normale Blutdruckerhöhung im Lungenkreislauf nach der Geburt weiterbestanden, weil der Herz- und Gefäßfehler eine chronische Druckerhöhung im Lungenkreislauf unterhalten hatte: bei offenem Ductus botalli und bei Transposition der großen Gefäße infolge der Durchblutung der Lungen unter Aortendruck, beim Lutembacher-Syndrom infolge der pulmonalen Drucksteigerung durch Mitralstenose.

Wir haben bei der Persistenz der im Embryonalleben physiologischen pulmonalen Hypertonie infolge angeborener Herz- und Gefäßfehler ein Ausbleiben des normalen Strukturumbaues nach der Geburt kennengelernt. Demgegenüber zeigen die erworbenen Erkrankungen, die zu einer *chronischen pulmonalen Hypertonie* führen, übereinstimmend eine strukturelle *Hyperplasie der Lungenarterien* in allen ihren Wandschichten[4]. Besonders klar wurden diese Veränderungen von W. W. MEYER und RICHTER (1955, 1956) und von W. W. MEYER (1957) dargestellt. Sie fanden bei chronischer pulmonaler Hypertonie verschiedensten Ursprunges regelmäßig durch systematische Wägung der extrapulmonalen Abschnitte der Arteria pulmonalis und ihrer Aufgabelung eine beträchtliche Gewichtsvermehrung (Abb. 3). Histologisch entsprach dieser eine Verdickung der muskulären Anteile der Media und eine Vermehrung ihrer elastischen Strukturen, zugleich eine Verstärkung der Faserstrukturen in der Intima und Adventitia, im Ganzen also eine meßbare Wandverstärkung auf das Doppelte bis Dreifache. Die geänderte Funktion, die chronische Blutdruckerhöhung, verursacht also in solchen Fällen mit der Hyperplasie aller lichtmikroskopisch erfaßbaren Wandstrukturen eine Überzüchtung der Arterienwandstruktur über das normale Maß hinaus.

---

[1] ARNOTT, CUMMING, DAWISON und PINCOCK 1950

[2] DAWES, MOTT, WIDDICOMBE und WYATT 1953.

[3] EDWARDS und BURCHELL 1951, EDWARDS und CHAMBERLIN 1951, KÖNN und STORB 1960.

[4] KÖNN 1956, 1958, MEESSEN 1956.

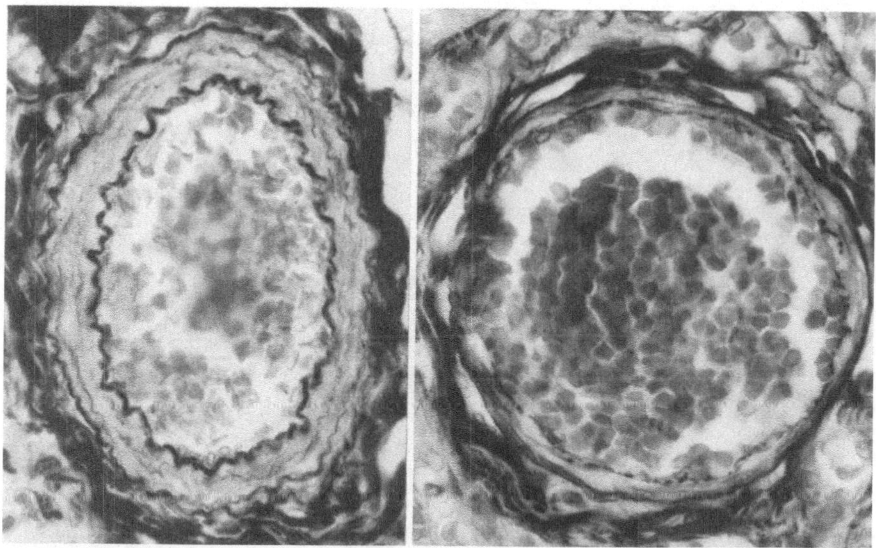

Abb. 2a. Mittlere Lungenarterien links eines 3 Monate alten Säuglings mit Transposition der großen Arterien mit kräftiger muskulärer Media und Verstärkung der elastischen Grenzmembranen, rechts mit dünner Wand bei 4 Monate altem normalem Säugling. [Nach KÖNN, G., u. R. STORB: Beitr. path. Anat. **123** (1960), Abb. 10, mit freundlicher Genehmigung der Autoren]

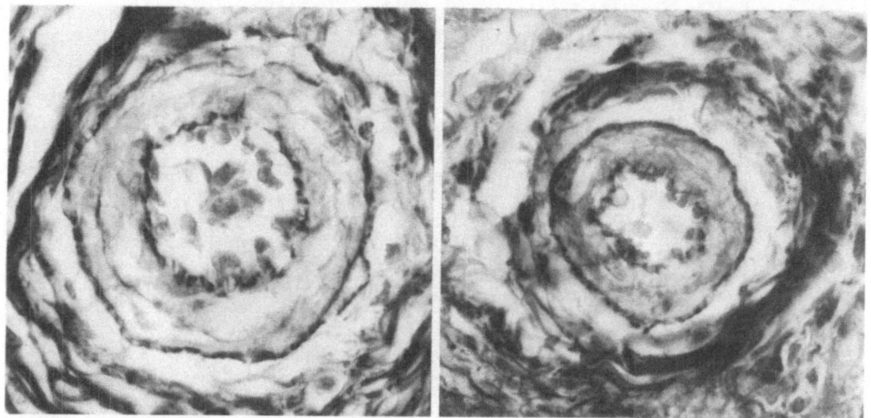

Abb. 2b. Lungenarterien der kleinsten Stufe mit deutlicher muskulärer Verdickung bei Lutembacher-Syndrom mit angeborener Mitralstenose eines 18 Tage alten Säuglings. [Nach KÖNN, G., u. R. STORB: Beitr. path. Anat. **123** (1960), Abb. 14, mit freundlicher Genehmigung der Autoren]

Eine entsprechende Hyperplasie der Wandstrukturen ist bei chronischer pulmonaler Hypertonie auch an den kleinen und kleinsten Lungenarterien, vor allem an der Intima, zu beobachten, wenn auch diese der chronischen Druckerhöhung ausgesetzt sind[1] (Abb. 4). Hier kommt es neben einer Hypertrophie der Muskulatur vor allem auch zu einer die Lichtung einengenden Proliferation der mesenchymalen Strukturen der Intima, am deutlichsten bei Mitralstenosen. Der Grad der stenosierenden Hyperplasie konnte bei dieser Erkrankung, die ja zu besonders intensiver pulmonaler Hypertonie zu führen pflegt, genau mit dem Grad der Mitralstenose korreliert werden[2]. Dabei nahm die Intensität der Verände-

[1] Siehe bei KÖNN 1958. [2] HENRY 1952.

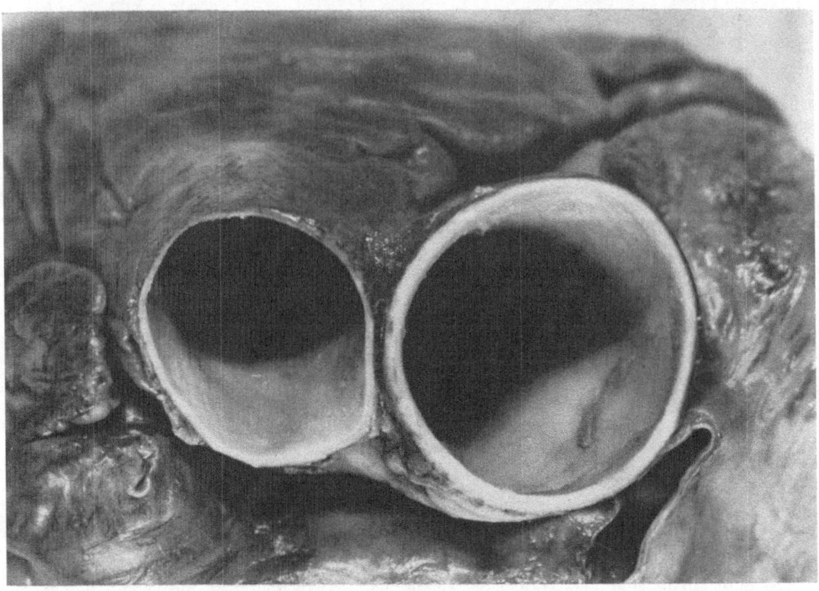

a

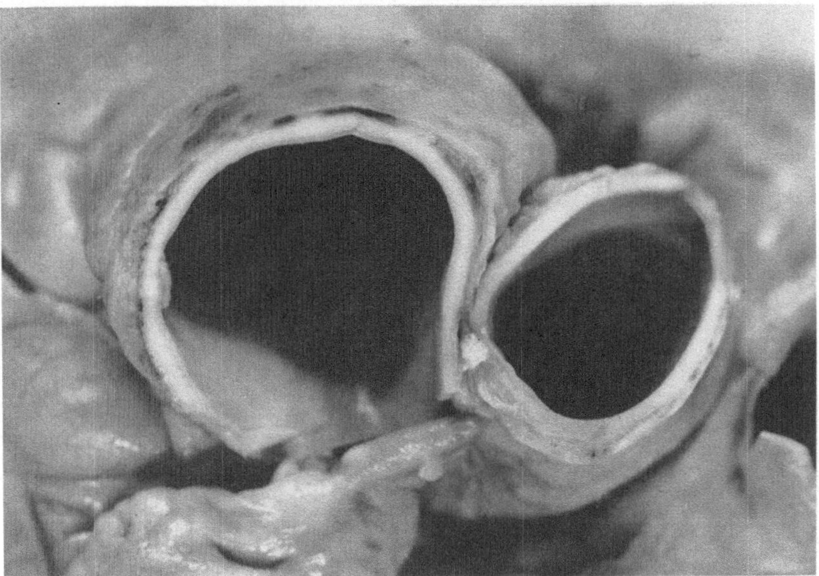

b

Abb. 3. a Normale Weite und Wanddicke des Stammes der Arteria pulmonalis (links) bei normalem Herzen, b beträchtliche Wandhyperplasie und Dilatation der Lichtung des Stammes der Arteria pulmonalis (links) bei chronischer pulmonaler Hypertonie infolge rezidivierender Panarteriitis nodosa des Pulmonalsystems. [Nach KÖNN, G.: Beitr. path. Anat. **116** (1956), Abb. 24, mit freundlicher Genehmigung des Autors]

rungen exakt mit der Höhe des klinisch in den Lungenarterien gemessenen Druckes zu[1].

---

[1] SOULIÉ, BAILLET, CARLOTTI, CHICHE, PICARD, SERVELLE und VOGT 1953, HEATH und WHITAKER 1955.

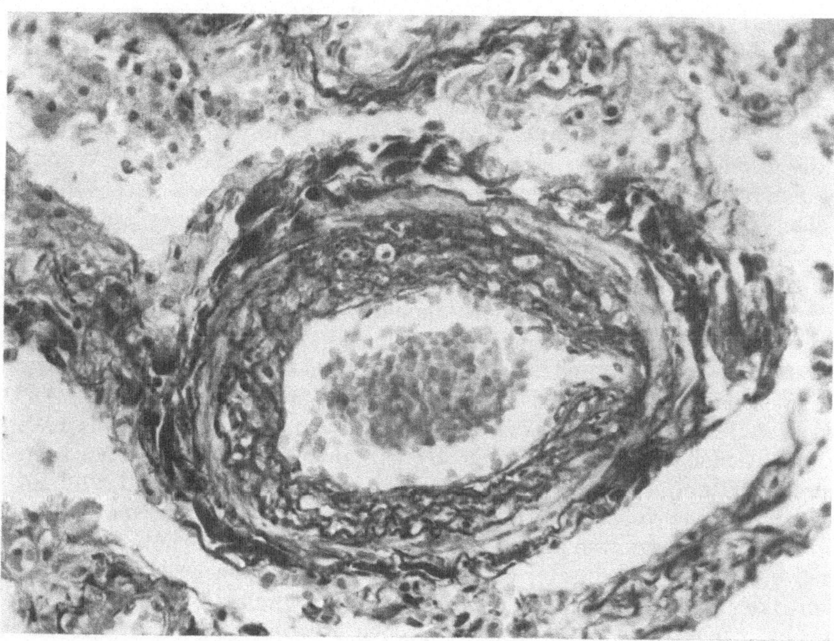

Abb. 4a. Hyperplasie der Muskulatur und der elastischen Strukturen einer mittleren Lungenarterie bei chronischer pulmonaler Hypertonie. [Nach KÖNN, G., unveröffentlicht, mit freundlicher Genehmigung des Autors]

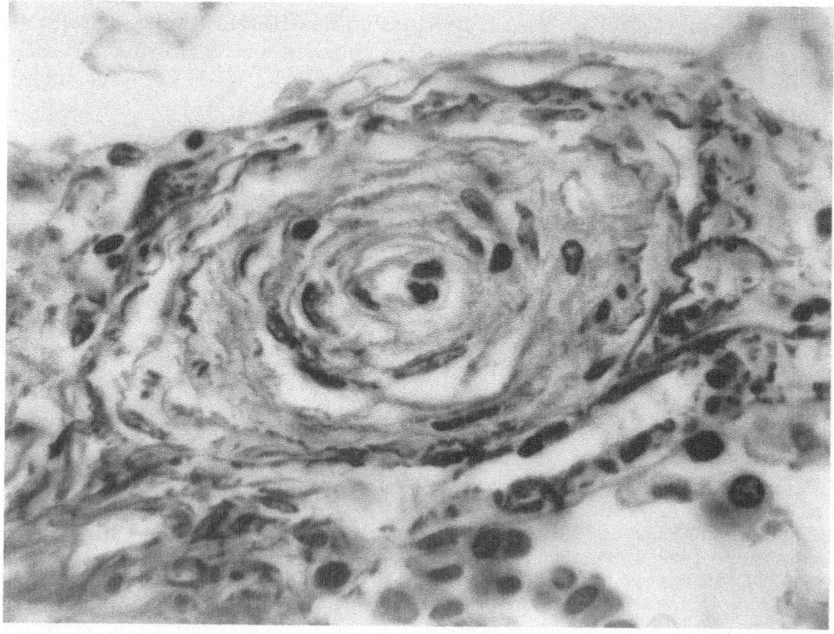

Abb. 4b. Starke muskuläre und mesenchymale Wandverdickung einer kleinen Lungenarterie mit partieller Zerstörung der elastischen Membranen bei chronischer pulmonaler Hypertonie infolge Mitralstenose. [Nach KÖNN, G.: Beitr. path. Anat. **116** (1956), Abb. 15, mit freundlicher Genehmigung des Autors]

Daß die Hyperplasie der Arterienwand in allen Strecken der arteriellen Strombahn die adäquate Reaktion der Arterien auf chronisch erhöhte Druckbelastung ist, beweisen die Befunde am großen arteriellen System bei allen ätiologischen Formen der chronischen Hypertonie des großen Kreislaufs, also bei der genuinen, der renalen wie bei der adrenalen Hypertonie. Hier konnte W. W. Meyer (1951, 1957) die gleiche Gewichtszunahme der Aorta und die histologische Wandhyperplasie aller Schichten der größeren, mittleren und kleinsten Arterien als Hypertoniefolge feststellen wie an den Lungenarterien aller Kaliber bei pulmonaler Hypertonie.

Es liegt nahe, hier einen Hinweis auf die *Veränderungen des Herzmuskels* anzuschließen, die uns makroskopisch seit langem *bei chronischer Erhöhung der Druckarbeit* des linken oder des rechten Ventrikels geläufig sind: links wie rechts nimmt nach systematischen Wägungen die Muskelmasse des freien Anteils und des Septums der chronisch drucküberlasteten Herzkammer mehr und mehr zu[1]. Dabei kommt es zugleich zu imponierenden Verlängerungen der durch chronische Steigerung ihrer Druckarbeit überlasteten Herzkammer, bei Aortenstenose, Aortenisthmusstenose und chronischer Hypertonie im großen Kreislauf des linken Ventrikels, bei allen chronischen pulmonalen Hypertonien des rechten Ventrikels[2]. Bei der Rechtshypertrophie infolge chronischer Widerstandserhöhung im Lungenkreislauf und dadurch bedingter chronischer Steigerung der Druckarbeit des rechten Ventrikels hat Kirch schon 1924, 1925 von „pulmonaler Herzhypertrophie" gesprochen. Später haben die amerikanischen Kardiologen dafür den Terminus chronisches „Cor pulmonale" eingeführt[3]. Als morphologisches Substrat dieser Herzhypertrophien wurde lichtmikroskopisch eine Hypertrophie der einzelnen Herzmuskelzellen erkannt[4]. Dabei konnte aber Linzbach (1947, 1955, 1960) zeigen, daß gerade bei den durch erhöhte Druckarbeit überbelasteten Ventrikeln durch sekundäre Spaltung hypertrophierter Herzmuskelzellen die Hypertrophie des Einzelelementes im Herzmuskel wieder reduziert wird und echte Vermehrungen der Herzmuskelzellen, also Hyperplasien des Herzmuskels, zustande kommen. Die Hypertrophie der Herzmuskelzellen vollzieht sich nicht nur in der Breite, sondern durch Anbau neuer Sarkomeren auch in der Länge[5]. Bei experimenteller druckbedingter Herzhypertrophie infolge operativ gesetzter Aortenstenose läßt sich elektronenmikroskopisch eine Neubildung von Elementarfibrillen nachweisen, die den schon vorhandenen Elementarfibrillen angeschichtet werden[6]. Dabei geht den Fibrillenneubildungen in den Herzmuskelzellen das Auftreten von Ergastoplasma mit ribosomenbesetzten Membranen voraus[7] (Abb. 5). Biochemisch vermehren sich dabei die RNS auf das Doppelte.[8]

Die bisherigen Erörterungen ließen unausgesprochen die Vorstellung gelten, daß Hypertrophien der Arterienwand und des Herzmuskels infolge erhöhter Druckbelastung und Druckarbeit ideale Umbauvorgänge funktionsbezogener Strukturen darstellen. Dies ist aber nur in eingeschränktem Maße gültig. Alle neueren Untersuchungen haben vielmehr ergeben, daß den sinnvollen funktionell ausgelösten Arterienwandhyperplasien, also den Anpassungserscheinungen

---

[1] W. Müller 1883, Wideroe 1911, Kirch 1921, 1928, 1929, Lange und Wehner 1928, Düll 1941.

[2] Kirch 1921, 1928, 1929, 1955, Hecht 1939.

[3] Vgl. Friedberg 1949, 1956, 1966; Dtsch. 1959.

[4] Wearn 1928, Shipley, Shipley und Wearn 1937, Roberts und Wearn 1941, Eppinger 1931, Harrison, Ashman und Larsen 1932, Harrison 1935, Linzbach 1947, 1955, 1960, 1967.

[5] Linzbach 1952, 1955, 1960, 1967, Hort 1953, 1967. [6] Meessen 1967, 1968.

[7] Hatt 1968, Novi 1968, Onishi und Zittel 1968.

[8] Fanburg und Posner 1968, Posner und Fanburg 1968.

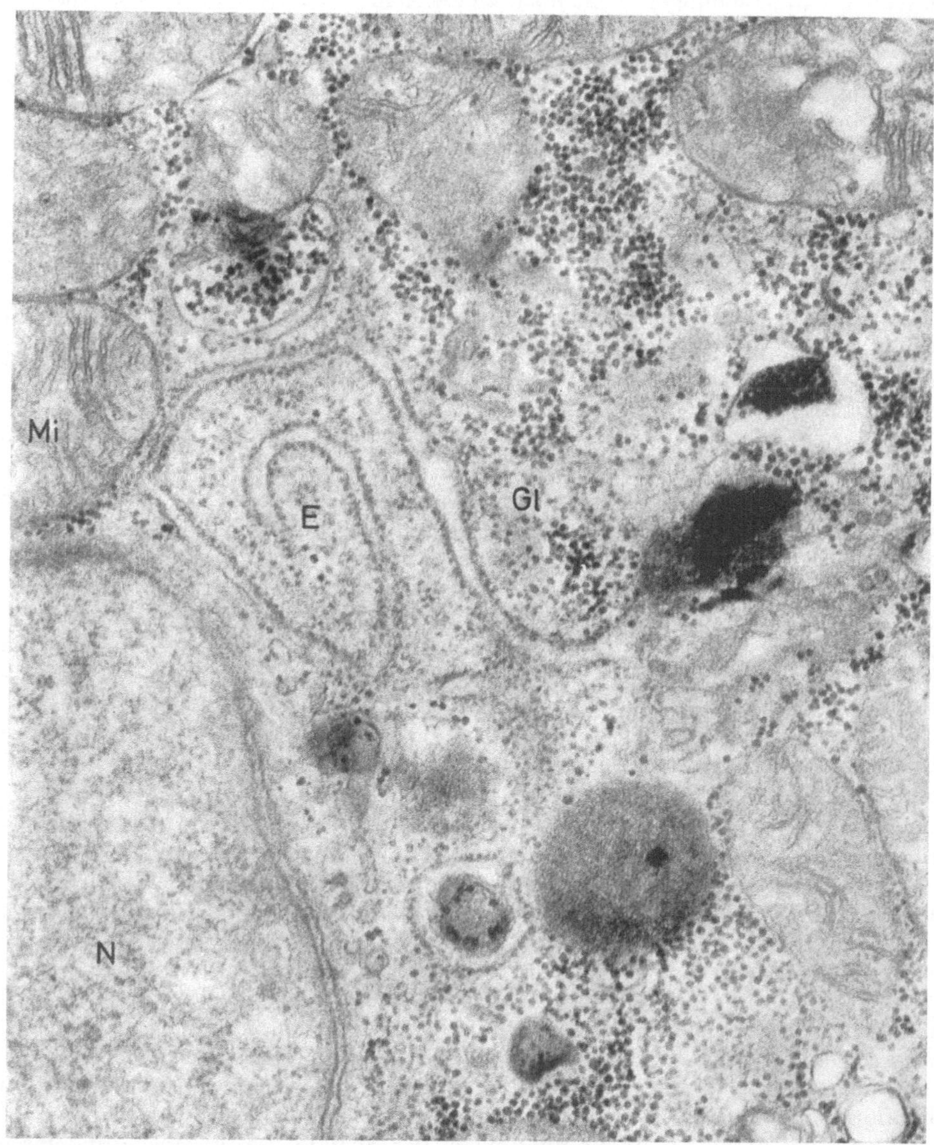

Abb. 5. Spiralig angeordnete Ergastoplasma-Membran mit angelagerten Ribosomen (*E*) in der Nähe des Kernes (*N*) eines Hundes, 14 Tage nach experimenteller Aortenstenose. *Mi* Mitochondrien, *Gl* β-Glykogengranula. [Nach ONISHI (1968), noch unveröffentlicht, mit freundlicher Genehmigung des Autors]

an den Arterien unter Druckerhöhung, mit der Zeit zwangsläufig Untergänge von Muskelzellen der Media, deren Ersatz durch kleine bindegewebige Narben und in der hyperplasierten Intima die Entstehung von Ödemen, Hyalinablagerungen und Lipoidfällungen, also eine hypertonische Arteriosklerose, folgen. An der entscheidenden Mitwirkung der chronischen Hypertonie bei der Entstehung dieser *hypertonischen Arteriosklerose* ist, entgegen der älteren Arterioskleroseforschung[1], nach allen heute über das arterielle System bei Hypertonie im großen Kreislauf vor-

[1] Vgl. ASCHOFF 1908—1939.

liegenden Untersuchungen nicht mehr zu zweifeln[1]. Gestützt wird diese Aussage einerseits durch die seit langem bekannte Arteriosklerose des Pulmonalarteriensystems bei den verschiedenen Erkrankungen mit chronischer pulmonaler Hypertonie, die durch neuere Untersuchungen wieder in das rechte Licht gerückt und für die Pathogenese der Arteriosklerose besonders ausgewertet wurde[2]. Andererseits haben die systematischen Untersuchungen des großen arteriellen Systems bei genuiner, renaler und adrenaler Hypertonie das ihre dazu beigetragen[1]. Daß bei der hypertonischen Arteriosklerose des großen arteriellen Systems zusätzlich blutchemische Veränderungen mit in Ansatz gebracht werden müssen, beweist nicht nur die erbbedingte Verbindung von chronischer Hypertonie des großen Kreislaufs, extremer Hypercholesterinämie, Xanthomatose und schwerer hypertonischer Arteriosklerose in den Untersuchungen von Nobbe (1962, 1965) an zwei Sippen mit familiärer essentieller xanthomatöser Hypercholesterinämie, sondern auch die grundsätzliche Neigung des Hypertonikers zur Zunahme der Cholesterinester im Blut.

Auch bei der Hypertrophie des durch Druckarbeit überlasteten Herzmuskels ist die funktionell ausgelöste Überzüchtung einer organischen Struktur bei aller erstaunlichen Anpassung an die aufgezwungene Funktionssteigerung offenbar keine ideale Methode. Denn daß der hypertrophierte Herzmuskel mit der Zeit, wenn auch oft erst nach vielen Jahren, in der Regel versagt, gehört zu den alltäglichen Erfahrungen des Arztes. Auch andere muskuläre Hypertrophien, so z.B. beim Mann die Hypertrophie der Blasenmuskulatur infolge Adenomatose der paraprostatischen Drüsen, sind durch eine Zweiphasigkeit im Ablauf der Hypertrophie gekennzeichnet: durch eine Phase der Kompensation der Stenose mit Hypertrophie der Blasenmuskulatur und durch eine Phase der Insuffizienz der hypertrophierten Muskulatur. Mit dem Problem der Ursachen der Dekompensation des hypertrophierten Herzmuskels werden wir uns später noch ausführlicher auseinandersetzen.

Auch an einem anderen System begegnen uns funktionsausgelöste Strukturüberzüchtungen als Hyperplasien mit Vermehrung der funktionstragenden Zellen, aber auch durch Überfunktion verursachte Strukturschädigungen: bei den inkretorischen Drüsen. Allgemein bekannt ist die Tatsache, daß durch Jodmangel der Umwelt und dadurch erschwerte Synthese von Trijodthyronin und Thyroxin bei Mensch und Tier in Kropfgegenden schon im Feten, bei Insuffizienz der mütterlichen Schilddrüse, eine angeborene *Hyperplasie der Schilddrüse* ausgelöst wird und zum Neugeborenenkropf führt, und daß bei exogenem Fortbestehen des Jodmangels die diffuse Hyperplasie der Schilddrüse weiter zunimmt, vor allem in der Vorpubertät und Pubertät. Dabei führt jedoch das diffuse Anpassungswachstum häufig mit der Zeit zu Wachstumsstörungen des vermehrt proliferierenden Parenchyms und damit zu Adenombildungen der Schilddrüse, in einer Minderzahl sogar zum Carcinom. Ganz entsprechende Parenchymhyperplasien der Schilddrüse infolge Erschwerung der Trijodthyronin- und Thyroxin-Synthese wurden aber in neuerer Zeit auch durch die Einwirkung von Substanzen beobachtet, welche die normale Schilddrüsenfunktion hemmen, nämlich durch Thioharnstoffverbindungen[3]. Die Ursache dieser Wirkung der Thioharnstoffverbindungen, vor allem des Thiouracils, wird darin gesehen, daß Thiouracil die Oxydation des Jodids zu

[1] Hueck 1920, Rotter 1949, Büchner 1950, 1957, Bäurle 1950, W. W. Meyer 1951—1957, Liebegott 1957ff., v. Albertini 1957 u.a.

[2] W. W. Meyer und Richter 1955, 1956, W. W. Meyer 1957, Könn 1956, 1958, 1960, Giese 1961, 1967.

[3] Mackenzie und Mackenzie 1943, Astwood 1943; weitere Literatur bei Gerteis 1952, Grundmann und Seidel 1965.

elementarem Jod hemmt, so daß Jod nicht in Thyrosin als Baustein der Schilddrüsenhormone eingebaut werden kann und dadurch die Synthese von Dijodthyrosin zu Thyroxin verhindert wird[1]. In der Norm wird die Bildung und Abgabe von thyreotropem Hormon des Hypophysenvorderlappens in der Rückkoppelung zwischen Schilddrüse und Hypophyse durch die Konzentration der Schilddrüsenhormone im strömenden Blut so gesteuert, daß bei genügendem Gehalt des Blutes an Schilddrüsenhormonen die Abgabe von thyreotropem Hormon aus der Hypophyse sistiert. Sinkt aber unter der Wirkung von Thiouracil oder beim Kropfleiden des Menschen durch exogenen Jodmangel die Bildung und Ausschüttung der Schilddrüsenhormone ins Blut, so wird der Hypophysenvorderlappen so lange zur vermehrten Bildung und Ausschüttung von thyreotropem Hormon angeregt, bis durch Hyperplasie des Schilddrüsenparenchyms dessen Syntheseinsuffizienz überwunden ist[2]. Noch ungeklärt ist die Frage, ob die proliferationsfördernde Wirkung des thyreotropen Hormons allein genügt, um bei längerer Dauer und ausreichender Dosis von Thiouracil-Zufuhr die Bildung von Adenomen und Carcinomen in der Schilddrüse auszulösen, oder ob es zusätzlich der Wirkung carcinogener Faktoren bedarf. Während in einer Untersuchungsreihe nach genügend langer Darreichung von Thiouracil allein Adenome und Carcinome entstanden[3], wurden sie in anderen Experimenten erst nach zusätzlicher Zugabe eines Carcinogens beobachtet[4].

An der *Nebennierenrinde* kennen wir eindeutige Beobachtungen, die uns die Stufenfolge von der Hyperplasie über das Rindenadenom zum Nebennierenrindencarcinom unter der Wirkung des gleichen die Rinde stimulierenden Faktors veranschaulichen, nämlich bei Säugern (Meerschweinchen, Hamster, Maus), bei denen sofort nach der Geburt oder in der Jugend die Gonaden entfernt wurden[5]. Offenbar wird in diesen Fällen durch die Gonadektomie eine vermehrte Ausschüttung von adrenocorticotropem Hormon aus dem Hypophysenvorderlappen und dadurch die Aktivierung der Nebennierenrinde ausgelöst. Die Tatsache, daß diese Aktivierung der Nebennierenrinde und entsprechend die Adenombildung durch Testosteron unterdrückt werden kann[6], spricht dafür, daß bei Ausfall der Gonade in der Nebennierenrinde Prägestoffe gebildet werden.

Besonders interessant sind die Beobachtungen an den *Langerhansschen Inseln* bei experimenteller Überbelastung. Diese kann am leichtesten und den physiologischen Stoffwechselvarianten am meisten angenähert durch chronische Steigerung der Kohlenhydrat- und besonders der Glucosezufuhr herbeigeführt werden. Zum Teil wurden solche Experimente mit ausschließlicher Kohlenhydraternährung oder mit intraperitonealer Glucose-Injektion an Kaninchen, Meerschweinchen und Ratten durchgeführt. Sie ergaben in einer Gruppe der Untersuchungen in Anpassung an die Zunahme des Insulinbedarfs eine Vermehrung und Vergrößerung der Inseln[7]. In anderen Experimenten an Meerschweinchen konnte nach täglicher intravenöser Glucosezufuhr in der ersten Versuchsphase eine Degranulierung der B-Zellen, also der Insulinbildner, erst später eine Vermehrung der B-Zellen gefunden werden und bei weiterer Belastung eine degenerativ-hydropische Umwandlung der Inselzellen[7]. Besonders aufschlußreich sind aber Glucose-Belastungsexperimente an Katzen und Hunden. Bei diesen wurden cytologisch eine Degranulierung und eine hydropische Veränderung der B-Zellen (Abb. 6) und bei einem Teil der Tiere

---

[1] Vgl. Pitt-Rivers 1950, Grundmann und Seidel 1965.
[2] Vgl. Grundmann und Seidel 1965. [3] Paschkis und Stasney 1948.
[4] Grundmann und Seidel 1965.
[5] Spiegel 1939, Fekete, Woolley und Little 1941, Keyes 1949, Woolley 1949, Flaks 1949, Frantz und Kirschbaum 1949, Martinez und Bittner 1955, Dickie und Lane 1956, vgl. Liebegott 1958.
[6] Keyes 1949. [7] Vgl. Theodossiou 1956a und b.

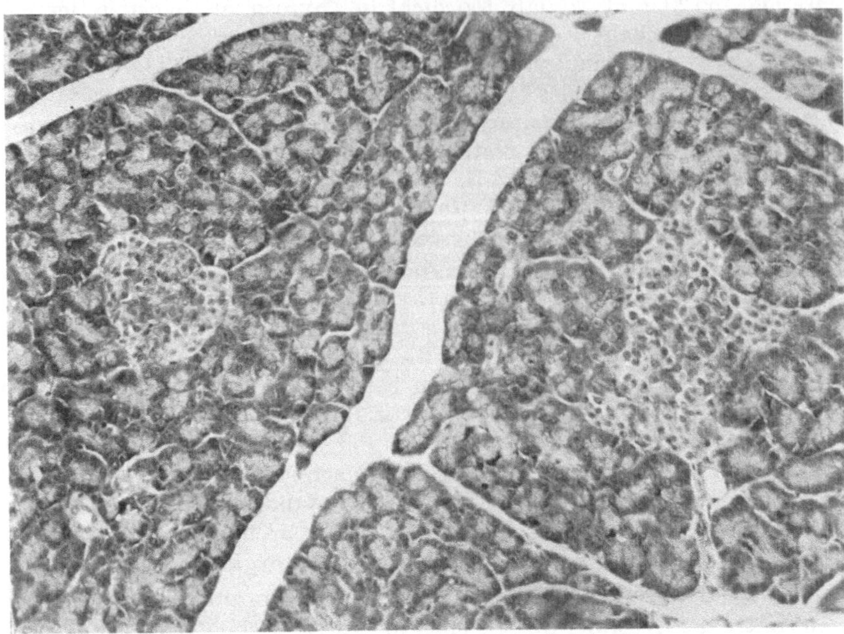

Abb. 6a. Übersichtsbild aus Pankreas einer normalen Katze. Links und rechts je eine normale Langerhanssche Insel. [Nach THEODOSSIOU, A.: Beitr. path. Anat. **116** (1956), mit freundlicher Genehmigung des Autors]

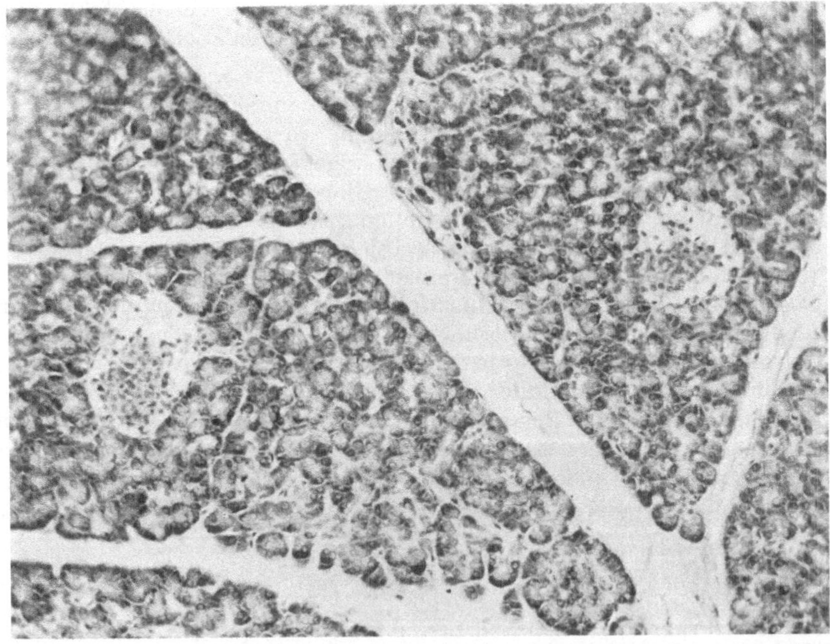

Abb. 6b. Übersicht über das Pankreas einer Katze nach 65 Tage langer intraperitonealer Zufuhr von Glucose. Blasige Umwandlung der peripher liegenden B-Zellen der beiden im Schnitt getroffenen Langerhansschen Inseln. [Nach THEODOSSIOU, A.: Beitr. path. Anat. **116** (1956), Abb. 1, mit freundlicher Genehmigung des Autors]

ein nach dem Absetzen der Glucose-Zufuhr fortbestehender permanenter Diabetes mellitus nachgewiesen[1]. An den hydropisch veränderten B-Zellen fand sich eine elektive Glykogenspeicherung[2] (Abb. 7c u. d).

Sehr ähnlich sind die Veränderungen an den Langerhansschen Inseln in Experimenten, in denen Insulin-Antikörper angewendet wurden, so daß durch zu schnellen Abbau des Insulins dessen Bedarf endogen stark gesteigert wurde[3]. Antikörper gegen Insulin werden für solche Experimente beim Meerschweinchen erzeugt und durch Injektion des Meerschweinchen-Anti-Insulin-Serums an Ratten oder Mäusen zur Wirkung gebracht. Schon die einmalige Anti-Serum-Injektion führt dabei synchron mit dem Anstieg des Blutzuckers zu einer hochgradigen Degranulierung der B-Zellen, die mehrmalige Injektion zu einer vacuolären Degeneration der B-Zellen. Unter weiterer Zufuhr von Anti-Insulin-Serum kommt es dann in den noch erhaltenen Zellen der Inseln autoradiographisch zu einem starken Anstieg der DNS-verdoppelnden Zellen, deren Proliferation in der Norm sehr gering ist[4], und zu reichlichen Mitosen sowie daran anschließend zu Inselhyperplasien, -neubildungen und -vermehrungen[5] (Abb. 8). Die Befunde zeigen also bei Einwirkung eines Insulin-zerstörenden Faktors und dadurch bewirkter Hyperglykämie akut eine schwere Schädigung der B-Zellen, subakut eine Proliferation von Inseln. Diese kann jedoch infolge der fortgesetzten Wirkung von Insulin-Antikörpern dennoch die Insuffizienz der B-Zellen nicht ausgleichen, so daß die Tiere an einem permanenten Diabetes mellitus leiden.

Nach diesen zuletzt wiedergegebenen experimentellen Befunden ist die Frage aufgeworfen, ob bei Stimulierung von inkretorischen Drüsen grundsätzlich zunächst an deren spezifisch funktionierenden Zellen Strukturschädigungen gesetzt werden und danach erst eine Hypertrophie oder Hyperplasie der nicht irreversibel geschädigten Zellen einsetzt. Diese Frage legt es nahe, die *feinstrukturellen Veränderungen inkretorisch wirksamer Zellen unter akuter Stimulierung* systematisch im elektronenmikroskopischen Bild zu untersuchen. An der *Nebennierenrinde* sind heute allgemein lichtmikroskopisch akute Lipoidentspeicherungen, vor allem in der inkretorisch aktivsten Zona fasciculata, unter der Wirkung eines akuten „Stress" bekannt[6]. Unter anderem läßt sich diese Entspeicherung experimentell akut durch einen Formalin-Stress auslösen[7]. Elektronenmikroskopisch werden dabei an der Feinstruktur der Epithelien der Zona fasciculata besonders bemerkenswerte Umwandlungen der Mitochondrien beobachtet. Diese sind in der Nebennierenrinde in der Norm dadurch gekennzeichnet, daß sie nicht von kulissenartig angeordneten Cristae mitochondriales gegliedert werden, sondern von spindlig ausgeweiteten Tubuli, die von der inneren Mitochondrienmembran konzentrisch in die Tiefe gehen, so daß eine Rosetten-Struktur für die inneren Membranen der Mitochondrien der Nebennierenrindenzellen kennzeichnend ist[8]. Die Tubuli werden in dieser Besonderheit als Ausdruck der Mitwirkung der Mitochondrien an der Synthese der Nebennierenrindenhormone[9] oder ihrer Vorstufen[10] gedeutet. Für diese Auffassung spricht die Tatsache, daß nach akutem Formalin-Stress eine Umwandlung der Rosetten-Mitochondrien in Mitochondrien mit kulissen- oder bandförmigen Cristae mitochondriales eintritt[11], und daß nach Abklingen des Stress die Rückverwandlung

---

[1] Dohan und Lukens 1948, Vinig 1949, Theodossiou 1956a und b.
[2] Theodossiou 1956a und b. [3] Moloney und Coval 1955, Freytag 1968.
[4] Stöcker, Hauswaldt und Klinge 1966. [5] Freytag 1968.
[6] Dietrich 1918, Dietrich und Kaufmann 1921, Selye 1936, 1950, Pichotka 1943, Liebegott 1944, 1953, 1958, Klärner 1955 u.a.
[7] Selye 1936.
[8] Lever 1955, 1956, Mölbert und Arnesen 1960, Borovicz 1965, Soeder und Themann 1968.
[9] Lever 1955, 1956. [10] Borowicz 1965.
[11] Mölbert und Arnesen 1960, Mölbert 1968.

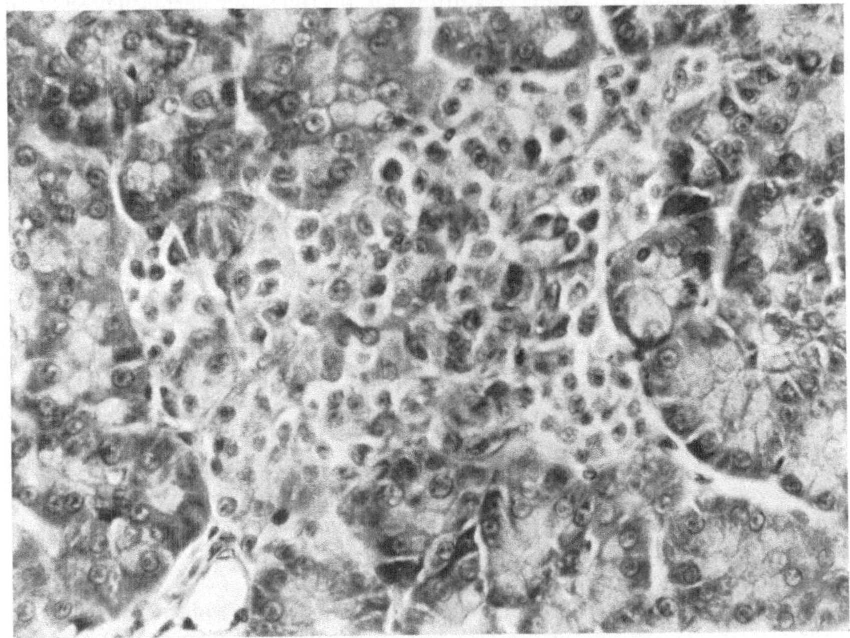

Abb. 7a. Normale Langerhanssche Insel einer gesunden Katze

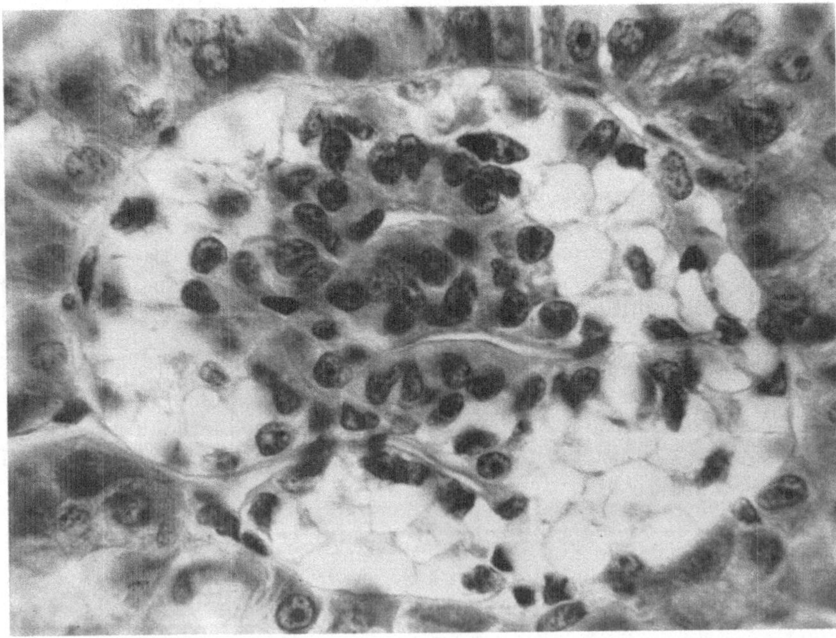

Abb. 7b. Hochgradig blasige Veränderung der in der Peripherie einer Langerhansschen Insel gelegenen B-Zellen bei Katze nach 65tägiger intraperitonealer Zufuhr von Glucose (gleicher Fall wie Abb. 6b). [Nach THEODOSSIOU, A.: Beitr. path. Anat. **116** (1956), mit freundlicher Genehmigung des Autors]

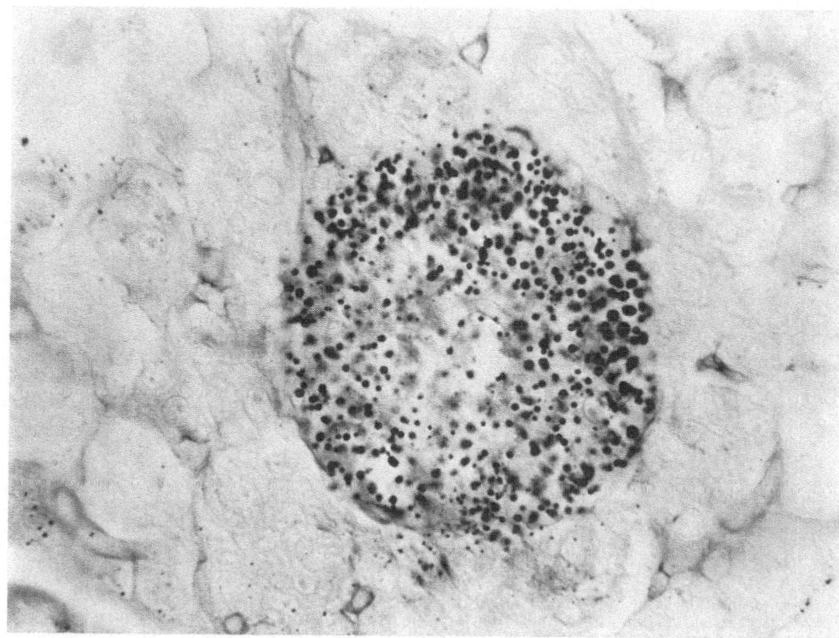

Abb. 7c. Langerhanssche Insel mit tropfiger Glykogenspeicherung in den B-Zellen bei einer Katze nach 38tägiger intraperitonealer Zufuhr von Glucose. [Nach THEODOSSIOU, A.: Beitr. path. Anat. **116** (1956), Abb. 5, mit freundlicher Genehmigung des Autors]

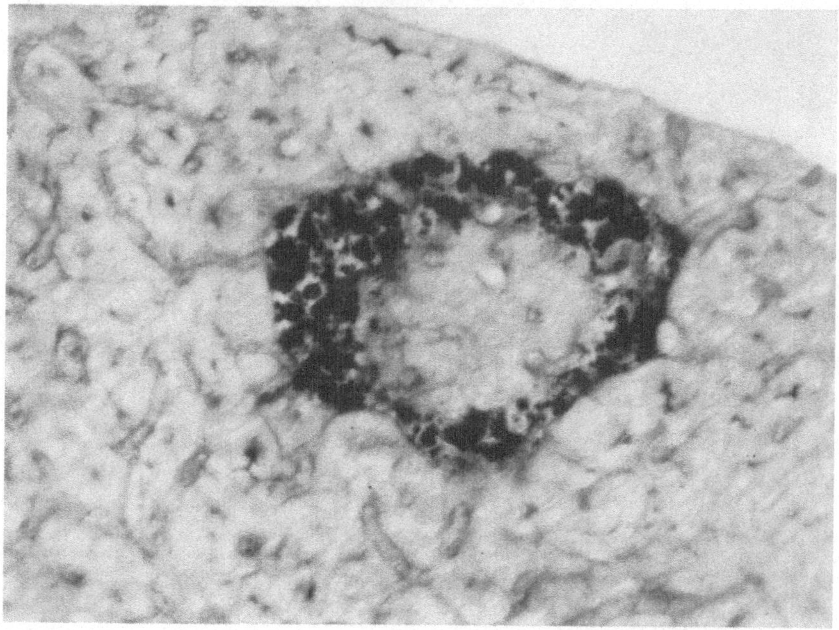

Abb. 7d. Langerhanssche Insel mit hochgradiger scholliger und tropfiger Glykogenspeicherung in den peripher gelegenen B-Zellen bei Katze nach 65tägiger intraperitonealer Zufuhr von Glucose (gleiches Tier wie Abb. 6b und 7b). [Nach THEODOSSIOU, A.: Beitr. path. Anat. **116** (1956), Abb. 6, mit freundlicher Genehmigung des Autors]

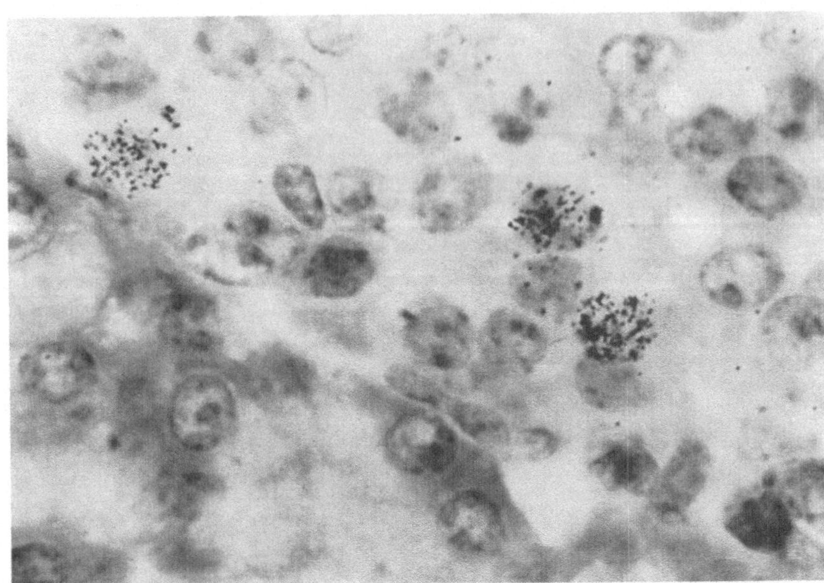

Abb. 8a. Histoautoradiogramm des Randes einer Langerhansschen Insel aus einem Mäusepankreas nach mehrfacher intravenöser Injektion von Antiinsulinserum. 3 durch Thymidin-^{3}H markierte B-Zellen im mittleren Streifen des Bildes (1 links, 2 rechts untereinander) in DNS-Verdoppelung zur Vorbereitung von Mitosen. Beginnende Proliferation von Inselzellen unter der Wirkung des Antiinsulinserums. [Nach FREYTAG, Beitr. path. Anat. **137** (1968), Abb. 11b. Mit freundlicher Erlaubnis des Verfassers]

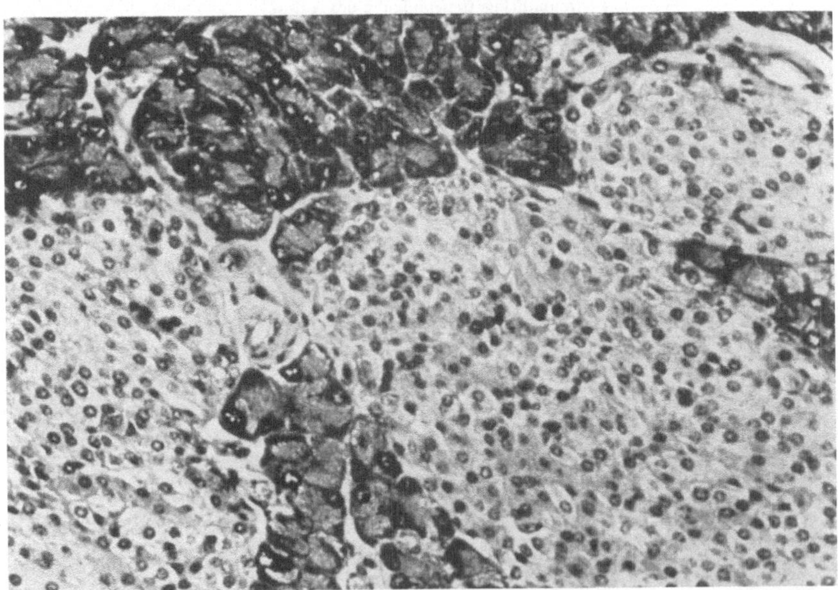

Abb. 8b. Mäusepankreas nach wiederholter Injektion von Antiinsulinserum. Lebhafte Proliferation des Inselgewebes mit Vergrößerung und Konfluenz von 3 benachbarten Inseln (helle Bezirke). Oben im Bild dunkel: exkretorisches Pankreasgewebe. [Nach FREYTAG, Beitr. path. Anat. **137** (1968), Abb.10. Mit freundlicher Erlaubnis des Verfassers]

in Rosetten-Mitochondrien erfolgt. Umgekehrt findet nach Hypophysenentfernung und dem dadurch bewirkten Ausfall von ACTH ein Schwund der Rosetten und der übrigen Innenstrukturen der Mitochondrien statt und nach anschließender Injektion von ACTH eine Rückverwandlung in Rosetten-Mitochondrien[1]. Nach primärer Stimulierung der Nebennierenrinde durch ACTH kommt es bei der Ratte zunächst zu einer partiellen Auflösung der Mitochondrienmatrix in den Fasciculata-Zellen und anschließend zu Mitochondrienteilungen und -vermehrungen[2].

Es kann nicht die Aufgabe dieses Beitrages sein, der aufgeworfenen Frage noch an anderen inkretorischen Parenchymzellen bei Überfunktion und Hyperplasie durch akute Aktivitätssteigerung nachzugehen, zumal eine systematische Untersuchung dieser Zustände am endokrinen System elektronenmikroskopisch noch nicht vorliegt.

Standen in den bisher zitierten Beispielen Strukturhypertrophien und -hyperplasien als Folge längerdauernder krankhafter Funktionssteigerungen und -erschwerungen im Vordergrund, so soll uns nunmehr die stellenweise schon gestreifte Frage nach der *Struktur-zerstörenden Wirkung von Funktionsstörungen* und besonders von absoluten und relativen Überfunktionen beschäftigen. Sie begegnen uns z. B. in typischer Weise in der Pathogenese des peptischen Geschwürs. Frühere Arbeiten hatten bei diesem Krankheitsbild vor allem in Durchblutungsstörungen[3] oder in exogenen Entzündungen der Magen- und Duodenalschleimhaut[4] die entscheidende Ursache gesehen. Daß diese z.T. in der Ätiologie der peptischen Veränderungen eine Rolle spielen können, ist durch eine Reihe von Beobachtungen belegt[5]. In den letzten Jahrzehnten wurde aber immer überzeugender die Auffassung begründet, daß die meisten *peptischen Geschwüre durch absolute oder relative Überfunktion der Magensaftsekretion* verursacht werden[6]. Wir wollen uns mit dieser These anhand der einschlägigen Beobachtungen aus der menschlichen Pathologie und dem Tierexperiment auseinandersetzen. In der menschlichen Pathologie begegnet uns mitunter als eine Fehlentwicklung ein kleiner dystopischer Magen, der an das untere Ileum angeschaltet ist, das Meckelsche Divertikel mit Auskleidung durch Salzsäure- und Pepsin-ausscheidende Magencorpusdrüsen[7]. In solchen Fällen wird während der humoralen Phase der Magensaftsekretion im Hauptmagen das vom Blut her wirksame Secretin auch an der Schleimhaut des Divertikels wirksam, es löst auch an dieser eine reichliche Absonderung von Salzsäure-Pepsin aus, und dies zu einer Zeit, in der das untere Ileum leer ist. Es besteht also in solchen Fällen periodisch synchron mit den Mahlzeiten eine *Leersekretion von verdauungskräftigem Magensaft* aus dem kleinen dystopischen Magen in das untere Ileum. Die Folge sind meist in früher Kindheit auftretende peptische Geschwüre und Erosionen an der Grenze zwischen der Magencorpusschleimhaut des Divertikels und der Dünndarmschleimhaut des benachbarten Ileums, deren Morphologie sich in allem mit den vom klassischen peptischen Geschwür des Menschen bekannten Bildern deckt (Abb. 9). Von diesem Naturexperiment für die Entstehung peptischer Geschwüre durch Überwertigkeit des Magensaftes infolge Leersekretion her wird uns verständlich, daß eine Variante der operativen Behandlung des peptischen Geschwürs, bei der der distale Magen nicht reseziert, sondern ausgeschaltet und der proximale Magen mit dem oberen Jejunum verbunden wurde, zu schweren Mißerfolgen führte: Ungewöhnlich häufig traten in dem an den Corpusmagen angeschalteten Jejunum postoperative

---

[1] Borovicz 1965. [2] Soeder und Themann 1968.
[3] Hauser 1926, v. Bergmann 1926. [4] Konjetzny 1923, 1928, 1947.
[5] Vgl. Katsch und Pickert 1953, Büchner 1958, Bolck 1960.
[6] Mann und Williamson 1923, Winkelbauer und Starlinger 1926, Büchner 1927, 1931, 1951, 1958, 1964, Silbermann 1927, Zuckschwerdt 1931, Kalk 1931, Hay, Vasco, Code und Wangensteen 1942, Remé 1952, Toledo 1958, Florey 1962 u.a.
[7] Vgl. Büchner 1927, 1931, Lindau und Wulf 1931 u.a.

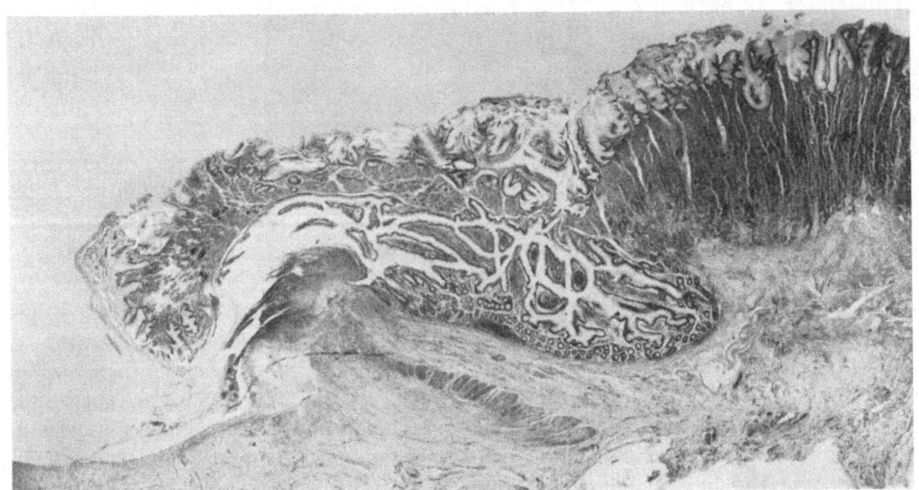

Abb. 9a

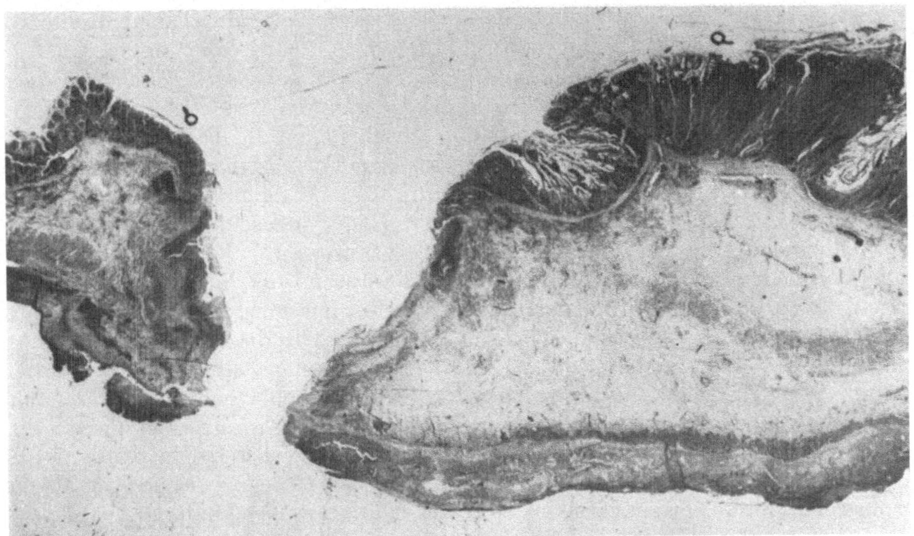

Abb. 9b

Abb. 9a—c. 3 Fälle von chronischem (a und c) bzw. akut perforiertem (b) peptischen Geschwür im Ileum dicht neben Meckelschem Divertikel als kleinem Magen mit Magencorpusschleimhaut. Rechts jeweils Corpusdrüsenschleimhaut, anschließend nach links Beginn der Dünndarmschleimhaut, anschließend peptisches Geschwür. (Nach BÜCHNER, F., 1927, 1931 und 1964)

peptische Geschwüre auf, so daß die Operationsmethode wieder aufgegeben werden mußte[1]. Der Mißerfolg konnte damit erklärt werden, daß bei Ausschaltung des Pylorusmagens Galle kontinuierlich in diesen Magenteil einströmt, in der Pylorusschleimhaut Secretin aktiviert und humoral eine kontinuierliche Sekretion von Salzsäure-Pepsin im Corpusmagen anregt, so daß es zu starken Leersekretionen aus dem proximalen Magen in das mit ihm verbundene Jejunum kommt. Diese Leersekretionen und Sekretionssteigerungen und die anschließenden peptischen

[1] v. HABERER 1921, CLAIRMONT 1921.

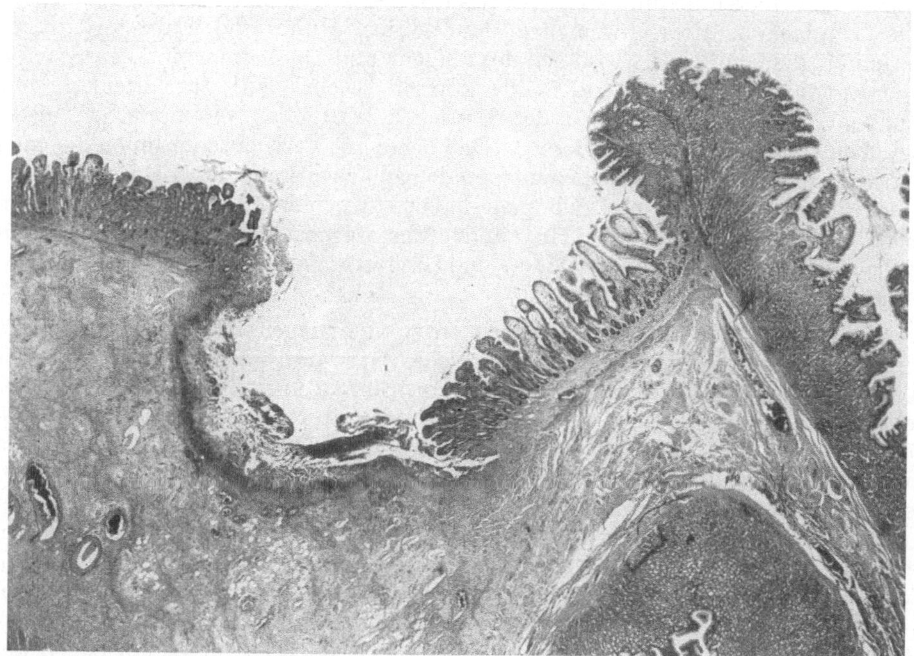

Abb. 9c

Geschwüre konnten in Experimenten an Hunden bei Ausschaltung des Pylorusmagens in dem an den Corpusmagen angeschalteten Jejunum reproduziert werden[1].

Zwei experimentelle Untersuchungsreihen besonders am Hund und an der Katze bekräftigen die Bedeutung von Leersekretionen reichlich sezernierten Magensaftes für die Pathogenese peptischer Geschwüre. Seit längerem war bekannt, daß Histamin nach subakuter oder intramuskulärer Injektion humoral die Magencorpusdrüsen zu einer intensiven Absonderung von Magensaft mit hohem Salzsäuregehalt anregt[2]. Durch häufiger wiederholte subcutane Histamininjektionen an der Ratte und anderen kleineren Säugern bei leerem Magen konnten solche Leersekretionen reproduziert werden. Übereinstimmend führten sie zur Entwicklung akuter, subakuter und chronischer peptischer Geschwüre[3]. Schon diese peptischen Geschwüre nach Histamin an Kleintieren zeigten alle histologischen Eigentümlichkeiten des peptischen Geschwürs beim Menschen in seinen verschiedenen Stadien. Die Experimente wurden aber noch wesentlich überzeugender in dem Arbeitskreis von Wangensteen. Da nach einfacher subcutaner Injektion von Histamin die Leersekretion von Magensaft etwa nach 1 Std abklingt, injizierten Wangensteen und seine Mitarbeiter in Bienenwachs eingeschlossenes Histamin in die Muskulatur und erreichten dadurch langdauernde Sekretionen von Salzsäure-Pepsin-Gemisch bei leerem Magen. Bei Nachprüfungen konnte beim Hund die kontinuierliche reichliche Sekretion stark salzsäurehaltigen Magensaftes mit guter Pepsin-Verdauung 10 Std und länger festgestellt werden[4]. Mit ihrer Methode

---

[1] Zuckschwerdt 1931, Zuckschwerdt und Becker 1933, Dragstedt, Oberhelman und Smith 1951.

[2] Popielski 1920, Suda 1924, Ivy 1925.

[3] Büchner und Molloy 1927, Büchner, Siebert und Molloy 1928, Bürkle de la Camp 1929, Matsueda 1931 u. a.

[4] Remé 1951, 1952.

haben Wangensteen und seine Mitarbeiter bei Hund, Katze, Schwein, Kalb, Affe, Kaninchen, Meerschweinchen, Murmeltier, Huhn und Ente mit großer Regelmäßigkeit multiple Erosionen des Magens und Duodenums in allen Stadien ihrer Entwicklung erzeugt und makroskopisch beschrieben[1]. Ihre Identität mit den peptischen Veränderungen des Menschen wurde in systematischen histologischen Untersuchungen bewiesen[2]. (Daß bei dieser Versuchsanordnung die nach intravenöser Histamin-Injektion eintretende Kollapswirkung des Histamins für die Geschwürsentstehung keine Rolle spielt, haben experimentelle Untersuchungen ergeben[3]: Wo nach intravenöser Histaminzufuhr Magenschleimhautveränderungen beobachtet wurden, zeigten sie Ödeme und Hämorrhagien in der Schleimhaut, aber keine peptischen Veränderungen[4]).

Während in den Histamin-Experimenten die Magensaftsekretion auf dem Blutweg angeregt wurde, also die chemische Phase der Magensaftsekretion[5] zur Wirkung kam, konnte in Experimenten von Silbermann (1927) am Hund das peptische Geschwür in seinen verschiedenen Stadien durch täglich wiederholte Auslösung der nervösen Phase der Magensaftsekretion bei leerem Magen reproduziert werden. In diesen Versuchen wurde die Pawlowsche Scheinfütterung angewandt, bei der der Oesophagus durchtrennt und sein oberer Anteil nach außen geleitet wird. Wird solchen Hunden mit Oesophagus-Fistel eine Fleischmahlzeit vorgesetzt, so entleeren sie die eben zerkaute und geschluckte Nahrung wieder in ihren Futternapf. Dadurch werden alle nervösen Reize wirksam, die optisch, durch Geruch und Geschmack und durch den Kau- und Schluckakt ausgelöst und unterhalten werden und nach den Pawlowschen Experimenten im Hauptmagen auf nervösem Wege eine lebhafte Absonderung von Magencorpussaft herbeiführen. Nach täglich wiederholter Scheinfütterung traten in solchen Experimenten bald peptische Schleimhauterosionen und peptische Geschwüre in allen Stadien durch Leersekretion auf[6]. Auch hier ergab die Nachprüfung und systematische histologische Untersuchung der Erosionen des Magens und des Duodenums deren Identität mit den in der menschlichen Pathologie bekannten Bildern[7].

Standen in diesen Experimenten Leersekretionen eines stark Salzsäure- und Pepsin-haltigen Magencorpussaftes als Ursachen einer absoluten Überwertigkeit des Magensaftes im Vordergrund, so konnte in anderen Tierversuchen gezeigt werden, daß auch die relative Überwertigkeit des Magensaftes bei Einschränkung oder Fehlen der die Magensaftwirkung abschwächenden und neutralisierenden Verdauungssäfte zum peptischen Geschwür führen kann. Das wurde experimentell schon 1923 von Mann und Williamson an Hunden gezeigt, bei denen das vom Magen abgetrennte Duodenum an den unteren Dünndarm angeschaltet wurde, so daß sich Galle und Pankreassaft in diesen Darmabschnitt entleerten und in ihrer die Magensaftwirkung abschwächenden Funktion nicht wirksam werden konnten: Die Hunde erkrankten zu 100% an akuten und chronischen peptischen Geschwüren in dem mit dem Magen verbundenen Jejunum. Mit einer Variante dieser Versuchsanordnung, bei der ebenfalls Galle und Pankreassaft in dem an den Magen angeschalteten Jejunum fehlten, konnte das gleiche Ergebnis erzielt werden[8]. Schließlich konnte wahrscheinlich gemacht werden, daß bei mangelhafter neutralisierender Schleimbildung im Pyloruskanal und oberen Duodenum eine

---

[1] Hay, Vasco, Code und Wangensteen 1942, Remé 1951, 1952.
[2] Remé 1951, 1952.
[3] Matsueda 1931, Heinlein und Kastrup 1938, Büchner 1951.
[4] Eppinger und Leuchtenberger 1932, Merkel 1942.
[5] Pawlow 1898, Babkin 1915, 1928, 1944. [6] Silbermann 1927.
[7] Büchner und Schneider 1931, Büchner 1931, Puhl und Brodersen 1931, Puhl 1932.
[8] Winkelbauer und F. Starlinger 1926.

Überwertigkeit des Magensaftes zur Entstehung peptischer Geschwüre führen kann[1]. Durch künstliche Schutzstoffe anstelle der natürlichen Schleimdecke der Pylorus- und Duodenalschleimhaut konnte dementsprechend die Entstehung peptischer Geschwüre im Magen und Duodenum nach Histamin in Bienenwachs verhütet werden[2].

III. Struktur und Funktion

Bisher haben wir die pathogenetische Wirkung primärer Funktionsänderungen an den Strukturen erörtert, zuletzt vor allem Strukturschädigungen und -zerstörungen durch abnorme funktionelle Belastung von Strukturen. Im folgenden sollen krankhafte Strukturänderungen in ihrer Bedeutung für fundamentale Funktionsstörungen und -insuffizienzen an einer Reihe von Beispielen veranschaulicht werden.

Besonders eindrucksvoll sind folgenschwere Funktionsänderungen, die auf ganz umschriebene, makroskopisch oder durch lichtmikroskopische Stufenuntersuchungen klar erkennbare Strukturschäden zurückgehen. Das zeigt sich z. B. bei der *strukturellen Verursachung von Insuffizienzen des Hypophysenvorderlappens*. Hatte schon SIMMONDS (1914) erkannt, daß von Vernarbungen gefolgte Zerstörungen des Hypophysenvorderlappens eine Insuffizienz dieses zentralen inkretorischen Organs mit nachfolgender Atrophie der Gonade, der Schilddrüse und der Nebennieren und mit allgemeiner schwerer Kachexie verursachen, so konnte SHEEHAN (1937) die Pathogenese dieses Krankheitsbildes noch präzisieren, indem er nachwies, daß Frauen, die infolge schwerer Geburtsblutungen an akutem hämorrhagischem Schock mit allgemeiner Oligämie erkrankten, von einer akuten oligämisch-ischämischen Nekrose des Hypophysenvorderlappens befallen werden können, und daß sich bei ihnen dadurch das Bild der hypophysären Kachexie entwickelt[3]. In weiteren Untersuchungen konnte die oligämisch ausgelöste Hypophysenvorderlappennekrose in Einzelbeobachtungen auch nach akuten Schockzuständen anderer Ursache beobachtet werden[4]. Schließlich konnten LOPES DE FARIA und DE OLIVEIRA (1962) in systematischen Untersuchungen an 48 Fällen von Schock verschiedener Ursache 38mal Nekrosen des Hypophysenvorderlappens nachweisen, die zu mehr oder weniger ausgeprägtem Hypopituitarismus geführt hatten.

Ähnlich gut überschaubar sind die Beziehungen zwischen tumorhafter oder diffuser Wucherung hormonal wirksamer Parenchymzellen und dadurch verursachten inkretorischen Überfunktionen. Sie begegnen uns als bekannte klassische Krankheiten infolge *tumorhafter oder diffuser Vermehrung der basophilen Epithelien des Hypophysenvorderlappens* bei der hypophysären Form der Cushingschen Krankheit, bei der der „Basophilismus" durch Überfunktion der pluriglandulären Hormone im übrigen inkretorischen System, besonders an den Nebennieren, eine Reihe von inkretorischen Überfunktionszuständen auslöst[5]. Auch die Überfunktion des Nebennierenmarkes durch das *Phäochromocytom* der Nebenniere oder anderer Standorte von Phäochromocytomen mit Noradrenalin-bedingter Hypertonie[6] und Adrenalin-verursachter Glykosurie sind heute als Beispiele der Beziehungen zwischen Strukturhyperplasie und Funktionssteigerung ebenso bekannt wie die Auswirkungen des *Inselzellenadenoms des Pankreas* mit Überfunktion der B-Zellen, Hyperinsulinismus und Hypoglykämie[7] und schließlich das metastasierende *Carcinoid des Dünndarms oder des Bronchialsystems* mit Über-

[1] FLOREY 1962.
[2] ANDERSON und WATT 1959a und b, ANDERSON 1961a und b, ANDERSON, MARCUS und WATT 1962.
[3] SHEEHAN 1937, SHEEHAN und STANFIELD 1961. [4] HUTCHINSON 1940.
[5] CUSHING 1932. [6] ORTH 1914, MAYO 1927, PAUL 1931.
[7] WILDER 1927.

funktion der Serotoninwirkung und in den durch sie bedingten Auswirkungen am Kreislaufsystem. Darüber hat FEYRTER (1966) ausführlich in diesem Handbuch berichtet (Bd. VII, 2).

Bei den größeren Eingeweideorganen hängt die funktionelle Wirkung von Strukturänderungen und -zerstörungen sehr davon ab, ob die Veränderungen gleichmäßig und dicht über das ganze Organ verteilt oder ob sie lokalisiert sind. Die gleichmäßige und dichte Veränderung des gesamten Organs sehen wir dann, wenn ein pathogenetisch wirksamer Faktor gleichmäßig an bestimmten Strukturen eines größeren Organs angreift, so besonders bei seiner Einwirkung auf dem Blutweg oder am Atmungssystem auf dem Atemweg. Das macht uns auch die Tatsache verständlich, daß vor allem Strukturänderungen in der akuten Phase diffuser Organschädigungen funktionell besonders wirksam zu sein pflegen, während ihre wechselnd ausgedehnten Narbenbilder oft von sehr unterschiedlicher funktioneller Wertigkeit sind. Bei akuten Erkrankungen der größeren inneren Organe mit notorisch diffusem Befall können wir daher auch aus kleinen intravitalen Punktaten wichtige Schlüsse auf die funktionell-symptomatischen Auswirkungen der Strukturveränderungen ziehen.

An der Leber ist dies bei der *akuten Virushepatitis* der Fall, bei der die durch die hämatogene Virusinfektion verursachten akuten Einzelzellnekrosen der Leberparenchymzellen sowie die entzündlichen Infiltrationen in den periportalen Feldern mit partieller Schädigung der präcapillären Gallengänge über die ganze Leber ausgebreitet sind. So ist es zu verstehen, daß dieses Krankheitsbild in seiner typischen Morphologie und in seinem klinischen Erscheinungsbild systematisch durch den Vergleich der intravitalen Leberbiopsien mit den Störungen der Leberfunktionen mehr und mehr aufgeklärt werden konnte[1]. Das gilt vor allem auch für die malignen Formen der akuten Virushepatitis, bei der nicht nur wie bei der benignen akuten Hepatitis der Anstieg des Serumbilirubins und der Ikterus aus dem histologischen Bild verständlich werden, sondern auch das Versagen der zentralen Stoffwechselfunktionen des Leberparenchyms bis zum Coma hepaticum[2]. Gleiches gilt unter den Erkrankungen der Niere für die diffuse *akute Glomerulonephritis*, bei der akut infolge Antigen-Antikörper-Wirkung vom Blute her fast alle Glomerula befallen werden. Bei ihr machen die im akuten Stadium in der Regel gleichmäßig verteilten Endothelzellenwucherungen und Leukocytenansammlungen in den Capillaren der Glomerula, die Deckzellenvergrößerungen und -wucherungen an der Oberfläche der Glomerula, ihre Abstoßung in die Bowmansche Kapsel und evtl. die Wucherung des Kapselepithels die klinischen Erscheinungen im akuten Stadium weitgehend als funktionelle Auswirkungen der Strukturveränderungen verständlich, wie seit langem bekannt ist[3]. Auch hier kann daher die histologische Untersuchung kleiner intravital gewonnener Punktate als repräsentativ für die Veränderung des Gesamtorgans angesehen und für das Verständnis des funktionell-klinischen Bildes ausgewertet werden[4]. Darüber hinaus konnte NOLTENIUS (1960) bei diesem Krankheitsbild die Pathogenese der großen Proteinurie im subakuten Stadium gerade durch Untersuchungen an intravitalen Punktaten weiter aufklären.

Eine fundamentale strukturbedingte Funktionsstörung begegnet uns bei denjenigen Lungenerkrankungen, bei denen *Strukturänderungen an den Alveolar-*

[1] ROHOLM, KRARUP und IVERSEN 1939, 1941, 1942, AXENFELD und BRASS 1942, 1944, DIBLE, MCMICHAEL und SHERLOCK 1943, KÜHN 1943, 1947, E. MÜLLER 1944/49, MCCALLUM und BRADLEY 1944; vgl. auch BÜCHNER 1953, BIANCHI 1967.

[2] ROULET 1943, LUCKÉ 1944, LUCKÉ und MALLORY 1946.

[3] VOLHARD und FAHR 1914, VOLHARD 1918, FAHR 1925, ZOLLINGER 1966.

[4] NOLTENIUS und v. DITTRICH 1962.

wänden gleichmäßig über beide Lungen ausgebreitet sind und die Diffusion des Sauerstoffs aus der Alveole in das Capillarblut erschweren, so daß es zu Insuffizienzen der äußeren Atmung kommt, d.h. bei den *Pneumonosen*[1]. Bei einem dieser Krankheitsbilder konnten die diffusionsstörenden Veränderungen an den Lungenalveolen exakt erst durch elektronenmikroskopische Untersuchungen der alveolo-capillären Membranen der Lunge aufgeklärt werden. In der Norm sind die alveolo-capillären Membranen im elektronenmikroskopischen Bild alveolenwärts aus der kontinuierlichen einschichtigen Lage der Alveolardeckzellen, capillarwärts aus der ebenfalls kontinuierlichen einschichtigen Lage der Capillarendothelien und aus den zwischen beiden Zellagen gelegenen schmalen homogenen Basalmembranen beider Zellschichten aufgebaut[2]. Dabei ist die Membran im Bereich der langen, hochgradig verdünnten Fortsätze der Alveolardeckzellen und ebenso der Capillarendothelien auffallend dünn, so daß sie in der Norm eine Schichtdicke von 0,5 μ nicht überschreitet[3]. Bei allen *chronischen pulmonalen Hypertonien*, bei denen die pulmonale Blutdruckerhöhung bis in die Capillaren der Lungenstrombahn wirksam ist, ist die *alveolo-capilläre Membran wesentlich verdickt*, besonders bei Stauungslungen infolge von Mitralstenose oder anderen Erkrankungen des linken Herzens. Das konnte schon lichtmikroskopisch bei diesen Erkrankungen wahrscheinlich gemacht werden[4], indem bei Mitralstenose und anderen Herzkrankheiten mit Stauungslunge eine Membranverdickung von etwa 0,4 μ in der Norm auf 2—2,4 μ gemessen wurde. Daraus wurde gefolgert, daß bei chronischer Stauungslunge schwereren Grades eine Pneumonose, d.h. eine Insuffizienz der äußeren Atmung durch Diffusionsinsuffizienz der Sauerstoffaufnahme, vor allem bei Belastung, eintritt[5]. Elektronenmikroskopisch wurde dieser Befund, wiederum bei Mitralstenose und anderen Stauungslungen des Menschen, bestätigt und präzisiert[6]. Die alveolo-capilläre Membran bei chronischer Stauungslunge verschiedener Ätiologie zeigt dabei eine Schichtdicke von 1—4 μ gegenüber einem Normwert von maximal 0,5 μ, d.h. eine Verdickung auf das 4—10fache und zwar am meisten durch Verdickung der Basalmembranen und durch Einlagerung von Faserstrukturen in diese, wodurch die alveolo-capilläre Membran zusätzlich verdichtet wird[7]. So kommt den Diffusionsstörungen neben den Ventilations- und Perfusionsstörungen als Ursachen von Atmungsinsuffizienzen bei den chronischen Stauungslungen eine zentrale Bedeutung zu[8].

Bei einer anderen Gruppe von diffusen Einwirkungen auf die Atmungswege wird die Diffusionsstrecke zwischen Alveole und Capillarblut dadurch wesentlich vergrößert, daß *den Alveolarwänden* alveolenwärts infolge serös-fibrinöser Entzündung homogene *hyaline Membranen* von z.T. beträchtlicher Dicke aufgeschichtet werden. Auf solche Membranbildungen und ihre Folgen wurde man im 1. Weltkrieg nach der Anwendung von Phosgen-Gas als Kampfgas aufmerksam. In Fällen, in denen der Tod nicht ganz akut eintrat, hatten sich unter der akuten Einwirkung des eingeatmeten Gases an den am stärksten der Gaseinwirkung ausgesetzten Alveolen stark eosinfärbbare homogene Membranen alveolenwärts aufgeschichtet[9].

---

[1] Brauer 1932.
[2] Schulz 1956, 1957, 1959, Hatt, Rouiller, Dontcheff und Baudoin 1958, Gieseking 1960.
[3] Gieseking 1960.
[4] Zu Jeddeloh 1931, Parker und Weiss 1936, Moell 1941, Henry 1952, Meessen 1956.
[5] Moell 1941.
[6] Schulz 1956, 1959, Hatt, Rouiller, Dontcheff und Baudoin 1958, Gieseking 1960, Meessen 1960.
[7] Gieseking 1960.
[8] Gieseking 1960; vgl. auch Giese 1960, 1961, Meessen 1960, Büchner 1950, 1962.
[9] Aschoff 1960.

Systematische Untersuchungen haben dieses Bild als typisch für die subakut tödliche Phosgenvergiftung bestätigt[1], später auch für subakut tödliche Vergiftungen mit Nitrose-Gasen[2] sowie für die Cadmiumvergiftung[3]. Im 2. Weltkrieg wurden die hyalinen Alveolarmembranen dadurch erneut aktuell, daß in systematischen Experimenten an verschiedenen Säugern die gleichen Membranen nach mehrtägiger Atmung von 80—96% Sauerstoff unter Normaldruck nachgewiesen werden konnten[4], nicht dagegen nach Unterdruck[5]. In den fortgeschrittenen Stadien der Versuche waren die Tiere zunehmend dyspnoisch. Wurden sie in diesem Stadium aus dem konzentrierten Sauerstoff in Normalluft versetzt, so starben sie innerhalb weniger Minuten in schwerer Dyspnoe infolge von Sauerstoffmangel. Dafür sprachen auch die charakteristischen elektrokardiographischen Befunde bei diesen Tieren[6]. Dabei traten die Membranen auch dann auf, wenn während der ganzen Zeit der Experimente die Kohlensäurekonzentration auf 0,1—0,3% gehalten wurde, ein Kohlensäureüberschuß in der Lunge also nicht bestand[7]. Auf Grund elektronenmikroskopischer Untersuchungen wurde angenommen, daß den hyalinen Membranen eine Nekrose des Alveolarepithels zugrunde liegt[8]. Die vorherrschende Meinung, daß es sich bei ihnen um die Ausfällung von Blutplasma nach Austritt in die Alveolen handelt[9], fand neuerdings histochemisch durch den Nachweis von Tryptophan, Histidin und Thyrosin als wesentlichen Aminosäuren der Blut-Plasma-Proteine eine wichtige Stütze[10].

Die Beobachtung der Membranbildung nach Atmung von konzentriertem Sauerstoff erlangte in jüngster Zeit bei maschineller Beatmung unter Sauerstoffkonzentrationen zwischen 50 und 100% eine neue aktuelle Bedeutung, da bei solchen Kranken die gleichen hyalinen Membranen an den Alveolarwänden der Lunge als Diffusionshindernisse beobachtet werden konnten[11] (Abb. 10). So fanden sie sich in einer Untersuchungsreihe nach Intensivbehandlung wegen Tetanus, Myasthenie, Schädeltrauma sowie Suicid-Versuchen mit Schlafmitteln nach maschineller Beatmung von 2 Tagen bis 3 Wochen in klassischer Form[12] (Abb. 11). Alle pathologisch-physiologischen Deutungen der komplizierten blutchemischen Veränderungen bei Intensivbehandlung, insbesondere auch bei Reanimation, müssen also diesen Faktor der Pneumonose durch hyaline Membranen und der dadurch bedingten Atmungsinsuffizienz mit in Rechnung setzen.

Das Prinzip der morphologisch faßbaren Ursachen von Diffusionsstörungen in der Lunge scheint uns durch die beiden skizzierten Beispiele genügend beleuchtet zu sein. Zu weiteren Beispielen und in der Zuordnung dieser Diffusionsstörungen zur gesamten pathologischen Physiologie der äußeren Atmung sei auf den Beitrag von W. GIESE (1961) über die Pathologie der äußeren Atmung in diesem Handbuch (Bd. V/1) verwiesen.

In der systematischen Untersuchung über die Beziehungen zwischen Strukturschäden und Funktionsstörungen stoßen wir auch auf die Tatsache, daß bei Krankheiten mit allmählicher Entwicklung und Steigerung von Strukturveränderungen die Strukturschädigungen unter Umständen über längere Zeit unterschwellig bleiben, ohne daß sie zu Funktionsstörungen führen, während sie in fortgeschrittenen Stadien schwere Fehlfunktionen nach sich ziehen können. Das beobachten wir in typischer Form bei dem Krankheitsbild der *hypertonischen*

[1] GROLL 1921, ADELHEIM 1922, 1923. [2] SCHULTZ-BRAUNS 1930.
[3] PRODAN 1932, EVANS 1960, THURLBECK und FOLEY 1963.
[4] PICHOTKA 1941, LIEBEGOTT 1941. [5] KÜHN und PICHOTKA 1948.
[6] KÜHN 1943. [7] CLAMANN, BECKER-FREYSENG und LIEBEGOTT 1940.
[8] COSSEL 1963. [9] GIESE 1960. [10] ROSCHLAU 1966.
[11] CEDERBERG, HELLSTEIN und NIÖRNER 1965, NASH, BLENNERHASSETT und PONTOPPIDEAN 1967, NORTHWAY, ROSAN und PORTER 1967, REGELE 1967.
[12] REGELE 1967.

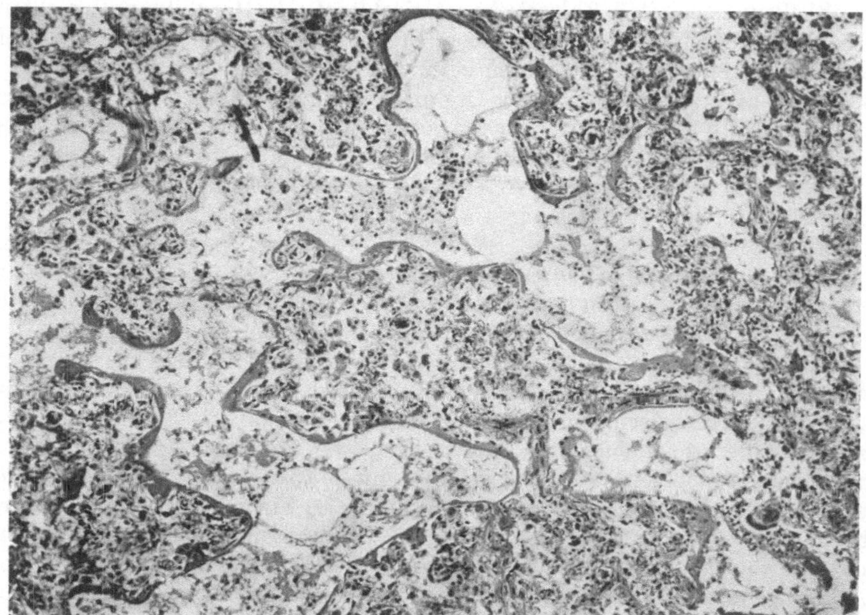

Abb. 10. Ausgedehnte hyaline Membranen an der Wand der Alveolen nach Atmung von hochkonzentriertem Sauerstoff in der menschlichen Lunge. (Eigene Beobachtung)

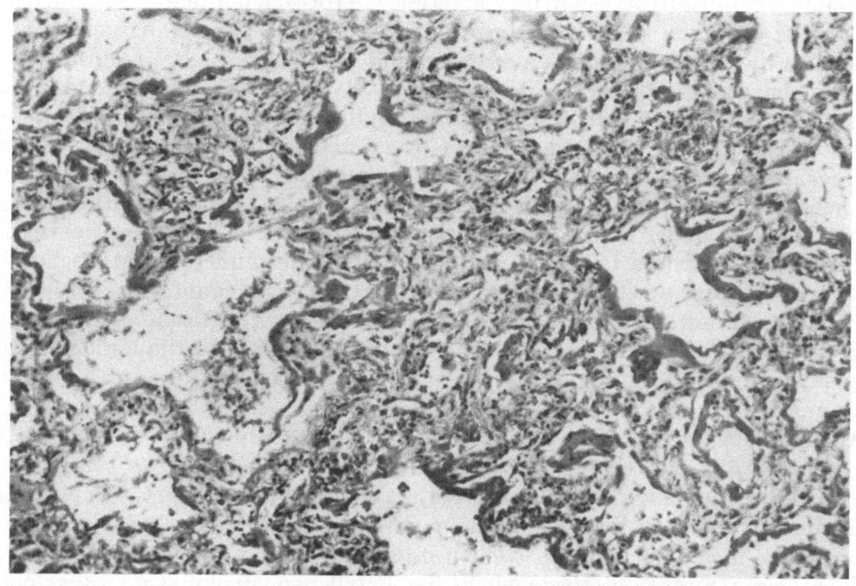

Abb. 11. Ausgesprochene hyaline Membranen an der Wand der fast leeren Lungenalveolen mit reaktiven Veränderungen in den Alveolarsepten nach Atmung von hochkonzentriertem Sauerstoff. Beatmungsdauer über 10 Tage. [Nach REGELE: Beitr. path. Anat. **136** (1967), Abb. 3, mit freundlicher Genehmigung des Autors]

Arteriosklerose, dessen Bedeutung im letzten Jahrzehnt vor allem durch LIEBEGOTT und seinen Arbeitskreis in das rechte Licht gerückt wurde[1]. Das Bild ist

[1] LIEBEGOTT 1958—1968.

dadurch gekennzeichnet, daß klassische arteriosklerotische Herdbildungen nicht nur, wie bei der Arteriosklerose des Normotonikers, in der Aorta und in den proximalen Strecken der größeren Organarterien gefunden werden, sondern auch weit in der Peripherie der Verzweigungen dieser Organarterien, ja sogar in den Arteriolen der Organe. Je mehr sich diese peripheren arteriosklerotischen und arteriolosklerotischen Herde zu beträchtlichen Stenosen entwickeln, desto mehr bewirken sie an den von der hypertonischen Arteriosklerose befallenen Organen in Anfällen oder kontinuierlich Durchblutungsstörungen. In klassischer Form begegnen sie uns, wie heute allgemein bekannt ist, an den proximalen, peripheren und intramuralen Anteilen der *Kranzarterien des Herzens* mit starken Stenosen und zugeordneten Anfällen von Angina pectoris[1]. So verstehen wir auch, daß zwei Drittel aller akuten Coronartodesfälle bei Hypertonikern beobachtet werden[2], und daß bei den Grundkrankheiten des klassischen Angina pectoris-Anfalles die chronische Hypertonie im großen Kreislauf in den Statistiken an erster Stelle steht[3]. Ganz entsprechende Stenosierungen sind auch für die *hypertonische Arteriosklerose der Hirnarterien* kennzeichnend. Sie finden sich, wie bei der Arteriosklerose des Normotonikers, einerseits an den größeren, gut präparierbaren Hirnarterien der Hirnbasis, zusätzlich aber außerdem noch, und dies für den Hypertoniker spezifisch, an deren noch präparierbaren feineren Verzweigungen der Konvexität des Hirns[4] und darüber hinaus an den intracerebralen Arterienverzweigungen bis in die Arteriolen mit beträchtlicher Stenosewirkung[5]. Ja, diese intracerebralen hypertonischen arteriosklerotischen Herdbildungen können bei chronischer Hypertonie auch dann nachgewiesen werden, wenn die basalen Hirnarterien und ihre Verzweigungen an der Konvexität von Arteriosklerose noch völlig frei sind[6]. Die intracerebralen arteriosklerotischen und arteriolosklerotischen Stenosen können sich anfallsweise in akuter relativer arterieller Ischämie des Versorgungsgebietes auswirken. Da die befallenen kleinen Arterien und Arteriolen ihr Prädilektionsgebiet im Putamen des Linsenkerns, in den grauen Bezirken der Brücke und an den Kernen des Kleinhirns haben, ist es verständlich, daß die flüchtigen stenosebedingten Durchblutungsstörungen des Hirns sich besonders an den benachbarten Leitungsbahnen manifestieren und durch deren flüchtige Stoffwechselstörung plötzliche Funktionsausfälle dieser Bahnen bewirken, bei Durchblutungsstörungen im Putamen und in der Brücke durch Leitungsstörungen in Teilen der Pyramidenbahnen also kurzfristige Lähmungen in dem einen oder anderen motorischen Gebiet. Da es sich um vorübergehende relative arterielle Ischämien als Ursache der plötzlichen Lähmung handelt, geht der Anfall als apoplektischer Insult in der Regel in kurzer Zeit wieder vorüber, im Unterschied zur längerdauernden großen Apoplexie infolge absoluter arterieller Ischämie und Infarkts in größeren Hirnbezirken.

Auch an den *Extremitäten* wird der Hypertoniker nicht nur in proximalen Abschnitten der Arterien, wie der Normotoniker, von Arteriosklerose befallen, sondern auch, besonders an den *Beinarterien*, an den kleineren, eben noch präparierbaren und an den nur mikroskopisch nachweisbaren intramuskulären Arterien. So kommt es nicht nur zum klassischen intermittierenden Hinken, sondern auch zu flüchtigeren Funktionsstörungen in der befallenen Muskulatur[7]. Regelmäßig

[1] ROTTER 1944/49, BÜCHNER 1950, BÄURLE 1950, KATHKE 1955, LIEBEGOTT 1958ff., SCHIMKAT und KATHKE 1959.
[2] RABSON und HELPERN 1949. [3] LIEBEGOTT 1959.
[4] SCHIMKAT und KATHKE 1959, NOBBE 1965 unter LIEBEGOTT.
[5] BÖHNE 1927, 1931, HILLER 1928, 1935, BÜCHNER 1936, 1950, WIRTZ 1936, SCHOLZ und NIETO 1938, ANDERS und EICKE 1939, 1940, STOCHDORPH und MEESSEN 1957.
[6] WIRTZ 1936.
[7] LIEBEGOTT 1959, 1961, 1962, KASTING 1961.

sind bei chronischer Hypertonie im Gesamtbild der hypertonischen Arteriosklerose auch die zuführenden Arterien des *Pankreas*, vor allem die intrapankreatischen kleineren Arterien und die Arteriolen, von stenosierender Arteriosklerose befallen[1]. Sie konnte bei systematischer Untersuchung des Pankreas von 84 Hypertonikern in jedem Falle nachgewiesen werden[2]. Seit längerem haben daher die Pathologen angenommen, daß die hypertonische Arterio- und Arteriolosklerose eine wichtige Grundlage des Altersdiabetes darstellt, der 80% aller Diabetiker umfaßt[3]. Von klinischer Seite wurde dieser Auffassung z.T. unter Hinweis auf die Tatsache widersprochen, daß beim Altersdiabetes eine genetische Disposition zum Diabetes unverkennbar ist[4]. Andererseits haben neuere Statistiken ergeben, daß in großen Diabetikerabteilungen 66% aller Diabetiker Hypertoniker waren, die Hypertonie in der Gesamtstatistik des Diabetes mellitus also an erster Stelle stand[5]. Außerdem konnte in der schon zitierten Untersuchungsreihe bei 84 systematisch-morphologisch untersuchten Hypertonikern 13mal in der Vorgeschichte ein klinisch behandelter Diabetes festgestellt werden[6]. Auch wurde bei hypertonischem Altersdiabetes in diesen Untersuchungen gehäuft eine Hyalinisierung der Langerhansschen Inseln mit weitgehendem Zellschwund nachgewiesen, in anderen Untersuchungsreihen eine beträchtliche Reduktion der B-Zellen in den Inseln, also der Insulin-Bildner bis auf 50% der Norm und darüber hinaus und bei weiterer Dauer des Diabetes eine laufende Herabsetzung des extrahierbaren Insulingehaltes[7]. Für die Beziehungen zwischen hypertonischer Arterio-Arteriolosklerose und Altersdiabetes spricht auch die Tatsache, daß bei Herzinfarkten von Hypertonikern mit der Glucose-Belastungsprobe meist ein latenter, klinisch noch nicht manifester Diabetes mellitus nachgewiesen werden kann[8]. So kamen denn auch diejenigen Untersucher, die sich systematisch mit der Morphologie des Diabetes mellitus und der Hypertonie auseinandergesetzt haben, zu der Auffassung, daß der Diabetes des Hypertonikers eine organspezifische Auswirkung der hypertonischen Arteriosklerose ist[9]. Daß darüber hinaus beim Diabetes mellitus häufig eine Erbbedingtheit festgestellt werden kann[10], widerspricht dieser These nicht, da auch für die genuine Hypertonie die genetisch determinierte Disposition immer wahrscheinlicher wird[11], wenn auch dieser Auffassung z.T. noch widersprochen wird.

Schwierig ist an größeren Organen die Korrelierung von Narbenbildern nach zunächst diffuser Erkrankung mit den funktionellen Folgen, vor allem bei intravitalen Punktat-Untersuchungen. Das gilt z.B. von den *Narbenbildern nach maligner Virushepatitis*, die sich in posthepatischen Lebercirrhosen oder im Bilde der grobhöckrigen Narbenleber ohne oder mit regeneratorisch bedingter knotiger Hyperplasie auswirken können[12]. Werden bei diesen Erkrankungen gleichzeitig laparoskopische Untersuchungen durchgeführt, so ist es schon eher möglich, ein Bild des Gesamtschadens am Leberparenchym und der Ausdehnung der Narbenprozesse zu gewinnen, besonders, wenn noch zusätzliche Punktatuntersuchungen nach gezielter Punktion angeschlossen werden. Wo dies nicht möglich ist und durch Blindpunktion gewonnene Punktate zur Untersuchung kommen, ist die

---

[1] Vgl. Büchner 1950. [2] Liebegott 1965. [3] Creutzfeldt 1965.
[4] Creutzfeldt 1963. [5] bei Liebegott 1965b.
[6] Liebegott 1959, 1963, Mörl 1959.
[7] Gepts 1958 Mac Lean und Ogilvie 1959.
[8] Büchele 1962, Lundbaek 1962, Biörck 1963.
[9] Liebegott 1959, 1963, 1965, Mörl 1959, Lazarus und Volk 1962; vgl. auch Büchner 1950, 1955.
[10] Joslin, Root, White und Marble 1959, Creutzfeldt 1965.
[11] Brod 1960, Grollman 1960, Reubi 1960, Sarre 1960.
[12] Vgl. dazu Marchand 1895, Werthemann 1953, Kalk 1954, Büchner 1955, 1957, Wiese 1956, Gradel 1957, Popper und Schaffner 1957, 1961, Amano und Yamamoto 1960.

Auswertbarkeit z.B. von Cirrhosebildern, vor allem aber bei grobnarbiger Narbenleber in funktioneller Hinsicht für den Morphologen sehr eingeschränkt. Insbesondere kann nur schwer aus solchen Beobachtungen abgeschätzt werden, wie intensiv bei Lebercirrhose die Pfortaderstauung sich schon ausgewirkt hat oder ob bei knotiger Hyperplasie ein Coma hepaticum droht, das oft ja erst durch zusätzliche akute Blutungen infolge Ruptur eines Varixknotens des Oesophagus durch ischämische Nekrosen des Leberparenchyms ausgelöst wird[1].

An einem Organ ist die Korrelierung zwischen Strukturveränderungen und zugeordneten Funktionsstörungen besonders mühsam, aber auch besonders reizvoll, nämlich am Gehirn. Die Neurologie hat sich seit Jahrzehnten auf weiten Strecken in der korrelierenden Zusammenarbeit des Klinikers mit dem Neuropathologen so entwickelt, daß nach Erkrankungen des Hirns mit bestimmten intravital festgestellten Funktionsausfällen und Funktionsstörungen postmortal das Hirn histotopographisch durchgearbeitet wurde. Eine ganze Reihe von Neurologen und Neuropathologen haben diese *vergleichende topistische Hirnforschung* zu besonderer Blüte gebracht. Für viele sei hier nur an das Lebenswerk von CÉCILE und OSKAR VOGT erinnert[2]. Wir wollen an einem modernerem Beispiel diese Relationen veranschaulichen. Daß nach subakut tödlicher Kohlenoxydvergiftung eine makro- und mikroskopisch nachweisbare *symmetrische Nekrose des Globus pallidus* im Hirnstamm auftreten kann, wurde schon vor 100 Jahren erkannt[3] und später auch mit symmetrischen Narbenbildern dieses Kerns bestätigt[4] und auch experimentell reproduziert[5]. Das gleiche Bild wurde später aber auch bei Säuglingen und Kleinkindern beobachtet, die infolge Inkompatibilität der Blutgruppen nach der Geburt eine schwere Hämolyse und dadurch einen Kernikterus mit symmetrischer Pallidumnekrose durchgemacht hatten[6]. Bei den überlebenden Kindern konnten die neuropathologischen Veränderungen zum Bild der *postikterischen Encephalopathie* mit schweren, mehr und mehr zunehmenden Funktionsstörungen der extrapyramidalen Motorik, Rigidität der Muskulatur und Neigung zum Opisthotonus in Beziehung gesetzt werden[7]. Schließlich erkannte man in großen Untersuchungsreihen, daß das gleiche Bild morphologisch und funktionell auch nach schweren perinatalen Hypoxydosen aus anderer Ursache entstehen kann[8]. Experimentell konnte das Bild des Kernikterus an der neugeborenen Katze durch intravenöse Injektion von Bilirubin nur dann reproduziert werden, wenn das Tier vorher durch Atemstillstand eine akute Hypoxämie durchgemacht hatte[9]. Durch systematische Asphyxie-Experimente an neugeborenen Tieren wurde der Befund nach Bilirubin-Injektion bestätigt[10]. Auf die Grenzen der Korrelierungsmöglichkeiten von morphologischen und funktionellen Befunden am Hirn hat neuerdings VEITH (1966) ausführlich aufmerksam gemacht.

IV. Stoffwechsel und Struktur

Thematisch hat schon RUDOLF VIRCHOW, seiner Epoche weit vorausgreifend, klar erkannt, daß die morphologische Analyse in der Biologie und Pathologie nicht

[1] Vgl. dazu MARCHAND 1895, WERTHEMANN 1953, KALK 1954, BÜCHNER 1955, 1957, WIESE 1956, GRADEL 1957, POPPER und SCHAFFNER 1957, 1961, AMANO und YAMAMOTO 1960.

[2] C. und O. VOGT 1937, 1948. [3] v. RECKLINGHAUSEN 1865.

[4] KOLISKO 1914, HILLER 1924, MEYER 1926. [5] MEYER 1928.

[6] JACOB 1948, PENTSCHEW 1948, SCHOLZ 1953, 1955, ZOLLINGER 1956, SOEKEN 1956.

[7] DE LANGE 1935, 1936, 1939, VAN BOGAERT 1947, DESCHAMPS und VAN BOGAERT 1948.

[8] HAYMAKER, MARGOLES, PENTSCHEW, JACOB, LINDENBERG, ARROYO, STOCHDORPH und STOWENS 1957—1959.

[9] FLÖSSER, s. BÜCHNER 1957c.

[10] CHEN, LIEN und TSUNG-CHO 1965, CHEN, LIN und LEIN 1966.

das letzte Ziel der naturwissenschaftlichen Erforschung von Gesundheit und Krankheit ist, und daß ein vertiefteres Verständnis für die Strukturen und Funktionen des Lebendigen erst durch eine systematische biochemische Untersuchung des Stoffwechsels der Strukturen, vor allem der Zelle, möglich sein werde, wie er sich ausdrückte, durch „die feinere Chemie der Zelle“[1]. Demgemäß hat VIRCHOW auch die Weiterentwicklung der morphologischen Pathologie zu einer die Funktionen und den Stoffwechsel zugleich in den Blick nehmenden „pathologischen Physiologie“ gefordert[2]. Die Verwirklichung dieser Forderung war aber nur in einem wissenschaftlichen Entwicklungsgang von Generationen möglich.

Freilich haben sich schon die Pathologen zur Zeit VIRCHOWs und vor allem die Generation nach ihm um Aufklärung von Stoffwechselproblemen in der morphologischen Pathologie unter anderem dadurch bemüht, daß sie für bestimmte in der Zelle *lichtmikroskopisch sichtbar angereicherte Stoffe elektive Färbemethoden* entwickelten, die den Pathologen seit langem geläufig sind.

Die neuere Forschung hat uns aber mehr und mehr darüber hinaus mit der Tatsache bekannt gemacht, daß den krankhaften morphologisch faßbaren und färberisch, z.T. sogar mikrochemisch darstellbaren Stoffablagerungen nicht selten eine Insuffizienz bestimmter im intermediären Stoffwechsel notwendiger Enzyme zugrunde liegt, daß es sich also bei diesen Ablagerungen um den Ausdruck von *Enzymopathien* handelt[3]. Schon ältere Untersucher hatten die Vermutung ausgesprochen, daß bestimmte Stoffwechselerkrankungen auf „inborn errors of metabolism“, also auf angeborene Irrtümer des Stoffwechsels dadurch zurückgehen können, daß der Stoffwechsel durch fehlerhafte Gene oder Genmangel falsch gesteuert wird[4]. Gen-bedingte Defekte bestimmter Enzyme, mögen sie nun das völlige Ausfallen oder die ungenügende Bildung von Enzymen bedeuten, führen dazu, daß es auf der einen Seite wegen des Mangels an Enzymen für bestimmte Synthese-Vorgänge zum Mangel an bestimmten Stoffen kommt, auf der anderen Seite durch mangelhafte Weiterverarbeitung intermediärer Stoffe zu deren Anreicherung. Die dadurch zustande kommenden Stoffanreicherungen im strömenden Blut können unter Umständen durch vermehrte Ausscheidung den Organismus verlassen, ohne daß sie in Zellen angereichert und sichtbar werden. Dies kennen wir seit längerem bei der *Alkaptonurie*, bei der das Enzym fehlt, das normalerweise ein Abbauprodukt des Thyrosins, nämlich die Homogentisinsäure, weiter zu CO_2 und H_2O abbaut. Die im Übermaß im Blut angereicherte Säure wird in diesen Fällen mit dem Harn ausgeschieden. Sie wird an der Luft oxydiert, wodurch der Harn intensiv braun verfärbt wird[5].

In anderen Fällen kommen aber die durch Enzymmangel angereicherten Substanzen in verschiedenen Organen zur morphologisch sichtbaren Ansammlung. Diese Erkrankungen werden daher als *Thesaurismosen*, also als Anreicherungskrankheiten, gekennzeichnet. Seit längerem kennen wir eine Thesaurismose, bei der Glykogen in verschiedenen Organen im Cytoplasma von Parenchymzellen angereichert ist, die sog. *Glykogenspeicherungskrankheit*[6]. Sie tritt in verschiedenen Varianten auf, bei denen jeweils verschiedene im Glykogenstoffwechsel entscheidende Enzyme insuffizient sind. Eine Form ist dadurch gekennzeichnet, daß bei ihr durch Enzymmangel die Spaltung von Glucose-6-phosphat zu Glucose und Phosphat nicht vollzogen werden kann[7]. Die Folge ist in diesen Fällen eine starke Glykogenspeicherung in den Leberparenchymzellen mit zunehmender mächtiger Vergrößerung der Leber schon in der Säuglingszeit. Aber auch in der Niere und im Hirn werden entsprechende Glykogenanreicherungen beobachtet. Infolge der

[1] VIRCHOW 1858. [2] VIRCHOW 1854.
[3] WALDENSTRÖM 1958. [4] GARROD 1923. [5] Vgl. BRESCH 1964.
[6] v. GIERKE 1929, 1937. [7] Vgl. KELLER und WISKOTT 1961.

Insuffizienz der Glykogenmobilisierung zu Glucose leiden die Kinder an Hypoglykämie und schließlich an Ketonämie, die dann zum Tode führt. Bei einer weiteren Variante, bei der die Leber und die Muskulatur eine Glykogenspeicherung erkennen lassen, fehlt die Amylo-1,6-Glucosidase, d.h. das Enzym, das im Glykogenabbau die Verzweigungen des Glykogenmoleküls löst und daher als „debrancher" bezeichnet wird. Bei einer anderen Form besteht eine Insuffizienz der Amylo-Transglucosidase, die im Aufbau des Glykogens die Aufzweigungen des Moleküls fördert und daher als „brancher" bezeichnet wird. Beide Formen gehen mit Ansammlungen von Glykogen in der Leber und Muskulatur einher. Sie können in der Leber zur Lebercirrhose führen. Bei beiden liegt ein abnorm gebautes Glykogen vor[1]. In anderen Fällen von Thesaurismosen kennen wir zwar noch nicht exakt den ursächlichen Enzymdefekt, müssen ihn aber als sehr wahrscheinliche Ursache der Erkrankung annehmen. Das gilt zunächst für die *Gauchersche Krankheit*, bei der Kerasin in scholliger Form in den Zellen des reticulohistiocytären Systems gespeichert wird und die Zellen dieses Systems in typische Gaucherzellen umgewandelt werden, so die Kupfferschen Sternzellen und die Reticulumzellen der roten Milzpulpa, des Knochenmarks und der Lymphknoten[2], bei der ossären Form dieser Erkrankung mit besonderem Befall des Knochensystems[3]. Erst recht spricht für diese Deutung die Tatsache, daß in einer Gruppe der Gaucherschen Erkrankung die Kerasinspeicherung schon im Säuglingsalter auftritt, hier nicht nur im reticulohistiocytären System, sondern auch in Nervenzellen des Hirns und Rückenmarks[4]. Das gleiche gilt von der *Niemann-Pickschen Krankheit*, der Thesaurismose des Sphingomyelins, die bisher nur bei kleinen Kindern beobachtet wurde und bei der die Lipoid-färbbaren Sphingomyelin-Tropfen in den Zellen des reticulohistiocytären Systems, aber auch in den Alveolarepithelien der Lunge, den Epithelien der Leber und Niere, des Darmtractus, der inkretorischen Drüsen sowie in den Nerven- und Gliazellen angesammelt sind[5]. Die Erbbedingtheit dieser Krankheit wurde durch ihr Auftreten bald nach der Geburt und besonders durch ihr früheres bevorzugtes Vorkommen bei Kindern aus jüdischen Familien osteuropäischer Länder sehr wahrscheinlich gemacht.

Im Aminosäurestoffwechsel begegnet uns eine ebenfalls als Enzymopathie zu deutende erbbedingte, schon in früher Kindheit auftretende Störung des Cystinumbaues. Sie führt zur *Cystinose*, im besonderen zur Speicherung von Cystinkristallen in den Zellen des reticulohistiocytären Systems, aber auch zur Cystinfällung in den Sammelröhren der Niere, dadurch zu einer Nephrohydrose und in deren Gefolge über eine Aktivierung der Epithelkörperchen in der Regel zu einer renalen Osteodystrophie[6]. Schließlich kennen wir bei der Hämoglobinsynthese charakteristische z.T. erbbedingte Enzymopathien im Aufbau des Häm, die entweder durch Insuffizienz des Goldberg-Enzyms die Umwandlung von Protoporphyrin in Häm oder durch andere Enzyminsuffizienzen die Umwandlung von Leukoproporphyrin in Protoporphyrin stören. Dadurch kommt es zu einer körnigen Eisenablagerung in den Erythrocyten und ihren Vorstufen, die sich elektronenmikroskopisch in einer besonderen Anreicherung von Siderosomen manifestiert[7]. Die fehlerhaften Zellen der Erythrocytenreihe sind abnorm hinfällig, so daß es zur *sideroachrestischen Anämie* kommt[8].

[1] Vgl. KELLER u. WISKOTT 1961. [2] Vgl. LETTERER 1938, DIEZEL 1962.
[3] PICK 1926, 1927. [4] OBERLING und WORINGER 1927.
[5] SIEGMUND 1921, PICK 1926, KLENK 1934, 1938, LETTERER 1938.
[6] KAUFMANN 1922, LIGNAC 1924, 1938, ROULET 1941, SCHREIER 1955; vgl. KELLER und WISKOTT 1961.
[7] HEILMEYER, MERKER, MÖLBERT und NEIDHARDT 1962.
[8] BJÖRKMAN 1956, 1959, GARBY, SJÖLIN, VAHLQUIST 1957, HEILMEYER, EMMERICH, HENNEMANN, KEIDERLING, LEE, BILGER und SCHUBOTHE 1958, BESSIS 1959.

Die sideroachrestische Anämie steht an der Grenze von Enzymopathien mit Veränderungen der Zellstrukturen und Enzymopathien mit charakteristischen Strukturschäden durch Zellzerstörung. Ein Beispiel dieser letzteren Art ist die *Phenylketonurie*, bei der die pathogenetisch wirksame Enzymopathie durch das Fehlen der Phenylalaninoxydase gekennzeichnet ist. Die Folge sind eine Insuffizienz der Umwandlung von Phenylalanin in Thyrosin, dadurch die Anreicherung von Phenylbrenztraubensäure im Blut und durch deren Wirkung schwere Strukturschäden in der postnatalen Hirnentwicklung[1]. Eine Enzymopathie wird heute auch für die *Wilsonsche Krankheit* angenommen. Bei ihr besteht eine erbfeste Erschwerung der Kupferverwertung, so daß Coeruloplasmin, die Verbindung von Kupfer mit Eiweiß, nicht gebildet werden kann. Die Folge ist eine erhöhte Kupferresorption im Darm, eine Kupferanreicherung im Blut und eine starke Kupferablagerung in Hirn und Leber, die zu schweren degenerativen Veränderungen symmetrisch am Linsenkern des Hirnstammes und im Leberparenchym, in diesem als Ursache einer Lebercirrhose, führen (vgl. HEILMEYER, 1957, Bd. IV/2 dieses Handbuches).

Bei der zentralen Bedeutung, die den Atmungsprozessen im Stoffwechsel des gesamten Organismus zukommt, im besonderen der Veratmung der intermediären Stoffwechselstufen zu CO_2 und H_2O, der Atmungskettenphosphorylierung zur Bereitstellung der energiereichen Phosphate und der Synthese der Enzyme ist es verständlich, daß akute Störungen der Zellatmung im gesamten Organismus oder in einem einzelnen Organ, also *akute Hypoxydosen* durch Sauerstoffmangel oder durch toxische Hemmung der Zellatmung, reversible und irreversible morphologische Schädigungen und Zerstörungen an Zellen verursachen können. Soweit diese lichtmikroskopisch erfaßt werden können, haben wir sie ausführlich in Band IV/2 (1957) dieses Handbuches in unserem Beitrag über die „Pathologie der cellulären und geweblichen Oxydationen. Die Hypoxydosen" dargestellt und erörtert.

Inzwischen hat sich ergeben, daß die Veränderungen der im elektronenmikroskopischen Bilde erfaßbaren Feinstrukturen der Parenchymzellen einen besonders empfindlichen Indicator für Zustände akuter Hypoxydosen darstellen und die Relation zwischen akuten Störungen des Atmungsstoffwechsels und akuten Strukturänderungen von Parenchymzellen besonders deutlich veranschaulichen. Darüber sei hier am Beispiel der hypoxydotischen Veränderungen der Feinstruktur der Herzmuskelzelle berichtet. Schon in einer Reihe von Arbeiten des letzten Jahrzehntes wurden wichtige hierhergehörige Befunde mitgeteilt[2]. Es war aber nötig, genauer als in diesen früheren Arbeiten den *Primäreffekt der akuten Hypoxie des Herzmuskels und die Veränderungen in der Erholungsphase nach Hypoxie im elektronenmikroskopischen Bild* zu unterscheiden.

Den Primäreffekt der Sauerstoffwirkung am Herzmuskel erfassen wir am besten, wenn wir ein Versuchstier, z.B. eine Ratte, kurzfristig einem allgemeinen Sauerstoffmangel von 9, 7, 5 oder 3% O_2 für 5, 10, 20 oder 30 min aussetzen und das Tier dann sofort töten[3]. Wir sehen dabei in kurzer Zeit, vor allem nach den intensiveren Stufen des Sauerstoffmangels, *an den Herzmuskelzellen* markante *Veränderungen der Mitochondrien*, und zwar entweder die Auflösung der Matrix und der Cristae mitochondriales, also das Bild der Cristolyse (Abb. 12), oder das der Homogenisierung der Cristae mitochondriales (Abb. 13), z.T. mit Übergang zur totalen Homogenisierung des Mitochondriums. Gleichsinnige Mitochondrien-

[1] BICKEL 1958.
[2] MÖLBERT 1957, 1958, BÜCHNER 1959, 1961, BÜCHNER, MÖLBERT und THALE 1959, THEMANN 1963, POCHE 1965, HAUSAMEN und POCHE 1965, SULKIN und SULKIN 1965.
[3] BÜCHNER und ONISHI 1967a und b, 1968.

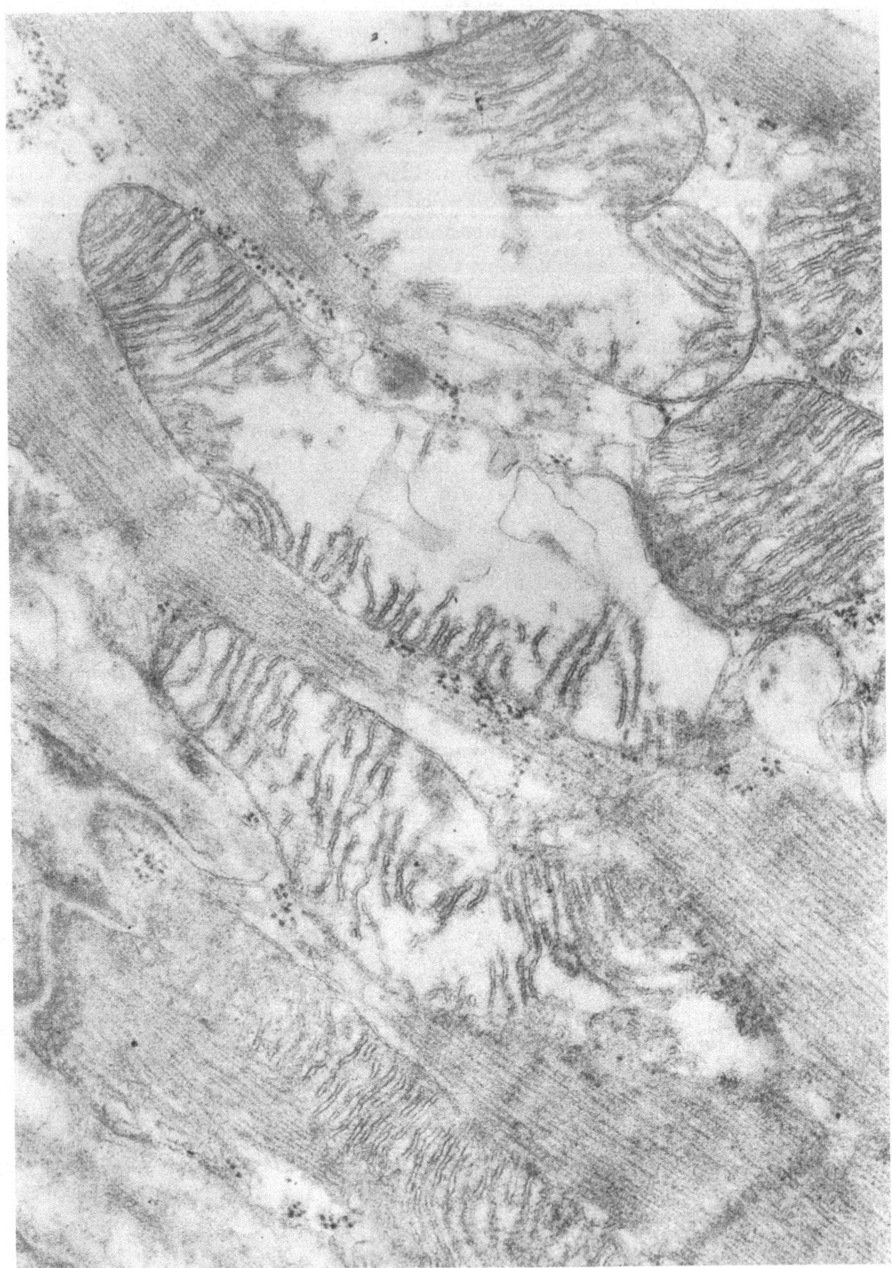

Abb. 12. Ausschnitt aus Herzmuskelzelle der Ratte nach 30minütiger Atmung von 7% O_2 im Stickstoff-Sauerstoff-Gemisch und sofortiger Tötung. Gruppe stark geschwollener Mitochondrien mit beträchtlicher Cristolyse und Auflösung der Matrix. Äußere Mitochondrienmembran z.T. abgehoben. Zwischen den Mitochondrien erhaltenes Myofilament. 1:37500. [Nach BÜCHNER, F., u. S. ONISHI: Beitr. path. Anat. **135** (1967), Abb. 1]

Veränderungen konnten nach akuter Hypoxie des Herzmuskels durch akuten Aderlaß an den Mitochondrien der Herzmuskelzellen beobachtet werden[1], auch

[1] BÜCHNER und ONISHI 1967a und b, 1968, ONISHI 1967.

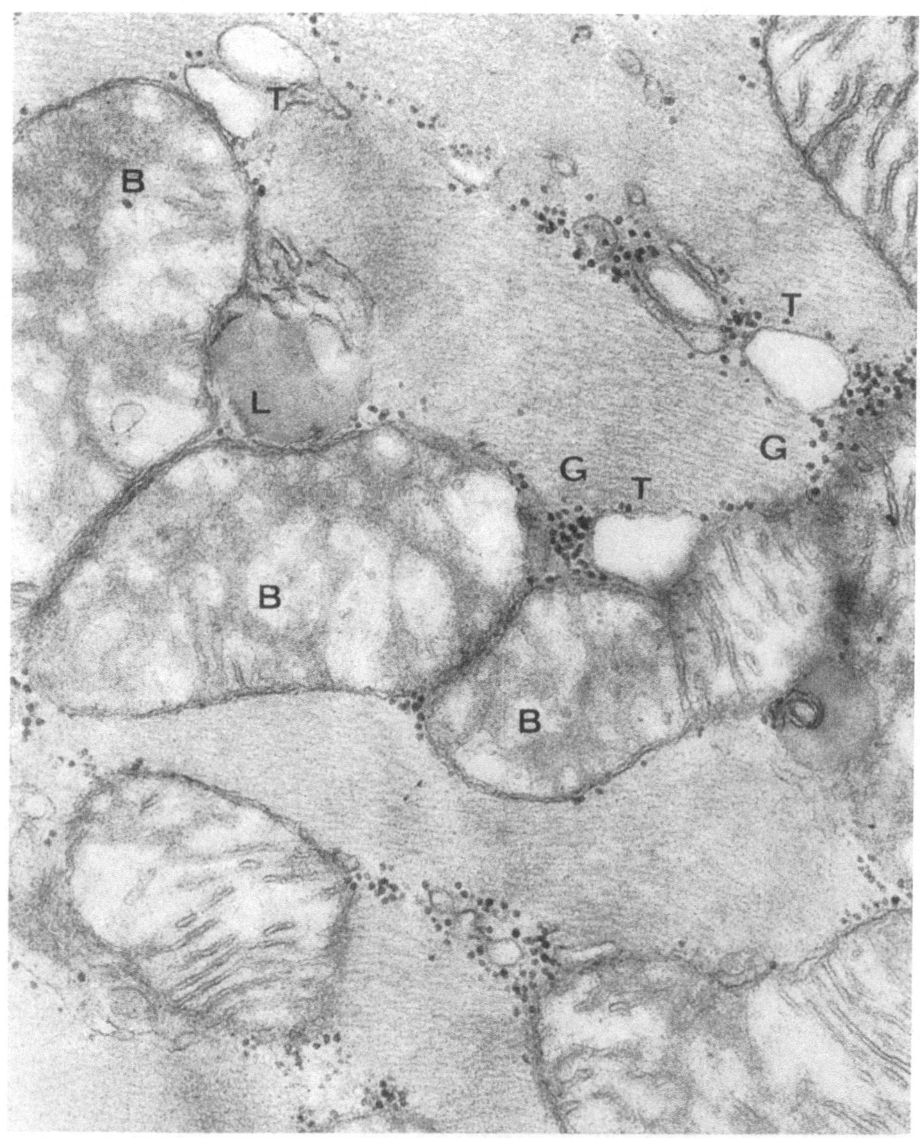

Abb. 13. Ausschnitt aus Herzmuskelzelle einer weißen Ratte nach 5minütiger Atmung von 3% O_2. Bandförmige Verbreiterung und Homogenisierung der Cristae mitochondriales (*B*), Aufhellung der Mitochondrienmatrix. Zisternale Erweiterung der Tubuli (*T*). Noch Reste von β-Glykogengranula (*G*). (Nach BÜCHNER, F., u. S. ONISHI: Der Herzmuskel bei akuter Coronarinsuffizienz im elektronenmikroskopischen Bild. München-Berlin-Wien 1968, Abb. 23)

hier entweder in der cristolytischen oder in der homogenisierenden Form. Mit diesen Mitochondrienveränderungen geht ein *Schwund der β-Glykogen-Granula* parallel, wie schon in früheren Experimenten festgestellt worden war[1]. Die Veränderungen an den Mitochondrien bewirken mit großer Wahrscheinlichkeit Änderungen im Gehalt dieser Organellen an mitochondrialen Enzymen oder in der feinstrukturellen Ordnung dieser Enzyme. Jedenfalls ist es bemerkenswert, daß Herz-

[1] THEMANN 1963.

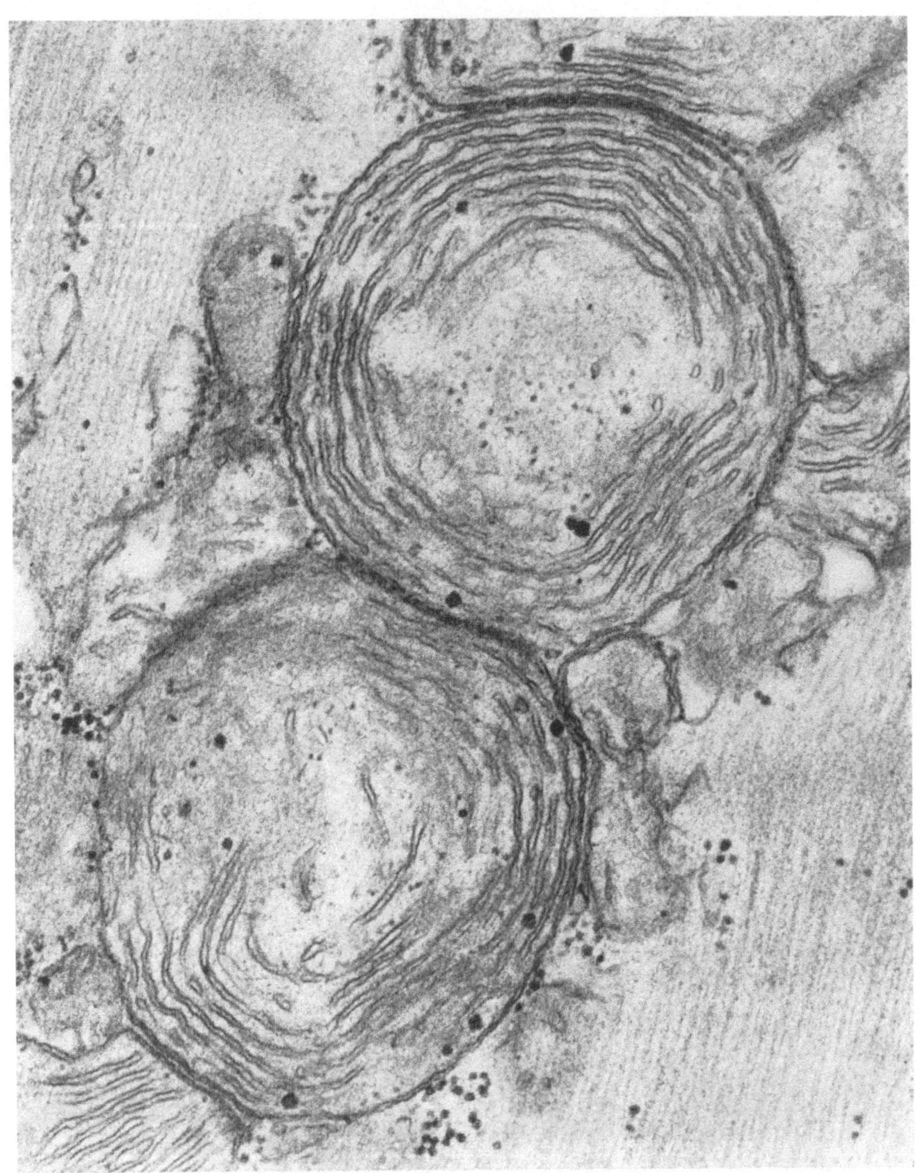

Abb. 14. Ausschnitt aus Herzmuskelzelle einer Ratte 1 Tag nach Aderlaß. Zwei Mitochondrien mit partieller Homogenisierung und peripherem Wiederaufbau konzentrisch geschichteter Cristae mitochondriales. In beiden Mitochondrien vermehrt Mitochondriengranula. 1:60000. [Nach ONISHI, S.: Beitr. path. Anat. **136** (1967), Abb. 3, mit freundlicher Genehmigung des Autors]

muskelzellen mit diesen Veränderungen der Membranstrukturen der Mitochondrien *herdförmige Homogenisierungen der Elementarfibrillen* erkennen lassen, die als irreversible Veränderungen des filamentösen Feinbaues der Elementarfibrillen aufzufassen sind[1]. In der Erholungsphase nach Aderlaß, in der die Hypoxie sich allmählich zurückbildet, kommt es zum *Wiederaufbau der Mitochondrienmem-*

---

[1] BÜCHNER und ONISHI 1967, ONISHI 1967, BÜCHNER und ONISHI 1968.

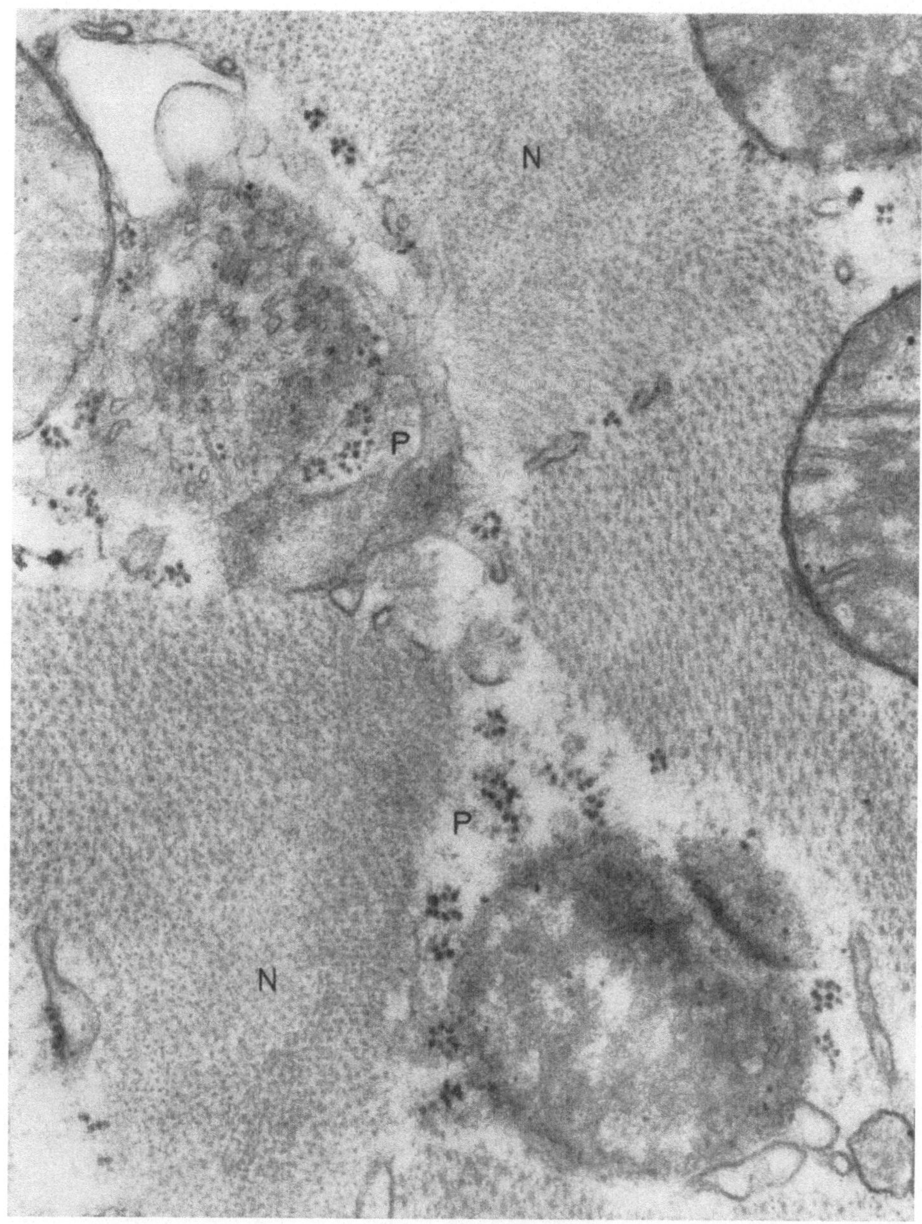

Abb. 15. Ausschnitt aus Herzmuskelzelle einer weißen Ratte nach 30minütiger Atmung von 3% O_2. Querschnitt durch einige Elementarfibrillen, z.T. mit Partialnekrose (*N*). Bandförmige Homogenisierung der Mitochondrien. Umlagerung der Mitochondrien von reichlich Polysomen (*P*), 1:60000. (Nach BÜCHNER, F., u. S. ONISHI: Der Herzmuskel bei akuter Coronarinsuffizienz im elektronenmikroskopischen Bild. München-Berlin-Wien 1968, Abb. 36)

branen in den homogenisierten Mitochondrien. Dabei werden die Cristae mitochondriales von der Peripherie des Mitochondriums her als konzentrisch geschichtete Doppelmembranen neugebildet (Abb. 14). Zugleich beobachtet man um homogenisierte Mitochondrien nach Sauerstoffmangelatmung wie nach Aderlaß

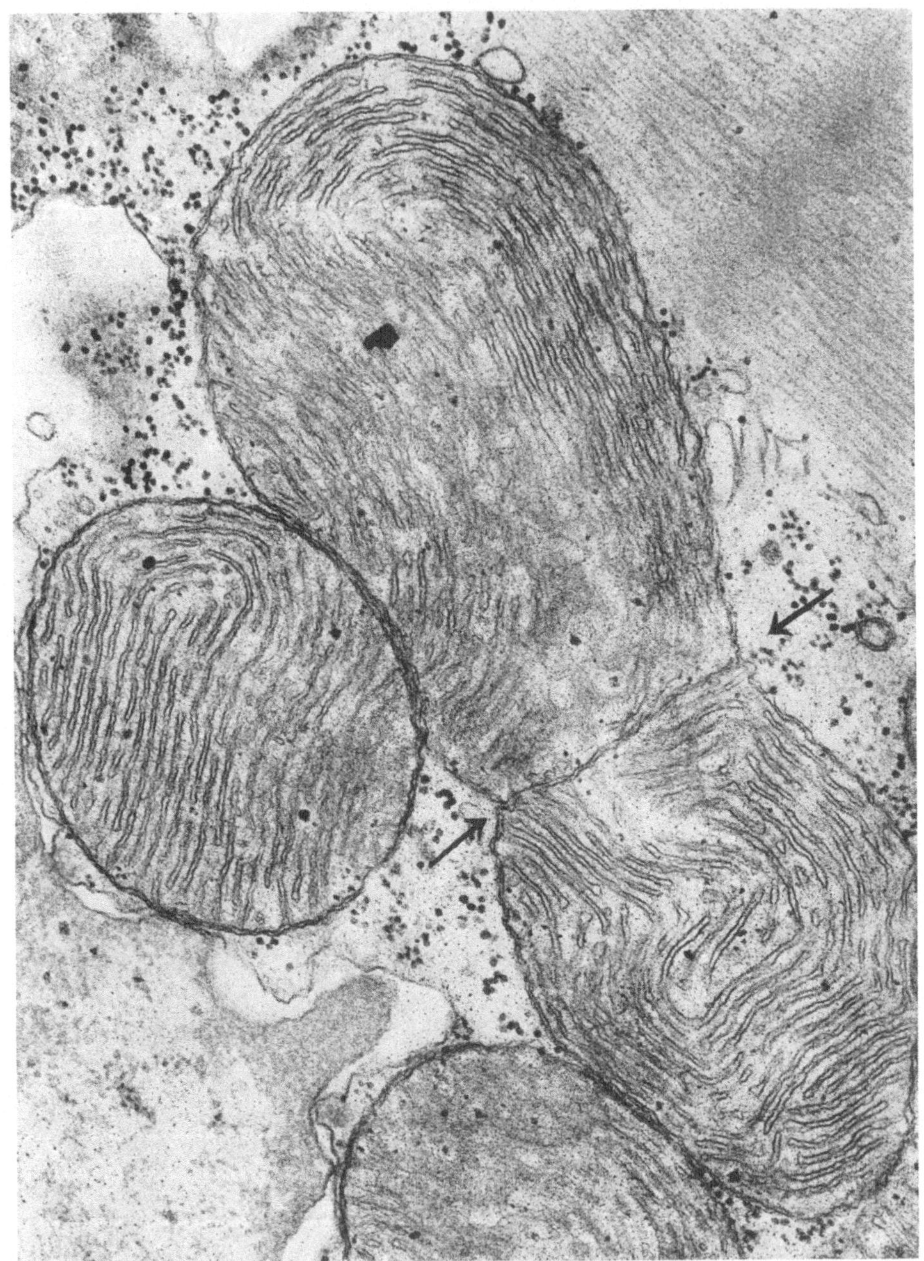

Abb. 16. Ausschnitt aus Herzmuskelzelle einer weißen Ratte 1 Tag nach Aderlaß mit 3 Mitochondrien, in dem linken und dem großen rechten Mitochondrium auffallend dichtliegende, zirkulär angeordnete Cristae mitochondriales, wahrscheinlich nach Neuaufbau. Am rechten Mitochondrium beginnende Querteilung durch geradlinig ausgespannte Doppelmembran (Pfeile) zur Mitochondrienverdoppelung. 1:50000. [Nach Onishi, S.: Beitr. path. Anat. **136** (1967), Abb. 4, mit freundlicher Genehmigung des Autors]

die Anreicherung von Ribosomen als Polysomen in typischer Rosetten- oder Spiralenform (Abb. 15). Dieses Phänomen kann wohl nur so verstanden werden, daß zum Wiederaufbau der Mitochondrienmembranen die genetische Information aus dem Kern notwendig ist, da die mitochondriale DNS, sofern sie bei der Homogenisierung der Mitochondrien erhalten bleibt, nur unspezifische Protein-Synthesen, aber nicht den Aufbau der Cristae mitochondriales zu steuern vermag. Schließlich haben die Untersuchungen ergeben, daß in der Erholungsphase nach Aderlaß im Zuge des Wiederaufbaues der Cristae mitochondriales *Verdoppelungen von Mitochondrien* durch Bildung doppelkonturierter Trennmembranen eintreten[1] (Abb. 16). Solche Mitochondrienverdoppelungen sind an Protozoen auch in der Erholungsphase nach temporärer Atmungshemmung durch Natriumazid nachgewiesen[2], außerdem am Leberparenchym nach Störungen des physiologischen Stoffwechsels durch Hunger während der Wiederfütterung[3], aber auch nach Einwirkung von Lebercarcinogenen auf das Leberparenchym[4]. Daß auch in anderen Organen unter akuter Einwirkung von Atmungshemmungen die dargestellten Mitochondrienveränderungen, vor allem im Sinne der Cristolyse, beobachtet wurden, sei hier nur kurz erwähnt. Ausführlich hat darüber E. MÖLBERT (1968) in Band II/5 dieses Handbuches berichtet.

Lange Zeit schien ein großer Phänomen- und Problembereich der allgemeinen Biologie und Pathologie sich der korrelierenden Vergleichung von Stoffwechsel und Struktur zu entziehen, nämlich *das zellvermehrende Wachstum und die Differenzierung während der Embryogenese und am reifen Organismus*. Bis an die Schwelle unserer Epoche war die Biologie in der Analyse der Entwicklungsprozesse, von Ausnahmen abgesehen, ganz auf die Morphogenese als Strukturbildung und Strukturentfaltung konzentriert. Vor allem hat sich die experimentelle Entwicklungsphysiologie von WILHELM ROUX bis zu HANS SPEMANN (1936) und seiner Schule betont auf die morphologisch erfaßbare Formbildung während der Entwicklung konzentriert. Sie vermochten dabei durch Isolierung bestimmter Keimbezirke die Möglichkeiten und Grenzen der *strukturellen Selbstdifferenzierung* embryonaler Organanlagen aufzuklären und durch Verpflanzung bestimmter Keimbezirke von dem einen auf den anderen Keim die Bedeutung der *induzierten Morphogenese* zu entdecken, vor allem die linseninduzierende Wirkung des transplantierten Augenbechers[5] und die Wirkung des Entomesoderms der dorsalen Urmundlippe als Organisator der Neuralanlage[6].

Freilich hatte schon THEODOR SCHWANN in seiner Dissertation unter JOHANNES MÜLLER (1834) nachgewiesen, daß die *normale Keimesentwicklung des Wirbeltieres Atmungsprozesse der Zellen* voraussetzt, und daß Keime unter radikalem Sauerstoffmangel alsbald absterben. Später haben dann OTTO WARBURG (1924) und in neuerer Zeit vor allem H. u. H. TIEDEMANN (1954—1966) sowie DUSPIVA (1958—1966) die Bedeutung der Atmung des Keimes für die normale Früh- und Spätentwicklung, vor allem auch für die *Synthesen der Nucleinsäuren und Proteine* im Stoffwechsel des Wirbeltierkeimes, herausgearbeitet. Darüber hinaus konnten seit 1946 verschiedene Arbeitsgruppen in systematischen Experimenten zeigen, daß *unter Hemmung der Atmung* von Amphibien-, Hühnchen- und Säugerkeimen durch temporären Sauerstoffmangel oder durch temporäre Einwirkung von Blausäure *phasenspezifische Mißbildungen* entstehen. Wegen Einzelheiten dieser Arbeiten verweisen wir auf unseren Beitrag von 1957 in diesem Handbuch (Band IV/2) sowie auf die inzwischen erschienene Abhandlung von WARKANY (1965)[7], für die experimentelle Reproduktion von Herzfehlern durch Atmungshemmung auf die Arbeiten von SCHELLONG (1954) und HARING (1965, 1966).

---

[1] ONISHI 1967, BÜCHNER und ONISHI 1968. [2] WOHLFARTH-BOTTERMANN 1966.
[3] FAWCETT 1955. [4] LAFONTAINE und ALLARD 1964.
[5] LEWIS 1904, 1907a und b, SPEMANN 1908; vgl. auch O. MANGOLD 1931.
[6] SPEMANN und HILDE MANGOLD 1924.
[7] WILSON und WARKANY 1965.

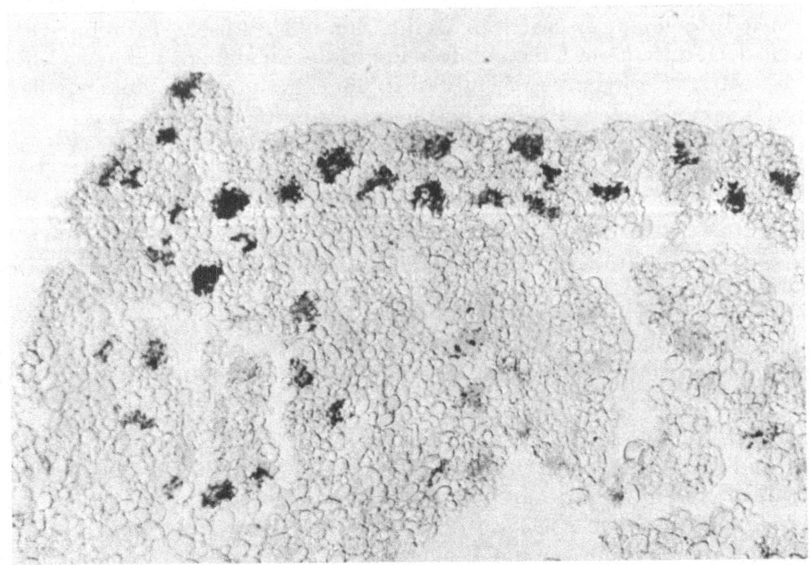

Abb. 17a. Frontaler Schnitt durch Keim von Triturus helveticus im Harrison-Stadium 18 nach 3stündiger Einwirkung von Thymidin-^{3}H. Starke Markierung der DNS-Verdoppelungen in den Kernen der Neuralplatte, im übrigen Keim nur mäßige Markierung. [Nach BÜCHNER, F., u. H. HARA: Beitr. path. Anat. **134** (1966), Abb. 6b]

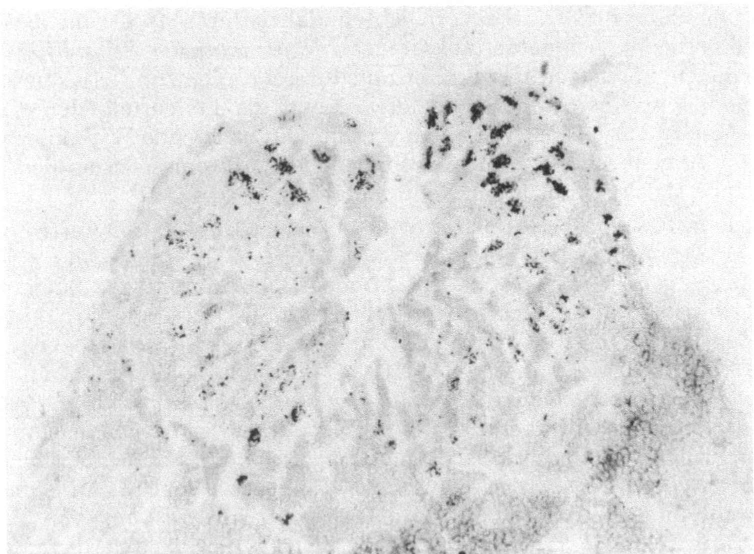

Abb. 17b. Keim von Triturus helveticus im Harrison-Stadium 19 nach 3stündiger Einwirkung von Thymidin-^{3}H. Besonders starke Markierung über den Kernen des beiderseitigen Neuralwulstes, feinkörnige Markierung über Kernen der übrigen Neuralanlage. [Nach BÜCHNER, F., u. H. HARA: Beitr. path. Anat. **134** (1966), Abb. 8]

Die biochemischen Arbeiten hatten schon auf die mögliche Bedeutung der Hemmung der Nucleinsäure-Synthese für die Entstehung solcher Mißbildungen durch Atmungshemmung hingewiesen[1]. Auch haben verschiedene Untersucher für

[1] H. und H. TIEDEMANN 1954, TIEDEMANN 1957, DUSPIVA 1958—1962, HAGENS, DUSPIVA und WILLER 1965.

einzelne Entwicklungsstadien versucht, durch autoradiographische Untersuchungen Einblicke in den Nucleinsäure- und Protein-Stoffwechsel des Wirbeltierkeimes zu gewinnen. Dabei bedienten sie sich allerdings ^{14}C- oder ^{35}S-markierter, also überwiegend polyvalenter Vorstufen des DNS-, RNS- und Proteinstoffwechsels[1]. Eine *systematische Durcharbeitung der DNS-, RNS- und Protein-Synthesen in den verschiedenen Stadien der Früh- und Spätentwicklung* ist aber erst mit ^{3}H-markierten Vorstufen an Amphibienkeimen (Triturus helveticus) gelungen[2]. Diese Untersuchungen hatten durch lichtmikroskopische Serienuntersuchung der Autoradiogramme zahlreicher markierter Keime der verschiedenen Entwicklungsstufen

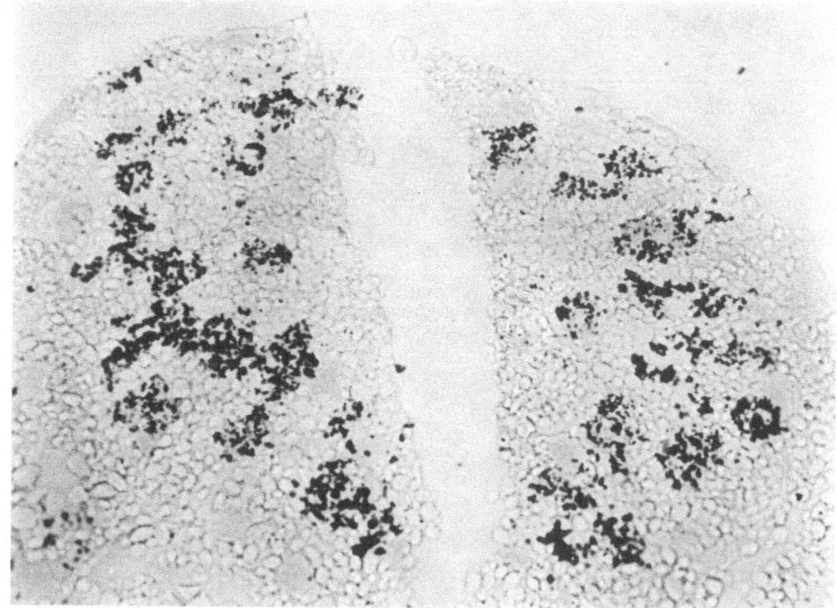

Abb. 18. Keim von Triturus helveticus im Harrison-Stadium 22 mit geschlossenem Neuralrohr nach 3stündiger Einwirkung von Thymidin-^{3}H. Intensive Markierung der DNS-Verdoppelungen über den meisten Kernen des quergetroffenen Neuralrohres. [Nach BÜCHNER, F., u. H. HARA: Beitr. path. Anat. **134** (1966), Abb. 9a]

die folgenden Ergebnisse: In der Frühentwicklung sind im Gastrula-Stadium das zur Neuralanlage bestimmte Ektoderm, im Neurula-Stadium die Neuralplatte, die Neuralwülste und das Neuralrohr (Abb. 17 und 18) und im Schwanzknospenstadium die Hirn- und Schwanzknospenanlage die Zonen des intensivsten DNS-Stoffwechsels zur Vorbereitung lebhafter mitotischer Zellvermehrungen. In der Spätentwicklung nach dem Schlüpfen der Larve reduzieren sich dagegen die DNS-Synthesen in den Anlagen von Hirn und Rückenmark mehr und mehr auf bestimmte, allein noch zur mitotischen Zellvermehrung fähige Indifferenzzonen (Abb. 20). Gleichzeitig kommt es zur Bildung der Anlagen von Auge und Riechorgan und in diesen zunächst zu diffusen über die Organanlage zerstreuten DNS-Verdoppelungen in zahlreichen Zellkernen, mit fortschreitender Differenzierung aber mehr und mehr auch hier zu einer Konzentrierung der Synthesen auf die embryonalen Indifferenzzonen dieser Organe (Abb. 19). Das gleiche gilt von den Eingeweideorganen und vom Herzmuskel. Mit den DNS-Synthesen gehen die durch Markie-

[1] FICQ 1954, SIRLIN und WADDINGTON 1954, SIRLIN, BRAHMA und WADDINGTON 1956, SIRLIN 1955, TENCER 1958, DUSPIVA und WILLER 1962.

[2] BÜCHNER 1966, BÜCHNER und HARA 1966, HARA 1966, 1967.

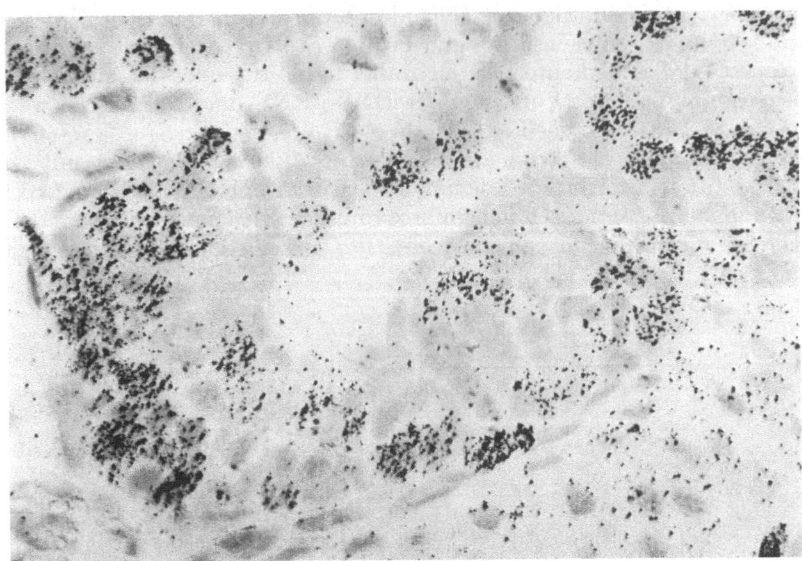

Abb. 19a. Riechgrube einer 8,5 mm langen Larve von Triturus helveticus nach 8 Std Einwirkung von Thymidin-^{3}H. Intensive Markierung von DNS-Verdoppelungen in der ganzen Anlage des Riechorgans

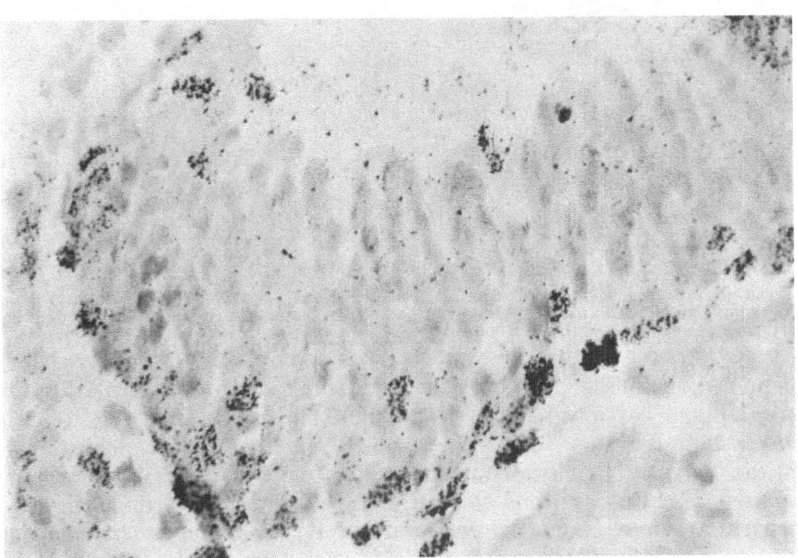

Abb. 19b. Riechorgan einer Larve von Triturus helveticus von 10,5 mm Länge nach 3 Std Einwirkung von Thymidin-^{3}H. Beschränkung der DNS-Verdoppelungen auf die embryonale Indifferenzzone des Riechorgans. [Abb. 19a u. b nach Hara, H.: Beitr. path. Anat. **134** (1966), Abb. 7a u. b, mit freundlicher Genehmigung des Autors]

rung nachweisbaren RNS-Synthesen während der Larvenentwicklung weitgehend parallel. Die Proteinsynthesen zeigen ihrerseits während der Larvenentwicklung in den Zonen intensivster DNS- und RNS-Synthesen ihr Maximum, sind aber nach den autoradiographischen Befunden in mäßigem Ausmaß auch jeweils in der übrigen Organanlage nachweisbar[1]. Wir können aus diesen Befunden das folgende

[1] Hara 1967.

schließen: Die sich schrittweise vollziehende Bildung der Organanlagen setzt *in der Phase des zellvermehrenden Wachstums intensive DNS-, RNS- und Protein-Synthesen* voraus, die ihren Intensitätsgipfel im Ablauf der Gesamtentwicklung schrittweise von dem einen zum anderen Keimbezirk und von der einen Organanlage zur anderen verlagern. Dagegen geht die allmähliche Differenzierung der Organanlagen mit einer *Konzentrierung der DNS- und RNS-Synthesen auf die sich ausbildenden embryonalen Indifferenzzonen der Organanlagen* einher, die

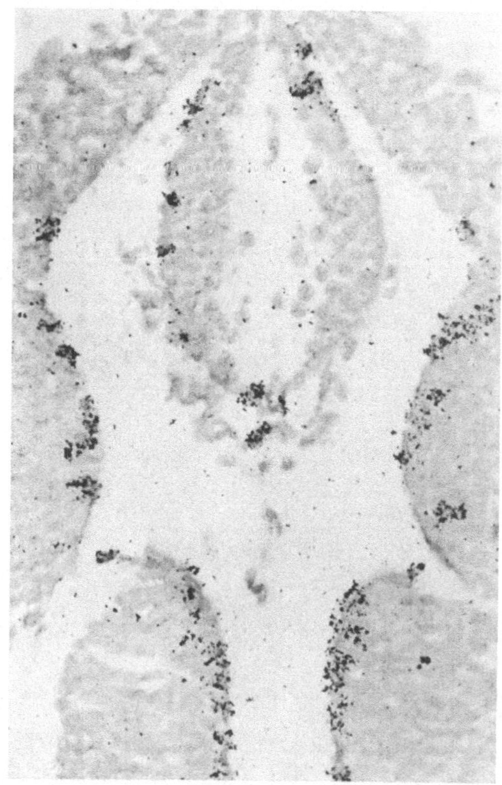

Abb. 20. Frontalschnitt durch das Mittelhirn einer 26 Tage alten 10,5 mm langen Larve von Triturus helveticus nach 8 Std Einwirkung von Thymidin-^{3}H. Markierung von DNS-Verdoppelungen nur noch in der ventrikelnahen embryonalen Indifferenzzone des Mittelhirns. [Nach Hara, H.: Beitr. path. Anat. 134 (1966), Abb. 3a, mit freundlicher Genehmigung des Autors]

schließlich an der Hirn- und Rückenmarksanlage nur noch eine einschichtige Zelllage um die Ventrikel und um den Zentralkanal der Rückenmarksanlage bilden (Abb. 20). *Der Dynamik der Morphogenese entspricht also im Ablauf der Entwicklung die Dynamik der Synthesen und des Umsatzes von DNS, RNS und Protein, die Gipfel der embryonalen Wachstumsvorgänge sind zugleich Gipfel dieser Stoffwechselprozesse* (Abb. 21).

Wie schon seit Brachet (1941) vermutet und durch biochemische Untersuchungen an Amphibienkeimen wahrscheinlich gemacht worden war[1], ergaben die autoradiographischen Untersuchungen ferner, daß *Amphibienkeime* (Triturus helveticus) *unter Sauerstoffmangel ihre DNS-, RNS- und Protein-Synthesen völlig einstellen*, und daß nach dem temporären Sauerstoffmangel die Synthesen z.T.

[1] Duspiva 1959, 1962, Tiedemann und Born 1960.

überstürzt gesteigert werden[1]. Mit diesen Untersuchungen war zugleich ein Schlüssel für das Verständnis der Entstehung von Mißbildungen durch temporäre experimentelle Atmungshemmung während der Früh- und Spätentwicklung von Amphibien-, Hühnchen- und Säugerembryonen gewonnen. Ohne weiteres lassen sich hier ferner die Beobachtungen einordnen, nach denen *durch Glucose-Mangel* an Hühnchenkeimen, denen Insulin in den Dottersack eingeträufelt wurde, *phasenspezifische Mißbildungen* entstanden, vor allem durch entsprechende Wahl der

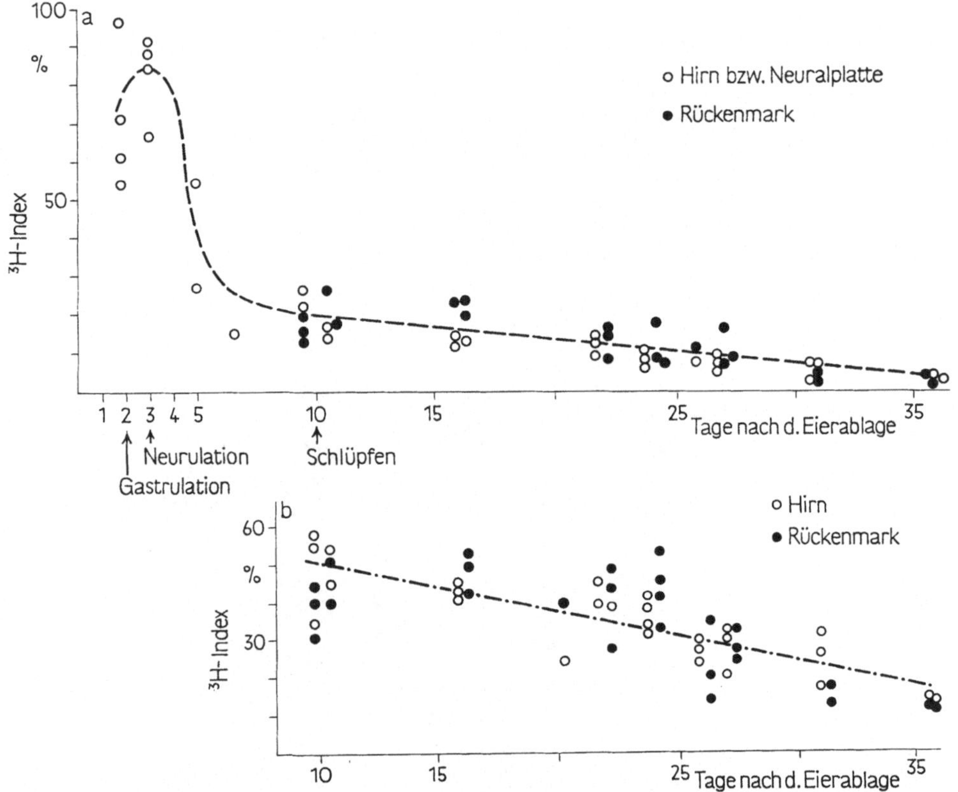

Abb. 21a u. b. ^{3}H-Indices normaler Keime und Larven von Triturus helveticus in den Anlagen von Hirn und Rückenmark bzw. ihren Vorstufen. a Während der gesamten Entwicklung in der ganzen Anlage, b in den Indifferenzzonen von Larven vor und nach dem Schlüpfen. Gradienten der Intensität der DNS-Verdoppelungen. [Nach Hara, H.: Beitr. path. Anat. **134** (1966), Abb. 12, mit freundlicher Genehmigung des Autors]

Entwicklungsphase das Bild der Stummelextremitäten[2]. In diesen Versuchen liegt eine Hemmung der Atmungsprozesse durch Substratmangel und zugleich eine Hemmung der anaeroben Glykolyse vor. Noch wichtiger erscheinen uns aber die Beziehungen dieser Befunde zu den Beobachtungen von Gregg (1941) sowie von Töndury (1955) über *virusbedingte Mißbildungen* bei Röteln der Mutter, bei denen Töndury schon die *Störungen des Nucleinsäurestoffwechsels* infolge des Virusbefalles in den Vordergrund der Deutung gerückt hatte[3]. Auch bei anderen Viruskrankheiten konnten Mißbildungen beobachtet werden. Sie erklären sich bei den RNS- wie bei den DNS-Viren damit, daß die sich vermehrenden Viren mit dem

[1] Büchner und Hara 1966, Hara 166, 1967.
[2] Landauer 1947—1951, Landauer und Bliss 1946, Landauer und Lang 1946, Landauer und Rhodes 1952, Zwilling 1948, 1951.
[3] Vgl. auch Töndury 1962.

Nucleinsäurestoffwechsel der von ihnen befallenen Zellen interferieren und den embryonalen Zellstoffwechsel mehr oder weniger intensiv einschränken, vor allem in den stoffwechselaktivsten Bezirken des Keimes, so daß je nach der Entwicklungsphase der embryonale Nucleinsäure- und Protein-Stoffwechsel bald in dieser, bald in jener Organgruppe unterbrochen wird.

Eine verwandte Wirkung haben aber auch die *Antimetaboliten des DNS- und RNS-Stoffwechsels oder ihre Vorstufen*. Untersuchungen über die *teratogenetische Wirkung* solcher Antimetaboliten begannen mit den Beobachtungen von GIROUD (1951), der als Erster die Entstehung von Mißbildungen durch experimentellen *Folsäuremangel* nachweisen konnte. Folsäure katalysiert die Synthese von Thymin und ist daher für die Synthese von Desoxyribonucleinsäure unerläßlich. Die Befunde wurden nicht nur bestätigt[1]. Sie konnten darüber hinaus auch dahin ergänzt werden, daß an Rattenembryonen durch *Aminopterin*, einen Antimetaboliten der Folsäure, nach Injektion am 9.—11. Entwicklungstag bei 90% der Neugeborenen Lippenspalten auftraten[2]. In weiteren Untersuchungen wurde für eine ganze Reihe anderer Antimetaboliten des DNS- oder RNS-Stoffwechsels ebenfalls die teratogene Wirksamkeit nachgewiesen[3]. In allen diesen Experimenten waren die Mißbildungen wiederum phasenspezifisch.

Unter den experimentellen Mißbildungen, die nicht auf Genschäden zurückgehen, wird also *durch temporäre Atmungshemmung, durch Viren und durch Antimetaboliten* jeweils in der Phase der Einwirkung des Faktors der Nucleinsäure- und Proteinstoffwechsel mehr oder minder schwer gestört mit dem Ergebnis, daß *in den Keimbezirken intensivsten Stoffwechsels der normale Fluß der für die Entwicklung notwendigen Nucleinsäure- und Proteinsynthesen verzögert oder unterbrochen* wird und daß *dadurch phasenspezifische Störungen der Morphogenese des Keimes* zustande kommen.

Nach diesen Untersuchungen über Wachstum und Differenzierung am Wirbeltierkeim war zu erwarten, daß auch im ausgereiften Organismus DNS-Verdoppelungen unter physiologischen Bedingungen *an allen Wechselgeweben* nachweisbar sind, d.h. in den mehrschichtigen Plattenepithelstrukturen der Epidermis und der Plattenepithelschleimhäute sowie an den Drüsenschleimhäuten, von denen bekannt ist, daß sie fortgesetzt Zellen abstoßen und adäquat Zellen ersetzen. Autoradiographische Untersuchungen an diesen Strukturen erwachsener Säuger haben einen besonders klaren Beweis für die seit langem bekannte Tatsache erbracht, daß in diesen Schleimhäuten und in der Epidermis bestimmt gelagerte *Indifferenzzonen das physiologische Ersatzwachstum* bestreiten[4]. Ausschließlich in diesen Indifferenzzonen, an der Epidermis und den mehrschichtigen Plattenepithelschleimhäuten in der basalen Zellschicht, an den Drüsenschleimhäuten in der mittleren Zone der Drüsenschläuche oder in ihrer Tiefe, sind in Zellkernen DNS-Verdoppelungen nachzuweisen.

Mit dieser *Polarität von Wachstum und Differenzierung* von noch wachstumsfähigen und nach Differenzierung nicht mehr wachstumsfähigen Zellen in der Embryogenese und am reifen Organismus war die Frage aufgeworfen, ob sich die *elektronenmikroskopisch nachweisbare Feinstruktur* an beiden Zelltypen unterscheidet. Das konnte tatsächlich zunächst von PALADE (1955) an erwachsenen Ratten bewiesen werden. Bei ihnen zeigten die undifferenzierten Zellen der Indifferenzzone der Darmschleimhaut außerhalb der Kernumgebung nur wenige Profile

---

[1] EVANS, NELSON und ASLING 1951. [2] NELSON, ASLING und EVANS 1952.
[3] TUCHMANN-DUPLESSIS und MERCIER-PAROT 1963, KARNOFSKY 1965.
[4] LEBLOND, MESSIER und KOPRIVA 1959, OEHLERT und TH. BÜCHNER 1961, KOBURG und SCHULTZE 1961, LEBLOND, GREULICH und PEREIRA 1964, OEHLERT, KARASEK und BERTELMANN 1966, OEHLERT 1966, EDER 1966.

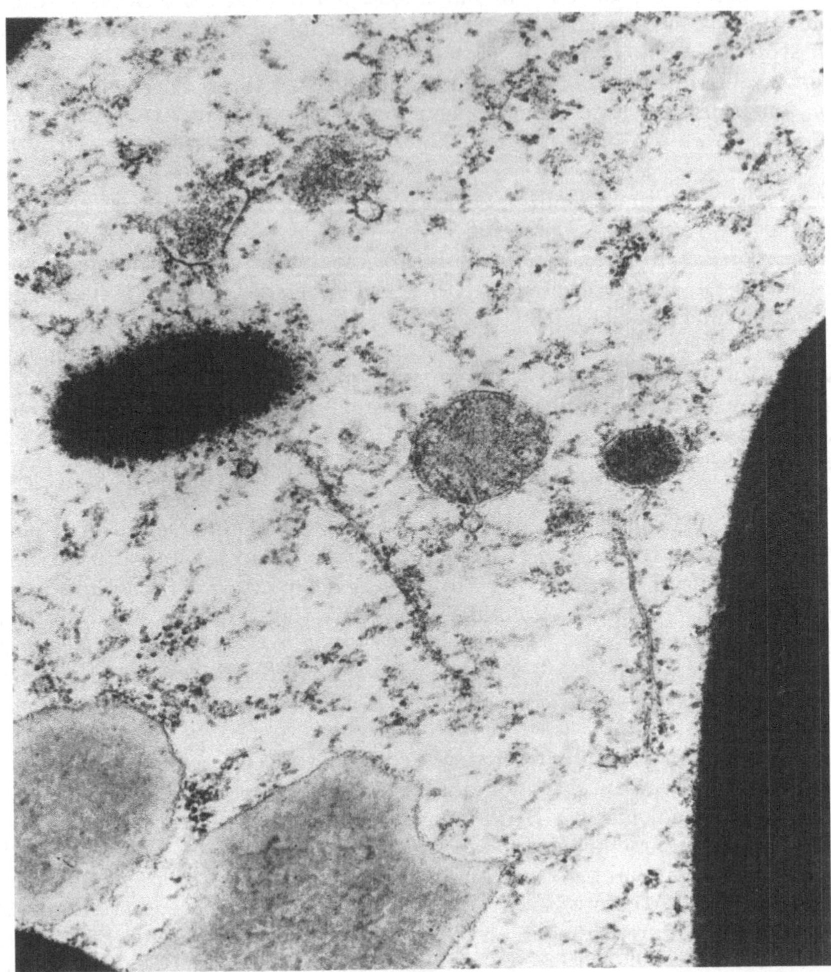

Abb. 22a. Ausschnitt aus Embryonalzelle von Triturus helveticus im 16-Zellen-Stadium. Kleine Gruppen von Polysomen, strichförmige Mikrotubuli. Rechts und links schwarz Dotterplättchen, unten links zwei Lipidtropfen. 1:30000. [Nach SASAKI, M., u. F. BÜCHNER: Beitr. path. Anat. **134** (1966), Abb. 2]

von endoplasmatischem Reticulum, dagegen dichte Ansammlungen freier RNS-Granula im Cytoplasma, während die differenzierten Zellen durch Ergastoplasma mit ribosomenbesetzten Membranen gekennzeichnet waren. Aus diesen und anderen Beispielen[1] leitete PORTER (1961) ab, daß generell *die undifferenzierte, proliferationsbereite Zelle durch reichlich freie Ribosomen*, aber den *Mangel an Ergastoplasma mit ribosomenbesetzten Membranen gekennzeichnet* ist, dagegen *die differenzierte, nicht mehr proliferierende Zelle durch typisches spezifisches Ergastoplasma mit ribosomenbesetzten Membranen.*

Diese Unterschiede sind auch deutlich in neueren Arbeiten über die *Zelldifferenzierung während der Embryogenese* herausgearbeitet. So zeigte die Differenzierung des *Neuralsystems am Hühnchenkeim* entsprechende Unterschiede zwischen den noch teilungsfähigen Matrixzellen der Neuralanlage und den differenzierten

[1] SLAUTERBACK und FAWCETT 1959.

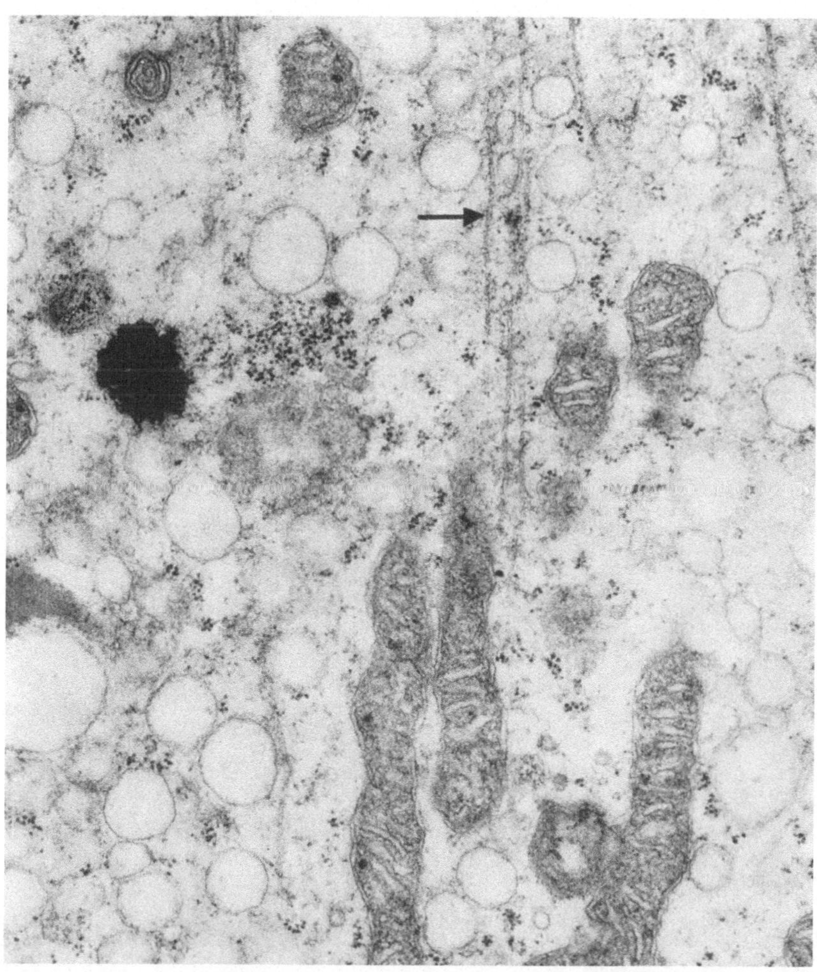

Abb. 22b. Ausschnitt aus Embryonalzelle der Neuralplatte einer Neurula von Triturus helveticus (Harrison-Stadium 18). Zunahme der Polysomen, Ausbau der Cristae mitochondriales. Zahlreiche Vesikeln. Strichförmige Mikrotubuli (Pfeil). 1:30000. [Nach SASAKI, M., u. F. BÜCHNER: Beitr. path. Anat. **134** (1966), Abb. 5]

Neuralzellen[1]. *An Amphibienkeimen* (Triturus helveticus) stellten sich *die Differenzierungsschritte* von der befruchteten Eizelle bis zur funktionierenden Neuralzelle der Hirnanlage folgendermaßen dar[2] (Abb. 22—24): Die Zellen der Blastula lassen hier und da Polysomen und zuerst spärliche, allmählich an Zahl zunehmende kleine Vesikeln ohne Ribosomenbesatz erkennen. In der Gastrula sowie in der Neurula reichern sich die Polysomen mehr und mehr an, besonders auch in der Anlage des Zentralnervensystems. Ergastoplasmamembranen mit Ribosomenbesatz treten aber erst an der geschlüpften Larve in den nicht mehr teilungsfähigen Neuroblasten der Hirnanlage auf, und zwar in einem Stadium, in dem die Larven spontan und bei leichter Berührung Bewegungen ausführen. Schließlich konnte an der *Retina des Hühnchenkeims* der gleiche Unterschied zwischen Matrixzellen und reifenden Photoreceptoren und Ganglienzellen herausgearbeitet werden[3].

[1] FUJITA und FUJITA 1963, ESCHNER und GLEES 1963, GLEES 1964, WECHSLER 1963, 1964, 1966.

[2] SASAKI und BÜCHNER 1966. [3] MELLER 1964, 1968, MELLER und BREIPOHL 1965.

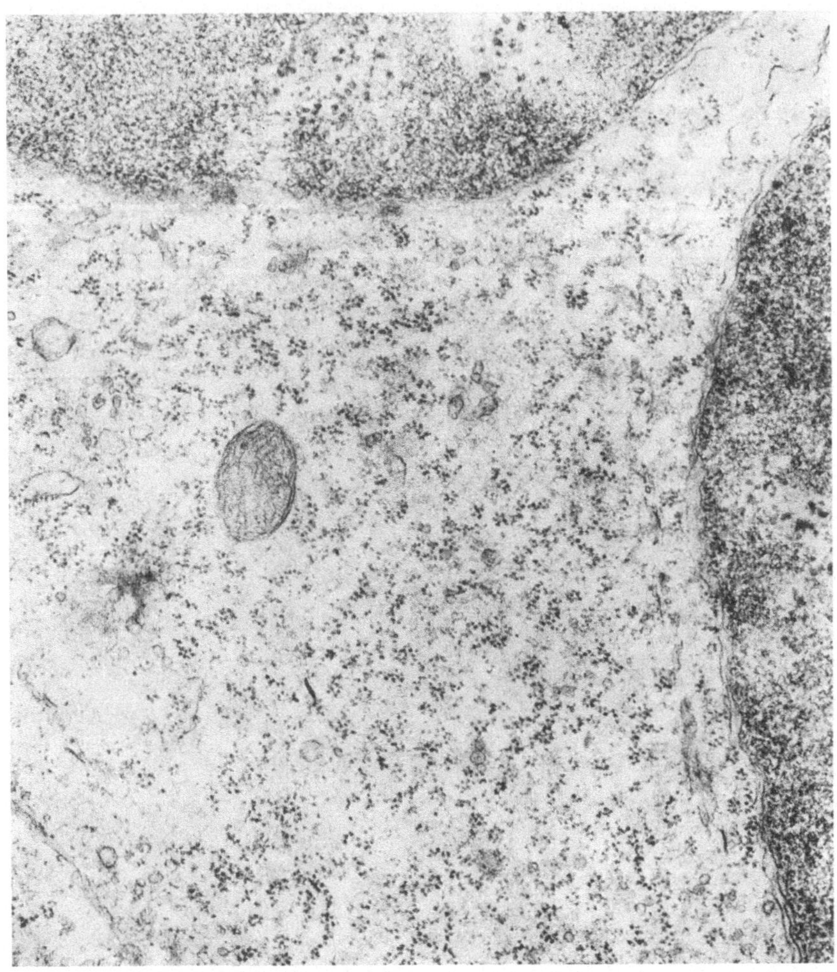

Abb. 23a. Embryonalzelle aus der Indifferenzzone des Hirns einer jungen Trituruslarve. Im Cytoplasma zahlreiche freie Ribosomen als Polysomen, kein ribosomenbesetztes endoplasmatisches Reticulum. Nur wenige kleine Vesikeln. Typus der noch teilungsfähigen Matrixzelle. 1:35000

Am reifen Organismus ließ sich die Gesetzmäßigkeit des Unterschiedes der Feinstruktur von noch wachstumsfähigen und schon differenzierten Parenchymzellen besonders überzeugend für den *Cyclus der Uterusschleimhaut* nachweisen. Ihre Epithelien zeigen bei der Ratte im Prooestrus, also in der Phase der Proliferationsfähigkeit der Schleimhaut, eine lebhafte Zunahme der freien Ribosomen als Polysomen, aber keine Ergastoplasmastrukturen mit Ribosomen-besetzten Membranen. Dagegen treten im Metoestrus, also in der Differenzierungsphase der Schleimhaut, zunehmend reichlich Ergastoplasmastrukturen mit ribosomenbesetzten Membranen in den Drüsenzellen auf[1] (Abb. 25—27). Die gleichen Unterschiede sind an reifen kastrierten weiblichen Ratten nach provoziertem Oestrus nachweisbar. Unter der Zufuhr von Oestrogen reichern sich hier in den proliferationsfähigen Epithelien der Uterusschleimhaut mehr und mehr freie Ribosomen als Polysomen an. Erst nach zusätzlicher Progesteronzufuhr, also in der Differenzierungsphase

[1] KRONE, RICKERS und ONISHI 1967, KRONE und RICKERS 1967.

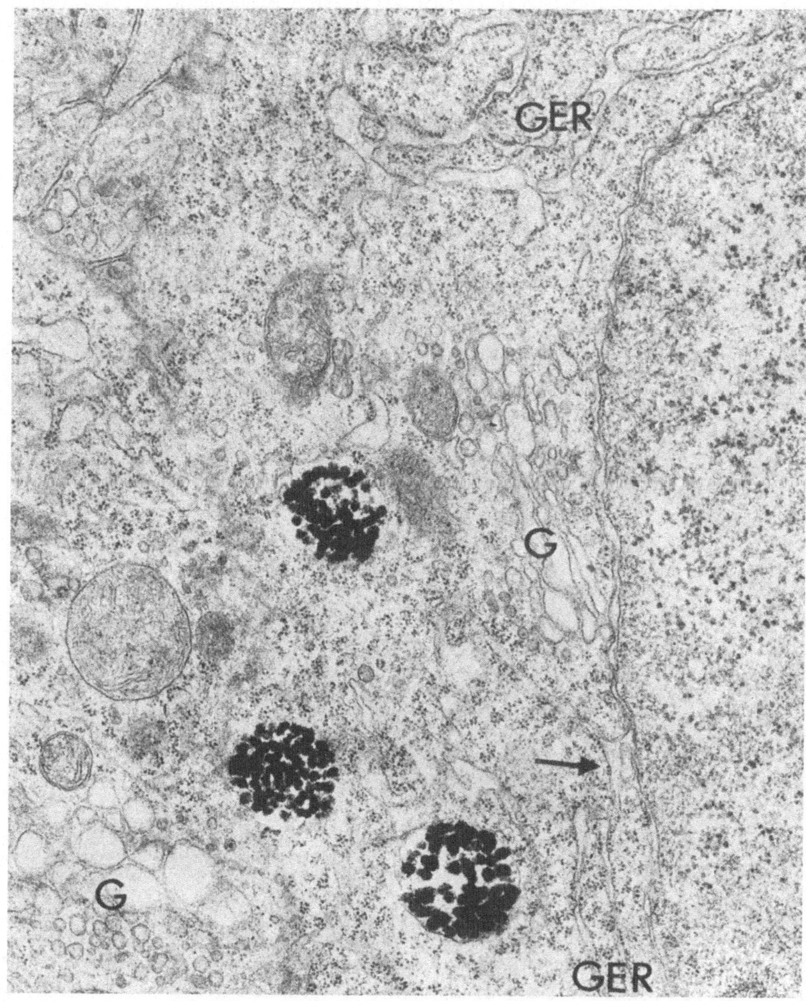

Abb. 23b. Neuralzelle des Hirns aus der Differenzzone der gleichen jungen Larve wie in Abb. 23a. Ribosomenbesetztes granuliertes endoplasmatisches Reticulum (*GER*) oben und unten rechts. Außerdem zahlreiche freie Ribosomen als Polysomen. Zwei Golgi-Apparate (*G*). Typus der differenzierten, nicht mehr teilungsfähigen embryonalen Neuralzelle. 1:24000. [Nach SASAKI, M., u. F. BÜCHNER: Beitr. path. Anat. **134** (1966), Abb. 7 (=23a) und Abb. 8 (=23b)]

der Uterusschleimhaut, treten Ergastoplasmastrukturen mit ribosomenbesetzten Membranen hinzu[1] (Abb. 28—30). Inzwischen konnten an der menschlichen Uterusschleimhaut einerseits während der Proliferationsphase, andererseits während der Differenzierungsphase die gleichen Unterschiede in der Feinstruktur der Schleimhautepithelien der Uterusschleimhaut elektronenmikroskopisch nachgewiesen werden[2].

Alle diese Beobachtungen sprechen übereinstimmend dafür, daß die freien Ribosomen als Polysomen sich in der Wachstumsphase vermehren, daß in dieser Phase aber noch kaum spezifische Ergastoplasmastrukturen vorliegen, während

[1] RICKERS und KRONE 1967.
[2] ONISHI, RICKERS und KRONE 1968.

mit dem Auftreten von spezifischem Ergastoplasma mit ribosomenbesetzten Membranen die Proliferationsfähigkeit der Zellen sistiert. Wachstum und Differenzierung repräsentieren sich also auch in der Feinstruktur der Zelle, und vieles spricht für die These von GLEES (1963), daß die freien Ribosomen als Polysomen die Bildung der unspezifischen, für die Zellvermehrung notwendigen Strukturproteine induzieren, die membrangebundenen Ribosomen der Ergastoplasmastrukturen

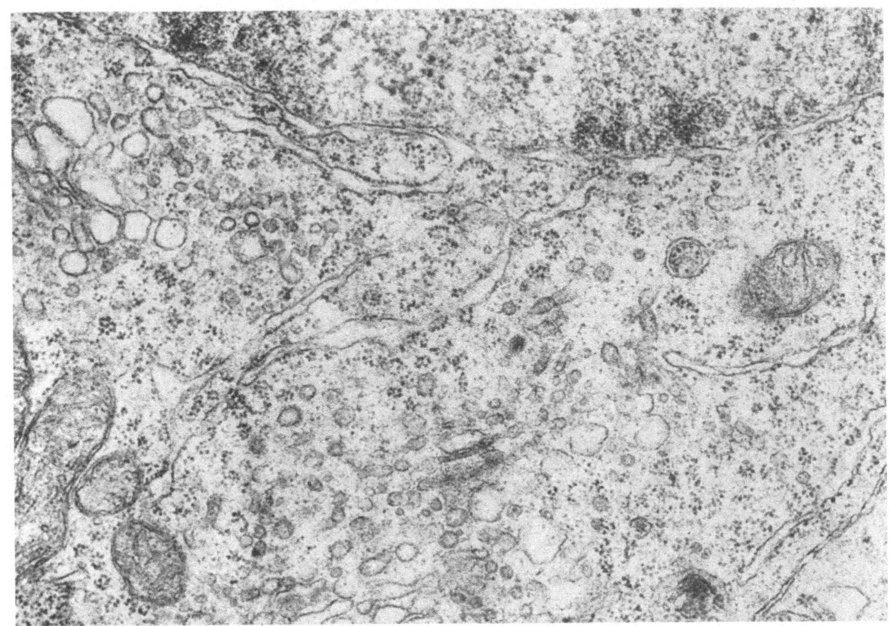

Abb. 24. Ausschnitt aus Neuralzelle der Differenzzone einer jungen Triturus-Larve mit ribosomenbesetztem granuliertem endoplasmatischem Reticulum und daneben reichlich Ribosomen als Polysomen. Links Golgi-Apparat. 1:36000. [Nach SASAKI, M., u. F. BÜCHNER: Beitr. path. Anat. **134** (1966), Abb. 9]

dagegen in der reifen, nicht mehr proliferierenden Zelle die Synthese der Funktionsproteine mit organspezifischer Leistung. Diese Auffassung wird ganz besonders durch die Beobachtungen am Amphibienkeim gestützt, nach denen Ergastoplasmastrukturen mit ribosomenbesetzten Membranen genau in der Phase der Larvenentwicklung auftreten, in der die Funktion der Neuroblasten, nachweisbar an den spontanen und durch Reize auslösbaren Bewegungen, einsetzt[1].

Es lag nahe, die Korrelierung zwischen Stoffwechsel und Struktur bei Wachstum und Differenzierung systematisch auch auf die Pathologie auszudehnen und an klassischen Wachstums- und Differenzierungsstörungen autoradiographisch den DNS-, RNS- und Proteinstoffwechsel und elektronenmikroskopisch die Besonderheiten der Feinstruktur herauszuarbeiten. Zu exemplarischen Ergebnissen führten hier zunächst vor allem systematische Untersuchungen über die *Regeneration des Leberparenchyms nach Teilhepatektomie*[2]. Nach Zweidrittel-Resektion der Leber traten bei der Ratte nach 12—18 Std im Restparenchym die ersten DNS-Verdoppelungen in den Leberparenchymzellen auf, sie erreichten nach 24—36 Std einen Höhepunkt mit einem Maximum von DNS-Verdoppelungen in 30% der Parenchymzellen, denen nach weiteren 6 Std ein Mitosenmaximum folgte.

---

[1] SASAKI und BÜCHNER 1967.

[2] OEHLERT, HÄMMERLING und BÜCHNER 1962, GRISHAM 1962, KLINMAN und ERSLEY 1963, EDWARDS und KOCH 1964; bei der Maus BADE, SADNIK, PILGRIM und MAURER 1966.

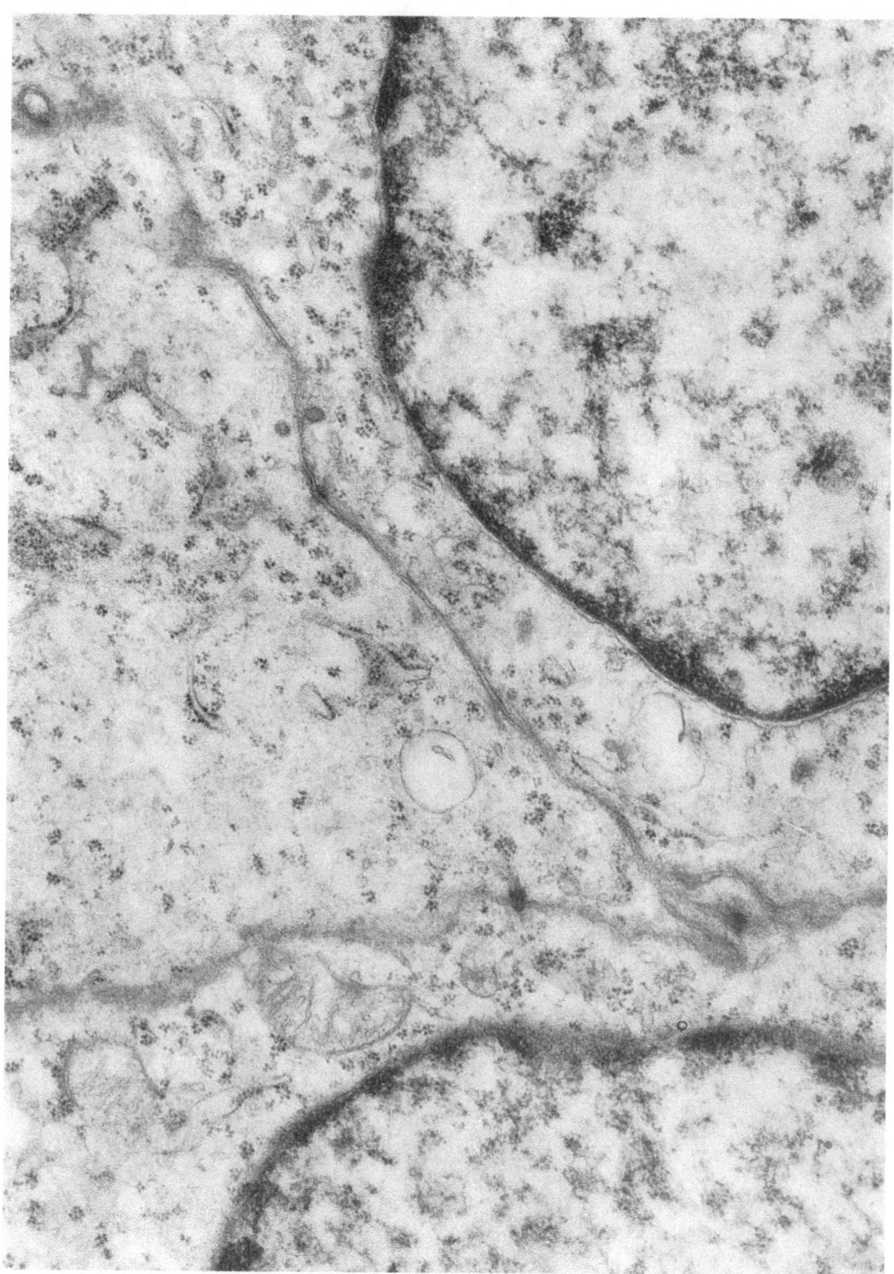

Abb. 25. Elektronenmikroskopisches Bild zweier benachbarter Epithelzellen der Uterusschleimhaut der weißen Ratte im Dioestrus. Diffus im Cytoplasma verteilte relativ spärliche Ribosomen, überwiegend als Polysomen. Spärliche Mitochondrien, einige glattwandige Vesikeln. 1:25000. [Nach KRONE, H. A., u. K. RICKERS: Beitr. path. Anat. **135** (1967), Abb. 1, mit freundlicher Genehmigung der Autoren]

Dabei war zugleich eine charakteristische Verkürzung der DNS-Synthesezeit gegenüber der Norm zu sehen[1]. Elektronenmikroskopisch waren an den

[1] STÖCKER und BACH 1965, STÖCKER und HEINE 1965.

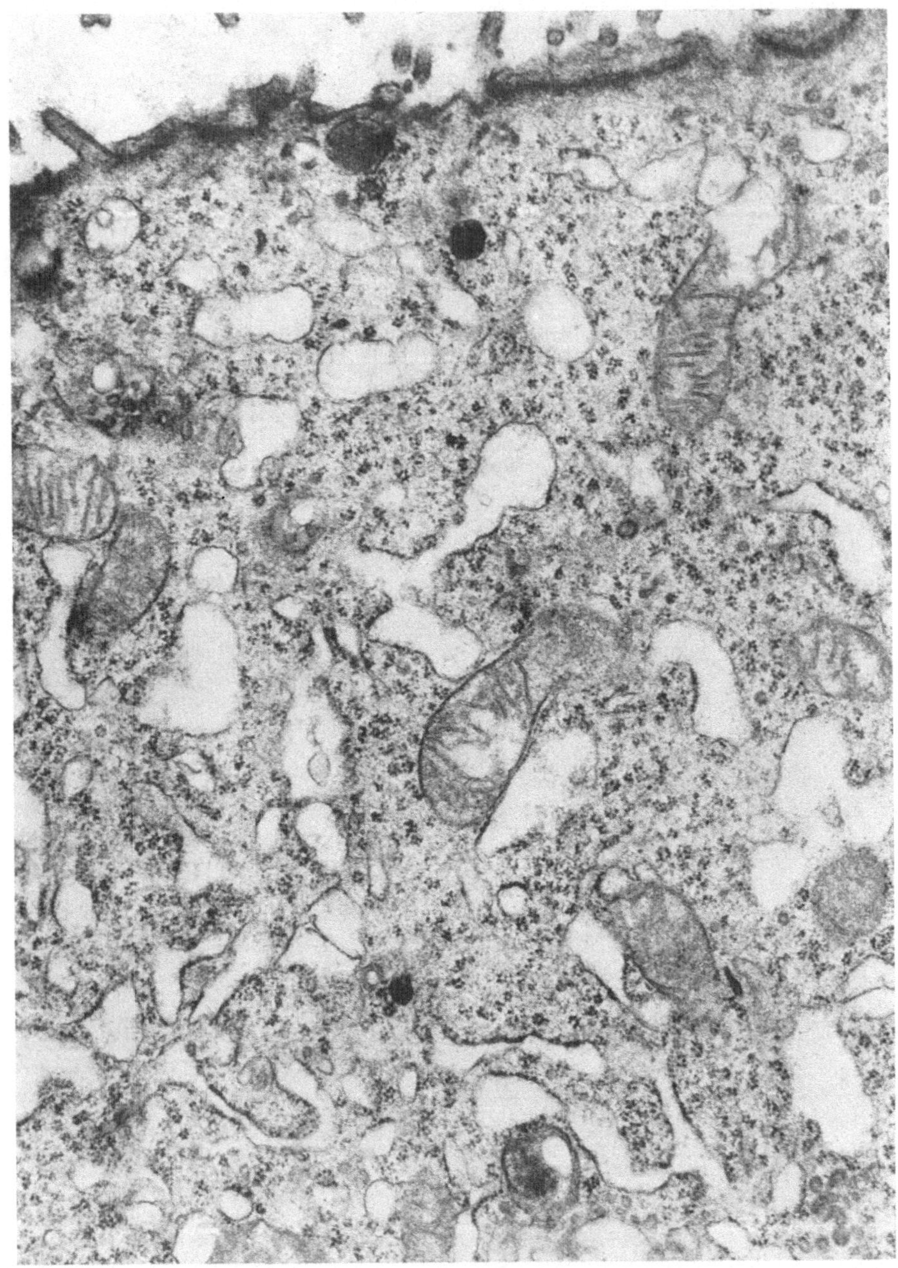

Abb. 26. Epithelzelle der Uterusschleimhaut der weißen Ratte im spontanen Oestrus. Reichlich Ribosomen, überwiegend als Polysomen. Zahlreiche erweiterte Vesikeln des endoplasmatischen Reticulums ohne Ribosomenbesatz. Kein granuliertes endoplasmatisches Reticulum. Zahreiche Cristae mitochondriales. Deutliche Mikrovilli an der Oberfläche (oben). 1:25000. [Nach KRONE, H. A., u. K. RICKERS: Beitr. path. Anat. **135** (1967), Abb. 3, mit freundlicher Genehmigung der Autoren]

Parenchymzellen der Restleber nach Hepatektomie im Cytoplasma typische Desintegrationen mit dem Auftreten von Cytolysosomen zu beobachten, in denen vielfach untergehende Mitochondrien und Ergastoplasmaprofile eingeschlossen

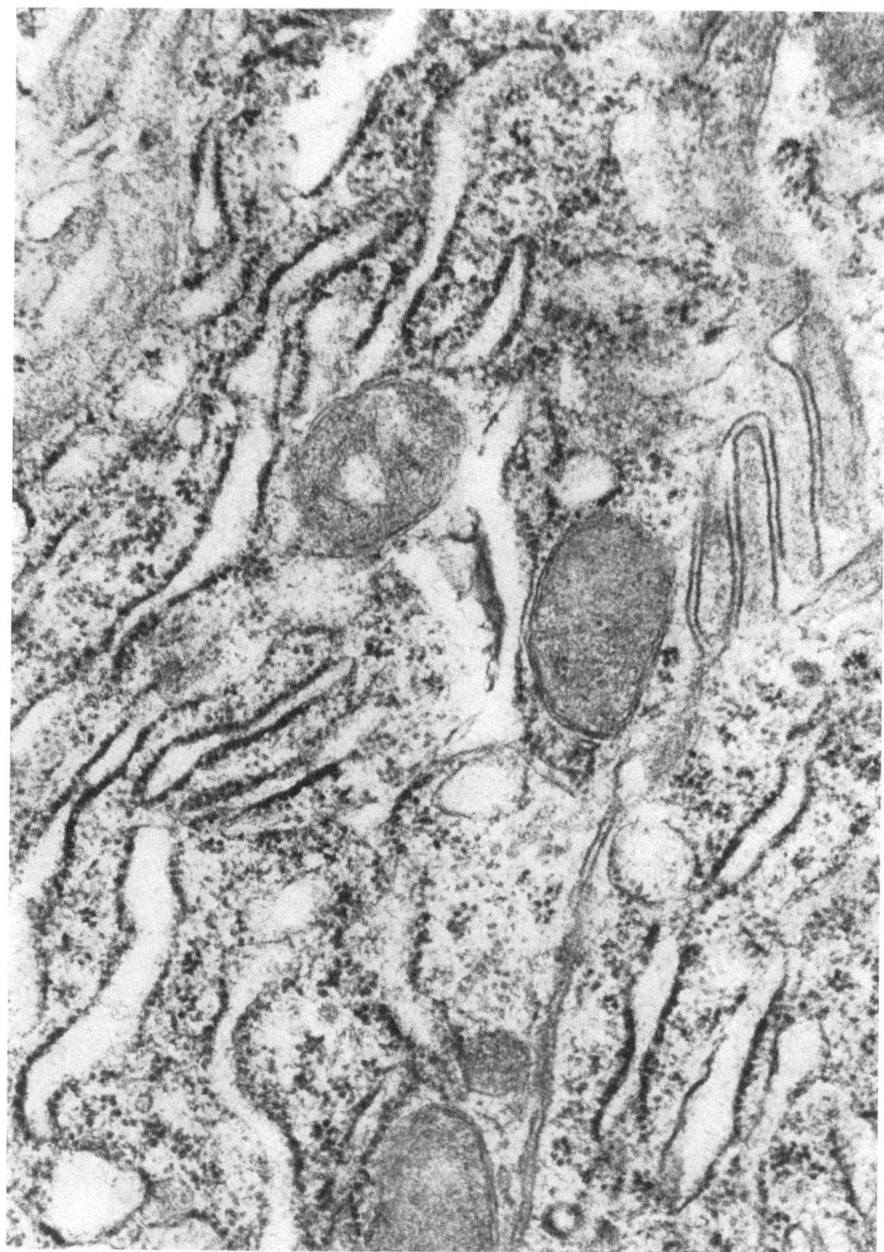

Abb. 27. Ausschnitt aus zwei Epithelzellen der Uterusschleimhaut der weißen Ratte im spontanen Metoestrus. Reichlich entwickeltes granuliertes Ergastoplasma mit ribosomenbesetzten Membranen, mäßige Erweiterung der Spalten des Ergastoplasmas. Außerdem ziemlich reichlich freie Ribosomen als Polysomen. 1:37500. [Nach KRONE, H. A., u. K. RICKERS: Beitr. path. Anat. **135** (1967), Abb. 4, mit freundlicher Genehmigung der Autoren]

waren[1]. Es tritt also ein Differenzierungsverlust des Cytoplasmas ein, bei dem gleichzeitig eine markante diffuse Polysomenanreicherung zu beobachten ist[2]. Mit

[1] BUCHER 1963, BECKER und LANE 1965, ALTMANN 1966. [2] BANNASCH bei ALTMANN 1966.

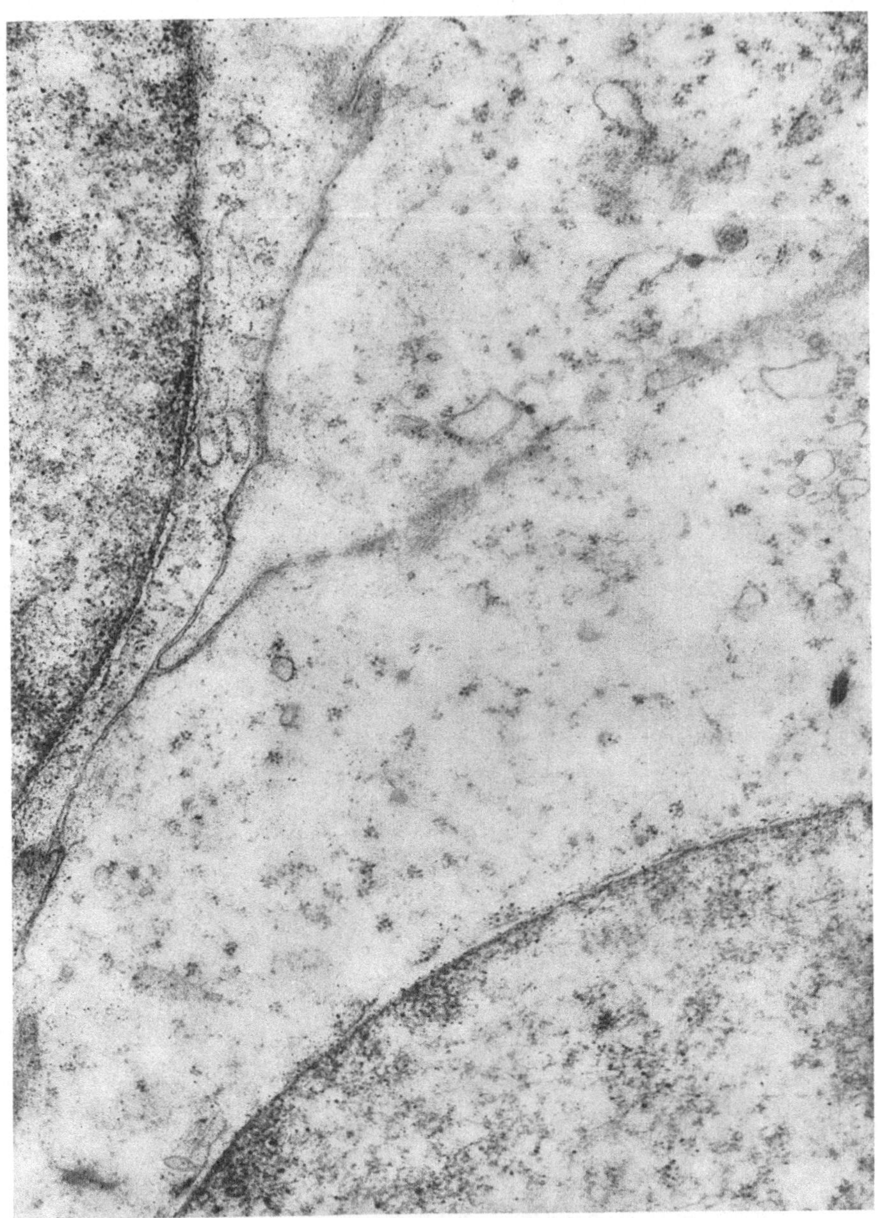

Abb. 28. Epithelzellen des Endometriums der kastrierten weiblichen Ratte im Ruhestadium. Nur spärlich freie Ribosomen im Cytoplasma. Vereinzelte Vesikeln mit glatten Membranen. 1:25000. [Nach RICKERS, K., u. H. A. KRONE: Beitr. path. Anat. **136** (1967), Abb. 1, mit freundlicher Genehmigung der Autoren]

zunehmender Erholung wird die Phase des Ergastoplasmaabbaues von einer Neubildung ribosomenbesetzter Membranen abgelöst. Die Polarität zwischen Wachstum und Differenzierung kommt also auch in diesen autoradiographischen und elektronenmikroskopischen Befunden klar zum Ausdruck.

Fragen wir nach den *Faktoren, die im reifen Organismus Wachstum und Differenzierung* bei den von uns analysierten Beispielen und darüber hinaus *steuern*, so

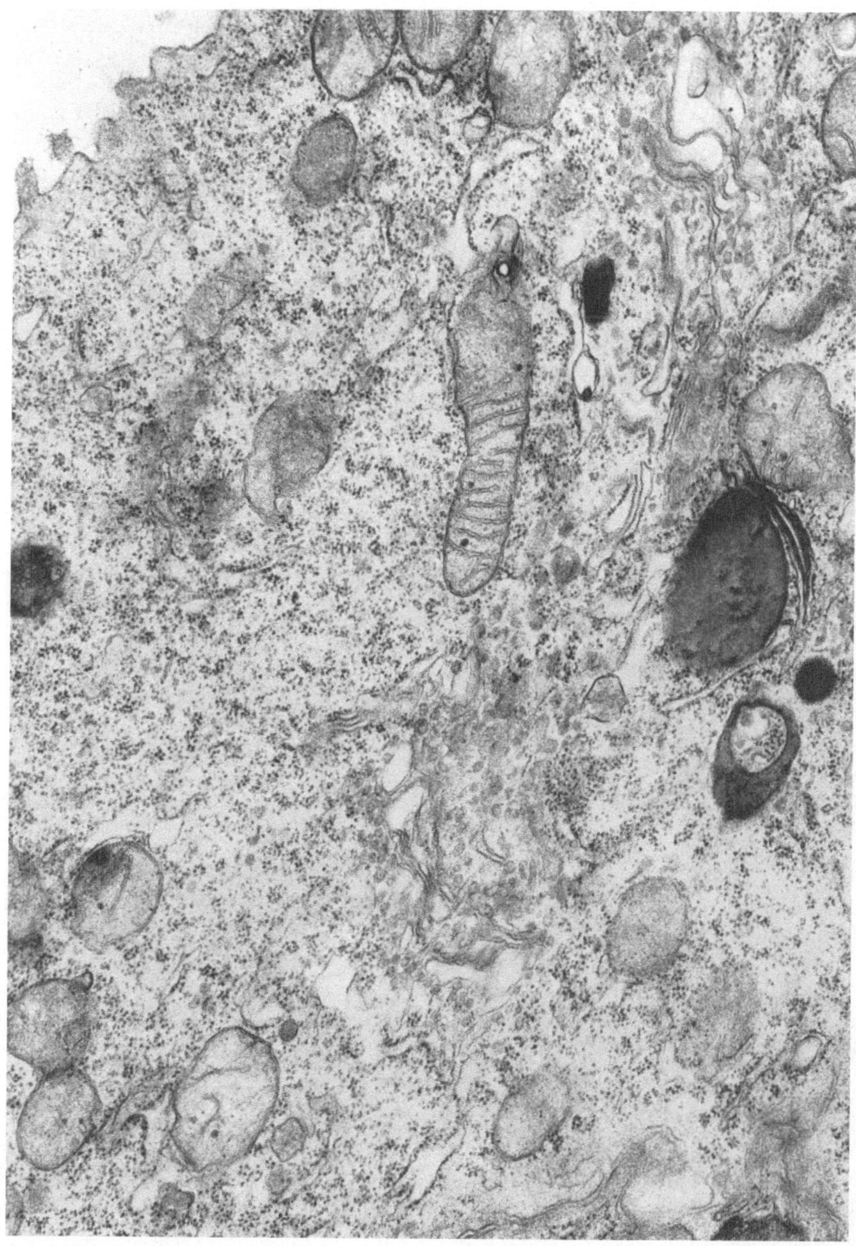

Abb. 29. Ausschnitt aus Epithelzelle des Endometriums einer kastrierten weiblichen Ratte nach zweimal 0,25 γ Oestrogen. Sehr reichlich Ribosomen im Cytoplasma, überwiegend vom Polysomentyp. Kein Ergastoplasma mit ribosomenbesetzten Membranen. Mitochondrien. Golgi-Apparat. 1:25000. [Nach RICKERS, K., u. H. A. KRONE: Beitr. path. Anat. **136** (1967), Abb. 4, mit freundlicher Genehmigung der Autoren]

stehen an der Uterusschleimhaut die Wachstums- und die Differenzierungsphase zweifellos unter der Wirkung von *Hormonen* des Eierstocks, die Wachstumsphase unter der der Oestrogene, die Differenzierungsphase unter der zusätzlichen Wirkung des Progesterons. Daß auch das Wachstumshormon des Hypophysenvorder-

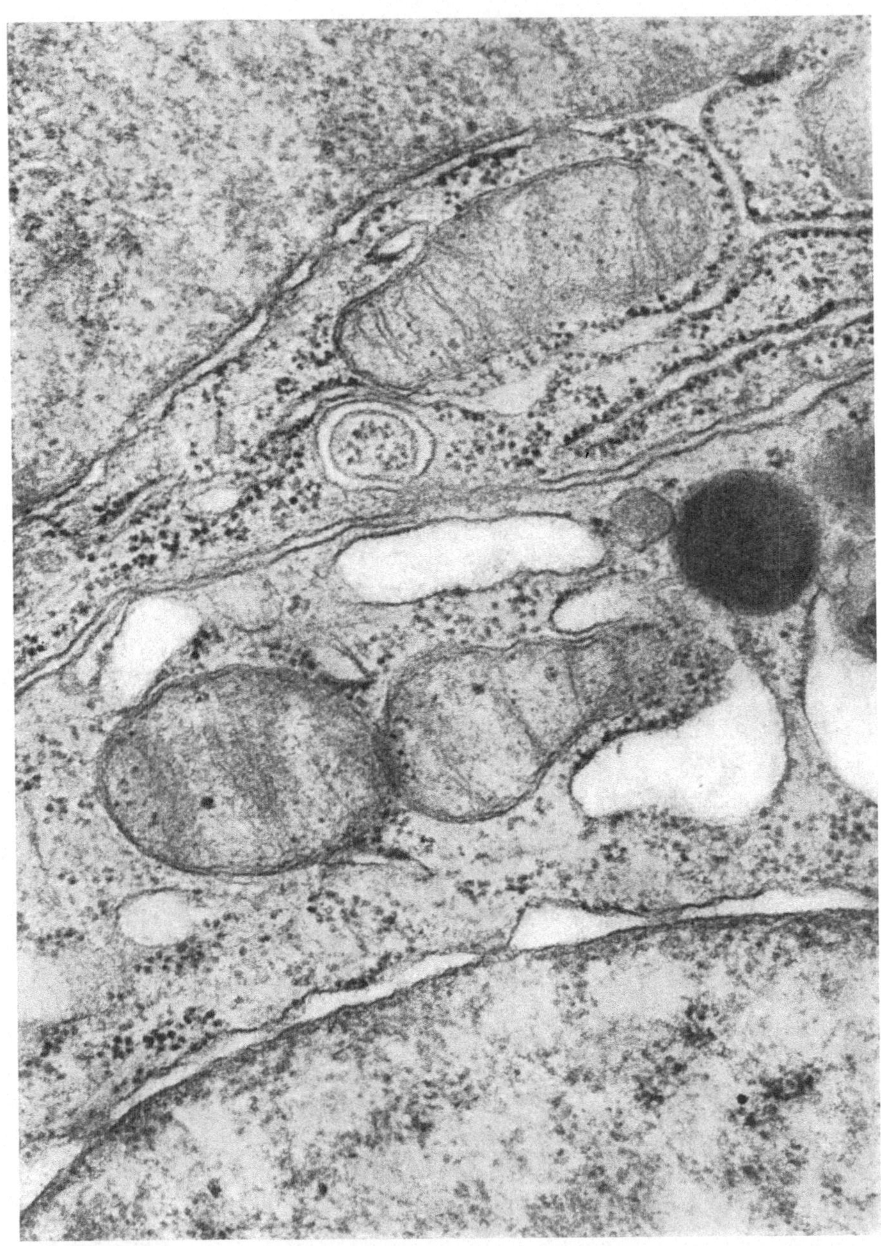

Abb. 30. Ausschnitt aus Epithelzellen des Endometriums der kastrierten weiblichen Ratte nach 6 × 0,25 γ Oestrogen und zusätzlich 1 × 0,5 mg Progesteron. In der oberen Zelle Übergang der äußeren Kernmembran in Ergastoplasma mit ribosomenbesetzten Membranen und spaltenförmigen Zisternen. Dazwischen freie Ribosomen als Polysomen. Mitochondrien. 1:50000. [Nach RICKERS, K., u. H. A. KRONE: Beitr. path. Anat. **136** (1967), Abb. 8, mit freundlicher Genehmigung der Autoren]

lappens proliferationsfördernd wirkt, geht aus der Tatsache hervor, daß bei seiner experimentellen Injektion die Zahl der DNS-verdoppelnden Epithelien in der Basalzellenschicht der mehrschichtigen Plattenepithelstrukturen wesentlich zunimmt, und daß auch an den parenchymatösen Organen, bei wachsenden Tieren vor allem am Knorpel, die DNS-Synthesen signifikant gesteigert werden[1]. Ob auch bei dem pathologisch-regeneratorischen Wachstum die Intensität der DNS-Synthesen von übergeordneten hormonalen Faktoren abhängt, ist fraglich[2]. Zwar wurde nach Teilhepatektomie bei Tieren mit vorausgehender Entfernung des Hypophysenvorderlappens eine Verzögerung des Einsetzens der DNS-Verdoppelungen und der anschließenden Mitosen festgestellt. Später, nach etwa 30 Std, stieg aber die DNS-Verdoppelung während 20 Std stark an[3]. Im ganzen wurde in diesen Versuchen die Intensität des Regenerationsprozesses nach Teilhepatektomie trotz vorausgehender Hypophysektomie nicht gestört.

Berücksichtigt man andererseits die Befunde an den Feinstrukturen der noch wachstumsfähigen Zellen im Unterschied zu denen an den differenzierten Zellen, wie wir sie in der Embryogenese an den Anlagen von Hirn und Rückenmark, am reifen Organismus an der Uterusschleimhaut und in den feinstrukturellen Veränderungen der Leberparenchymzellen während der Regeneration nach Teilhepatektomie kennengelernt haben, so scheinen diese verschiedenen Befunde übereinstimmend für die Existenz eines *intracellulären Reglermechanismus* zu sprechen. Offenbar bewirkt das ausdifferenzierte Ergastoplasma mit ribosomenbesetzten Membranen durch Rückkoppelung zwischen Cytoplasma und Kern ein Sistieren der DNS-Synthesen, das Fehlen von ribosomenbesetztem Ergastoplasma dagegen die Anregung der DNS-Synthesen und die Anreicherung freier Ribosomen als Polysomen[4]. Die allgemeine Bedeutung intracellulärer Rückkoppelungen zwischen Cytoplasma und Kern im Stoffwechsel der Zelle ist heute durch eine ganze Reihe von Beispielen belegt[5], so daß man die Zelle geradezu als kybernetisches System bezeichnet hat[6].

Es lag nahe, auch das *Problem der Cancerisierung* in die Problematik von Wachstum und Differenzierung, Stoffwechsel und Struktur einzubeziehen. Hier haben zunächst autoradiographische Untersuchungen an der weißen Maus über die *experimentelle Cancerisierung der Epidermis* durch Pinselung mit *Methylcholanthren* das folgende ergeben[7]: Schon nach einmaliger Einwirkung des Cancerogens nehmen die DNS-verdoppelnden Epithelzellen der Epidermis in der basalen Indifferenzzone zu, bei weiterer Pinselung steigert sich die Zahl der autoradiographisch markierten Zellen weiter, immer aber beschränkt auf die Indifferenzzone. Das gleiche ist auch noch im Stadium der Hyperplasie und an den sich entwickelnden Papillomen der Epidermis nach Methylcholanthren zu beobachten. Erst im Übergang zum Carcinom treten durch Thymidin-^{3}H markierte DNS-verdoppelnde Zellen herdförmig in allen Schichten der hyperplasierten bzw. papillomatösen Epidermis auf, und im beginnenden invasiven Carcinom erreichen sie in diffuser Verteilung 90% der Zellen. Wir können also nach diesen Untersuchungen *zwei Phasen* während der Cancerisierung unterscheiden, *die erste mit gesteigerter Proliferation in den Indifferenzzonen, aber noch fortbestehender Differenzierung* und *die zweite mit Differenzierungsverlust und erhaltener Proliferationsfähigkeit der aus der Indifferenzzone aufrückenden Zellen.* Eindeutige elektronenmikroskopische Befunde über die Feinstruktur der Epidermiszellen in den verschiedenen Schichten während ihrer experimentellen Cancerisierung liegen leider noch nicht vor.

Dagegen konnten entsprechende autoradiographische und elektronenmikroskopische Paralleluntersuchungen bei der *Cancerisierung des Leberparenchyms* durchgeführt werden. Elektronenmikroskopisch findet sich übereinstimmend im

[1] Nettesheim und Oehlert 1962a und b.
[2] Altmann 1966. [3] Rabes 1967.
[4] Büchner 1961, Büchner, Grundmann und Oehlert 1961, Bullough 1962, 1965, Schindler 1968.
[5] Holzer 1964. [6] David 1965. [7] Oehlert, Côté und Büchner 1961.

Ablauf der Cancerisierung ein zunehmender Abbau des ribosomenbesetzten Ergastoplasmas und sein Ersatz durch ribosomenfreies endoplasmatisches Reticulum, also ein *feinstruktureller Differenzierungsverlust.* Dieser ist für Dimethylamidoazobenzol[1], Dimethylnitrosamin[2], Diäthylnitrosamin[3] im Verlauf der Cancerisierung nachgewiesen worden, aber auch bei akuter und chronischer Einwirkung anderer Lebercarcinogene, so bei Thioacetamid[4] und Tetrachlorkohlenstoff[5]. Autoradiographische Untersuchungen bei der Cancerisierung durch Diäthylnitrosamin haben gezeigt, daß mit diesem feinstrukturellen Differenzierungsverlust eine mehr und mehr sich steigernde Proliferation, gemessen an der Zahl DNS-verdoppelnder Leberparenchymzellen, zu beobachten ist[6]. Die Experimente erlauben heute aber noch nicht, die Frage zu entscheiden, ob die Lebercarcinogene über die eben erörterten Cytoplasmaveränderungen und über ihre proliferationsfördernde Wirkung hinaus zusätzlich eine irreversible Änderung im Aufbau der DNS in den Kernen herbeiführen, also eine mutative Wirkung auf das Genom der Leberparenchymzellen ausüben, durch die allein die irreversible Fortdauer der Proliferationsanregung auch nach Absetzen der Carcinogene verständlich würde[7].

V. Struktur und Stoffwechsel

Bei den bisher erörterten Beispielen krankhafter Prozesse, in denen wir die Relationen zwischen Stoffwechsel und Struktur veranschaulicht haben, hat es sich um Beobachtungen gehandelt, in denen die Stoffwechseländerungen den Strukturänderungen vorgeordnet waren oder mit ihnen parallel gingen. Es stellt sich aber nunmehr das Problem, wie weit wir auch Veränderungen kennen, in denen primär die Struktur des Lebendigen verändert wird und durch die Strukturänderungen schwere Stoffwechseländerungen resultieren. Solche Strukturänderungen sind uns im letzten Jahrzehnt durch die cytogenetische Erforschung der menschlichen Chromosomen und durch den Nachweis der *Beziehungen von morphologisch faßbaren Änderungen des Chromosomensatzes zu typischen Mißbildungssyndromen* immer klarer bekannt geworden. Eine ausführliche Darstellung dieser Beobachtungen wird in den Bänden über die Pathologie des Kernes und über die Pathologie des Erbgefüges dieses Handbuches erfolgen. So mag es genügen, wenn wir uns hier darauf beschränken, in Anlehnung an die Monographie von Pfeiffer (1968) „Karyotyp und Phänotyp der autosomalen Chromosomenaberrationen beim Menschen" einige besonders bemerkenswerte Befunde herauszustellen:

Die abartige Stoffwechselwirkung morphologisch abnormer Chromosomensätze des Menschen wurde zuerst dadurch erkannt, daß das Mißbildungssyndrom des *Mongolismus* die Auswirkungen eines fehlerhaften menschlichen Chromosomensatzes darstellt, und zwar die Folge einer Verdreifachung statt Verzweifachung, also einer *Trisomie, des Autosoms 21,* des zweitkleinsten menschlichen Chromosoms[8]. Die mit dieser Veränderung des Chromosomensatzes behafteten Menschen haben in der befruchteten Eizelle und in den aus ihr hervorgehenden Somazellen bei Diploidie 47 statt normal 46 Chromosomen. Durch diese Verdreifachung des Autosoms 21 werden *der genetisch determinierte Stoffwechsel und die Morphogenese* des sich entwickelnden Organismus infolge potenzierter Wirkung der in den drei Autosomen vorliegenden Gene *fehlgesteuert.* Die Einzelheiten der Stoffwechsel-Fehlsteuerung kennen wir dabei heute noch nicht. Wir stellen aber

[1] Porter und Bruni 1959. [2] Emmelot und Benedetti 1960.
[3] Mölbert, Hill und Büchner 1962. [4] Thoenes und Bannasch 1962.
[5] Hübner 1965, 1968. [6] Coté, Oehlert und Büchner 1965.
[7] Vgl. Bauer 1928, 1949, 1963.
[8] Lejeune, Gautier und Turpin 1959, Jacobs, Baikie, Brown und Strong 1959.

sehr eindeutige Wirkungen dieser Fehlsteuerung an den Strukturen der Mongoloiden fest. So beobachten wir am Gehirn nicht selten eine Brachy- oder Mikroencephalie oder auch nur mikroskopisch faßbare Veränderungen mit dem Ergebnis, daß die befallenen Kinder idiotisch sind. Häufig sieht man darüber hinaus am Herzen einen Vorhofseptumdefekt mit Offenbleiben des Ostium primum oder secundum, daneben z.T. oder allein einen Ventrikelseptumdefekt. Am Extremitätenskelet sehen wir nicht selten eine Aplasie von Phalangen und dadurch eine Verkleinerung der Acren. Am Auge kann die Linse getrübt sein und dadurch ein angeborener Katarakt bestehen. Ein zweites Mißbildungssyndrom konnte der *Trisomie der Autosomen 17 bzw. 18* zugeordnet werden[1]. Auch hier entwickelt sich als Auswirkung der Trisomie und der dadurch gesetzten Stoffwechselstörungen ein *Mißbildungssysndrom*, das in der Regel eine Mikrognathie, nicht selten mit Gaumenspalte, häufig einen Ventrikelseptumdefekt und mitunter eine Mitralatresie umfaßt. Schließlich konnte eine *Trisomie des Autosoms 13, 14 oder 15* als teratogen erkannt werden[2]. Auch hier führt die durch die Trisomie gesetzte embryonale Stoffwechselstörung zu einem *Mißbildungssyndrom*, das schon 1882 von KUNDRAT beschrieben worden ist[3]. Es ist durch eine Arhinencephalie, eine Mikrophthalmie, das Auftreten von Gesichtsspalten und einen Ventrikelseptumdefekt gekennzeichnet. Der Septumdefekt des Herzens kann Teil des vollen Bildes einer Fallotschen Tetralogie sein. Die Beispiele mögen genügen, um zu beweisen, daß primär morphologisch faßbare Änderungen der Chromosomen Fehlsteuerungen des embryonalen Stoffwechsels nach sich ziehen, dadurch zu Mißbildungen führen und auf diese Weise pathogenetisch wirksam werden. Dabei handelt es sich bei den teratogenetisch wirksamen Trisomien um ein universales Prinzip in der Organismenwelt, das den Botanikern schon seit längerem für Fehlentwicklungen beim Stechapfel, beim Mais und bei der Tomate und den Zoologen vor allem bei Drosophila im Chromosom IV bekannt ist[4]. Bedenkt man darüber hinaus, daß durch Kreuzung verschiedener Arten die abnormen Chromosomensätze der *Bastarde* den Stoffwechsel so fehlsteuern können, daß sich angeborene oder früh auftretende *Geschwülste* entwickeln können[5], so ist an der krankhaften Stoffwechselwirkung falscher Chromosomensätze mit morphogenetischen Fehlsteuerungen nicht mehr zu zweifeln.

Geht man diesen Erscheinungen auf den Grund, so beweisen sie offenbar, daß bei ihnen die Molekularstruktur der für die Stoffwechselwirkung der Chromosomen entscheidenden Desoxyribonucleinsäuren fehlerhaft und im Übermaß wirksam ist. So sind wir gehalten, dem Problem der *Bedeutung der Molekularstruktur der Desoxyribonucleinsäuren für die Stoffwechselsteuerung des sich entwickelnden und des erwachsenen Organismus* in gedrängter Kürze nachzugehen. Die Erkenntnis, daß von den Chromosomen eine radikale, in der Entwicklung wie im reifen Organismus und in allen Lebensabläufen wirksame Stoffwechselwirkung ausgeht, wurde zuerst von CASPERSSON (1941, 1950) durch cytophotometrische und von J. BRACHET (1941) durch cytochemische Untersuchungen der Zelle angebahnt, seit 1949 auch von ALTMANN. Sie haben die Auffassung zur Diskussion gestellt, daß die DNS der Chromosomen die Bildung der RNS im Kern, vor allem im Nucleolus, steuert und daß die RNS nach ihrer Abgabe an das Cytoplasma den Proteinstoffwechsel induziert. Bleiben wir zunächst bei den morphologischen Daten, so konnte BEERMANN (1962) diese These dadurch unterbauen, daß er durch Markierung an den Riesenchromosomen von Dipteren an den von Zeit zu Zeit bald

[1] EDWARDS, HARNDEN, CAMERON, CROSSE und WOLFF 1960.
[2] PATAU, SMITH, THERMAN, INHORN und WAGNER 1960.
[3] Vgl. auch GRUBER 1934, 1937.
[4] Nach PFEIFFER 1968. [5] SCHIPP, HEMMER und FLINDT 1968.

in dem einen, bald in dem anderen hellen Querband der Chromosomen temporär auftretenden Aufquellungen, den sog. „Puffs“, während ihrer Quellungsphase eine besonders intensive RNS-Synthese exakt nachweisen konnte. Dieser Befund konnte so gedeutet werden, daß je nach der Aktivierung bestimmter Chromosomenabschnitte die DNS in den benachbarten hellen Querbändern genspezifische Synthesen von RNS anregt, die nur diesen Chromosomenorten entsprechen, und daß die ins Cytoplasma abgegebene RNS eine entsprechende genspezifische Proteinsynthese induziert.

Schon vorher hatten aber die Biochemiker die Zusammensetzung der Chromosomen und die Molekularstruktur der DNS[1] und RNS[2] aufgeklärt (vgl. Scholtissek, 1966). Aufgrund dieser Untersuchungen konnte das folgende Modell vom Aufbau der DNS-Moleküle entworfen werden[3]: *Die DNS-Moleküle* sind als Doppelhelix, als zwei umeinandergedrillte Spiralen, aufgebaut. Auf den beiden Strängen der Doppelspiralen liegen Pentose-Moleküle als Desoxyribose und Phosphorsäure. Jedem Pentose-Molekül ist eine Purinbase oder eine Pyrimidinbase zugeordnet und zwar als Purin Adenin oder Guanin, als Pyrimidin Thymin oder Cytosin. Dabei sind die einander zugekehrten Basen durch Wasserstoffbrücken zu Paaren vereinigt und zwar so, daß immer eine Purinbase mit einer Pyrimidinbase verbunden ist und immer nur Adenin mit Thymin oder Guanin mit Cytosin. In den Doppelsträngen der DNS-Moleküle variiert die Anordnung der Purin- und Pyrimidinbasenpaare von dem einen zum anderen Chromosomenabschnitt spezifisch. Dieser spezifische Aufbau der DNS-Moleküle stellt die stoffliche Grundlage für die jeweils spezifische Wirkung der in den Chromosomen vorhandenen Gene dar. Dabei ist die Molekularstruktur der DNS als Code für die Bildung der *Ribonucleinsäuren* wirksam, die sich in ihren Komponenten von den DNS einerseits durch ihre Pentose (Ribose statt Desoxyribose), andererseits durch ihre Pyrimidinbasen unterscheiden: Sie enthalten neben Cytosin nicht Thymin sondern Uracil, stimmen dagegen in den Purinbasen mit denen der DNS überein. Unter Codifizierung durch die DNS bilden sich jeweils nach dem aktuellen Bedarf der Zellen die spezifisch gebauten RNS-Spiralen, die ihrerseits spezifische Synthesen der Proteine steuern.

Wir kommen also durch die Ergebnisse der modernen Biochemie der Molekularstruktur der DNS und ihrer Code-Wirkung zu der Feststellung, daß hier in einem zentralen Bereich des Lebendigen molekulare Struktur fortgesetzt *als Struktur wirksam* ist und als solche die laufenden Synthesen der RNS und über die RNS die der Proteine steuert. Ohne sich in ihrer Code-Wirkung stofflich aufzulösen und umzusetzen, und ohne ihre strukturelle Stabilität zu verlieren, erfüllen die DNS-Moleküle die Funktion einer Matrize, einer Prägeform für die fließenden RNS-Synthesen und der von ihnen induzierten Eiweiß-Synthesen. Die DNS ist also der Dynamik der intermediären Stoffumsetzungen radikal entzogen. Sie wirkt ausschließlich als molekulare Struktur. Erst von dieser Tatsache aus nähern wir uns einer klareren Vorstellung von den Mechanismen, die für die Entstehung von Mißbildungssyndromen durch Trisomie und andere Chromosomenanomalien entscheidend sind.

VI. Synopsis von Struktur, Funktion und Stoffwechsel

Wir haben in unseren Untersuchungen bisher die Relation von Funktion und Struktur, Struktur und Funktion, Stoffwechsel und Struktur und Struktur und Stoffwechsel erörtert und an Beispielen veranschaulicht. Es bleibt uns nunmehr noch die Aufgabe, die Synopsis von Struktur, Funktion und Stoffwechsel in der

[1] Chargaff 1950, Wilkins, Stokes und Wilson 1953, Wyatt 1955.

[2] Ochoa, Burma, Kröger und Weill 1961. [3] Watson u. Crick 1953.

Einheit des kranken Organismus und als Erhellung dieser Einheit an einem klassischen Beispiel der Humanpathologie zu vollziehen und auf diese Weise die Fruchtbarkeit dieser Synopsis zu konkretisieren. Wir wählen dazu die *Insuffizienz des hypertrophierten Herzmuskels.*

In unseren Erörterungen über Funktion und Struktur haben wir schon kurz darauf hingewiesen, daß durch längerdauernde Mehrbelastungen einer Herzkammer infolge erhöhter Druckarbeit eine Hypertrophie der Muskulatur dieser Kammer eintritt, so am rechten Ventrikel bei den verschiedenen Zuständen der chronischen pulmonalen Hypertonie — bei Mitralstenose, entzündlichen Stenosen der Lungenstrombahn, Stenosen in der arteriellen Lungenstrombahn nach Organisation von Emboli —, so am linken Ventrikel bei chronischer Hypertonie, Aortenstenose oder Aortenisthmusstenose. Beschränken wir die Analyse dieser Herzmuskelhypertrophien ausschließlich auf die Korrelierung von Funktion und Struktur, so kommen wir nur zu einer sehr vorläufigen Antwort über die biologischen Voraussetzungen für diese Koppelung von Funktionssteigerung und Hypertrophie des Herzmuskels. Bezieht man dagegen die Stoffwechselprobleme, die sich bei chronischer Erhöhung der Druckarbeit an dem einen oder anderen Ventrikel stellen, mit ein, so kommt man der Lösung des Problems wesentlich näher.

Nach den systematischen Untersuchungen der Physiologen[1] führt die chronische Erhöhung der Druckarbeit des Herzens zu einer für diese Leistungssteigerung notwendigen Steigerung des Atmungsstoffwechsels im Herzmuskel, und die Atmungssteigerung zieht ihrerseits eine wesentliche Zunahme der Durchblutung in den Coronararterien nach sich. Offenbar werden die Herzmuskelzellen erst durch diese chronische Atmungs- und Durchblutungssteigerung in den drucküberlasteten Herzabschnitten in den Stand gesetzt, ihre contractile Substanz und die zugeordneten Organellen der Feinstruktur zu vermehren, dadurch zu hypertrophieren und sekundär durch Spaltung der Herzmuskelzellen die Hypertrophie in eine Hyperplasie zu überführen. Auch dürfte der nach neueren Untersuchungen bei erhöhter Druckarbeit des Herzmuskels besonders intensive Umsatz von Adenosintriphosphat und anderer energiereicher Phosphate, im Unterschied zur erhöhten Volumenbelastung, die strukturelle Anpassung des drucküberlasteten Herzanteils zusätzlich begünstigen[2]. Dies kommt auch in dem wesentlich steileren Abfall der Kreatinphosphat-Werte nach plötzlicher Steigerung der Druckarbeit des Herzens gegenüber der Zunahme seiner Volumenbelastung zum Ausdruck[3]. Schon hier stellt sich die Frage, ob nicht die Insuffizienz des hypertrophierten Herzmuskels bei chronisch erhöhter Druckarbeit schließlich dadurch eintritt, daß der Herzmuskel auf die Dauer und besonders bei zusätzlichen Belastungen der Intensivierung seiner Atmung und der Umsatzsteigerung seiner energiereichen Phosphate nicht mehr gewachsen ist und zwar infolge eines Mißverhältnisses von möglicher Durchblutung des hypertrophierten Herzmuskels und notwendigem Blutbedarf, besonders bei zusätzlichen Belastungen, also infolge einer Neigung zur Coronarinsuffizienz[4].

Damit steht man vor der Aufgabe, zunächst die *Veränderungen von Struktur, Funktion und Stoffwechsel des Herzens bei akuter Steigerung seiner Druckarbeit* zu untersuchen. Man begegnet ihr besonders eindrucksvoll *beim Menschen am rechten Ventrikel infolge akuter thrombotischer Lungenembolie* und ebenso *bei experimenteller Lungenembolie des Tieres.* Hier stellt man morphologisch am

---

[1] GREMELS 1933, GOLLWITZER-MEIER, KRAMER und KRÜGER 1936, GOLLWITZER-MEIER und KRÜGER 1937, KIESE und GARAN 1937, RÜHL 1939.
[2] FLECKENSTEIN, JANKE und GERLACH 1959.
[3] DÖRING und KAMMERMEIER 1961. [4] Vgl. BÜCHNER 1939.

intravital freigelegten Herzen oder postmortal eine ausgesprochene *Dilatation der Ausflußbahn des rechten Ventrikels* fest, die sich vor allem in einer Verlängerung des rechten Ventrikels im Bereich der Ausflußbahn mit zusätzlicher Verbreiterung dieses Anteiles des rechten Ventrikels manifestiert. Darauf hat KIRCH seit 1925 immer wieder aufmerksam gemacht. In der funktionellen Ausdeutung dieser Verformung des Herzens kam man zunächst zu der Auffassung, daß es sich um eine Anpassungsdilatation des Herzmuskels an akut erhöhte Widerstands- und Druckarbeit handele. Man hat daher diese Dilatation als *tonogene Dilatation* des gesunden Herzens von der *myogenen Dilatation* des in seinem Myokard geschädigten insuffizienten Herzens wesensmäßig unterschieden[1]. Dabei wurde ausdrücklich betont, daß bei myogener Dilatation ein krankhaft veränderter Herzmuskel vorliege, daß dagegen „bei der tonogenen Dilatation der Herzmuskel vollkommen gesund und leistungsfähig sei"[2]. Der Beweis für diese Hypothese wurde in Experimenten gesucht, in denen eine akute Widerstandserhöhung in den Lungenarterien einmal durch intravenöse Histamininjektion mit dadurch verursachter akuter krampfhafter Stenosierung der Pulmonalarterienverzweigungen herbeigeführt wurde, in anderen Experimenten durch intravenöse Quecksilberinjektion und dadurch verursachte Verlegung der arteriellen Peripherie der Lungenstrombahn[3]. Diese ausschließlich aus der Korrelierung von Struktur und Funktion abgeleitete Vorstellung erfuhr aber eine entscheidende Korrektur durch Untersuchungen über die Stoffwechselwirkung der pulmonalen Embolie am Myocard. Es konnte gezeigt werden, daß nach großer, nicht sofort tödlicher thrombotischer Embolie beim Menschen[4] sowie nach experimenteller Lungenembolie beim Tier[5] wie auch nach intravenöser Histamininjektion[6] *in der Muskulatur besonders des* der erhöhten Druckarbeit ausgesetzten *rechten Ventrikels* mehr oder weniger ausgedehnte *elektive Herzmuskelzellnekrosen*, vor allem in den inneren Schichten des rechten Ventrikels, auftreten. Diese Nekrosen können nach allem, was wir heute aus zahlreichen Beobachtungen über ihre Entstehung wissen, nur als die Folgen einer akuten rechtsbetonten Coronarinsuffizienz des Herzens angesehen werden und damit als *hypoxisch verursachte Nekrosen*. Dem entsprechen auch die bekannten Beobachtungen über das Elektrokardiogramm bei akuter Lungenembolie des Menschen und des Tieres[7], sowie bei akutem Histaminspasmus der arteriellen Lungenstrombahn[8]. Aus diesen Befunden ergibt sich eindeutig, daß die Dilatation des Herzmuskels in der Ausflußbahn des rechten Ventrikels bei akuter thrombotischer Embolie des Menschen und bei akuter experimenteller Lungenembolie Ausdruck einer *hypoxischen Schädigung des Herzmuskels* darstellt, also nicht als tonogene Anpassungsdilatation, sondern als *myogene Insuffizienzdilatation* gedeutet werden muß. Dabei erinnern wir daran, daß nach den zitierten Untersuchungen bei der Dilatation des rechten Ventrikels durch akute Lungenembolie die zuerst in der Ausflußbahn beginnende Dilatation in fließendem Übergang zu einer Gesamtdilatation des rechten Ventrikels führt[9].

Nunmehr sind wir gerüstet, eine Synopsis von Struktur, Funktion und Stoffwechsel bei Hypertrophie des linken Ventrikels infolge chronisch erhöhter Druckarbeit bei den klassischen Erkrankungen der menschlichen Pathologie zu vollziehen. Beginnen wir mit der *Hypertrophie des linken Ventrikels durch genuine*

[1] MORITZ 1913, KIRCH 1928ff. [2] KIRCH 1933a.
[3] KIRCH 1933a und b.
[4] BÜCHNER 1938, 1939, WEINSCHENK 1939, EPPING 1940, BÜCHNER und WEYLAND 1968.
[5] MEESSEN 1940, BALOGH 1939, WALDER 1939, HERBERTSON 1953, CH. BÜCHNER und KÖNN 1959, KÖNN und BERG 1965, CH. BÜCHNER 1964.
[6] TATERKA 1939, HERBERTSON 1956.
[7] SCHERF und SCHÖNBRUNNER 1935, MEESSEN 1940.
[8] TATERKA 1939. [9] KIRCH 1933ff.

Hypertonie. Wie jedem Arzt bekannt ist, führt sie zu einer starken Massenzunahme der Muskulatur des linken Ventrikels, nicht selten auf das Dreifache des normalen Gewichtes dieses Herzabschnittes und darüber. Die Massenzunahme bedeutet eine chronische Steigerung des aeroben Herzmuskelstoffwechsels, vor allem auch des Umsatzes der energiereichen Phosphate. Diese Stoffwechselsteigerung zieht ihrerseits einen chronisch erhöhten Blutbedarf im hypertonisch hypertrophierten linken Ventrikel nach sich. Durch die Stoffwechselsteigerung und den erhöhten Blutbedarf wird aber mehr und mehr der linke Ventrikel in die Gefahr getrieben, daß er nur noch in einer bestimmten Breite seiner Leistung bei den alltäglichen Belastungen eine genügende Durchblutung des Coronarsystems erfährt, daß also seine *Coronarreserve*[1] *eingeschränkt* ist, und daß der hypertrophierte Herzanteil bei ungewöhnlichen Belastungen von einer *akuten Coronarinsuffizienz* befallen werden kann. Dabei kommen aber bei der chronischen Hypertonie jeglicher Ursache noch die Auswirkungen der beim Hypertoniker mit der Dauer zwangsläufig sich entwickelnden *stenosierenden Coronarsklerose* ins Spiel, die, wie wir gesehen haben, dadurch besonders gefährlich ist, daß bei ihr nicht nur wie beim Arteriosklerotiker mit Normotonie die proximalen Coronararterien stenosiert werden, sondern auch ihre vielfachen peripheren Verzweigungen und sogar die intramuskulären Anteile des Coronarsystems. Daß solche Durchblutungsinsuffizienzen im hypertrophierten linken Ventrikel des Hypertonikers häufig eintreten, geht nicht nur aus der *Neigung* dieser Kranken *zu Angina pectoris-Anfällen* und aus der Tatsache hervor, daß sie mit Abstand den größten Anteil in der Ätiologie der Angina pectoris ausmachen. Sie werden auch dadurch bewiesen, daß mit der Zeit die *Muskulatur des linken Ventrikels beim Hypertoniker in ihren inneren Schichten in Schüben von elektiven Herzmuskelzellnekrosen befallen* wird, und daß in diesen Schichten nach narbigem Ersatz der Nekrosen nach dem Tode eine mehr oder weniger ausgedehnte feinherdige Narbenfelderung nachzuweisen ist.

Bei der *Aortenstenose* hat der *linke Ventrikel* zur Überwindung der stenosierten Klappe in schweren Fällen eine *hochgradige Druckarbeit* zu leisten. Schon diese schränkt die Coronarreserve bei der Aortenstenose ein und bedingt die Neigung zu Anfällen von Coronarinsuffizienz mit entsprechenden Störungen des Atmungsstoffwechsels und des Umsatzes der energiereichen Phosphate. Hinzu kommt aber noch als Besonderheit, daß es bei der *starken Erhöhung des systolischen Drucks im linken Ventrikel* bis auf 200 mm Hg und darüber zur *Kompression der peripheren Verzweigungen der Coronararterien* jeweils während der Systole kommt, wodurch die Coronardurchblutung zusätzlich erschwert wird. Auch bei diesem Herzfehler besteht daher nach allen modernen Statistiken eine besondere *Neigung zu Angina pectoris-Anfällen*[2] und nach systematischen histotopographischen Untersuchungen des Herzmuskels die Bereitschaft zu *feinherdigen Narbenfelderungen in den inneren Wandschichten des hypertrophierten linken Ventrikels*, z.T. aber auch zu kompakteren ischämischen Narben in diesen Wandabschnitten[3]. Von den Pathologen, die sich mit diesen Befunden im hypertrophierten Herzmuskel besonders auseinandergesetzt haben, wird daher die *Coronarinsuffizienz-Hypothese der Insuffizienz des hypertrophierten Herzmuskels* besonders betont[4]. Dabei werden die Narbenbildungen in den inneren Wandschichten der Muskulatur des linken Ventrikels nicht nur als Dokumente der Coronarinsuffizienz, sondern auch in

---

1 SCHIMERT 1951.

2 FRIEDBERG 1949—1966, BRAUNWALD, LAMBREW, ROCKOFF, ROSS und MORROW 1964.

3 FRIEDBERG und HORN 1939, FRIEDBERG und SOHVAL 1939, BÜCHNER und WEYLAND 1968.

4 BÜCHNER 1939, LINZBACH 1947—1967, SCHÖNMACKERS 1966, BERGMANN unter MEESSEN 1967, MEESSEN 1967, BÜCHNER und WEYLAND 1968.

zunehmendem Maße von einer bestimmten Ausdehnung des narbigen Ersatzes des Herzmuskels an als zusätzliche Ursache der Herzinsuffizienz gewertet[1].

In den letzten Jahren wurde andererseits versucht, die Auffassung zu begründen, daß es sich bei der Insuffizienz des hypertrophierten Herzmuskels nicht um eine dysenergetische Insuffizienz handelt, sondern um eine *Utilisationsinsuffizienz*, deren Ursache die *Störung des Calciumaustausches* zwischen den transversalen Tubuli der Herzmuskelzellen und dem contractilen Filament sei, und daß die Hypodynamie des hypertrophierten Herzmuskels auf einen *Calciummangel* zurückgeht[2]. Zuletzt wurde diese Hypothese dahin variiert, daß bei Coronarinsuffizienz des hypertrophierten Herzmuskels zwangsläufig auch eine Insuffizienz der Calciumversorgung des contractilen Filamentes der Herzmuskelzellen eintritt, die durch ATPase-Hemmung die Kontraktion des Herzmuskels beeinträchtigt[2]. Diese Hypothese bedarf zweifellos der weiteren systematischen Untersuchung und eröffnet wichtige neue Aspekte für die Synopsis von Struktur, Stoffwechsel und Funktion bei der Herzhypertrophie.

Für die Hypothese der Insuffizienz des hypertrophierten Herzmuskels durch Utilisationsinsuffizienz wurde die Tatsache angeführt, daß in dem Arbeitskreis von Bing (1955—1961) durch intravitale Sondierung des Sinus coronarius bei Herzkranken mit Herzhypertrophie und den Vergleich der Sauerstoff- und Substratextraktion aus dem arteriellen und dem coronarvenösen Blut überzeugende Differenzen von der Norm nicht festgestellt wurden. Daraus wurde gefolgert, daß der hypertrophierte Herzmuskel nicht durch Atmungshemmung insuffizient wird. In jüngsten Untersuchungen wurden aber mit der gleichen Methode Befunde erhoben, die nur als Ausdruck einer myokardialen Hypoxie bei Insuffizienz des hypertrophierten Herzmuskels während akuter Belastung gedeutet werden können[3].

Zusammenfassend können wir also folgende Kette von Faktoren der Insuffizienz des hypertrophierten Herzmuskels durch die Synopsis von Struktur, Funktion und Stoffwechsel am Beispiel des chronisch drucküberlasteten Herzens sichtbar machen: Die chronische Steigerung der Druckarbeit einer Herzkammer führt zwangsläufig zu einer Steigerung der Atmungsprozesse und des Umsatzes der energiereichen Phosphate in diesem Herzabschnitt und in Anpassung daran zu einer Mehrdurchblutung des Coronarsystems. Diese chronische Durchblutungssteigerung zieht eine Hypertrophie und Hyperplasie der Herzmuskelzellen des drucküberlasteten Ventrikels nach sich. Dadurch arbeitet das Coronarsystem an der oberen Grenze seiner Durchblutungsfähigkeit, es ist daher bei zusätzlichen Leistungssteigerungen des Herzmuskels von Anfällen der Coronarinsuffizienz bedroht. Diese Neigung zur Coronarinsuffizienz im hypertrophierten linken Ventrikel wird bei der genuinen Hypertonie noch durch die Wirkung hypertonisch-arteriosklerotischer Coronarstenosen gesteigert, bei der Aortenstenose durch die systolische Kompression der Coronararterienverzweigungen infolge des stark erhöhten systolischen Ventrikelinnendrucks. Die Schübe von Coronarinsuffizienz bewirken in der Muskulatur des drucküberlasteten hypertrophierten linken Ventrikels jeweils Störungen der Atmung und des Umsatzes der energiereichen Phosphate, möglicherweise zusätzlich auch eine Erschwerung der Calciumversorgung des Filamentes in den hypertrophierten Herzmuskelzellen und eine dadurch bedingte Steigerung der Insuffizienz des Herzmuskels. Strukturell führen die Durchblutungsstörungen bei der rezidivierenden Coronarinsuffizienz des hypertrophierten Herzmuskels schubweise zu elektiven Herzmuskelzellnekrosen in den

---

[1] Schönmackers 1966, Jansen 1967, Meessen 1967. [2] Fleckenstein 1966, 1967.
[3] Huckabee und Judson 1958, Gudbjarnason, Hayden, Wendt, Stock und Bing 1962.

inneren Wandschichten des hypertrophierten Herzmuskels und dadurch zu feinherdigen Narbenfelderungen, z.T. auch zu größeren postischämischen Narben. Diese Narben bedeuten ihrerseits von einem bestimmten Ausmaß an einen Faktor, der die Insuffizienz des hypertrophierten Herzmuskels begünstigt.

VII. Zur naturphilosophischen Deutung von Struktur, Funktion und Stoffwechsel im Lebendigen

Die morphologische Biologie und Pathologie hat nicht nur eine naturwissenschaftliche Geschichte von einigen Jahrhunderten, sie ist seit $2^1/_2$ Jahrtausenden auch in der europäischen Philosophie vorbereitet. Schon in der vorsokratischen Philosophie hat HERAKLIT um 500 v.Chr. in seiner nur fragmentarisch erhaltenen Hauptschrift zu den in unserem Beitrag in Rede stehenden Fragen zwei grundlegende Thesen ausgesprochen. Mit der einen hat er die moderne Erkenntnis der Dynamik des Lebendigen im Strom seiner Funktionen und seines Stoffwechsels angekündigt: „Man kann nicht zweimal eine identische vergängliche Substanz berühren, sondern durch das Ungestüm ihrer Umwandlungen naht sie sich und entfernt sich wieder"[1]. Mit der anderen These hat er im Prinzip das relative Beharren der Strukturen in der Wandlung der Funktionen und des Stoffwechsels vorausgeahnt: „Alles geschieht nach dem Logos. Der Logos setzt allem sein Maß"[1]. ARISTOTELES hat $1^1/_2$ Jahrhunderte später in den Organismen ein immaterielles Prinzip als Morphe, als Entelechie, dem stofflichen Prinzip, der Hyle, gegenübergestellt. Vermutlich spielte dabei die Vorstellung des ARISTOTELES eine wichtige Rolle, daß in der Zeugung des Organismus nur das weibliche Individuum ein stoffliches Prinzip bereitstelle und beisteuere, daß dagegen das männliche Prinzip nicht substantiell an der Anregung der Entwicklung eines neuen Organismus mitwirke, sondern so wie der Töpfer der unter seinen Händen entstehenden Schale die unstoffliche Form übermittle. Erst durch das Wirken der unstofflichen Morphe, der Entelechie, trete die Hyle, das Stoffliche, aus der Möglichkeit in die Wirklichkeit. Mit diesen Vorstellungen hat ARISTOTELES im abendländischen Denken den Primat der immateriell gedachten Form in der Biologie begründet und so fest in der Naturphilosophie der Antike verankert, daß auch die Philosophie des Mittelalters in der geistigen Rezeption der Antike die Vorstellung vom immateriellen Charakter der Form weiterentwickelt und verfestigt hat.

Erst nach dem Beginn der neuzeitlichen Naturforschung löste sich die Naturphilosophie immer mehr von den Thesen des ARISTOTELES. Unter dem Eindruck der modernen Entwicklungsphysiologie hat aber DRIESCH (1908), vor allem auch auf seine eigenen entwicklungsphysiologischen Experimente gestützt, in seiner „Philosophie des Organischen" den Primat der Morphe neu zu begründen versucht. So kam er in seinen naturphilosophischen Werken zu den folgenden Aussagen: „Entelechie bewegt sich stets im Rahmen von *Ganzheit.* Sie macht ganz in der Embryologie, sie überträgt Ganzheit in der Vererbung, sie stellt gestörte Ganzheit wieder her. Aber *nicht* ist Entelechie der einzige Kausalfaktor, der die Geschehnisse des Organischen bestimmt. Entelechie *und* die Kräfte der Materie bestimmen das Geschehen an ihnen" (den Organismen) (S. 416)[2]. „Aus gegebener ungeordneter Materie macht Entelechie den geordneten Leib" (S. 419)[2]. „Es ist so, als ob alles ganzmachende Geschehen seelisch-zwecktätiges Geschehen verschiedenen Grades und verschiedener Seelenform sei. Vielleicht hat die Gesamtentelechie sogar ein Bewußtsein, das dann das wahrste und tiefste Unterbewußtsein wäre" (S. 385)[3]. HEDWIG CONRAD-MARTIUS hat in ihrem „Selbstaufbau der

---

[1] Zit. nach JASPERS 1959. [2] DRIESCH 1931. [3] DRIESCH 1928.

Natur" (1944, 1961) die Gedankengänge von DRIESCH unter Auseinandersetzung mit den moderneren Ergebnissen der Biologie wesentlich vertieft; aber auch sie hält an der Polarität einer immateriellen Entelechie und einer materiellen Stofflichkeit des Lebendigen fest.

NIKOLAI HARTMANN hat dagegen, vor allem in der Kategorienlehre seiner „Philosophie der Natur" (1950), aus den bis zu seiner Zeit vorliegenden Ergebnissen der modernen Biologie eine neue Deutung des Lebendigen gefolgert. Unter ausdrücklicher Berufung auf HERAKLIT stellt er als Grundkategorie des Wirklichen neben Raum und Zeit den *Prozeß*, d.h. das irreversible Fortschreiten „im Gleichschritt der Zeit vom Früheren zum Späteren hin mit all der Unaufhaltsamkeit der Realzeit" (S. 259). Dabei sagt er vom Organismus: „Das organische Gefüge ist in zweifacher Weise. Es ist einerseits durchgegliedertes System der Formen; als ein solches System ist es Gegenstand morphologischer Forschung. Und zugleich ist es ebenso durchgegliedertes System ineinandergreifender Prozesse; und als solches ist es Gegenstand physiologischer Forschung. Das Leben des Organismus ist das zusammengeordnete Funktionieren der aufeinander abgestimmten Organprozesse, ihre Einheit und gegenseitige Abhängigkeit. Was wir ‚Leben' nennen, ist also nicht etwas, was zu der organischen Form von außen hinzukäme — weder als ‚Entelechie' nach aristotelischer Art, noch als ‚Vitalseele' — es ist vielmehr die gewachsene Einheit der mannigfaltigen Vorgänge, die den Teilformen der Gesamtform von vornherein eigen sind, so daß im Ganzen wie im Teil die Form mit der Funktion und diese mit ihr entsteht und vergeht" (S. 517).„Die Form kann sich ohne den Prozeß nicht halten, der Prozeß ist vielmehr ihre ständige Erneuerung" (S. 518). „Praktisch ist ein Primat der Form in der heutigen biologischen Forschung ein überwundener Standpunkt" (S. 531). „Das System der organischen Prozesse trägt das System der Form, indem es die zerfallende Form dauernd nachformt; und zugleich wird es selbst von der Aktivität der zum Formensystem vereinigten Teilformen im Gang und im Gleichgewicht gehalten" (S. 545).

Im Rückblick auf unsere Auseinandersetzung mit der Problematik von Struktur, Funktion und Stoffwechsel können wir diese Deutung des Lebendigen und des Verhältnisses von Prozeß und Form auf weiten Strecken bejahen. Dies haben uns besonders auch unsere Auseinandersetzungen mit der Korrelierung von Stoffwechsel und Morphogenese in der Entwicklung der Organismen wahrscheinlich gemacht. Wir sind aber in unseren Erörterungen über die Bedeutung der Molekularstruktur der Desoxyribonucleinsäuren in den Chromosomen der Kerne für die Codifizierung der Ribonucleinsäuren und deren Codifizierung der Proteinsynthese und darüber hinaus in unseren Ausführungen über die durch Chromosomenanomalien bedingten embryonalen Stoffwechselstörungen und Mißbildungssyndrome auf die Tatsache gestoßen, daß es *einen zentralen Phänomenbereich des Lebendigen* gibt, *in dem der Form der Primat zukommt.* Denn so sehr auch die unter der Wirkung der DNS gebildeten RNS und Proteine einem fortgesetzten Umsatz und Verbrauch ausgesetzt sind, im Sinne von HARTMANN also dem ständigen Prozeß des Abbaues und des Neuaufbaues unterworfen sind, so sehr ist uns in der Rolle, welche die Moleküle der DNS im Lebendigen spielen, ein anderes Prinzip begegnet. Sie stellen nicht in erster Linie sich wandelnde und im Prozeß sich verbrauchende und erneuernde Gebilde dar, so sehr wir auch bei der Erörterung von Stoffwechsel und Struktur in der Biologie und Pathologie des Wachstums für einen großen Teil der organismischen Strukturen die Notwendigkeit der Reduplikation der DNS zur Vorbereitung von Zellteilungen kennengelernt haben. Für die lebendigen Stoffwechselabläufe und Funktionen des Organismus bedeuten aber die DNS-Moleküle mehr. Wie wir gesehen haben, stellen sie die Prägeform dar, an der sich fortgesetzt RNS-Moleküle für ihre Aufgabe im funktionsspezifischen

Stoffwechsel der Zellen spezifisch nachformen, ohne daß sich dabei die DNS-Moleküle verändern. In ihrer charakteristisch gebauten Doppelspirale haben die DNS-Moleküle die Aufgabe, als Form wirksam zu sein. Wenn wir dabei bedenken, daß in einem Zellsystem, nämlich in den Nervenzellen des Hirns der Säuger und des Menschen und wahrscheinlich auch der anderen Wirbeltiere, im Ablauf des Lebens von der Geburt bis zum Tode DNS-Verdoppelungen sich nicht mehr wiederholen, und daß der dem Organismus bei der Geburt mitgegebene DNS-Bestand für das gesamte Leben entscheidend ist, so werden wir uns erst recht bewußt, daß wir durch die Ergebnisse der modernen Molekulargenetik und der modernen Chromosomenpathologie Erscheinungen des Lebendigen in den Blick bekommen haben, die einen Primat der Form bedeuten.

Wir könnten also am Schluß unseres Beitrages versucht sein zu sagen, daß durch diese Ergebnisse die Deutung des Lebendigen, wie wir sie in der Naturphilosophie von Nikolai Hartmann kennengelernt haben, durch die Deutung der Organismen in der Naturphilosophie von Aristoteles überwölbt wird. Aber von Aristoteles trennt uns unüberbrückbar die Erkenntnis der modernen Biologie, daß auch dieses Prinzip der Form im Lebendigen materiell repräsentiert ist, daß also, in der Sprache des Aristoteles, die „Entelechie", die „Morphe", der stofflichen Konstitution des Organismus immanent ist, daß sie eine höchste Ausprägung des Stofflichen innerhalb der Organismen darstellt mit der zentralen Funktion, die Dynamik der übrigen Stoffe und Funktionen und damit zugleich die Dynamik der Strukturen so zu steuern, daß der Organismus im Ablauf seines Lebens trotz aller Wandlungen seiner Strukturen, seiner Funktionen und seines Stoffwechsels eine erstaunliche Identität bewahrt.

Indem wir dies aussprechen, stehen wir allerdings vor großen neuen Fragen. Wir erleben fortgesetzt, vor allem auch als Ärzte, menschliche Existenz als Einheit von Geist, Seele und Leib. Wie sind Seele und Geist dem Spiel des Stoffwechsels, der Funktionen und der Strukturen der Organismen zugeordnet? Welche Rolle kommt ihnen im Bios des menschlichen Organismus und besonders in seinem Pathos zu?

Literatur

Adelheim, R.: Beiträge zur pathologischen Anatomie und Pathogenese der Kampfgasvergiftung. I. Virchows Arch. path. Anat. **236**, 309—360 (1922). ~ II. Virchows Arch. path. Anat. **240**, 417—440 (1923). — Albertini, A. v.: Die Koronarsklerose in der schweizerischen Bevölkerung. Eine statistische Erhebung anhand der Sektionsfälle eines Jahres. In Zusammenarbeit mit H. J. Brunck u. A. Papernitzki. Bull. Schweiz. Akad. med. Wiss. **13**, 17—37 (1957). — Altmann, H. W.: Über die Abgabe von Kernstoffen an das Protoplasma der menschlichen Leberzelle. Z. Naturforsch. 4b, 138—144 (1949). ~ Der Zellersatz, insbesondere an den parenchymatösen Organen. Verh. dtsch. Ges. Path. **50**, 15—51 (1966). — Amano, S., and H. Yamamoto: Infectious hepatitis and cirrhosis as its sequela in Japan. Pathological investigation. Institute for Virus Research. Kyoto University 1960. — Anders, H., u. W. J. Eicke: Die Gehirngefäße beim Hochdruck. Arch. Psychiat. Nervenkr. **112**, 1—44 (1940). — Anderson, W.: The effect of a sulfated polysaccharide upon the diffusion of pepsin through mucin. J. Pharm. Pharmacol., Suppl. **13**, 122—125 (1961a). ~ The antipeptic activity of sulphated polysaccharides. J. Pharm. Pharmacol. **13**, 139—147 (1961b). — Anderson, W., R. Marcus, and J. Watt: The effect of a sulphated polysaccharide on the acidity and volume of histamine-stimulated gastric secretion in the guinea-pig. J. Pharm. Pharmacol., Supl. **14**, 119—121 (1962). — Anderson, W., and J. Watt: The comparative protective effects of degraded carrageenin and aluminium hydroxide on experimentally produced peptic ulceration. J. Pharm. Pharmacol., Suppl. **11**, 173—175 (1959a). ~ Inhibition of peptic activity, protection against histamine ulceration in the Guinea Pig, and combination with gastric mucin by an algal polyanion. J. Pharm. Pharmacol., Suppl. **11**, 318 (1959b). — Aristoteles: Von der Seele, hrsg. v. H. Cassirer. Tübingen 1932. ~ Biologische Schriften griechisch und deutsch, hrsg. v. H. Balss. München 1953. — Arnott, W. M., D. Cumming, P. Davison, and A. Pincock: Intravascular electronic manometer. Nature (Lond.) **165**, 731 (1950). — Aschoff, L.:

Über Atherosklerose und andere Sklerosen des Gefäßsystems. Med. Klin. **1908**, Beih. 1. ~ Arteriosklerose. Med. Klin. **1914**, Beih. 1. ~ Über anatomische und histologische Befunde bei „Gas“vergiftungen. Reichsdruckerei 5634, 16, IIIa (1916). ~ Die Arteriosklerose (Arteriopathia deformans). Ein Ernährungs- und Abnutzungsproblem. Med. Klin. **1930**, Beih. 1. ~ Über Arteriosklerose. Verh. dtsch. Ges. inn. Med. **51**, 28—51 (1939). — ASTWOOD, E. B., et al.: Action of certain sulfonamides and of thiourea upon the function of the thyroid gland of the rat. Endocrinology **32**, 210 (1943). — AXENFELD, H., u. K. BRASS: Klinische und bioptische Untersuchungen über den sog. Icterus catarrhalis. Frankfurt. Z. **57**, 147—236 (1942). ~ Weitere Beiträge zur Morphologie und Pathogenese der Hepatitis epidemica, insbesondere zur Frage der Hepatitis epidemica sine iktero. Frankfurt. Z. Path. 58, 220—238 (1944).

BABKIN, B. P.: Die äußere Sekretion der Verdauungsdrüsen. Berlin: Springer, 1. Aufl. 1915, 2. Aufl. 1928. ~ Secretory mechanism of the digestive glands. New York 1944. — BADE, E. G., I. L. SADNIK, CH. PILGRIM u. W. MAURER: Untersuchungen über tageszeitliche Schwankungen des Markierungsindex der Leberparenchymzellen bei Mäusen nach Teilhepatektomie. Exp. Cell Res. **44**, 676—678 (1966). — BÄURLE, W.: Die Coronarsklerose bei Hypertonie. Beitr. path. Anat. **111**, 108—124 (1950). — BALOGH, E.: Über die röntgenologisch feststellbare anatomische Grundlage des plötzlichen Herztodes bei Luftembolie. Mit ergänzenden experimentellen kinematographischen und histologischen Studien. Verh. dtsch. path. Ges. **31**, 371—385 (1939). — BANNASCH, P. (nach H. W. ALTMANN): Der Zellersatz, insbesondere an den parenchymatösen Organen. Verh. dtsch. Ges. Path. **50**, 15—51 (1966). — BAUER, K. H.: Mutationstheorie der Geschwulstentstehung. Berlin: Springer 1928. ~ Das Krebsproblem. Berlin-Göttingen-Heidelberg: Springer, 1. Aufl. 1949, 2. Aufl. 1963. — BECKER, F. F., and B. P. LANE: Regeneration of the mammalian liver I. Autophagocytosis during differentiation of the liver cell in preparation for cell division. Amer., J. Path. **47**, 789—801 (1965). — BERGMANN s. bei H. MEESSEN: Morphologische Grundlagen der akuten und der chronischen Myokardinsuffizienz. Verh. dtsch. Ges. Path. **51**, 31—66 (1967). — BERGMANN, G. v.: Ulcus pepticum. In: Handbuch der inneren Medizin, Bd. III, S. 633—831. Berlin-Göttingen-Heidelberg: Springer 1926. — BESSIS, M.: Etude au microscope électronique du rôle de la ferritine dans le cycle hemoglobinique du fer. In: Eisenstoffwechsel, S. 11—17. Stuttgart 1959. — BIANCHI, L.: Punktat-Morphologie und Differentialdiagnose der Hepatitis. Bern u. Stuttgart 1967. — BICKEL, H.: Metabolisch-genetischer Schwachsinn. Verh. dtsch. Ges. inn. Med. **64**, 249—251 (1959). — BING, R. J.: Metabolism of the human heart. Circulation **12**, 635 (1955). ~ The metabolism of the herat. Harvey Lect. **50**, 27 (1956). ~ Über den Stoffwechsel des intakten Herzens. Verh. dtsch. Ges. Kreisl.-Forsch. **27**, 145—166 (1961). — BIÖRCK, G.: Epidemiologie und Soziologie der coronaren Verschlußkrankheiten. Verh. dtsch. Ges. inn. Med. **69**, 573—582 (1963). — BJÖRKMAN, S. E.: Chronic refractory anemia with sideroblastic bone marrow. A study of four cases. Blood **11**, 250—265 (1956). ~ Anaemia refractoria sideroblastica. In: Eisenstoffwechsel, S. 234—237. Stuttgart 1959. — BÖHNE, C.: Beiträge zum Problem der apoplektischen Hirnblutung. Beitr. path. Anat. **78**, 260—282 (1927). ~ Die Arten der Schlaganfälle des Gehirns und ihre Entstehung. Beitr. path. Anat. **86**, 566—612 (1931). — BOGAERT, L. VAN: Aspect histologique d'une séquelle tardive de l'ictère nucléaire. Ann. paediat. (Basel) **168**, 57—64 (1947). — BOLCK, F.: Der Verdauungstrakt und die großen Drüsen. In: Handbuch der allgemeinen Pathologie Bd. III/2,, S. 44—362. Berlin-Göttingen-Heidelberg: Springer 1960. — BOROWICZ, J. W.: Some ultrastructural changes in adrenal cortical cells of rat after hypophysectomy and following ACTH administration. Beitr. path. Anat. **132**, 441—468 (1965). — BRACHET, J.: La détection histochimique et le microdosage des acides pentosenucléiques (tissues animaux, dévelopement embryonaire des amphibiens). Enzymologia **10**, 87—96 (1941). — BRAUER, L.: Die respiratorische Insuffizienz. Verh. dtsch. Ges. inn. Med. **44**, 120—150 (1932). — BRAUNWALD, E., C. T. LAMBREW, S. D. ROCKOFF, J. ROSS JR., and A. G. MORROW: Idiopathic hypertrophic subaortic stenosis: I. A description of the disease based upon an analysis of 64 patients. Circulation **30**, Suppl. No IV, IV-3 — IV-119 (1964). — BRESCH, C.: Klassische und molekulare Genetik. Berlin-Göttingen-Heidelberg-New-York: Springer 1964. — BROD, J.: Diskussionsbemerkung in: Essentielle Hypertonie, S. 59. Berlin-Göttingen-Heidelberg: Springer 1960. — BUCHER, N. L. R.: Regeneration of mammalian liver. Int. Rev. Cytol. **15**, 245—300 (1963). — BÜCHELE, S.: Über die Beziehung zwischen Herzinfarkt und Diabetes mellitus unter besonderer Berücksichtigung des latenten Diabetes. Schweiz. med. Wschr. **1962**, 742—746. — BÜCHNER, CH.: Traumatische Knochenmarksembolie der Lungen, zugleich ein Beitrag zur Pathogenese der Fettembolie. Dtsch. med. Wschr. **89**, 1390—1394 (1964). — BÜCHNER, CH., u. G. KÖNN: Temporär chronisches Cor pulmonale im Tierexperiment nach rezidivierender Mikroembolie. Zugleich ein Beitrag zur Pathogenese der Pulmonalsklerose. Beitr. path. Anat. **121**, 170—196 (1959). — BÜCHNER, F.: Die Histologie der peptischen Veränderungen und ihre Beziehungen zum Magenkarzinom. Jena 1927. ~ Die Pathogenese der peptischen Veränderungen. Jena 1931. ~ Zur Pathogenese der Hochdruckapoplexie. Dtsch. med. Wschr. **1936**, 369—371. ~ Die Deutung des Elektrokardiogramms bei den Durchblutungsstörungen des Herzmuskels. Vom Standpunkt des Pathologen. Klin. Wschr. **1938**, 1713—1716, 1745—1747. ~ Die Koronarinsuffizienz. Dresden u. Leipzig 1939. ~ Allgemeine Pathologie. München u. Berlin 1950; 5. Aufl. 1966. ~ Über den heutigen Stand der Lehre von der Pathogenese des peptischen Geschwürs. Langenbecks Arch. klin. Chir. **267**, 302—318 (1951). ~ Die Pathologie der unkomplizierten reversiblen Virushepatitis. Verh. 4. Konf. Int. Ges. Geogr. Path. Lüttich 1952. Schweiz. Z. allg. Path. **16**, 322—334 (1953). ~ Spezielle Pathologie, 1. Aufl. München u. Berlin 1955; 4. Aufl. 1965. ~ Die Morphologie der Virushepatitis, insbesondere der posthepatitischen Narbenprozesse der Leber. Verh. dtsch. Ges. inn. Med. **63**, 155—176 (1957a). ~ Chronische Hypertonie als ein Faktor in der Entstehung der Arteriosklerose. Bull. schweiz. Akad. med. Wiss. **13**, 127—138 (1957b). ~ Die Pathologie der cellulären und geweblichen Oxydationen. Die Hypoxydosen. In: Handbuch der allgemeinen Pathologie, Bd. IV/1, S. 569—668. Berlin-Göttingen-Heidelberg: Springer 1957c. ~ Die Pathogenese der Gastro-Duodenalgeschwüre. 6. Konf. Int. Ges. Geogr. Pathologie 1957. Schweiz. Z. allg. Path. **21**, 383—404 (1958). ~ Die experimentelle Kanzerisierung der Parenchymzelle in der Synopsis klassischer und moderner morphologischer Methoden. Verh. dtsch. Ges. Path. **45**, 37—59 (1961). ~ Die Pathogenese des peptischen Geschwürs. In: Struktur, Stoffwechsel und Funktion in der modernen Pathologie, S. 81—87. München u. Berlin 1964. ~ Der DNS-, RNS- und Protein-Stoffwechsel im normalen und atmungsgestörten Wirbeltierkeim (nach histoautoradiographischen und elektronenmikroskopischen Untersuchungen). Bull. schweiz. Akad. med. Wiss. **22**, 56—79 (1966). ~ Wachstum und Differenzierung in Biologie und Pathologie. Festvortrag vor der Heidelberger Akademie der Wissenschaften. Jb. Heidelbg. Akad. Wiss. 1966/67, 110—125 (1968). — Büchner, F., E. Grundmann u. W. Oehlert: Die experimentelle Kanzerisierung der Parenchymzelle. Dtsch. med. Wschr. **86**, 1845—1850 (1961). — Büchner, F., u. H. Hara: Der DNS-Stoffwechsel von Triturus helveticus-Keimen in der Frühentwicklung und seine Störung durch temporäre Atmungshemmung (nach histoautoradiographischen Untersuchungen). Beitr. path. Anat. **134**, 166—215 (1966). — Büchner, F., E. Mölbert u. L. Thale: Das submikroskopische Bild der Herzmuskelzelle nach toxischer Hemmung der Aerobiose. Beitr. path. Anat. **121**, 145—169 (1959). — Büchner, F., u. P.-J. Molloy: Das echte peptische Geschwür der Ratte. Klin. Wschr. **1927**, 2193—2194. — Büchner, F., u. S. Onishi: Frühstadien der akuten hypoxischen Veränderungen des Herzmuskels im elektronenmikroskopischen Bild und ihre Bedeutung für die akute hypoxische Herzinsuffizienz. Beitr. path. Anat. **135**, 153—182 (1967). ~ Die akute hypoxische Herzinsuffizienz an der Ratte. Verh. dtsch. Ges. Path. **51**, 139—145 (1967). ~ Das elektronenmikroskopische Bild des Herzmuskels bei akuter hypoxischer Herzinsuffizienz. Naturwissenschaften **54**, 22 (1967). ~ Der Herzmuskel bei akuter Koronarinsuffizienz im elektronenmikroskopischen Bild. München-Berlin-Wien: Urban & Schwarzenberg 1968. — Büchner, F., u. E. Schneider: In: F. Büchner, Die Pathogenese der peptischen Veränderungen. Jena 1931. — Büchner, F., P. Siebert u. P. J. Molloy: Über experimentell erzeugte akute peptische Geschwüre des Rattenvormagens. Beitr. path. Anat. **81**, 391—425 (1928). — Büchner, F., u. R. Weyland: Die Insuffizienz des hypertrophierten Herzmuskels im Lichte seiner Narbenbilder. München-Berlin-Wien 1968. — Bürkle de la Camp, H.: Zur Pathologie und Chirurgie der peptischen Schädigungen des Magen-Darmkanals. Dtsch. Z. Chir. **220**, 31—88 (1929). — Bullough, W. S: The control of mitotic activity in adult mammalian tissues. Biol. Rev. **37**, 307 (1962). ~ Mitotic and functional homeostasis. Cancer Res. **25** 1683—1728 (1965).

Caspersson, T.: Studien über den Eiweißumsatz der Zelle. Naturwissenschaften **29**, 33—43 (1941). ~ Cell growth and cell function. Cytochemical study. New York 1950. — Cederberg, A., S. Hellstein, and G. Niörner: Oxygen treatment and hyaline pulmonary membranes in adults. Acta path. microbiol. scand. **64**, 450—458 (1965). — Chargaff, E.: Chemical specifity of nucleic acids and mechanism of their encymatical degradation. Experientia (Basel) **6**, 201—209 (1950). — Chen, H., I. Lien, and L. Tsung-Cho: Kernicterus in newborn rabbits. Amer. J. Path. **46**, 331—343 (1965). — Chen, H., Ch. Lin, and I. Lein: Ultrastructural studies in experimental Kernicterus. Amer. J. Path. **48**, 683—711 (1966). — Clairmont: Diskussion zu V. Haberer. Verh. dtsch. Ges. Chir. **1921** I, 170/171. — Clamann, H. G., H. Becker-Freyseng u. G. Liebegott: Das allgemeine Verhalten und die morphologischen Lungenveränderungen verschiedener Tierarten bei langer Einwirkung erhöhten Sauerstoffteildrucks. Luftfahrtmedizin **5**, 17—23 (1940). — Conrad-Martius, H.: Selbstaufbau der Natur, 1. Aufl. Hamburg 1944, 2. Auflage München 1961. — Cossel, L.: Licht- und elektronenmikroskopische Untersuchungsbefunde bei pulmonalen hyalinen Membranen. Beitr. path. Anat. **129**, 53—72 (1963). — Côté, J., W. Oehlert u. F. Büchner: Autoradiographische Untersuchungen zur DNS-Synthese während der experimentellen Kanzerisierung der Leberparenchymzelle der Ratte durch Diäthylnitrosamin. Beitr. path. Anat. **127**, 450—473 (1962). — Creutzfeldt, W.: Zur Theorie des Diabetes mellitus. Med. Klin. **58**, 41—46 (1963). ~ Lebensschicksal Diabetes. Mkurse ärztl. Fortbild. **15**, 50 (1965). — Cushing, H.: Bull. John Hopk. Hosp. **50**, 137 (1932).

David, H.: Die Zelle als kybernetisches System. Dtsch. Gesundh.-Wes. **20**, 53—62 101—107 (1965). — Dawes, G. S., J. C. Mott, J. G. Widdicombe, and D. G. Wyatt: Changes in the lungs of the new-born lamb. J. Physiol. (Lond.) **121**, 141—162 (1953). — Deschamps, A., et L. van Bogaert: Idiotie, épilepsie, choréoathétose double avec un syndrome médullaire, séquelles tardives de l'ictère nucléaire. Observation anatomo-clinique. J. belge Neurol. Psychiat. **48**, 480—492 (1948). — Dible, J. H., T. McMichael, and S. P. V. Sherlock: Pathology of acute hepatitis aspiration biopsy, studies of epidemic arsenotherapy and serum jaundice. Lancet **1943 II**, 402. — Dickie, M. M., and P. W. Lane: Adrenal tumors, pituitary tumors and other pathological changes in F_1 hybrids of strain DE × strain DBA. Cancer Res. **16**, 48 (1956). — Dietrich, A.: Die Nebennieren bei den Wundinfektionskrankheiten. Zbl. allg. Path. path. Anat. **29**, 169—187 (1918). — Dietrich, A., u. E. Kaufmann: Die Nebennieren unter Einwirkung von Diphtherietoxin und Antitoxin. Z. ges. exp. Med. **14**, 357—363 (1921). — Diezel, P. B.: Die angeborenen Störungen des Lipoidstoffwechsels. Med. Grundlagenforsch. (Stuttg.) **4**, 239—297 (1962). — Döring, H. J., u. H. Kammermeier: Das Verhalten der energiereichen Phosphat-Verbindungen des Myokards bei unterschiedlichen Belastungsformen sowie verschiedenen Arten experimenteller Insuffizienz am Herz-Lungen-Präparat. Verh. Dtsch. Ges. Kreisl.-Forsch. **27**, 227—232 (1961). Dohan, F. C., and F. D. W. Lukens: Endocrinology **42**, 244 (1948). — Dragstedt, L. R., A. Oberhelman, and C. A. Smith: Experimental hyperfunction of the gastric antrum with ulcer formation. Ann. Surg. **134**, 332—345 (1951). — Driesch, H.: Philosophie des Organischen, 1. Aufl. (Engl.) 1908, 4. Aufl. Leipzig 1928. ~ Das Wesen des Organismus. In: Das Lebensproblem im Lichte der modernen Forschung, S. 384—450. Leipzig 1931. — Düll, M.: Gewichtsbestimmungen der reinen Muskelmasse beider Herzkammern bei normaler und pathologischer Herzbelastung. Beitr. path. Anat. **105**, 327—365 (1941). — Duspiva, F.: Stoffwechseländerungen in der frühembryonalen Entwicklung während und nach Hypoxie. Verh. dtsch. Ges. Path. **1957**, 250—260 (1958). ~ Die Bedeutung der Atmung für den frühembryonalen Stoffwechsel der Amphibien, zugleich ein Beitrag zum Mißbildungsproblem. Verh. dtsch. Ges. Path. **1958**, 411—417 (1959). ~ Zur Physiologie der Gastrulation und Neurulation. Zool. Anz., 25. Suppl. Verh. dtsch. Zool. Ges. **1961**, 210—250. ~ Die Amphibienentwicklung in biochemischer Sicht. 13. Coll. Ges. Physiol. Chemie **1962**, 205—240. — Duspiva, F., u. W. Willer: In: F. Duspiva, Die Amphibienentwicklung in biochemischer Sicht. 13. Coll. Ges. Physiol. Chemie **1962**, 205—240.

Eder, M.: Zellerneuerung im Magen-Darm-Trakt. Verh. dtsch. Ges. Path. **50**, 75—90 (1966). — Edwards, J. E., and H. B. Burchell: Multilobar pulmonary venous obstruction with pulmonary hypertension. Arch. intern. Med. **87**, 372—378 (1951). — Edwards, J. E., and W. B. Chamberlin: Pathology of the pulmonary vascular tree III. The structure of the intrapulmonary arteries in cor triloculare biatriatum with subaortic stenosis. Circulation **3**, 524—530 (1951). — Edwards, J. E., J. M. Douglas, H. B. Burchell, and N. A. Christensen: Pathology of the intrapulmonary arteries and arterioles in coarctation of the aorta associated with patent ductus arteriosus. Amer. Heart J. **38**, 205—233 (1949). — Edwards, J. H., D. G. Harnden, A. H. Cameron, V. M. Crosse, and O. H. Wolff: A new trisomic syndrome. Lancet **1960 II**, 787. — Edwards, J. L., and A. Koch: Parenchymal and littoral cell proliferation during liver regeneration. Lab. Invest. **13**, 32—43 (1964). — Emmelot, P., and E. L. Benedetti: Changes in the fine structure of rat liver brought about by dimethylnitrosamine. J. biophys. biochem. Cytol. **7**, 393—395 (1960). — Epping, H.: Untersuchungen über Herzmuskelveränderungen bei chronischer und akuter Überlastung des rechten Ventrikels. Arch. Kreisl.-Forsch. **6**, 109—116 (1940). — Eppinger, H.: Zur Pathologie der Kreislaufkorrelationen. In: Handbuch der normalen und pathologischen Physiologie, Bd. XVI/2, S. 1289—1412. Berlin: Springer 1931. — Eppinger, H., u. P. Leuchtenberger: Zur Pathogenese der Gastritis und des Ulcus ventriculi. Z. ges. exp. Med. **85**, 598—605 (1932). — Eschner, J., and P. Glees: Free and membrane-bound ribosomes in maturing neurones of the chick and their possible functional significance. Experentia (Basel) **19**, 301 (1963). — Evans, D. M.: Cadmium poisoning. Brit. med. J. **1960 I**, 173—174. — Evans, H. M., M. M. Nelson, and C. W. Asling: Multiple congenital abnormalities resulting from acute folic acid deficiency during gestation. Science **114**, 479 (1951).

Fahr, Th.: Pathologische Anatomie des Morbus Brightii. In: Handbuch der speziellen Pathologie, Bd. VI/1, S. 156—472. Berlin: Springer 1925. — Fanburg, B. L., and B. I. Posner: Ribonucleic acid synthesis in experimental cardiac hypertrophy in rats. I. Characterization and kinetics of labeling. Circulat. Res. **23**, 123—135 (1968). — Fawcett, D. W.: Observations on the cytology and electron microscopy of hepatic cells. J. nat. Cancer Inst. **15**, Suppl., 1475 (1955). — Fekete, E., G. W. Woolley, and C. C. Little: Histological changes following ovaryectomy in mice. J. exp. Med. 74, 1 (1941). — Ficq, A.: Analyse de l'induction neurale par autoradiographie. Experentia (Basel) **10**, 20—21 (1954). — Flaks, J.: Adrenal cortical carcinoma with metastases in an ovariectomized strong A mouse. J. Path. Bact. **61**, 266—269 (1949). — Fleckenstein, A.: Myokardstoffwechsel und Insuffizienz. In: 5. Freiburger

Kolloquium über Kreislaufmessungen, S. 36—55. München-Gräfelfing 1966. ~ Stoffwechselprobleme bei der Myokardinsuffizienz. Verh. dtsch. Ges. Path. **51**, 15—30 (1967). — FLECKENSTEIN, A., J. JANKE u. E. GERLACH: Konzentration und Turnover der energiereichen Phosphate des Herzens nach Studien mit Papierchromatographie und Radiophosphor. Klin. Wschr. **1959**, 451—459. — FLÖSSER, H., s. bei BÜCHNER, F.: Die Pathologie der cellulären und geweblichen Oxydationen. Die Hypoxydosen. In: Handbuch der allgemeinen Pathologie, Bd. IV/1, S. 569—668. Berlin-Göttingen-Heidelberg: Springer 1957c. — FLOREY, H.: General pathology, 3. ed. London 1962. — FRANTZ, M. J., and A. KIRSCHBAUM: Sexhormone secretion by tumors of the adrenal cortex of mice. Cancer Res. **9**, 257 (1949). — FREYTAG, G.: Histologische und autoradiographische Untersuchungen am Inselsystem der Maus bei Insulin-Antikörper-Diabetes. Histological and autoradiographical studies on the islet system of the mouse in insulin-antibody diabetes. Beitr. path. Anat. **137**, 121—148 (1968). — FRIEDBERG, C. K.: Diseases of the heart. Philadelphia and London 1949, 1956, 1966; Dtsch. Stuttgart 1959. — FRIEDBERG, C. K., and H. HORN: Acute myocardial infarction not due to coronary artery occlusion. J. Amer. med. Ass. **112**, 1675 (1939). — FRIEDBERG, C. K., and A. R. SOHVAL: Non rheumatic calcific aortic stenosis. Amer. Heart J. **17**, 452 (1959). — FUJITA, H., and S. FUJITA: Electron microscopic studies on neuroblast differentiation in the central nervous system of domestic fowl. Z. Zellforsch. **60**, 463—478 (1963).

GARBY, L., S. SJÖLIN, and B. VAHLQUIST: Chronic refractory hypochromic anaemia with disturbed hem-metabolism. Brit. J. Haemat. **3**, 55 (1957). — GARROD, A. E.: Inborn errors of metabolism, 2nd ed. London 1923. — GEPTS, W.: Die histopathologischen Veränderungen der Langerhansschen Inseln und ihre Bedeutung in der Frage der Pathogenese des menschlichen Diabetes. Endocrinologie **36**, 185—211 (1958). — GERTEIS, W.: Über den Bau- und Wachstumsplan der menschlichen Schilddrüse nach Thiourazil-Behandlung. Beitr. path. Anat. **112**, 421—444 (1952). — GIERKE, E. v.: Hepato-Nephromegalia glykogenica (Glykogenspeicherkrankheit der Leber und Nieren). Beitr. path. Anat. **82**, 497—513 (1929). ~ Über Glykogenspeicherungskrankheit. Beitr. path. Anat. **99**, 369—384 (1937). — GIESE, W.: Die pulmonal bedingten Ventilationsstörungen. Verh. dtsch. Ges. Path. **44**, 35—45 (1960). ~ Die allgemeine Pathologie der äußeren Atmung. In: Handbuch der allgemeinen Pathologie, Bd. V/1, S. 402—638. Berlin-Göttingen-Heidelberg: Springer 1961. ~ Morphologie des Cor pulmonale und seiner Ursachen. Verh. dtsch. Ges. inn. Med. **72**, 469—490 (1967). — GIESEKING, R.: Elektronenoptische Befunde an chronischen Stauungslungen. Beitr. path. Anat. **123**, 333—382 (1960). — GIROUD, A., et J. LEFÈBVRES- BOISSELOT: Influence tératogène de la carence en acide folique. C.R. Soc. Biol. (Paris) **145**, 526 (1951). — GOLLWITZER-MEIER, KL., D. KRAMER u. E. KRÜGER: Der Gaswechsel des suffizienten und insuffizienten Warmblüterherzens. Pflügers Arch. ges. Physiol. **237**, 68—92 (1936). — GOLLWITZER-MEIER, KL., u. E. KRÜGER: Zur Verschiedenheit der Herzenergetik und Herzdynamik bei Druck- und Volumenleistung. Pflügers Arch. ges. Physiol. **238**, 279—289 (1937). — GOODALE, F., and W. A. THOMAS: Primary pulmonary arterial disease. Observations with special reference to medial thickening of small arteries and arteriols. Arch. Path. **58**, 568—575 (1954). — GRADEL, H.: Die Narbenleber nach Hepatitis. Diss. Freiburg i. Br. 1957. — GREGG, N. M.: Congenital cataract following german measels in the mother. Trans. opthth. Soc. Aust. **3**, 35—46 (1941). — GREMELS, H.: Zur Physiologie und Pharmakologie der Energetik des Säugetierherzens. Naunyn-Schmiedebergs Arch. exp. Path. Pharmak. **169**, 689—723 (1933). — GRISHAM, J. W.: A morphologic study of deoxyribonucleic acid synthesis and cell proliferation in regenerating rat liver: autoradiography with thymidine-H^3. Cancer Res. **22**, 842—849 (1962). — GROLL, A.: Anatomische Befunde bei Vergiftungen mit Phosgen. Virchows Arch. path. Anat. **231**, 480—518 (1921). — GROLLMAN, A.: Diskussionsbemerkung in: Essentielle Hypertonie, S. 54, 55. Berlin-Göttingen-Heidelberg: Springer 1960. — GRUBER, G. B.: Beiträge zur Frage „gekoppelter" Mißbildungen. Beitr. path. Anat. **93**, 459—476 (1934). ~ Die Entwicklungsstörungen der menschlichen Gliedmaßen. In: Die Morphologie der Mißbildungen des Menschen und der Tiere (Hrsg. E. SCHWALBE u. G. B. GRUBER) Bd. III/Abt. I. Jena: Gustav Fischer 1937. — GRUNDMANN, E., u. H. J. SEIDEL: Die Entstehung des Schilddrüsenkarzinoms bei der Ratte unter Thiourazil und 2-Acetaminofluoren. Beitr. path. Anat. **132**, 188—219 (1965). — GUDBJARNASON, S., R. O. HAYDEN, V. E. WENDT, T. B. STOCK, and R. J. BING: Oxydation reduction in heart muscle. Theoretical and clinical considerations. Circulation **26**, 937—945 (1962).

HABERER, V.: Die Bedeutung des Pylorus für das Zustandekommen des postoperativen Jejunalulcus. Langenbecks Arch. klin. Chir. **117**, 50—67 (1921). ~ Die Bedeutung des Pylorus für das Zustandekommen des postoperativen Jejunalulcus. Verh. dtsch. Ges. Chir. **1921 II**, 274—291. — HAGENS, H. W., F. DUSPIVA u. W. WILLER: Folgen einer zeitlich begrenzten Atmungshemmung durch Blausäure auf den Zellstoffwechsel und die Entwicklungsleistung junger Amphibienkeime. Beitr. path. Anat. **132**, 129—159 (1965). — HARA, H.: Der DNS-Stoffwechsel von Triturus helveticus-Keimen in der Spätentwicklung und seine Störung durch temporäre Atmungshemmung. Beitr. path. Anat. **134**, 418—448 (1966). ~ Die RNS- und Proteinsynthese an Larven von Triturus helveticus in der Norm und während oder nach temporärem Sauerstoffmangel. Beitr. path. Anat. **135**, 21—52 (1967). — HARING, O. M.:

Effects of prenatal hypoxia on the cardiovascular system in the rat. Arch. Path. **80**, 351—356 (1965). ~ Cardiac malformations in the rat induced by maternal hypercapnia with hypoxia. Circulat. Res. **19**, 544—551 (1966). — HARING, O. M., and F. J. LEWIS: The etiology of congential developmental anomalies. Surgery **113**, 1—18 (1961). — HARRISON, F. R.: Failure of the circulation. Baltimore 1935. — HARRISON, FR. R., R. ASHMAN, and R. M. LARSEN: Congestive heart failure XII. The relation between the thickness of the cardiac muscle fiber and the optimum rate of the heart. Arch. intern. Med. **49**, 151 (1931). — HARTMANN, N.: Philosophie der Natur. Abriß der speziellen Kategorienlehre. Berlin 1950. — HATT, P.: Strukturelle Analyse chronisch insuffizienter menschlicher Herzen. Int. Symp. über Herzinsuffizienz, Hinterzarten 2.—5. 11. 1967 (1968). — HATT, P. Y., CH. ROUILLER, A. DONTSCHEFF et V. BAUDOIN: Les ultrastructures pulmonaires et le régime de la petite circulation. I. Au cours du rétrécissement mitral serré. Arch. Soc. franç. Biol. méd. N.S. **6**, 1371 (1958). — HAUSAMEN, T. U., u. R. POCHE: Die Ultrastruktur des Herzmuskels der Ratte nach einmaligen und wiederholten Unterdruckversuchen. Virchows Arch. path. Anat. **339**, 212—224 (1965). — HAUSER, G.: Die peptischen Schädigungen des Magens, des Duodenums und der Speiseröhre und das peptische postoperative Jejunalgeschwür. In: Handbuch der speziellen Pathologie, Bd. IV/1, S. 339—811. Berlin: Springer 1926. — HAY, L. J., R. L. VASCO, CH. F. CODE, and H. WANGENSTEEN: The experimental production of gastric and duodenal ulcers in laboratory animals by the intramuscular injection in histamine in beeswax. Surgery **75**, 170—182 (1942). — HAYMAKER, W., C. MARGOLES, A. PENTSCHEW, H. JACOB, R. LINDENBERG, L. S. ARROYO, O. STOCHDORPH, and D. STOWENS: Pathology of Kernicterus and posticteric encephalopathy, presentation of 87 cases, with a consideration of pathogenesis and etiology. Amer. Acad. for cerebral palsy, "Kernicterus" and its importance in cerebal palsy, P. 21—228. Springfield 1957—1959. — HEATH, D., and W. WHITAKER: The pulmonary vessels in mitral stenosis. J. Path. Bact. **70**, 291—298 (1955). — HECHT, A.: Studie über Veränderungen der Herzkammern bei Hypertonie und Herzklappenfehlern. Arch. Kreisl.-Forsch. **5**, 73—122 (1939). — HEILMEYER, L., J. EMMERICH, H. H. HENNEMANN, W. KEIDERLING, N. LEE, R. BILGER u. H. SCHUBOTHE: Über eine chronische hypochrome Anämie bei zwei Geschwistern auf der Grundlage einer Eisenverwertungsstörung. Anaemia hypochromica sideroachrestica hereditaria. Folia haemat. (Frankfurt), N.F. **2**, 61 (1958). — HEILMEYER, L., H. MERKER, E. MÖLBERT u. M. NEIDHARDT: Zur Mikromorphologie der hereditären hypochromen sideroachrestischen Anämie. Acta haemat. (Basel) **27**, 78—95 (1962). — HEILMEYER, L., u. L. WEISSBECKER: Funktion und Stoffwechsel der Schwermetalle. III. Das Kupfer. In: Handbuch der allgemeinen Pathologie, Bd. IV/2, S. 53—63 (L. HEILMEYER). Berlin-Göttingen-Heidelberg: Springer 1957. — HEINLEIN, H., u. H. KASTRUP: Beitrag zur Genese der Gastritis. Über die experimentelle Histamingastritis. Z. ges. exp. Med. **102**, 517—526 (1938). — HENRY, E. W.: The small pulmonary vessels in mitral stenosis. Brit. Heart J. **14**, 406 (1952). — HERBERTSON, B. M.: Patchy necrosis of the myocardium of rabbits after anaphylactic shock and after experimental pulmonary embolism. J. Path. Bact. **66**, 211—222 (1953). ~ Patchy myocardial necrosis in rabbits after shock dose of histamine and peptone. J. Path. Bact. **72**, 137—141 (1956). — HILLER, FR.: Über die krankhaften Veränderungen des ZNS nach CO-Vergiftung. Z. Neurol. **93**, 594—646 (1924). ~ Zirkulationsstörungen im Gehirn, eine klinische und pathologisch-anatomische Studie. Arch. Psychiat. Nervenkr. **103**, 1 (1935). ~ Die Zirkulationsstörungen des Gehirns und Rückenmarks. In: Handbuch der Neurologie, Bd. XI, S. 178—465. Berlin: Springer 1936. — HORT, W.: Quantitative histologische Untersuchungen an wachsenden Herzen. Virchows Arch. path. Anat. **323**, 223—242 (1953). ~ Funktionelle Morphologie der akuten Herzinsuffizienz. Verh. Dtsch. Ges. Path. **51**, 114—124 (1967). — HUCKABEE, W. E., and W. E. JUDSON: The role of anaerobic metabolism in the performance of mild muscular work I. Relation to oxygen consumption and cardiac output and the effect of congestive heart failure. J. clin. Invest. **37**, 1577 (1958). — HÜBNER, G.: Ultrastrukturelle Leberveränderungen bei direkter Einwirkung von Tetrachlorkohlenstoff in vivo und in vitro. Virchows Arch. path. Anat. **339**, 187—197 (1965). ~ Die pathischen Reaktionen des Lebergewebes. Eine elektronenmikroskopische Studie. Veröff. Morph. Path. H. 78. Stuttgart 1968. — HUECK, W.: Anatomisches zur Frage nach Wesen und Ursache der Arteriosklerose. Münch. med. Wschr. **1920**, 535, 573, 606. — HUTCHINSON, H. E.: Necrosis of the anterior lobe of the pituitary during pregnancy. J. Path. Bact. **51**, 442—445 (1940).

IVY, A. C.: Contributions to the physiology of the stomach IX. J. Amer. med. Ass. **85**, 877 (1925).

JACOB, H.: Über die Hirnschäden bei Icterus neonatorum gravis (Kernicterus). Zugleich ein Beitrag zur Frage der elektiven Vulnerabilität einzelner Hirnabschnitte bei Hypoxaemie. Arch. Psychiat. Nervenkr. **180**, 1—22 (1948). — JACOBS, P. A., A. G. BAIKIE, W. M. COURT BROWN, and J. A. S. STRONG: The somatic chromosomes in mongolism. Lancet **1959 I**, 710. — JANSEN, H. H.: Quantitative Bindegewebsverhältnisse in den Kammerwänden insuffizienter Herzen. Verh. dtsch. Ges. Path. **51**, 199—202 (1967). — JASPERS, K.: Die großen Philosophen

I. München 1957. — JEDDELOH, B. ZU: Untersuchungen zur Histologie chronischer Stauungslungen. Beitr. path. Anat. **86**, 387—406 (1931). — JOSLIN, E. P., H. F. ROOT, P. WHITE, and A. MARBLE: Treatment of diabetes mellitus, 10. ed. Philadelphia 1959.

KALK, H.: Das Geschwür des Magens und Zwölffingerdarms. Berlin 1931. ~ Cirrhose und Narbenleber. Stuttgart 1954. — KARNOFSKY, D. A.: Mechanisms of action of certain growth-inhibiting drugs. In: Teratology, principles and techniques, ed. by J. G. WILSON, and J. WARKANY, p. 185—194. Chicago and London 1965. ~ The chick embryo in drug screening; survey of teratological effects observed in the 4-day chick embryo. In: Teratology, principles and techniques, ed. by J. G. WILSON, and J. WARKANY, p. 194—213. Chicago and London 1965. — KASTING, G.: Zit. bei G. LIEBEGOTT, Die Veränderungen der peripheren Extremitätenarterien bei Hypertonie. Zbl. allg. Path. path. Anat. **102**, 85 (1965). — KATHKE, N.: Die Veränderungen der Coronararterienzweige des Myocards bei Hypertonie. Beitr. path. Anat. **115**, 405—422 (1955). — KATSCH, G., u. H. PICKERT: Die Krankheiten des Magens. In: Handbuch der inneren Medizin, 4. Aufl., Bd. III/1, S. 172—941. Berlin-Göttingen-Heidelberg 1953. — KAUFMANN, E.: Lehrbuch der speziellen pathologischen Anatomie, 7. u. 8. Aufl., Bd. 2, S. 1107. Berlin u. Leipzig 1922. — KELLER, W., u. A. WISKOTT: Lehrbuch der Kinderheilkunde, 1. Aufl., S. 297—302. Stuttgart 1961. — KEYES, P. H.: Adrenocortical changes in syrian hamsters following gonadectomy. Endocrinology **44**, 274 (1949). — KIESE, M., u. R. S. GARAN: Mechanische Arbeit, Größe und Sauerstoffverbrauch des Warmblüterherzens. Klin. Wschr. **1937**, 1219. — KIRCH, E.: Über gesetzmäßige Verschiebungen des inneren Größenverhältnisses des normalen und pathologisch veränderten menschlichen Herzens. Z. angew. Anat. u. Konstit.-Forsch. **7**, 235 (1921). ~ Die Veränderungen der Herzproportionen bei rechtsseitiger Herzhypertrophie. Zbl. allg. Path. path. Anat. **35**, 305—309 (1924). ~ Das Verhalten von Herz und Kreislauf bei rechtsseitiger („pulmonaler") Herzhypertrophie. Würzburger Abh. a. d. Gesamtgebiet d. Med. **22**, 73—99 (1925). ~ Über das Zustandekommen der physiologischen und pathologischen Herzerweiterungen und des sog. Sportherzens. Z. Kreisl.-Forsch. **20**, 132—157 (1928). ~ Über Größen- und Massenveränderungen der einzelnen Herzabschnitte bei Herzklappenfehlern, insbesondere bei Mitralstenose und Aortenstenose. Verh. dtsch. Ges. inn. Med. **41**, 324—337 (1929). ~ Pathologie des Herzens II. Ergebn. allg. Path. path. Anat. **23**, 392—470 (1930). ~ Pathogenese und Folgen der Dilatation und der Hypertrophie des Herzens. Klin. Wschr. **1930**, 769—772, 817—819. ~ Der Entwicklungsablauf der rechtsseitigen tonogenen Herzdilatation bei Mensch und Versuchstier und seine physiologische Erklärung. Virchows Arch. path. Anat. **291**, 682—694 (1933). ~ Über tierexperimentelle Erzeugung von tonogener Dilatation und Hypertrophie des rechten Herzens durch hochdosierte Histamininjektionen. Naunyn-Schmiedebergs Arch. exp. Path. Pharmak. **171**, 691—715 (1933). ~ Das Verhalten des Herzens bei Embolien. Verh. dtsch. Ges. Kreisl.-Forsch. **7**, 31—42 (1934). ~ Die pathologische Anatomie des Cor pulmonale. Verh. dtsch. Ges. Kreisl.-Forsch. **21**, 163—181 (1955). — KLÄRNER, P.: Veränderungen an Nebennieren und Hypophyse der Ratte nach vielmonatiger Zufuhr von ACTH. Beitr. path. Anat. **115**, 488—514 (1955). — KLENK, E.: Lipoidosen. Physiologisch-chemisches Referat. Verh. dtsch. Path. Ges. **31**, 6—12 (1938). — KLINMAN, N. R., and A. J. ERSLEY: Cellular response to partial hepatectomy. Proc. Soc. exp. Biol. (N.Y.) **112**, 338—340 (1963). — KOBURG, E., u. B. SCHULTZE: Autoradiographische Untersuchungen mit ^{3}H-Thymidin über die Dauer der DNS-Synthese, der Ruhephase und der Mitose bei proliferierenden Systemen wie den Epithelien des Darmes, des Oesophagus und der Cornea der Maus. Verh. dtsch. Ges. Path. **45**, 103—107 (1961). — KÖNN, G.: Die pathologische Morphologie der Lungengefäße bei chronischem Cor pulmonale. Ein Beitrag zur Ätiologie und zu den Folgen der chronischen pulmonalen Hypertonie. Beitr. path. Anat. **116**, 273—329 (1956). ~ Die pathologische Morphologie der Lungengefäßerkrankungen und ihre Beziehungen zur chronischen pulmonalen Hypertonie. Ergebn. ges. Tuberk.- u. Lung.-Forsch. **14**, 101—190 (1958). ~ Die Pathogenese der chronischen pulmonalen Hypertonie vom Standpunkt des Morphologen. Dtsch. med. Wschr. **1960**, 1488—1492, 1495—1496. — KÖNN, G., u. P. BERG: Tierexperimentelle chronische pulmonale Hypertonie nach rezidivierender Mikrolungenembolie und ihre Rückwirkung auf Herz und Arterien. Beitr. path. Anat. **132**, 86—113 (1965). — KÖNN, G., u. R. STORB: Über den Formwandel der kleinen Lungenarterien des Menschen nach der Geburt. Beitr. path. Anat. **123**, 212—250 (1960). — KOLISKO: Die symmetrische Encephalomalazie in den Linsenkernen nach Kohlenoxydvergiftung. Beitr. gerichtl. Med. **2**, 1 (1914). — KONJETZNY, G. E.: Chronische Gastritis und Duodenitis als Ursache des Magen-Duodenalgeschwürs. Beitr. path. Anat. **71**, 595—618 (1923). ~ Die Entzündungen des Magens. In: Handbuch der speziellen Pathologie, Bd. IV/2, S. 768—1116. Berlin: Springer 1928. ~ Die Geschwürsbildungen im Magen, Duodenum und Jejunum. Stuttgart 1947. — KRONE, H. A., u. K. RICKERS: Der physiologische Zyklus bei der Ratte im elektronenmikroskopischen Bild. Beitr. path. Anat. **135**, 390—410 (1967). — KRONE, H. A., K. RICKERS u. S. ONISHI: Das elektronenmikroskopische Bild des spontanen und des experimentellen Zyklus der Uterusschleimhaut an der Ratte. Ein Beitrag zur Biologie von Wachstum und Differenzierung. Naturwissenschaften **54**, 473/74 (1967). — KÜHN, H. A.: Elektrokardiographische und histologische Untersuchungen bei der Sauerstoffvergiftung. Arch. Kreisl.-Forsch. **13**, 120—136 (1943). ~ Die formale Pathogenese der Hepatitis epidemica, nach Untersuchungen an Leberpunktaten. Beitr. path. Anat. **109**, 589—649 (1947). — KÜHN, H. A., u. J. PICHOTKA: Untersuchungen über die langfristige Einwirkung einer hochprozentigen Sauerstoffatmosphäre bei vermindertem Gesamtdruck. Naunyn-Schmiedebergs Arch. exp. Path. Pharmak. **205**, 659—666 (1948). — KUNDRAT, H.: Arhinencephalie als typische Art von Mißbildung. Graz 1882.

LAFONTAINE, J. G., and C. ALLARD: A light and electron microscopic study of the morphological changes induced in rat liver cells by the azo dye 2-Me-DAB. J. Cell. Biol. **22**, 143—172 (1964). — LANDAUER, W.: Insulin-induced abnormalities of beak, extremities and eyes in chickens. J. exp. Zool. **105**, 145—172 (1947). ~ Hereditary abnormalities and their chemically-induced phenocopies. Growth Symposium **12**, 171—200 (1948). ~ The phenotypic modification of hereditary polydactylism of fowl by selection and by insulin. Genetics **33**, 133—157 (1948). ~ The hatchability of chicken eggs as influenced by environment and heredity. Storrs agricultural Experiment Station. College of Agriculture, University of Connecticut, Connecticut 1951, p. 5—223. ~ The effect of insulin on development of duck embryos. J. exp. Zool. **117**, 559—572 (1951). — LANDAUER, W., and C. I. BLISS: Insulin-induced rumplessness of chickens. III. The relationship of dosage and of developmental stage at time of injection to response. J. exp. Zool. **102**, 1—22 (1946). — LANDAUER, W., and E. H. LANG: Insulin-induced rumplessness of chickens. II. Experiments with inactivated and reactivated insulin. J. exp. Zool. **101**, 41—50 (1946). — LANDAUER, W., and M. B. RHODES: Further observations on the teratogenic nature of insulin and its modification by supplementary treatment. J. exp. Zool. **119**, 221—261 (1952). — LANGE, C. DE: Kernikterus (Orth-Schmorl) mit und ohne Erythroblastose. Jb. Kinderheilk. **145**, 273 (1935). ~ Diagnostic rétrospectif d'ictère grave du nouveau-né. Rev. franç. Pédiat. **12**, 793 (1936). ~ Künstliche Frühgeburt und die Trias Ikterus gravior familiaris, Anaemia congenita und Hydrops congenitus universalis. Ann. paediat. (Basel) **152**, 277 (1939). — LANGE, F., u. E. WEHNER: Das Herz bei Hypertonie und Arteriosklerose. Dtsch. Arch. klin. Med. **160**, 45—62 (1928). — LAZARUS, S. S., and B. W. VOLK: The pancreas in human and experimental diabetes. New York 1962. — LEBLOND, C. P., R. C. GREULICH, and J. P. M. PEREIRA: Relationship of cell formation and cell migration in the renewal of stratified squamous epithelia. In: Advanc. Biol. of Skin **5**, 39 (1963). — LEBLOND, C. P., B. MESSIER, and B. KOPRIVA: Thymidin H^3 as a tool for the investigation of the renewal of cell population. Lab. Invest. **8**, 296 (1959). — LEJEUNE, J., M. GAUTIER et R. TURPIN: Étude des chromosomes somatiques de 9 enfants mongoliens. C. R. Acad. Sci. (Paris) **248**, 1721 (1959). — LETTERER, E.: Allgemeine Pathologie und pathologische Anatomie der Lipoidosen. Verh. dtsch. Ges. Path. **31**, 12—51 (1938). — LEVER, J. D.: Electron microscopic observations on the adrenal cortex. Amer. J. Anat. **97**, 409—429 (1955). ~ Physiologically induced changes in adrenocortical mitochondria. J. biophys. biochem. Cytol. **2**, 313—318 (1956). — LEWIS, W. H.: Experimental studies on the development of the eye in Amphibia I. On the origin of the lens. Rana palustris. Amer. J. Anat. **3**, 505—536 (1904). ~ Experimental studies on the development of the eye in amphibia. III. On the origin and differentiation of the lens. Amer. J. Anat. **6**, 473—509 (1907a). ~ Experiments on the origin and differentiation of the optic vesicle in amphibia. Amer. J. Anat. **7**, 259—278 (1907b). — LIEBEGOTT, G.: Über Organveränderungen bei langer Einwirkung von Sauerstoff mit erhöhtem Partialdruck im Tierexperiment. Beitr. path. Anat. **105**, 414—431 (1941). ~ Studien zur Orthologie und Pathologie der Nebennieren. Beitr. path. Anat. **109**, 93—178 (1944). ~ Die Pathologie der Nebennieren. Verh. dtsch. Ges. Path. **1952**, 21—68 (1953). ~ Morphologische Befunde am Auge bei Hypertonie. Ber. dtsch. ophthal. Ges. **61**, 197—199 (1957). ~ Nebennieren. In: Pathologie der Laboratoriumstiere, S. 501—553. Berlin-Göttingen-Heidelberg: Springer 1958. ~ Die intramurale Koronarsklerose bei Hypertonie. Med. Klin. **1958**, 1465—1466. ~ Hochdruck und periphere Arteriosklerose. Med. Klin. **1959**, 1674—1675. ~ Hochdruck und periphere Arteriosklerose. Dtsch. med. Wschr. **1959**, 1697—1703. ~ Die Veränderungen der peripheren Extremitätenarterien bei Hypertonie. Zbl. allg. Path. path. Anat. **102**, 85 (1961). ~ Hypertonie und Myokardinfarkt. Ärztl. Forsch. **16 I**, 163—178 (1962). ~ Über Gefäß- und Parenchymveränderungen des Pankreas bei Hypertonie. In: OBERDISSE u. JAHNKE, Fortschritte der Diabetes Forschung, S. 145. Stuttgart 1963. ~ Über Veränderungen an den peripheren Arm- und Beinarterien bei Hypertonie. Verh. dtsch. Ges. Kreisl.-Forsch. **28**, 221—225 (1963). ~ Zur Morphologie der koronaren Durchblutungsstörungen. Verh. dtsch. Ges. inn. Med. **69**, 651—655 (1963). ~ Die Morphologie der Koronarinsuffizienz. Münch. med. Wschr. **106**, 1063—1077 (1964). ~ Vergleichende angiographische und histotopographische Untersuchungen am Koronarsystem des Hypertonikers. In: WOLLHEIM u. SCHNEIDER, Herzinsuffizienz. S. 346—354. Stuttgart: Georg Thieme 1964. ~ Hochdruck und Myokardinfarkt bei eineiigen Zwillingen. Beitr. path. Anat. **131**, 312—354 (1965a). ~ Die Gefäßveränderungen beim Hochdruck. In: HEILMEYER u. HOLTMEIER, Hochdruckforschung, S. 102—114. Stuttgart 1965b. ~ Die hypertonische Arteriosklerose. Stuttgart: Georg Thieme (im Druck). — LIGNAC,

G. O. E.: Über Störung des Zystinstoffwechsels bei Kindern. Dtsch. Arch. klin. Med. **145**, 139—150 (1924). ~ A syndrome consisting of affections of the kidney stunted growth, rickets and disturbed cystine metabolism. Amer. J. med. Sci. **196**, 542—547 (1938). — LINDAU, A., and H. WULFF: The peptic genesis of gastric and duodenal ulcer. Surgery **53**, 621—634 (1931). — LINZBACH, A. J.: Mikrochemische und histologische Analyse hypertropher menschlicher Herzen. Virchows Arch. path. Anat. **314**, 534—615 (1947). ~ Quantitative Biologie und Morphologie des Wachstums einschließlich Hypertrophie und Riesenzellen. In: Handbuch der allgemeinen Pathologie, Bd. VI/1, S. 180—306. Berlin-Göttingen-Heidelberg: Springer 1955. ~ Die pathologische Anatomie der Herzinsuffizienz. In: Handbuch der inneren Medizin, Bd. IX/1, S. 706—800. Berlin-Göttingen-Heidelberg: Springer 1960. ~ Funktionelle Morphologie der chronischen Herzinsuffizienz. Verh. dtsch. Ges. Path. **51**, 124—138 (1967). — LOPES DE FARIA, J., u. N. R. B. DE OLIVEIRA: Hyophysennekrosen nach Schockzuständen. Beitr. path. Anat. **127**, 213—231 (1962). — LUCKÉ, B.: The structure of the liver after recovery from epidemic hepatitis. Amer. J. Path. **20**, 595—611 (1944). ~ The pathology of fatal epidemic hepatitis. Amer. J. Path. **20**, 471—593 (1944). — LUCKÉ, B., and T. MALLORY: The fulminant form of epidemic hepatitis. Amer. J. Path. **22**, 867—945 (1964). — LUNDBEAK: Zit. bei H. A. HEINSEN. Med. Welt **1962**, 2755.

MACCALLUM, F. O., and W. H. BRADLEY: Transmission of infective hepatitis to human volunteers. Lancet **1944 II**, 228. — MACKENZIE, J. B., and C. G. MACKENZIE: Effect of sulfonamides and thioureas on the thyroid gland and basal metabolism. Endocrinology **32**, 185 (1943). — MACLEAN, N., and R. F. OGILVIE: Observations on the pancreatic tissue of young diabetic subjects. Diabetes **8**, 83—91 (1959). — MANGOLD, O.: Das Determinationsproblem III. Das Wirbeltierauge in der Entwicklung und Regeneration. Ergebn. Biol. **7**, 196—403 (1931). — MANN, F. C., and C. S. WILLIAMSON: The experimental production of peptic ulcer. Ann. Surg. **77**, 409 (1923). — MARCHAND, F.: Über Ausgang der akuten Leberatrophie in multiple knotige Hyperplasie. Beitr. path. Anat. **17**, 206—219 (1895). — MARTINEZ, C., and J. J. BITTNER: Postcastrational adrenal tumors in unilaterally adrenalectomized C_2H-mice. Cancer Res. **15**, 612 (1955). — MATSUEDA, A.: Zur experimentellen Erzeugung des Magengeschwürs durch Histamin. Klin. Wschr. **1931**, 2265. — MAYO, CH. H.: Paroxysmal hypertension with tumor of retroperitoneal nerve. Report of case. J. Amer. med. Ass. **89**, 1047—1050 (1927). — MEESSEN, H.: Über experimentelle Lungenembolie durch Glasperlen. Arch. Kreisl.-Forsch. **6**, 117—137 (1940). ~ Die Lunge bei Mitralstenose. Dtsch. med. Wschr. **1956**, 1445—1448, 1465—1466. ~ Die Pathomorphologie der Diffusion und Perfusion. Verh. dtsch. Ges. Path. **44**, 98—128 (1960). ~ Morphologische Grundlagen der akuten und der chronischen Myokardinsuffizienz. Verh. dtsch. Ges. Path. **51**, 31—66 (1967). — MELLER, K.: Elektronenmikroskopische Befunde zur Differenzierung der Rezeptorzellen und Bipolarzellen der Retina und ihre synaptischen Verbindungen. Z. Zellforsch. **64**, 733—750 (1964). ~ Histo- und Zytogenese der sich entwickelnden Retina. Eine elektronenmikroskopische Studie. Veröff. morph. Path. H. 77 (1968). — MELLER, K., u. W. BREIPOHL: Die Feinstruktur und Differenzierung des inneren Segmentes und des Paraboloids der Photorezeptoren in der Retina von Hühnchenembryonen. Z. Zellforsch. **66**, 673—684 (1965). — MERKEL, H.: Über experimentelle Erzeugung akuter und chronischer peptischer Magenschleimhautveränderungen durch Histamin. Beitr. path. Anat. **106**, 223—262 (1942). ~ Die Entwicklungsgeschichte der Lungengefäße. Beitr. path. Anat. **110**, 467—492 (1949). — MEYER, A.: Über die Wirkung der Kohlenoxydvergiftung auf das Zentralnervensystem. Z. ges. Neurol. Psychiat. **100**, 201—247 (1926). ~ Experimentelle Erfahrungen über die Kohlenoxydvergiftung des ZNS. Z. ges. Neurol. Psychiat. **112**, 187—212 (1928). — MEYER, W. W.: Über das normale und pathologische Gewicht der Aorta erwachsener Menschen in seiner Beziehung zur Arteriosklerose. Virchows Arch. path. Anat. **320**, 67—79 (1951). ~ Zur Morphologie der hypertonischen Arteriosklerose im kleinen und großen Kreislauf. Zugleich ein Beitrag zur Bedeutung diffuser sklerotischer Arterienveränderungen im Gesamtgeschehen der Arteriosklerose. Bull. schweiz. Akad. med. Wiss. **13**, 115—126 (1957). — MEYER, W. W., u. H. RICHTER: Das Gewicht der Lungenschlagader als Gradmesser der Pulmonalarteriensklerose und als morphologisches Kriterium der pulmonalen Hypertonie. (Eine quantitativ-anatomische und feingewebliche Untersuchung.) Virchows Arch. path. Anat. **328**, 121—156 (1956). ~ Gewichtsveränderungen der Art. pulmonalis mit fortschreitendem Alter und bei Blutdruckerhöhung im kleinen Kreislauf. Verh. dtsch. Ges. Path. **1955**, 231—237 (1956). ~ Die diffuse hypertonische Sklerose der Lungenschlagader und ihre Bedeutung für die Entstehung der Rechtsinsuffizienz des Herzens. Klin. Wschr. **1956**, 787—793. — MÖLBERT, E.: Das elektronenmikroskopische Bild der Herzmuskelzelle nach akuter Hypoxie. In: Oeynh. Gespr. II, 197, 198. **1957**. Berlin-Göttingen-Heidelberg: Springer 1958. ~ Die Herzmuskelzelle nach akuter Oxydationshemmung im elektronenmikroskopischen Bild. Beitr. path. Anat. **118**, 421—435 (1958). ~ Die Orthologie und Pathologie der Zelle im elektronenmikroskopischen Bild. In: Handbuch der allgemeinen Pathologie, Bd. II/5, S. 238—465. Berlin-Heidelberg-New York: Springer 1968. — MÖLBERT, E., u. K. ARNESEN: Elektronenmikroskopische Untersuchungen zur Ultrastruktur der Nebennierenrinde der weißen Maus. Zugleich ein Beitrag zur Struktur und Funktion der Mitochondrien. Beitr. path. Anat. **122**, 31—56 (1960). — MÖLBERT, E., K. HILL u. F. BÜCHNER: Die Kanzerisierung der Leberparenchymzelle durch Diäthylnitrosamin im elektronenmikroskopischen Bild. Beitr. path. Anat. **126**, 218—242 (1962). — MOELL, O. H.: Die Veränderungen der Kapillarmembranen der Lungen bei Herzfehlern und ihre Bedeutung für die Pneumonose. Beitr. path. Anat. **105**, 366—380 (1941). — MÖRL, F.: Zit. bei G. LIEBEGOTT, Über Gefäß- und Parenchymveränderungen des Pankreas bei Hypertonie. In: Fortschritte der Diabetesforschung. Stuttgart 1963. — MOLONEY, P. J., and M. COVAL: Antigenicity of insulin: Diabetes induced by specific antibodies. Biochem. J. **59**, 179—185 (1955). — MORITZ, FR.: Die allgemeine Pathologie des Herzens und der Gefäße. In: Handbuch der allgemeinen Pathologie (KREHL-MARCHAND), Bd. II/2, S. 1—112. Leipzig 1913. — MÜLLER, E.: Die Hepatitis epidemica des Mittelmeerraumes. Bioptisch-histologische Untersuchungen. Beitr. path. Anat. **110**, 264—294 (1946/1949). — MÜLLER, W.: Die Massenverhältnisse des menschlichen Herzens. Hamburg 1883.

NASH, G., J. B. BLENNERHASSETT, and H. PONTOPPIDAN: Pulmonary lesions associated with oxygen therapy and artificial ventilation. New Engl. J. Med. **276**, 368 (1967). — NELSON, M. M.: Mammalian fetal development and antimetabolites. In: Antimetabolites and cancer (Amer. Ass. Advance. Sci. Monograph), ed. by E. P. RHOADS. Washington, D.C. 1955, p. 107. — NELSON, M. M., C. W. ASLING, and H. M. EVANS: Production of multiple congenital abnormalities in young by maternal pteroylglutamic acid deficiency during gestation. J. Nutr. **48**, 61 (1952). — NETTESHEIM, P., u. W. OEHLERT: Die Wirkung des Wachtumshormons auf die Desoxyribonukleinsäure-Synthese in den Wechselgeweben der weißen Maus. Autoradiographische Untersuchungen mit H^3-Thymidin. Beitr. path. Anat. **126**, 395—412 (1962a). ~ Die Wirkung des Wachstumshormons auf die parenchymatösen Organe der ausgewachsenen weißen Maus unter besonderer Berücksichtigung der Leber. Beitr. path. Anat. **127**, 193—212 (1962b). — NOBBE, F.: Familiäre hypercholesterinämische Xanthomatose und Hypertonie. Beitr. path. Anat. **126**, 256—279 (1962). ~ Familiäre Hypercholesterinämie und Hochdruck. Beitr. path. Anat. **131**, 450—481 (1965). — NOLTENIUS, H.: Glomerulumveränderungen bei Proteinurie in der intravitalen Nierenbiopsie. Beitr. path. Anat. **123**, 173—211 (1960). — NOLTENIUS, H., u. P. v. DITTRICH: Atlas der Nierenbiopsie. Stuttgart 1962. — NORTHWAY, W. H., R. C. ROSAN, and D. Y. PORTER: Pulmonary disease following respirator therapy of hyaline membrane disease. New Engl. J. Med. **276**, 357 (1957). — NOVI, A. M.: Beitrag zur Feinstruktur des Herzmuskels bei experimenteller Herzhypertrophie. Contribution to research on the fine structure of the myocardium in experimental cardiac hypertrophy. Beitr. path. Anat. **137**, 19—50 (1968).

OBERLING, CH., et P. WORINGER: La maladie de Gaucher chez le nourrison. Rev. franç. pédiat. **3**, 475 (1927). — OCHOA, S., D. P. BURMA, H. KRÖGER, and J. D. WEILL: Desoxyribonucleic acid-dependent incorporation of nucleotids from nucleoside triphosphates into ribonucleic acid. Proc. nat. Acad. Sci. (Wash.) **47**, 670—679 (1961). — OEHLERT, W.: In: F. BÜCHNER, W. OEHLERT u. H. NOLTENIUS, Desoxyribonukleinsäure, Ribonukleinsäure und Protein bei der Regeneration und Kanzerisierung im Experiment. Dtsch. med. Wschr. **1963**, 2277—2283. ~ Die Steuerung der Regeneration im mehrschichtigen Plattenepithel. Verh. dtsch. Ges. Path. **50**, 90—132 (1966). — OEHLERT, W., u. P. BLOCK: Der Mechanismus und zeitliche Ablauf der reparativen Regeneration in Geweben mit post- und intermitotischem Zellbestand. Verh. dtsch. Ges. Path. **1962**, 333. — OEHLERT, W., u. TH. BÜCHNER: Mechanismus und zeitlicher Ablauf der physiologischen Regeneration im mehrschichtigen Plattenepithel und in der Schleimhaut des Magen-Darmtraktes der weißen Maus. Beitr. path. Anat. **125**, 374—402 (1961). — OEHLERT, W., J. COTÉ u. F. BÜCHNER: Autoradiographische Untersuchungen zur Cancerisierung der Epidermiszelle der Mäusehaut nach Methylcholanthren-Pinselung. Beitr. path. Anat. **125**, 280—303 (1961). — OEHLERT, W., W. HÄMMERLING u. F. BÜCHNER: Zeitlicher Ablauf und Ausmaß der Desoxyribonukleinsäure-Synthese in der regenerierenden Leber der Ratte nach Teilhepatektomie. Beitr. path. Anat. **126**, 91—112 (1962). — OEHLERT, W., J. KARASEK u. H. BERTELMANN: Untersuchungen zur normalen und gesteigerten Zellneubildung im mehrschichtigen Plattenepithel der Schweineepidermis. Beitr. path. Anat. **134**, 395—417 (1966). — ONISHI, S.: Mitochondrienveränderungen der Herzmuskelzelle nach Aderlaß. Naturwissenschaften **54**, 568 (1967). ~ Die Feinstruktur des Herzmuskels nach Aderlaß bei der Ratte. Beitr. path. Anat. **136**, 96—132 (1967). — ONISHI, S., K. RICKERS u. H. A. KRONE: Der normale Cyclus der menschlichen Uterusschleimhaut im elektronenmikroskopischen Bild. Ersch. in Beitr. path. Anat. (1969). — ONISHI, S., u. R. ZITTEL: Frühstadien der experimentellen Herzhypertrophie im elektronenmikroskopischen Bild. Naturwissenschaften **55**, 549—550 (1968). — ORTH, J.: Über eine Geschwulst des Nebennierenmarks nebst Bemerkungen über die Nomenclatur der Geschwülste. S.-B. Preuss. Acad. Wiss. **1**, 34—36 (1914).

PARKER, F., and S. WEISS: The nature and significance of the structural changes in the lungs in mitral stenosis. Amer. J. Path. **12**, 573—598 (1936). — PASCHKIS, K. E., and I. STASNEY: Influence of thiouracil on carcinoma induced by 2-AAF. Cancer Res. 8, 257 (1948). —

PATAU, K., D. W. SMITH, E. THERMAN, S. L. INHORN, and H. P. WAGNER: Multiple congenital anomalies caused by an extra chromosome. Lancet **1960 I**, 790. — PAUL, F.: Die krankhafte Funktion der Nebenniere und ihr gestaltlicher Ausdruck. Virchows Arch. path. Anat. **282**, 256—401 (1931). — PAULUS, K.: Vergleichende Untersuchungen über die Veränderungen an den peripheren Arm- und Beinarterien bei Hypertonie. Zbl. allg. Path. path. Anat. **103**, 552—553 (1963). — PAWLOW, J. P.: Die Arbeit der Verdauungsdrüsen. Wiesbaden 1898. — PENTSCHEW, A.: Encephalopathia posticterica infantum. Arch. Psychiat. Nervenkr. **180**, 118—201 (1948). — PFEIFFER, R. A.: Karyotyp und Phänotyp der autosomalen Chromosomenaberrationen beim Menschen. The karyotype and the phenotype of autosomal aberrations in man. Monogr., Veröff. morph. Path. H. 74/75, Stuttgart: Gustav Fischer 1968. — PICHOTKA, J.: Über die histologischen Veränderungen der Lunge nach Atmung von hochkonzentriertem Sauerstoff im Experiment. Beitr. path. Anat. **105**, 381—412 (1941). ~ Bei F. BÜCHNER, Die Pathologie der Unterkühlung. Klin. Wschr. **1943**, 89—92. — PICK, L.: Der Morbus Gaucher und die ihm ähnlichen Erkrankungen. Ergebn. inn. Med. Kinderheilk. **29**, 519—627 (1926). ~ Die Skelettform (ossäre Form) des Morbus Gaucher. Jena 1927. — PITT-RIVERS, R.: Mode of action of antithyroid compounds. Physiol. Rev. **30**, 194 (1950). — POCHE, R.: Über die Bedeutung der Blutkapillaren für die herdförmige Anordnung von sog. hypoxischen Herzmuskelveränderungen. Verh. dtsch. Ges. Path. **49**, 219—223 (1965). — POPIELSKI, L.: Imidazoläthylamin und die Organextrakte als mächtige Erreger der Magendrüsen. Pflügers Arch. ges. Physiol. **178**, 214 (1920). — POPPER, H., and F. SCHAFFNER: Liver: Structure and function. New York-Toronto-London 1957; dtsch. Stuttgart 1961. — PORTER, K. R., and C. BRUNI: An electron microscopic study of the early effects of 3-Me-DAB on rat liver cells. Cancer Res. **19**, 997—1009 (1959). — POSNER, B. I., and B. L. FANBURG: Ribonucleic acid synthesis in experimental cardiac hypertrophy in rats. II. Aspects of regulation. Circulat. Res. **23**, 137—145 (1968). — PRODAN, L.: Cadmium poisoning: Experimental cadmium poisoning. J. industr. Hyg. **14**, 174—196 (1932). — PUHL, H.: Über die ursächliche Bedeutung des Magensaftes und des Hungerzustandes bei der Gastritis nach Scheinfütterung. Langenbecks Arch. klin. Chir. **169**, 597—625 (1932). — PUHL, H., u. H. BRODERSEN: Zur Ätiologie der ulcerösen Gastritis und Duodenitis. Experimentelle Untersuchungen zur Frage der Einwirkung arteigenen Magensaftes auf die Magenduodenalschleimhaut. Langenbecks Arch. klin. Chir. **168**, 30—65 (1931).

RABES, H.: Untersuchungen zur hormonalen Regulation bei regenerativem und malignem Wachstum. Veröff. Morph. Path. H. 73. Stuttgart 1967. — RABSON, S M., and H. HELPERN: Sudden and unexpected natural death II. Coronary artery sclerosis. Amer. Heart J. **35**, 635—642 (1949). — RECKLINGHAUSEN, FR. v.: Bei KLEBS, Über die Wirkung des Kohlenoxyds auf den tierischen Organismus. Virchows Arch. path. Anat. **32**, 450—524 (1865). — REGELE, H.: Veränderungen der menschlichen Lungen unter maschineller Beatmung. Beitr. path. Anat. **136**, 165—179 (1967). — REMÉ, H.: Neuere chirurgische Experimente zum Problem des peptischen Geschwürs. Langenbecks Arch. klin. Chir. **267**, 357—362 (1951). ~ Experimentelle und histologische Untersuchungen zum Problem des peptischen Geschwürs an Hund und Katze. Beitr. path. Anat. **112**, 74—96 (1952). — REUBI, F.: Diskussionsbemerkung in: Essentielle Hypertonie, S. 56. Berlin-Göttingen-Heidelberg: Springer 1960. — RICKERS, K., u. H. A. KRONE: Der experimentelle Zyklus der Uterusschleimhaut bei der kastrierten Ratte im elektronenmikroskopischen Bild. Beitr. path. Anat. **136**, 180—208 (1967). — ROBERTS, J. T., and J. T. WEARN: Quantitative changes in capillary-muscle relationship in human hearts during normal growth and hypertrophy. Amer. Heart J. **21**, 617 (1941). — ROHOLM, K., and P. IVERSEN: Changes in the liver in acute epidemic hepatitis (catarrhal jaundice) based on 38 aspiration biopsies. Acta path. microbiol. scand. **16**, 427—442 (1939). — ROHOLM, K., N. B. KRARUP u. P. IVERSEN: Aspirationsbiopsie der Leber. Mit einer Übersicht über die Ergebnisse bei 297 Biopsien. Ergebn. inn. Med. Kinderheilk. **61**, 635—679 (1942). — ROSCHLAU, G.: Vergleichende histochemische Untersuchungen an pulmonalen hyalinen Membranen in verschiedenen Lebensaltern. Beitr. path. Anat. **133**, 186—201 (1966). — ROTTER, WG.: Über die Bedeutung der Ernährungsstörung, insbesondere des Sauerstoffmangels für die Pathogenese der Gefäßwandveränderungen mit besonderer Berücksichtigung der „Endarteriitis obliterans" und der Arteriosklerose. Beitr. path. Anat. **110**, 46—102 (1949). — ROULET, F.: Das anatomische Bild der Cystinkrankheit mit Zwergwuchs. Ann. paediat. (Basel) **156**, 284—323 (1941). ~ Über die akute gelbe Leberatrophie im Kindesalter, zugleich ein Beitrag zur pathologischen Anatomie der Hepatitis epidemica. Virchows Arch. path. Anat. **310**, 436—457 (1943). — RÜHL, A.: Warum versagt das Herz des Hypertonikers? Zbl. inn. Med. **1938**, 242.

SARRE, H.: Diskussionsbemerkung in: Essentielle Hypertonie, S. 57. Berlin-Göttingen-Heidelberg: Springer 1960. — SASAKI, S., u. F. BÜCHNER: Die Differenzierung der Feinstruktur von Triturus helveticus von der Eizelle bis zur funktionierenden Neuralzelle in der Norm und ihre Störungen unter temporärem Sauerstoffmangel. Beitr. path. Anat. **134**, 216—265 (1966). — SCHELLONG, G.: Herz- und Gefäßmißbildungen beim Hühnchen durch kurzfristigen Sauerstoffmangel. Beitr. path. Anat. **114**, 212—243 (1954). — SCHERF, D., u. E. SCHÖNBRUNNER:

Über Herzbefunde bei Lungenembolien. Z. klin. Med. **128**, 455—471 (1935). — SCHIMERT, G.: Die Therapie der Coronarinsuffizienz im Lichte einer neuen Betrachtung der Pathogenese. Schweiz. med. Wschr. **1951**, 598—603, 643—648. — SCHIMKAT, E., u. N. KATHKE: Vergleichende Untersuchungen über die Coronar- und Cerebralsklerose bei Hypertonie. Beitr. path. Anat. **120**, 26—57 (1959). — SCHINDLER, R.: Biochemie der Regeneration. In: Handbuch der allgemeinen Pathologie, Bd. VI/2. Berlin-Heidelberg-New York: Springer (im Druck). — SCHIPP, R., H. HEMMER u. R. FLINDT: Vergleichende licht- und elektronenmikroskopische Untersuchungen an Chordomen von Krötenbastardlarven. Beitr. path. Anat. **138**, 109—133 (1968). — SCHOENMACKERS, J.: Über den Bindegewebsgehalt des Myokards der linken Herzkammer bei elastischer und unelastischer Koronarsklerose. Arch. Kreisl.-Forsch. **50**, 208—230 (1966). — SCHOLTISSEK, CH.: The chemistry and biological role of nucleic acids. In: Protoplasmatologia. Handbuch der Protoplasmaforschung, V, 3a—d, Karyoplasma, S. 1—54. Wien: Springer 1966. — SCHOLZ, W.: Kreislaufschäden des Gehirns und ihre Pathogenese. Verh. dtsch. Ges. Kreisl.-Forsch. **19**, 52—69 (1953). ~ Selective neuronal necrosis and its topistic pattern in hypoxemia and oligemia. J. Neuropath. **12**, 249 (1953). — SCHOLZ, W., u. D. NIETO: Studien zur Pathologie der Hirngefäße I. Fibrose und Hyalinose. Z. ges. Neurol. Psychiat. **162**, 675—693 (1938). — SCHREIER, K.: Die angeborenen Störungen des Eiweißstoffwechsels. In: Handbuch der inneren Medizin, Bd. VII/2, S. 812—903. Berlin-Göttingen-Heidelberg: Springer 1955. — SCHULZ, H.: Elektronenoptische Untersuchungen der normalen Lunge und der Lunge bei Mitralstenose. Virchows Arch. path. Anat. **328**, 582—604 (1956). ~ Die submikroskopische Anatomie und Pathologie der Lunge. Berlin-Göttingen-Heidelberg: Springer 1959. — SCHULTZ-BRAUNS, O.: Die tödlichen Vergiftungen durch gasförmige Stickoxyde (Nitrose-Gase) beim Arbeiten mit Salpetersäure. Virchows Arch. path. Anat. **277**, 174—220 (1930). — SCHWANN, TH.: De necessitate aeris atmospherici in evolutione pulli. Diss. Berlin 1834. — SELYE, H.: The alarm reaction. Canad. med. Ass. J. **43**, 706 (1936). ~ Studies on adaption. Endocrinology **21**, 169—188 (1937). ~ The physiology and pathology of exposure to stress. Montreal 1950. — SHEEHAN, H. L.: Post-partum necrosis of the anterior pituitary. J. Path. Bact. **45**, 189—214 (1937). — SHEEHAN, H.L., and J. P. STANFIELD: The pathogenesis of post-partum necrosis of the anterior lobe of the pituitary gland. Acta endocr. (Kbh.) **37**, 479—510 (1961). — SHIPLEY, R. A., L. J. SHIPLEY, and J. T. WEARN: The capillary supply in normal and hypertrophied hearts of rabbits. J. exp. Med. **65**, 29—42 (1937). — SIEGMUND, H.: Lipoidzellenhyperplasie der Milz und Splenomegalie Gaucher. Verh. dtsch. path. Ges. **1921**, 59—62. — SILBERMANN, J. S.: Experimentelle Magen-Duodenalulcuserzeugung durch Scheinfütterung nach PAWLOW. Zbl. Chir. **1927**, 2385—2392. — SIMMONDS, M.: Zur Pathologie der Hypophysis. Verh. dtsch. path. Ges. **17**, 208—212 (1914). — SIRLIN, J. L.: Nuclear uptake of methionine-S^{35} in the newt embryo. Experentia (Basel) **11**, 112 (1955). — SIRLIN, J. L., S. K. BRAHMA, and C. H. WADDINGTON: Studies on embryonic induction using radioactive tracers. J. Embryol. exp. Morph. **4**, 248—553 (1956). — SIRLIN, J. L., and C. H. WADDINGTON: Nuclear uptake of glycine-2-^{14}C in the newt embryo. Nature (Lond.) **174**, 309 (1954). — SLAUTTERBACK, D. B., and D. W. FAWCETT: The development of the cnidoblasts of hydra. An electron microscope study of cell differentiation. J. biophys. biochem. Cytol. **5**, 441—452 (1959). — SOEDER, H., u. H. THEMANN: Veränderungen der Feinstruktur der Zona fasciculata der Nebennierenrinde von Ratten nach ACTH-Applikation. Beitr. path. Anat. **138**, 189—208 (1968). — SOEKEN, G.: Kernikterus und Morbus haemolyticus neonatorum. Arch. Kinderheilk. **35**, 1—94 (1957). — SOULIÉ, P., J. BAILLET, J. CARLOTTI, P. CHICHE, R. PICARD, M. SERVELLE et G. VOGT: Le poumon des mitraux. Arch. Mal. Cœur **46**, 393 (1953). — SPEMANN, H.: Neue Versuche zur Entwicklung des Wirbeltierauges. Verh. Dtsch. zool. Ges. Stuttgart 1908, 101—110. ~ Experimentelle Beiträge zu einer Theorie der Entwicklung. Berlin 1936. — SPEMANN, H., u. H. MANGOLD: Über Induktion von Embryonalanlagen durch Implantation artfremder Organisatoren. Arch. mikr. Anat. **100**, 599—638 (1924). — SPIEGEL, A.: Über das Auftreten von Geschwülsten der Nebennierenrinde mit vermännlichender Wirkung bei frühkastrierten Meerschweinchenmännchen. Virchows Arch. path. Anat. **305**, 367—393 (1939). — STOCHDORPH, O., u. H. MEESSEN: Die arteriosklerotischen und die hypertonischen Gehirnerkrankungen. In: Handbuch der speziellen Pathologie, Bd. XIII/1, S. 1465—1510. Berlin-Göttingen-Heidelberg: Springer 1957. — STÖCKER, E., u. B. BACH: Zur Proliferation und DNS-Syntheserate des Leberparenchyms nach Teilhepatektomie. Autoradiographische Untersuchungen mit ^{3}H-Thymidin. Naturwissenschaften **52**, 264—265 (1965). — STÖCKER, E., CH. HAUSWALDT u. O. KLINGE: Autoradiographische Untersuchungen zum Nukleinsäure- und Eiweißstoffwechsel der Inselzellen von Ratten unter normalen und pathologischen Bedingungen. Beitr. path. Anat. **133**, 1—40 (1916). — STÖCKER, E., u. W. D. HEINE: Über die Proliferation von Nieren- und Leberepithel unter normalen und pathologischen Bedingungen. Autoradiographische Untersuchungen mit H^3-Thymidin an der Ratte. Beitr. path. Anat. **131**, 410—434 (1965). — SUDA, G.: Experimentelle Untersuchung über den Innervationsmechanismus der Magendrüsen. Virchows Arch. path. Anat. **251**, 56—94 (1924). — SULKIN, N. M., and D. F. SULKIN: An electron microscopic study of the effects of chronic hypoxia on cardiac muscle, hepatic and autonomic ganglion cells. Lab. Invest. **14**, 1523—1546 (1965).

TATERKA, W.: Vergleichende histotopographische und elektrokardiographische Untersuchungen über linksbetonte und rechtsbetonte Koronarinsuffizienz bei Collaps. Beitr. path. Anat. **102**, 287—315 (1939). — TENCER, R.: Etude autoradiographique de l'incorporation de $^{14}CO_2$ dans des gastrulas d'Axolotl. J. Embryol. exp. Morph. **6**, 117—123 (1958). — THEMANN, H.: Elektronenoptische Untersuchungen über das Glykogen im Zellstoffwechsel. Veröff. Morph. Path. H. 66. Stuttgart 1963. — THEODOSSIOU, A.: Die Pathologie des Inselorganes bei spontanem Diabetes mellitus des Menschen und des Tieres sowie beim experimentellen Diabetes. Klin. Wschr. **1956**, 1161—1165. ~ Die hydropische „Veränderung" der Langerhansschen Inseln und ihre Vorstufe nach chronischer Glukosebelastung der Katze. Ein Beitrag zum Problem des Diabetes mellitus. Beitr. path. Anat. **116**, 369—395 (1956). — THOENES, W., u. P. BANNASCH: Elektronen- und lichtmikroskopische Untersuchungen am Zytoplasma der Leberzellen nach akuter und chronischer Thioacetamidvergiftung. Virchows Arch. path. Anat. **335**, 556—583 (1962). — THURLBECK, W. M., and F. D. FOLEY: Experimental pulmonary emphysema. The effect of intratracheal injection of Cadmium Chloride solution in the guinea pig. Amer. J. Path. **42**, 431—441 (1963). — TIEDEMANN, H.: Über das Verhalten von Nukleotiden in Embryonen bei Aerobiose und Anaerobiose. Biochim. biophys. Acta (Amst.) **23**, 385—393 (1957). — TIEDEMANN, H., u. H.: Einwirkungen von HCN auf die frühen Entwicklungsstadien des Alpenmolches. Z. Naturforsch. **9**b, 371—380 (1954). — TIEDEMANN, H., u. J. BORN: Vergleichende Untersuchungen über die Protein- und Nucleinsäuresynthese in Tumorzellen, Embryonen und Retina bei Aerobiose und Anaerobiose. Z. Naturforsch. **15**b, 380—394 (1960). — TÖNDURY, G.: Entwicklungsstörungen durch chemische Faktoren und Viren. Verh. Ges. dtsch. Naturforscher u. Ärzte **1954**, 119—126 (1955). ~ Embryopathien. Berlin-Göttingen-Heidelberg: Springer 1962. — TOLEDO, J. D.: Subakute und chronische Gastritis bei der Katze durch Magensaft nach rezidivierender Histamininjektion. Beitr. path. Anat. **119**, 263—284 (1958). — TUCHMANN-DUPLESSIS, H., et L. MERCIER-PAROT: Répercussions des neuroleptiques et des antitumoraux sur le dévelopment prénatal. Bull. schweiz. Akad. med. Wiss. **20**, 490—526 (1964).

VEITH, G.: Probleme des frühkindlichen Hirnschadens aus der Sicht des Morphologen. In: ELERT u. HÜTER, Die Prophylaxe frühkindlicher Hirnschäden, S. 4—15. Stuttgart: Georg Thieme 1966. — VINIG, K. K., and J. EVANSTON: Changes in tolerance for glucose and in the morphology of pancreatic islet cells induced by intravenous glucose in dogs. J. Lab. clin. Med. **34**, 1760—1761 (1949). — VIRCHOW, R.: Allgemeine Formen der Störung und ihre Ausgleichung. In: Handbuch der speziellen Pathologie und Therapie, Bd. I, S. 1—25. Erlangen 1854. ~ Die Cellularpathologie in ihrer Begründung auf physiologische und pathologische Gewebelehre. Berlin 1858. ~ Allgemeine pathologische Anatomie. Vorlesungen aus dem Wintersemester 1855/56 in Würzburg. Nachgeschrieben von cand. med. EMIL KUGLER. Jena 1930. — VOGT, C., u. O.: Sitz und Wesen der Krankheiten I. Leipzig 1937. — VOLHARD, F.: Die doppelseitigen hämatogenen Nierenerkrankungen. In: Handbuch der inneren Medizin, Bd. III/2, S. 1620. Berlin: Springer 1918. — VOLHARD, F., u. TH. FAHR: Die Brightsche Nierenkrankheit. Berlin: Springer 1914.

WALDENSTRÖM, J.: Genetische Kontrolle der Eiweißsynthese. In: Chemie der Genetik. 9. Coll. Ges. Physiol. Chemie, S. 156—169. Berlin-Göttingen-Heidelberg: Springer 1959. ~ Klinik genbedingter Stoffwechsel- und Strukturanomalien. Verh. dtsch. Ges. inn. Med. **64**, 181—191 (1959). — WALDER, R.: Elektrokardiographische und histologische Untersuchungen des Herzens bei experimenteller Luft- und Fettembolie, sowie bei Embolie durch Stärkesuspension. Beitr. path. Anat. **102**, 455—484 (1939). — WARBURG, O., K. POSENER u. E. NEGERLEIN: Über den Stoffwechsel der Karzinomzelle. Biochem. Z. **2**, 152, 309 (1924). — WARKANY, J.: Development of experimental mammalian teratology. In: Teratology, principles and techniques, ed. by J. G. WILSON and J. WARKANY, p. 1—11. Chicago and London 1965. — WATSON, J. D., and F. H. C. CRICK: Molecular structure of nucleic acids. Nature (Lond.) **171**, 737—738 (1953). ~ Genetical implications of the structure of desoxyribonucleic acid. Nature (Lond.) **171**, 964—967 (1953). — WECHSLER, W.: Elektronenmikroskopischer Beitrag zur Entwicklung und Differenzierung von Zellen am Beispiel des Nervensystems. Verh. dtsch. Ges. Path. **47**, 316—322 (1963). ~ Zur Feinstruktur des peripheren Randschleiers des sich entwickelnden Rückenmarkes von Hühnerembryonen. Naturwissenschaften **5**, 113 (1964). ~ Die Feinstruktur des Neuralrohres und der neuroektodermalen Matrixzellen am Zentralnervensystem von Hühnerembryonen. Z. Zellforsch **70**, 240—268 (1966). — WEINSCHENK, K.: Herzmuskelveränderungen bei pathologischer Belastung des rechten Ventrikels. Beitr. path. Anat. **102**, 477—484 (1939). — WERTHEMANN, A.: Pathologie der subakuten und chronischen Hepatitis mit Einschluß der endemischen malignen Hepatitis. 4. Konf. Int. Ges. Geogr. Pathologie 1952. Schweiz. Z. Path. **14**, 334—373 (1953). — WIDEROE, S.: Die Massenverhältnisse des Herzens unter pathologischen Zuständen. Kristiania 1911. — WIESE, K.: Die posthepatitische Narbenleber. Diss. Freiburg i. Br. 1956. — WILDER, R. M.: Carcinoma of the islands of the pancreas. Hyperinsulinism and hypoglycemia. J. Amer. med. Ass. **89**, 348—355 (1927). — WILKINS, M. F. H., A. R. STOKES, and H. R. WILSON: Molecular structure of desoxypentose nucleic acid. Nature (Lond.) **171**, 738—740 (1933). — WILSON, J. G., and J. WARKANY: Teratology. Principles and techniques. Chicago and London 1965. — WINKELBAUER, A., u. F. STARLINGER: Experimentelles zur Pathogenese des Ulcus pepticum jejuni postoperativum. Langenbecks Arch. klin. Chir. **140**, 460—482 (1926). — WIRTZ, H.: Die disseminierten Erweichungsherde des Hypertoniker-Gehirns und ihre pathogenetische Bedeutung für die große Hochdruckblutung. Beitr. path. Anat. **97**, 219—232 (1936). — WOHLFAHRT-BOTTERMANN, K. E.: Morphologische Aspekte der Mitochondrienvermehrung. In: Probleme der biologischen Reduplikationen, S. 289—313. Berlin-Heidelberg-New York: Springer 1966. — WOOLLEY, G. W.: The adrenal cortex and its tumors. Ann. N.Y. Acad. Sci. **50**, 616 (1949). — WYATT, G. R.: Separation of nucleic acid components by chromatography on filter paper. In: CHARGAFF and DAVIDSON, The nucleic acids I, p. 243—265. New York: Academic Press 1955.

ZOLLINGER, H. U.: Die pathologische Anatomie der Erythroblastose. Verh. dtsch. Ges. Path. **40**, 22—40 (1956). ~ Niere und ableitende Harnwege. In: Spezielle pathologische Anatomie, Bd. III/1, S. 1—1034. Berlin-Heidelberg-New York: Springer 1966. — ZUCKSCHWERDT, L.: Über Veränderungen der Magensaftresektion als Folge verzögerter Entleerung. Z. ges. exp. Med. **79**, 578—606 (1931). — ZUCKSCHWERDT, L., u. E. BECKER: Die Bedeutung des Bulbus für die Entwicklung des postoperativen peptischen Geschwürs. Dtsch. Z. Chir. **241**, 39—54 (1933). — ZWILLING, E.: Association of hypoglycemia and insulin micromelia in chick embryos. J. exp. Zool. **109**, 197—214 (1948). ~ Insulin-induced hypoglycemia and rumplessness in chick embryos. J. exp. Zool. **117**, 65—73 (1951).

Das Problem des Lebendigen

Von

A. Portmann, Basel

I. Stoff und Psyche

Das Lebendige zeigt uns in den Erscheinungen, die uns am vertrautesten sind, die Polarität des Stofflichen und des Psychischen. Vom Psychischen wissen wir aus unserem eigenen Erleben am meisten; je ferner ein Organismus unserer Lebensform steht, desto unsicherer wird jede Aussage über dieses verborgene innere Sein. Für die Naturforschung stellt sich daher die Frage des Zugangs zur Innenwelt der lebenden Wesen. Sie ist eine Zeitlang recht radikal gelöst worden, indem man der Naturwissenschaft die Ergründung des Stofflichen zugeordnet hat und die schwer faßbaren Tatsachen des Erlebens und sinnvollen Verhaltens der Organismen aus ihrem Aufgabenkreise ausschloß. Heute bezeugt eine hochentwickelte Verhaltensforschung, daß die Biologie diese Abgrenzungen in ihrer ursprünglichen Vereinfachung nicht anerkennt.

Wenn wir das Leben dort zu erfassen suchen, wo es uns in Form und Leistung am einfachsten erscheint, etwa bei den Virusstoffen, so reduzieren sich die faßbaren Eigenschaften des Lebendigen schließlich auf wenige Merkmale, wie etwa die Replikation der Erbsubstanz in den virusspezifischen Nucleinsäuren. Die große Bedeutung dieser Erkenntnisse für den Fortschritt der biochemischen Arbeit wird niemand bestreiten. In dieser Vereinfachung darf sie aber doch nur für einen engen Ausschnitt des Lebendigen als Modell gelten. Das Gebäude der Biologie ist nicht von den Grenzsituationen her begründet worden, nicht vom einfachsten Lebensstoff her und nicht von der höchsten geistigen Leistung, sondern durch die Erforschung der Fülle eines mittleren Reiches, in dem sich uns pflanzliches und tierisches Leben, unser eigenes Dasein einschließend, darstellt.

Der Naturforscher, der sich die stoffliche Ergründung zur Aufgabe gemacht hat, kann für viele Fragestellungen von den psychischen Erscheinungen absehen, und er wird das um so unbedenklicher tun, je weiter von unserer eigenen Organisation das Objekt entfernt ist, das er gerade bearbeitet. So kommt es, daß in der großen ursprünglichen Gliederung der biologischen Forschung die Botanik in manchen Bereichen sehr viel unbedenklicher als die Zoologie die Methoden der Physik und der Chemie anwenden konnte. Die Pflanzenkunde darf sehr viel leichteren Herzens von der Erlebnisseite des Lebendigen absehen. Nur muß uns dabei bewußt bleiben, daß es ein „Absehen“ ist, ein Verzicht, mit wissenschaftlichen Mitteln gewisse Aspekte des Lebendigen bei der Pflanze zu ergründen. Wir schreiben nicht mehr, wie G. Th. Fechner (1848), vom „Seelenleben der Pflanzen“ — doch sollten wir wissen, daß Pflanzenleben mehr ist, als wir mit den Mitteln der auf das Stoffliche gerichteten Forschung aussagen können.

Die Entwicklung der zoologischen Arbeit ist mit eindrücklicher Macht zur Erforschung des Psychischen gezwungen worden. Die Verhaltensforschung, die sich in den letzten Jahrzehnten neu entfaltet hat, konnte durch wichtige methodische Klärungen das umstrittene Problem einer Tierpsychologie mit neuen

Mitteln anfassen. Sie hat gezeigt, daß es Wege gibt, um aus dem Gebaren des Tieres Aussagen über innere Zustände, über Motive des Handelns zu machen, daß also eine Erweiterung der Lebensdarstellung nach dieser Seite für die Naturwissenschaft durchaus möglich und notwendig ist. Diese Ausweitung darf wohl als eine der bedeutendsten biologischen Leistungen der jüngsten Zeit betrachtet werden. Sie stellt sich ebenbürtig an die Seite der großen Entdeckungen im Bereich des Stofflichen, in Genetik und Stoffwechsel-Physiologie.

Wir sprechen von Tierpsychologie in einer neuen Gestalt. Wir wollen aber dabei nicht vergessen, daß die Einheit des Lebendigen von der stofflichen Seite her so eindrücklich bezeugt ist, daß wir das Faktum des Erlebens nicht auf einen Teil der Lebensfülle beschränken dürfen. Sind auch die Möglichkeiten der Aussage über diese andere Seite des Lebens für das Reich der Pflanzen und der einfachsten Organismen sehr gering, so ist doch für eine Forschung, die Anspruch auf umfassende Orientierung erhebt, notwendig, das schwer Zugängliche wenigstens in unserem um den Organismus kreisenden Denken als vorhanden gegenwärtig zu haben. Diese Notwendigkeit hat sich einem Forscher wie WILHELM ROUX aufgedrängt, obschon er mit Nachdruck die physikalisch-chemischen Methoden als den Arbeitsweg auch der Biologie betont hat. Der Begründer des „Archivs für Entwicklungs-Mechanik" hat mit Absicht hervorgehoben, daß alle Kennzeichen des Lebendigen wie Stoffwechsel, Fortpflanzung, Reizbarkeit usw. ungenügend benannt und eigentlich erst durch die Vorsilbe „Selbst" richtig bezeichnet seien. Erst in Namen wie Selbstentwicklung, Selbststoffwechsel usw. kommt die relative Autonomie der Lebensprozesse zur Geltung; wenn auch aus Gründen des vereinfachten Ausdrucks diese komplizierteren Ausdrücke nur selten verwendet werden, so müßten sie doch in unserer Besinnung auf das Leben immer und überall stillschweigend da sein.

Es wird uns auch bei der Erforschung des Pflanzenlebens vor Augen sein, daß die vielseitigen Antworten auf Reize, welche die Pflanzen uns zeigen, nur dann als Glied eines Ganzen gesehen werden können, wenn wir auch diesem Pflanzlichen die eine Grundeigenheit des Lebendigen zuerkennen: die Subjekt-Natur. Wir sehen die Pflanze in ihrer Umgebung als ein handelndes Subjekt wirken, wenn wir auch die Grenzen dieser Wirkmöglichkeiten viel enger ziehen müssen, als sie uns bei Tieren begegnen. Daß unsere Vorstellung von der Subjektnatur des Lebendigen nicht auf Bewußtseins-Erscheinungen eingeengt werden darf, ist heute selbstverständlich geworden, da wir doch auch in der Darstellung tierischen Verhaltens diese Frage in den Hintergrund drängen müssen. Daß Bewußtsein beim Tier weithin vorhanden sein muß, wird nicht mehr bestritten — wie weit es vorkommt und wie es nachgewiesen werden kann, ist ein anderes Problem.

Die Tatsache von zwei Polen der Betrachtung, des Stofflichen und des Psychisch-Subjektiven, stellt uns das Ausmaß sowohl wie die Schwierigkeit jeder Lebensforschung vor Augen, hat doch im Bereich der stofflichen Erforschung die Kunst des Messens und der mathematischen Behandlung der Ergebnisse ihre ganz besonders großen Erfolge gefeiert, während wir auf der Seite des Psychischen in eine Welt eintreten, in der mit den Methoden des Messens nicht gleich viel zu gewinnen ist. Wenn wir auch Messen und Zählen als Mittel psychologischer Forschung ganz gewiß nicht gering achten — das Reich der Qualitäten und damit das der subjektiven Erscheinungen führt doch in eine Welt, in der die quantitative Feststellung ungenügend wird, in eine Welt, in der im Erleben Vergangenes und Künftiges gegenwärtig und wirksam ist, in der etwa im träumenden Menschen ein Zeiterleben möglich ist, das völlig von dem des wachen Alltags verschieden sein kann. HERAKLIT hat schon darauf hingewiesen, daß wir im bewußten Erleben in einem gemeinsamen Kosmos mit andern Lebewesen sind, während wir im Traum in eine private Welt von anderer Art zurückkehren. Niemand wird diese rätselhafte Daseinsart, die sicher auch beim höheren Tier vorkommt, aus den biologischen Erwägungen ausschließen dürfen, und doch werden wir anerkennen müssen, daß sie nicht mit den Mitteln des physikalisch-chemischen Arbeitens vollwertig erforscht werden kann. Der Arzt, der in das komplizierteste uns zugängliche Lebensgefüge einzugreifen hat, ist mehr als jeder andere gehalten, den Doppelaspekt der biologischen Arbeit vor sich zu haben und sich in seinem Tun entsprechend einzurichten. Große Fortschritte der medizinischen Forschung beruhen auf den Methoden der Naturwissenschaft, insbesondere auf der klaren Anwendung der physikalisch-chemischen Arbeitsweise. Die Entwicklung, die sich seit bald einem Jahrhundert immer deutlicher abzeichnet, weist aber auf die wachsende Einsicht vom notwendigen Doppelaspekt der Lebensforschung hin. Es ist eine der großen Aufgaben der gegenwärtigen medizinischen Arbeit, auch Ergebnisse, die uns durch die Erforschung der Erlebnisseite in steigendem Maße zukommen, für die Aufgaben der Heilkunde fruchtbar zu machen.

II. Stufen des Lebendigen

Die Gestalten, welche wir Organismen nennen, sind Wesen, die uns zu bestimmten Leistungen geformte Glieder (Organe) vor Augen führen, seien diese nun die Wurzeln, die Blätter, Blüten und Früchte von Pflanzen, oder die Organe der Verdauung, der Atmung, des Kreislaufs und der Ausscheidung, die Instrumente der Bewegung, des Sehens und Hörens und der nervösen und inkretorischen Steuerung bei Tieren. Seit jeher fassen wir das Lebewesen als die Gliederung eines Ganzen in Werkzeuge, die wir funktionell im Sinne unserer menschlichen Technik verstehen. Das Bild der Arbeitsteilung in der menschlichen Gesellschaft und unser Werkzeuggebrauch bot ein erstes Verständnis der Gliederung von Lebewesen, und die Einsicht in das harmonische Funktionieren der Organe im Lebendigen machte die Organismen zu Vorbildern der sozialen Arbeitsteilung im Menschenstaat. Mit der Erfindung des Mikroskops und der Anwendung der physikalischen und chemischen Arbeitsweise ist aber eine zweite, völlig andere Formenwelt sichtbar geworden. Nun begegnen wir dem eigentlichen durchformten Lebensstoff, dem Protoplasma; es werden Strukturen sichtbar, die wir nicht mehr mit den Begriffen der technischen Alltagswelt zu erfassen vermögen und die uns in die Zone der molekularen und atomaren Wirkweisen führen. Die Erforschung dieses Bereiches hat zu einer außerordentlichen Ausweitung des biologischen Denkens geführt, jetzt erst sind wir auf „elementare" Lebensfunktionen gestoßen.

Wenn ich etwa in der Alltagswelt von Atmung spreche, so denke ich an das Ein- und Ausatmen, an die Tätigkeit unserer Lungen, der Kiemen beim Fisch. Frage ich aber den Biochemiker, so wird er auf die „eigentliche" Atmung hinweisen, auf Vorgänge, die im Bereich des protoplasmatischen Geschehens mit Hilfe von Fermenten unseren Energiehaushalt sichern. Ob wir die Ernährung oder die Ausscheidung, das Sinnesleben oder die Bewegung untersuchen, immer begegnet uns die Zweigliederung. Dem Skelet-Muskelapparat, der nach Hebelgesetzen arbeitet, sind die plasmatischen Strukturen zugeordnet, auf denen Knochenbau wie Kontraktion beruhen. Das Studium unserer Augen, die wir nach dem Modell des photographischen Apparates zu erfassen vermögen, muß ich ausdehnen auf die sehr viel schwerer begreiflichen Vorgänge in den Nervengeweben, wenn ich einem wirklichen Verstehen des Sehens näher kommen will. Hinter den unabsehbaren Gestaltungen, in denen sich die Fortpflanzung der Organismen darstellt, entdeckt der Naturforscher die Sphäre des plasmatischen Geschehens, das bei Pflanzen und Tieren von einer großartigen Einheitlichkeit ist.

Die biologische Arbeit muß diese beiden Sphären sondern, und in ihren eigenen Gesetzmäßigkeiten zu erkennen suchen. Wir sprechen deshalb im folgenden zuweilen von zwei Stufen, die ich vereinfachend die „makromolekulare“ und die „apparative“ nennen will. Der ersteren gilt heute das Augenmerk der Forscher in besonderem Maß; Molekularbiologie ist ein Arbeitsfeld, das immer mehr die jüngste Biologengeneration in seinen Bann zieht.

Man ist zuweilen versucht, vom einfacheren Lebensstoff zu sprechen, wenn von diesem Bereich die Rede ist, doch ist diese Einfachheit eine Täuschung. Der Lebensstoff, der uns an den Grenzen des lichtmikroskopischen Sehens als leer erscheint, zeigt bereits in der elektronenoptischen Sicht neue, komplizierte Strukturen, und die Methoden des Chemikers und des Physikers bezeugen jenseits des sichtbaren Bereichs eine hohe Komplikation des Geschehens. Diese Sphäre der Lebenserscheinungen zieht die Forscher nicht nur um der tieferen Erkenntnis willen in ihren Bann — hier lockt die Möglichkeit der Herrschaft über den lebendigen Stoff: eine Welt tut sich dem Zugriff auf.

Die makromolekulare Stufe des Lebens zeichnet sich zunächst dadurch aus, daß in ihr die Wirkungsweisen zurücktreten oder gar völlig wegfallen, welche im Alltagsdenken das Verständnis eines Organismus ermöglichen. Das Studium des Lebensstoffes führt uns unmittelbar zu anderen Vorgängen, die auf den Beziehungen von Molekülen und Atomen beruhen und mit chemischen Valenzen, mit physikalischen Wirkungen arbeiten. Wir werden zu einem Geschehen geführt, welches die apparativen Vorgänge in der Alltagssphäre überhaupt erst ermöglicht. Wir suchen nach den molekularen Gesetzen der Muskelkontraktion oder der Enzymwirkungen, nach den Vorgängen, die in den Nerven ablaufen und auf denen letztlich unsere Weltbeziehung beruht.

Auf der makromolekularen Stufe spielt sich jene fundamentale Erscheinung des Lebens ab, die wir als Selbstvermehrung im Lebensstoff, als Replikation bezeichnen. In dieser Zone ereignen sich auch die Mutationen, die erblichen Veränderungen von Strukturelementen, die von einer Generation zur andern im Fortpflanzungsprozeß weitergegeben werden.

Molekular- und Mikrobiologie sind daran, die besonderen Vorgänge der Replikation für die verschiedenen Strukturen des Zellkerns und des Cytoplasmas zu erfassen. Die Selbstvermehrung der großen Moleküle, unter anderem der Desoxyribonucleinsäuren im Kern, hat besondere Aufmerksamkeit auf sich gelenkt, da sie wichtige Träger des Erbgeschehens sind.

Der Nachweis von besonderen Nucleinsäuren im Zellkern durch FR. MIESCHER (1871) ist in den letzten Jahren zur Auffindung von Strukturen erweitert worden, eben der Desoxyribonucleinsäuren, deren stoffliche Ordnung die Speicherung komplizierter „Pläne“ erlaubt. Wir lernen andere Stoffe kennen, die solche Pläne „lesen“ und sie im weiteren Geschehen im Plasma in neue Gestaltungen umsetzen. Mit diesem Informationsgehalt ist eine ganz neue Qualität der Materie im Lebendigen ans Licht gehoben worden, die wir nicht nach Energie oder Gewichtseinheiten messen, sondern mit Einheiten der Informationstheorie. Diese Vorgänge zu erforschen, sie in die Hand zu bekommen, ist eine der großen Aufgaben der Molekularbiologie.

Die Einheit des Lebendigen ist durch die Erforschung der makromolekularen Lebensstufe in großartiger Weise aufgedeckt worden. Die Verbreitung der Ribonucleinsäure und der anderen elementaren Strukturen im Plasma von Tier und Pflanze sowie in Bakterien und Virusstoffen, der Aufbau von Zellen in beiden Reichen, die Identität der Enzymwirkungen, des Erbgeschehens und der Sexualitätserscheinungen sind Ergebnisse, die in wenigen Jahrzehnten zu einem neuen

Forschungsgebäude, zu einer „Allgemeinen Biologie“ das Wesentlichste beigetragen haben.

Auch alle Vermehrung, alles Wachsen der Organismen geht auf die elementaren Geschehnisse im molekularen Bereich zurück. Eines der charakteristischen Merkmale dieser Stufe ist die Wahrung einer bestimmten Größe des artgemäßen Lebensgefüges einerseits und die Vermehrung der Lebenseinheiten durch Teilungen andererseits, in denen die selbstvermehrenden Elemente jeweils an zwei Tochtergebilde weitergegeben werden. Diese Fähigkeit von Vermehrung und Teilung führt zu einer Situation, welche das makromolekulare Geschehen besonders auffällig von der apparativen Lebensstufe sondert.

Dürfen wir die Ergebnisse dieser fortgesetzten Teilungen mit den Individuen der höheren Organisationsstufen vergleichen?

Man wird wohl besser tun, den Begriff des Individuums für diese letzteren zu reservieren und wird als eines der Kennzeichen der makromolekularen Stufe des Lebens gerade das Fehlen der Individualität betonen müssen. Dem entspricht auch, daß es in dieser Lebenssphäre keinen echten Tod gibt. Wohl können Organismen der makromolekularen Stufe als Einzelwesen durch mechanische Vernichtung, z.B. durch Gefressenwerden, zugrunde gehen; dies geschieht aber durch außerhalb ihres eigenen Wesens wirkende, fremde Vernichtungskräfte, durch eine eigentliche Zerstörung. Dieser „Untergang“ ist nicht der „Tod“ des höheren Lebewesens. Man hat viel von „Unsterblichkeit“ der Protisten gesprochen, doch gehört das Wort Unsterblichkeit einer Sphäre an, in der es echte Individuen gibt und in der uns Menschen der Tod des Einzelwesens besondere Fragen stellt. Das echte Individuum wie der eigentliche Tod sind Merkmale einer höheren Lebensstufe. Das Individuum und sein Tod — das ist eine unserer Urerfahrungen, deren Problematik vor aller Wissenschaft bereits im religiösen und philosophischen Denken betrachtet und von verschiedenen Glaubensweisen verschieden gelöst worden ist. In der Erforschung der makromolekularen Lebensstufe stellen sich diese Fragen nicht.

Es wird einer genaueren Prüfung bedürfen, inwieweit sich die makromolekulare Stufe von der apparativen schärfer abgrenzen läßt. Schon im Gebiet der elektronenmikroskopischen Sichtbarkeit und in Größenordnungen, die gerade noch im Lichtmikroskop zugänglich sind, bildet die makromolekulare Ordnung Strukturen von höherer Art. Man hat diese Gebilde von den eigentlichen Organen als „Organellen“ abgesondert. Sie sind heute intensiver Gegenstand der sich entfaltenden elektronenmikroskopischen Forschung. Zu ihnen zählen unter anderem die Mitochondrien, das endoplasmatische Reticulum mit und ohne Ribosomen, ebenso die Träger des Blattgrüns, die Chloroplasten, Fibrillen und Vacuolen-Strukturen, und als auffälligstes Gebilde die Chromosomen sowie der Zellkern.

Die Abgrenzung solcher plasmatischer Organellen gegenüber den Organen des apparativen Bereichs dürfte am ehesten in der Art ihres Funktionierens gesucht werden: Die lebendigen Organe arbeiten im Bereich der makrophysikalischen Gesetzmäßigkeiten, die makromolekularen Strukturen unterstehen anderen Bedingungen. Der gesamte Bau des apparativen Gefüges beruht auf der makromolekularen Ordnung. Wohl läßt sich die Tätigkeit des Bewegungsapparates nach Gesetzen der Hebelwirkungen und entsprechenden makrophysikalischen Vorgängen verstehen. Trotzdem liegt dem wesentlichsten Prozeß, der Kontraktion von Fibrillen ein anderes Geschehen der makromolekularen Sphäre zugrunde. Ähnliches gilt für die Ernährung, wo Nahrungserwerb, Zerkleinerung der Nährsubstanzen sowie deren Transport den Regeln der klassischen Physik folgen, während der eigentliche Assimilationsprozeß auf dem Niveau der Drüsentätigkeit und der resorbierenden Schleimhäute dem Spiel der makromolekularen Regeln unterstellt ist. Auch das gesamte Entwicklungsgeschehen, das schließlich den höheren Organismus hervorbringt, seine Organe aufbaut, vollzieht sich im Bereich des Makromolekularen.

Die Sonderung, die wir hier betonen, muß darum so sehr beachtet werden, weil die Forschungsmethoden und die Zielsetzungen für die beiden Bereiche verschieden sind, während doch die Arbeit auf beiden Feldern eine dauernde Aufgabe der Lebensforschung ist. Die Auffassung, daß die eigentliche biologische Arbeit heute die Forschung auf der makromolekularen Ebene sei, sieht daran vorbei, daß die apparative Stufe andere Methoden verlangt und andere Ziele setzt. Die Morphologie, insbesondere in ihrer vergleichenden Arbeitweise, die Paläontologie, die für die Evolutionsforschung so wesentlich ist, die Ökologie, welche die Beziehungen der Organismen zu ihrer Umgebung untersucht und schließlich die aufblühende Verhaltensforschung, die das Gebaren des gesamten Organismus und seine sozialen Beziehungen untersucht, all diese Arbeitsrichtungen stellen nach wie vor neue, bedeutungsvolle Probleme, entwickeln neue Methoden und befriedigen andere Bedürfnisse des Erkennens als das ganz anders gerichtete Vorgehen im makromolekularen Bereich. Die steigende Bedeutung, die der Ökologie und der Verhaltensforschung zukommt, ist der Ausdruck dafür, daß die jüngere Generation die Eigenart und den Eigenwert dieser Arbeitsrichtung erkannt hat. Auch die vergleichende Morphologie ist im Begriff, neue Wege für ein vertieftes Verstehen der Organismen und unserer Stellung im Reich des Lebendigen zu zeigen. Sie hat unter anderem Ergebnisse gebracht, welche die Einseitigkeit der rein funktionalen Deutungsversuche der organischen Formen zu überwinden vermögen. Morphologie und Physiologie sind eine Weile der Versuchung erlegen, den Organismus nur noch als Träger von lebenserhaltenden Funktionen zu sehen. Die Evolutionslehre hat durch die Betonung des Selektionswertes von Eigenschaften die Beachtung lebenserhaltender, d.h. zweckmäßiger Strukturen ganz besonders gefördert. Der Wirklichkeitsgehalt der funktionalen Deutung wird nicht bezweifelt. Die Darstellung der funktionalen Ordnungen bleibt eines der Zentren morphologischer und physiologischer Arbeit. Doch darf über dieser positiven Leistung die Gefahr nicht übersehen werden, daß durch diese Forschungsrichtung der Biologie unser Bild des Organismus auf das reduziert wird, was durch funktionelle Deutung rational erfaßt werden kann. Das bedeutet in der Medizin die Gefahr, Krankheitsbilder zu typisieren und den Anteil des Subjektiven und Personalen in der Pathogenese zu übersehen oder doch wenigstens zu verkleinern. Wohl spricht man in der Biologie zuweilen davon, daß gewisse formale Gebilde nur „systematischen Wert" oder, wie auch etwa gesagt wird, nur „taxonomischen Charakter" hätten. Wer nach Selektionswerten sucht, stellt auch etwa fest, daß Organe übers Ziel hinausschießen, „hypertelisch" seien oder „luxurieren". Eine solche Sicht behauptet, das eigentliche Ziel organischer Bildungen zu kennen, um den Sinn des Organismus zu wissen und begrenzt ihn von vornherein auf Erhaltung des Systems, auf Zweckmäßigkeit. In Wirklichkeit sind Erhaltung und daher auch zweckmäßige Struktur und Leistung nur Glieder einer weit umfassenderen Wirklichkeit des Lebendigen.

III. Der Stoffwechsel im Ganzen der Biologie

Die Erforschung der makromolekularen Stufe der Lebensvorgänge hat das Grundphänomen des Stoffwechsels ganz besonders in den Vordergrund gerückt, zeichnen sich doch die Organismen ohne Ausnahme vor den Gestalten der anorganischen Welt dadurch aus, daß sie durch aktive Beziehungen zu ihrer Umgebung Stoffe aufnehmen, diese Substanzen in ihrem Innern durch die besonderen chemischen Instrumente der Enzyme in einfachere Strukturen zerlegen und schließlich letzte Abbau- und Umbauprodukte wieder nach außen abgeben. Durch diesen Umbau gewinnen sie sowohl Energien für die mannigfaltigen Arbeitsvorgänge im Organismus wie auch das Material zum Aufbau der arteigenen Substanz, zur „Assimilation". Diesem Vorgang entspricht auch der gegenläufige: die Ausscheidung von Stoffen, seien diese nun Endprodukte des Stoffabbaus wie etwa Kohlensäure oder Wasser, oder das Ergebnis spezieller Synthesen zum Zweck der Absonderung, wie die Harnsubstanzen.

Diese stoffliche Beziehung zur Umgebung ist als ein wesentliches Kennzeichen des Organismus zu werten. J. S. HALDANE hat daher die lebendigen Gestalten als umweltoffene Systeme den umweltgeschlossenen, anorganischen Systemen entgegengestellt, eine Definition, die auch auf den Subjektcharakter der Lebewesen hinweist, da der Stoffwechsel doch ein relativ autonomes, sich selbst erhaltendes System voraussetzt, das als ein Ganzes handelnd in seine Umgebung hineinwirkt, diese in sich hineinnimmt und sich anverwandelt, dadurch von ihr beeinflußt wird, ein Subjekt, das unter angebotenen Substanzen auswählt, das also eine Weltbeziehung hat. Man hat diese Grundeigenschaft des Lebendigen zuweilen unter dem Sammelwort der Reizbarkeit hervorgehoben. Reizbarkeit ist indessen lediglich ein Teilphänomen eines viel weiteren Geschehens, sie ist ein Ausdruck der schwer faßbaren Innerlichkeit des Lebendigen und damit Glied der Weltbeziehung Ich gebe im folgenden diesem Begriff Weltbeziehung vor dem der Innerlichkeit den Vorzug, weil er auf viele Möglichkeiten der objektiven Erfassung mit wissenschaftlichen Mitteln hinweist, so etwa auf die Physiologie der Sinnesorgane und des Nervensystems sowie auf das Studium aller Wirkorgane, der Muskeln, Drüsen usw. Im Begriff der Weltbeziehung ist aber auch der unserem Forschen viel schwerer zugängliche Sachverhalt des Umwelterlebens und der Umwelterfahrung mit inbegriffen, auch in all den Fällen, in denen solches Erleben lediglich vermutet, nicht aber weiter charakterisiert werden kann. Weltbeziehung ermöglicht zugleich eine mehr oder minder reiche Innenwelt, von der wir im Fall der Pflanzen nichts Bestimmtes aussagen können, die uns aber in der Erforschung des Tierlebens in zunehmendem Ausmaß erfahrbar wird. Die Frage des Bewußtseins bleibt bei dieser Problemstellung, wie bereits gesagt, offen, ohne daß dadurch der Zugang zur Erforschung der Subjektnatur verschlossen wird.

Ich stelle diesen Wesenszug des Organischen, die Weltbeziehung, in einer Betrachtung des Stoffwechsels voran, weil sich in dieser Sicht der Stoffwechsel als ein Glied zur Erhaltung des relativ autonomen Systems, des Subjektes, erweist. Wir erforschen einen geschlossenen Kreis: lebendige Substanz als Voraussetzung von Stoffwechsel und Stoffwechsel als Bedingung zur Erhaltung des Lebens. Ich kann in diesem Kreis willkürlich einen Ort als Anfang setzen und von diesem Beginn an kausale Teilstrecken des Geschehnisses erforschen, doch muß ich dabei immer wieder auf das Ganze des Systems zurückdenken und festhalten, daß alle Resultate der kausalen Forschung sich in dieses vorgegebene System eingeordnet finden, dessen Gesetz jenseits der kausalen Ergründung der Einzelprozesse liegt. Die Voraussetzung dieser Ganzheit des Systems wird in der analytischen Forschung abgeblendet, um das Augenmerk auf den Teilprozeß zu richten — um so notwendiger ist die Rückbesinnung auf das System, in dem der analysierte Teil vorgefunden wird.

In den Werken der allgemeinen Biologie wird der Stoffwechsel sehr oft als ein oberstes Kennzeichen des Lebendigen angeführt. Eine solche Vorrangstellung beruht in erster Linie darauf, daß diese Prozesse mit den Mitteln der physikalisch-chemischen Arbeitsweise sich genau fassen lassen. Auch wo ich keinerlei Aussagen über Innerlichkeit eines Organismus wagen darf, läßt sich Stoffwechsel nachweisen und zeigt sich uns zugleich eine erstaunliche Identität der Grundprozesse in allen Lebensformen. An der Vorrangstellung, die dem Stoffwechsel eingeräumt wird, ist aber auch ein großes Anliegen der Naturforscher mitbeteiligt: der Wille zur Beherrschung der Vorgänge und die Möglichkeit des Eingriffs und der Macht über Naturprozesse.

Sehen wir von diesen wichtigen Gründen der Betonung ab, so wird sehr bald deutlich, daß andere Wesenszüge des Lebendigen, wie Zeitlichkeit, Form und Formwechsel durchaus auch in den Vordergrund gestellt werden können. Die Rolle der Erforschung von Stoffwechselvorgängen ist überall da dominant, wo der Mensch eingreifen muß, und es ist darum auch ganz selbstverständlich, daß dieser Aspekt der Biologie in der Heilkunde einen hohen Rang einnehmen muß. Doch dieser pragmatische Gesichtspunkt darf uns nicht die Tatsache verhüllen, daß diese Vorgänge letztlich der Erhaltung eines Systems dienen, dem seinerseits eine höhere Bedeutung, ein höherer Rang zukommt als den Vorgängen, die der Biochemiker erforscht. Der Ausbau der mächtigen, für die Ergründung des Stoffwechsels nötigen Instrumente, dazu die wirtschaftliche Rolle, die der industriellen Seite dieser Forschungen heute zukommt, beides mag wohl zeitweilig die eigentliche Hierarchie der Lebensvorgänge vergessen lassen. Die Biotechnik, die ständig wächst und die schon heute eine der wirtschaftlichen Weltmächte ist, kann sehr wohl zeitweilig die Ansicht bestärken, die lebendigen Wesen seien dazu da, damit Stoffwechsel betrieben werde. Um so mehr wird der Biologe zur Besinnung auf die vom Leben selbst aufgebauten Ordnungen der Gestalten mahnen müssen.

IV. Die Frage des Ursprungs

Auf wenigen Gebieten der biologischen Arbeit wird die Wandlung unseres Denkens durch die Erforschung der makromolekularen Lebensstufe so auffällig wie in den Ansichten über das Ursprungsproblem. In vorwissenschaftlichen Zeiten war auch im Abendland alle Besinnung auf den Anfang von Welt und Leben das Werk der Imagination, die ihre Nahrung aus dem Denken des Alltags bezog. Bevor eindringende Forschung als Voraussetzung für die Entstehung alles Lebendigen vorgebildete Keimzellen, Eier und Samen nachgewiesen hatte, erschien es wohl möglich und der naiven Anschauung gemäß, daß in trüben Wassern, in Schlamm und Unrat Organismen entstehen könnten. Das waren Zeiten, die nichts von den Ursachen ansteckender Krankheiten wußten, wo es noch Regionen gab, in denen die „Luft" ungesund war, Gebiete der „Malaria", wo geheimnisvolle Miasmen als Erreger von allerhand Krankheiten galten. Urzeugung, spontane Entstehung von Lebendigem erschien als ein Naturphänomen. Die Entdeckung LOUIS PASTEURs, daß selbst einfachste Lebensformen wie Bakterien nur aus spezifischen Keimen sich herleiten lassen, hat dem Problem des Ursprungs eine ganz neue Wendung gegeben. Es begann die Auseinandersetzung mit der Frage, wie sich erstmals aus nicht lebender, also anorganischer Substanz früheste Formen des Lebendigen gebildet hätten: War das ein einmaliges Geschehen in ferner Urzeit oder geschieht es gar heute noch?

Die Annahme eines solchen Vorgangs wurde zur Forderung der Evolutionstheorie, und viele Vertreter derselben bezeichneten den Verzicht auf die Idee der Urzeugung als einen Rückfall in den Wunderglauben. Anderseits wurde aber schon in der Frühzeit des Darwinismus gerade diese Annahme der Urzeugung als ein Rückgriff auf überlebte Wundervorstellungen angesehen. Es geschah dies durch die Vertreter der Idee vom kosmischen Ursprung des Lebens, der Annahme, Leben sei im Kosmos stets in irgendeiner keimhaften Form vorhanden gewesen und noch vorhanden. In diese Gegensätze spielt auch der alte Kampf gegen den

Schöpfungsgedanken der christlichen Welt hinein. DARWIN, der mit seinem Werk von 1859 dem kreationistischen Denken den schwersten Schlag versetzt hat, konnte nicht umhin, in demselben Hauptwerk einen versöhnlichen Satz einzufügen: das Leben sei ursprünglich vom Schöpfer in einige wenige oder gar in ein einziges Lebewesen eingehaucht worden! Daß DARWIN mit dieser Formel vor allem die zu erwartende Gegnerschaft etwas versöhnen wollte, ist gewiß, und es ist daher auch nicht verwunderlich, daß schon sein erster Übersetzer, H. G. BRONN, 1860 die Inkonsequenz dieses Satzes rügt. LOUIS PASTEUR, der selbst den Nachweis erbracht hatte, daß auch die einfachsten Lebensformen nur aus bereits bestehenden Keimen sich bilden, bezeichnet den Ursprung des Lebens als ein undurchdringliches Geheimnis. Bis in die 20er Jahre dieses Jahrhunderts spiegeln die biologischen Lehrwerke die zwiespältige Haltung der Naturwissenschaft den Ursprungsfragen gegenüber.

In diesem 3. Jahrzehnt unseres Jahrhunderts ändert sich aber der Ausblick der Forscher auf die Urzeugungsfragen in entscheidender Weise. Die Ergründung der Virusstoffe schafft ein Modell von Lebensvorstufen. Wenn auch die Tatsache, daß solche Virusstoffe nur in bereits vorhandenem Leben sich vermehren und nur da Lebenseigenschaften zeigen, immer beachtet worden ist, so war doch das Denken um Vorstufen des Organischen neu in Gang gekommen. Obwohl diese Virusstoffe *heute* lediglich auf bereits lebendiger Grundlage gedeihen können, so regte das den Gedanken an, die Außenbedingungen könnten in einer lang vergangenen Erdzeit völlig anders gewesen sein. Es beginnt eine gesteigerte Besinnung auf die für Entstehung von Leben wesentlichen Bedingungen an der Erdoberfläche — eine Besinnung, die in Auseinandersetzung und Gemeinschaftsarbeit von Biochemikern, Physikern und Geologen gefördert wird. 1924 bereits betont BECQUEREL die mögliche Rolle ultravioletter Strahlen für eine Biopoësis, eine Entstehung organischer Stoffe. Der russische Forscher OPARIN sucht im selben Jahr bereits nach Vorläufern von Eiweißstoffen in einer Welt ohne Leben. Er fahndet nach der möglichen Bildung einfachster Kohlenwasserstoffe. HALDANE in England bezeugt 1929 wie OPARIN, daß vor der Entstehung des Lebens Methan in der Atmosphäre vorhanden sein konnte. Immer mehr Anzeichen für die Möglichkeit von Vorläufern des Lebendigen, von protovitalen Makromolekülen, werden sichtbar.

Seit den 30er Jahren und mit einem neuen Aufschwung nach dem zweiten Weltkrieg beginnt unter der Führung der Astrophysiker und der Biochemiker ein neues Ursprungsdenken und es entsteht eine vielseitige empirische Ursprungsforschung. Der große Kongreß von Moskau im Jahre 1957 und die öffentlichen Diskussionen an der Darwin-Zentenarfeier 1959 in Chicago sind die ersten großen Manifestationen dieser neuen Wendung. Anfangs der 50er Jahre, besonders markant 1953/54, hat die Erforschung des protovitalen Bereichs eine bedeutende Erweiterung erfahren durch die inzwischen berühmt gewordenen Experimente von STANLEY MILLER, die im Laboratorium von C.H. UREY in Chicago und auf der Basis von Arbeitshypothesen UREYs ausgeführt worden sind. Diese Versuche gehen von der Vorstellung aus, in einer frühen Erdzeit, lange vor jedem Leben auf unserem Planeten habe die Erdatmosphäre keinen Sauerstoff und auch nur geringe Spuren von Kohlensäure enthalten; dagegen sei sie reich gewesen an freiem Wasserstoff, an Wasserdampf, an Methan und Ammoniak. Es ist wahrscheinlich, daß in dieser Uratmosphäre mit Hilfe von ultravioletter Strahlung an der Oberfläche eines Ozeans, dem man Temperaturen von 80—90° zuordnet, ohne bereits vorhandenes Leben einfachste organische Stoffe in beträchtlicher Anhäufung entstehen konnten und daß solche Massenbildungen auch das Entstehen von komplizierteren, wenn auch nicht stabilen Gruppierungen derartiger Stoffe ermöglichte. Die Oberfläche jener zeitfernen Meere mochte stellenweise ein eigentliches Laboratorium von Vorstufen des Lebendigen sein. STANLEY MILLER hat bei Temperaturen von 80—90° eine Uratmosphäre im modernen Laboratorium zusammengesetzt. Er hat zunächst auch mit ultravioletten Strahlen gearbeitet, die sich aber unter diesen Bedingungen als ungünstig erwiesen. Anstelle dieser Strahlung ließ er lange dauernde elektrische Entladungen auf diese Uratmosphäre einwirken. Das Ergebnis ist der Nachweis, daß bei sorgfältiger Kontrolle aller Ausgangsstoffe unter den eben genannten Bedingungen tatsächlich einfache organische Verbindungen wie Essigsäure, Aminosäuren u.a. in beträchtlichem Ausmaß entstehen. Sie können in diesem Laboratoriumsversuch erhalten bleiben, da weder Sauerstoff da ist, der sie oxydiert, noch ultraviolette Strahlen, die sie zum Zerfall bringen würden, und da ja auch gar keine Lebewesen im Spiel sind, die solche organische Stoffe als Urnahrung auffressen könnten. Das Experiment ist mit demselben Erfolg in Laboratorien verschiedener Länder in den folgenden Jahren durchgeführt worden.

Wir erwähnten eben die Tatsache, daß ultraviolette Strahlen die Substanzen, deren Entstehung von ihnen ermöglicht wird, auch wieder zerstören. Die Theorien über die Entstehung protovitaler Stoffe unter bestimmten Voraussetzungen, unter heute nicht mehr verwirklichten Bedingungen der Meeresoberfläche gehen von der Ansicht aus, daß in den alleroberster Schichten des warmen Ozeans entsprechende Zerstörungen durch ultraviolette Strahlen stattfinden mußten. Es darf angenommen werden, daß schon bei geringer Distanz unter der Oberfläche diese ultravioletten Strahlen unwirksam wurden und daß sich in dieser Zone ohne Gegenwart von Sauerstoff die ersten Vorstufen von Lebenssubstanzen erhalten konnten.

Wie weit die Umstellung der Biologen in Hinsicht auf die Zusammensetzung der für die Lebensentstehung entscheidenden Atmosphäre geht, bezeugen die Versuche, Gase wie Blausäure als wichtigen Bestandteil zu prüfen und in völlig wasserfreien Versuchsbedingungen zu arbeiten.

Die Experimente, die um dieses Ursprungsproblem kreisen, haben mit Recht weite Beachtung gefunden. Je nach Temperament und innerstem Wunsch der Forscher gehen die Meinungen über das Erreichte natürlich auseinander — von aufmerksamer Skepsis bis zur begeisterten Behauptung, der Ursprung des Lebens sei damit geklärt worden! Wir wollen aber nicht vergessen, daß die ganze Interpretation auf vorerst unsicheren Annahmen über den Zustand an der Meeresoberfläche und in der benachbarten Atmosphäre beruht und daß für die Folgerungen wohl Wahrscheinlichkeit, aber doch keine Gewißheit besteht. Damit soll die Bedeutung der Experimente in keiner Weise verkleinert werden. Der erste Schritt von anorganischer Substanz zu organischen Zusammensetzungen des Stoffes ist in den Bereich des Verstehens und der Beherrschung gerückt. Der Übergang aber zu einem sich selbst erhaltenden und selbst vermehrenden organischen Wesen auch einfachster Art ist nach wie vor eine andere Frage. Der eigentliche Ursprung des Lebens wird unter allen Umständen ein erdgeschichtliches Ereignis bleiben. Das Laboratoriumsergebnis kann nie behaupten, einen Sachverhalt der Erdvergangenheit völlig reproduziert zu haben.

Die Experimente der letzten 20 Jahre haben im übrigen noch eine andere Bedeutung, die mit den Fragen nach dem Ursprung zusammenhängt und für unser Naturbild wesentlich ist. Zu den gegenwärtig noch weithin herrschenden Vorstellungen gehört ein Bild, das den großen Zusammenhang zwischen pflanzlichem und tierischem Leben zu einem Kreis schließt. Die grüne Pflanze, in diesem Bilde die Grundlage alles höheren Lebens, vermag mit Hilfe des Blattgrüns Kohlensäure der Luft (oder des Wassers) in organische Substanz zu verwandeln und gibt dabei Sauerstoff ab, der dem Tier zugute kommt. Das Tier liefert bei seiner Atmung Kohlensäure an die Atmosphäre resp. in das Wasser und führt so dem pflanzlichen Leben ein wichtiges Ausgangsmaterial zu. Der Einblick in diesen Kreislauf hat einst uralte Vorstellungen des Alltagsdenkens bestätigt, die im pflanzlichen Leben die notwendige Voraussetzung tierischer Existenz sehen und die daher auch annehmen, es sei im Werdegang des Organischen vorangegangen. Die eben skizzierten Vorstellungen über den Ursprung protovitaler Substanzen zwingen zum Umdenken. Kohlensäure und Sauerstoff fehlten in der vermuteten Uratmosphäre. Darum haben ja die Ursprungsforschungen die Bildung protovitaler Substanzen völlig unabhängig von Kohlensäure und Sauerstoff erstrebt und nun im Experiment auch bezeugt.

Die Vorstellungen, die sich auf solcher Grundlage über den Lebensbeginn entwickeln, nehmen eine protovitale Stufe sowohl wie eine frühe eigentliche Lebensstufe an, für die der „klassische“ Kreislauf von Kohlensäure und Sauerstoff nicht im Spiel ist. Dieses allererste Leben hat keineswegs pflanzlichen, auch nicht eigentlich tierischen Charakter, wenn wir die Kennzeichen dieser zwei organischen Reiche den heutigen Lebensformen entnehmen. Eine Atmosphäre, in der die Bildung organischer Substanz durch Assimilation von Kohlensäure möglich wurde, ist eine späte Phase des Geschehens an der Erdoberfläche und dürfte bereits eine Folge des entstandenen Lebens sein. Erst in diesem späten Zustand können wir uns die Entstehung der komplizierten lebendigen Plasmastrukturen vorstellen, die wir als Chloroplasten, als Blattgrünträger kennen und von denen die Verwandlung anorganischen Stoffes in organische Substanz geleistet wird. Strukturen wie die der Träger von Blattgrün sind also relativ späte Erzeugnisse einer schon weit vorgerückten Evolution des Lebendigen.

Diese Überlegungen, die uns weit in schwer faßbare Urbedingungen des Lebens zurückführen, werden hier nicht deshalb hervorgehoben, weil sie abgeschlossene Gewißheit der Forschung wären, sondern weil sie zeigen, wie sehr sich vertraute Grundannahmen über Lebenszusammenhänge in jüngster Zeit gewandelt haben. Die Forscher müssen weit offen bleiben für ähnliche Umstellungen des Denkens, die uns noch bevorstehen. Wir behalten vor allem die Vorstellung in Erinnerung, daß die ersten Lebensstufen weder Pflanzen noch Tiere genannt werden können, daß sie aber in ihrer Ernährungsart auf bereits vorhandene, nicht vom „Leben“ abhängige organische Substanz angewiesen waren, welche aus anorganischen Grundlagen entstanden war und so unter den heutigen irdischen Naturbedingungen nicht mehr entsteht. Die Biochemiker, welche gewisse stoffliche Verwandtschaft der tierischen Blutfarbstoffe mit dem Blattgrün feststellen, erwägen auch die Möglichkeit, die respiratorischen Farbstoffe der Tiere könnten erdgeschichtlich der Blattgrünbildung vorangegangen sein. Wir wollen auch diese Hypothese in ihrer Ungewißheit hinnehmen, lediglich als Zeugnis für die Wandlung längst gewohnter Vorstellungen. Das Denken um den Ursprung des Lebens ist durch die Anwendung des Experiments in eine neue Phase eingetreten.

Die Diskussion konzentriert sich nunmehr auf die Frage, welches die minimalen Forderungen seien, die wir an ein erstes „Lebewesen“ stellen müssen, an ein System also, das die protovitale Stufe überschritten hätte. Eine solche, bereits höhermolekulare Struktur, welche sich dank ihrer Systemeigenschaften im Austausch von Stoffen mit der Umgebung selbst erhält und sich fortpflanzt, muß das Gefüge ihrer selbstreproduzierbaren Komponenten gegen außen in einer offenen Weise abschließen. Eine Grenzmembran wird daher ein wichtiges Organ des einfachsten Organismus. Sie ist nach zwei Richtungen aktiv: „einschließend-abschirmend *gegen* die Umgebung und aufschließend-vermittelnd *zu ihr* (PLESSNER 1965). Sie ist vermittelnde Oberfläche, die einen Körper mit seinem Medium in

Beziehung setzt, ihn also nicht nur begrenzt. Für eine umfassende Naturansicht stellt die Tatsache dieser Grenzmembran, dieser „Haut", das Problem der spezifischen Gestalt, das der Reizbarkeit, das des Verhaltens — und damit letztlich bereits die Frage nach der Innerlichkeit, nach einem Selbst und seiner Selbstdarstellung. Welche Methoden der Naturforschung eine Antwort auf diese Fragen geben und welche Tragweite eine solche Antwort hat, ist ein Problem, das Naturwissenschaft und Philosophie gemeinsam angeht.

Das Suchen nach den einfachsten Lebensstrukturen wird uns bereits zu recht komplizierten Beziehungen dieser Frühorganismen mit ihrer Umgebung hinführen. So mag zum Abschluß dieser Umschau über Ursprungsfragen noch erwähnt sein, daß eine Eigenschaft wie die Antwort der Lebewesen auf den Rhythmus der Erdumdrehung, auf den Erdentag also, nicht nur höheren Pflanzen und Tieren zukommt, sondern bereits den einzelligen Lebewesen eigen ist. Die Strukturen, welche diese vieldiskutierte „innere Uhr" und ihre Anpassung an wechselnde Außenbedingungen ermöglichen, werden heute als fundamentale Eigenschaften des Protoplasmas gewertet, und es ist wohl möglich, daß sie in sehr frühen Urzuständen des marinen Lebens mit seinem Wechsel von Tag und Nacht und von Ebbe und Flut sich herausgebildet haben. Die Tatsache eines weitverbreiteten annähernd 24stündigen inneren Rhythmus für Stoffsynthesen, mitotische Zellteilungen, nervöse Regulationen usw. darf vielleicht auch als ein Argument zugunsten der Lebensentstehung im tropischen marinen Bereich eingesetzt werden.

V. Die Evolution

Die Wendung im Denken um den Ursprung ist eng verbunden mit der Anerkennung der Evolutionstheorie, welche das biologische Forschen unserer Zeit als Leitgedanke beherrscht. Die noch immer lebhaften Auseinandersetzungen über die Tragweite des Entwicklungsdenkens bezeugen auch, daß mit dem Sieg dieser Denkweise durch die Lebensforschung ein Konfliktstoff geschaffen worden ist, der die Auseinandersetzungen weltanschaulicher Art im Abendlande stark mitbestimmt und diesen Konflikt mit der Ausbreitung der okzidentalen Technik in andere Kulturen hineinträgt.

Wir müssen uns in dem Bemühen um ein Verständnis dieser Situation darauf besinnen, daß die Evolutionstheorie eine Auffassung vom Organismus abgelöst hat, welche archaischen Formen des menschlichen Denkens entspricht und die im Abendland durch die Kontinuität der Schöpfungslehre des Alten Testamentes eine alles beherrschende Rolle bis ins 19. Jahrhundert gespielt hat. Die lebendigen Gestalten erschienen als Geschöpfe im tiefsten Sinne dieses Wortes: als von einem mächtigsten Geist geschaffene und von uns daher in ihrem Ursprung soweit verstanden, als uns Menschen göttliches Werk eben verständlich sein konnte. Der Umbau dieser Vorstellung hat eine lange Geschichte und sie muß uns vor Augen sein, wenn wir die eigenartige Stellung der Abstammungstheorien im Denken unserer Zeit verstehen wollen. Diese Geschichte beginnt in unserem abendländischen Raum mit der Zerstörung der biblischen Zeitrechnung, mit einem mächtigen Einbruch von fremden Vorstellungen über das Alter der Erde, die weit über die wenigen Jahrtausende hinausgingen, die sich aus dem biblischen Bericht errechnen ließen. Schon das 18. Jahrhundert weiß um Millionen von Jahren der Erdgeschichte, um Vorstellungen also, die andern Kulturen längst geläufig waren.

Jetzt beginnt die wissenschaftliche Ergründung der Gesteinsschichtung und damit eine erste rationale Zeitbestimmung. Auch die Erforschung der Fossilien als Zeugnisse vorsintflutlichen Lebens setzt nun intensiver ein und weitet sich immer mehr zu einem Beweis für die allmähliche Umformung der lebendigen Gestalten im Laufe der Erdgeschichte aus. Die Rolle von LAMARCK und ganz besonders die von DARWIN ist zu bekannt, um hier ausführlicher dargelegt zu werden. Wichtiger ist wohl die Feststellung, daß in der Zeit, in der DARWIN sein Hauptwerk von 1859 schuf — in den Jahren 1837 bis 1858 — das Denken um Entwicklungsideen bereits eine weite Verbreitung besaß. Was die besondere Wirkung DARWINs ausmacht, ist sein Angebot einer umfassenden rationalen Erklärung für die Evolution der Organismen, einer Erklärung, welche die Lebensformen in ihrer Entfaltung als das Werk zufälliger erbfester Variationen und strenger Auslesegesetze der Natur erscheinen ließ. Es ist dieser Aspekt, der eine der Grundlagen des abendländischen Weltbildes erschüttert hat und der darum auch in der zweiten Hälfte des vergangenen Jahrhunderts mächtig in die religiösen sozialen und politischen Auseinandersetzungen unseres Weltteils eingegriffen hat. Nur wer diese Seite der Abstammungsidee sehr ernst nimmt, kann die Erschütterung verstehen, die noch immer nachwirkt und die einer objektiven, sachlichen Wertung der wissenschaftlichen Befunde zuweilen im Wege steht.

Unsere erste Aufgabe wird es sein, die Grundlinien des heute in der Wissenschaft herrschenden Denkens zu geben und damit wenigstens das Problem der Reichweite, der Grenzen einer Theorie zu stellen.

Die Erforschung der lebendigen Gestalten, ob Pflanzen, Tiere, Bakterien oder noch einfachere Formen, zwingt dem Naturforscher die Vorstellung auf, daß sich diese Mannigfaltigkeit im Laufe der Entwicklung der Erde langsam entfaltet hat und daß diese Entfaltung nach den heutigen Vorstellungen etwa zwei Milliarden Jahre, nach allerletzten Befunden vielleicht gegen drei Milliarden Jahre umfaßt. Etwa eine halbe Milliarde dieser Zeit ist durch fossile Reste pflanzlichen und tierischen Lebens ausdrücklich belegt. Es sind die Formenfolgen dieser letzten Erdzeiten, welche den Gedanken der allmählichen Entwicklung der organischen Welt zum Gemeingut der Forschung gemacht haben. Diese allgemeinste Umschau zwingt zum Denken an die Vorgänge der Umwandlung. Sie gibt uns aber zunächst nur deren Ergebnisse, etwa im Bilde der „Metamorphose von Typen", ohne das verborgene Kräftespiel zu erschließen, das sie hervorgebracht hat.

Die neuere Forschung aber — und hierin liegt die große Leistung von CHARLES DARWIN — hat auch diese Fragen in Angriff genommen. ALEXANDER VON HUMBOLDT, der vor DARWIN noch einmal als einzelner ein großes Weltgemälde mit seinem „Kosmos" (1843) gewagt hat, betrachtet die Frage nach dem Werden als jenseits der menschlichen Erfahrung liegend und darum als von der Forschung nicht zu erörtern. Wir haben am Beispiel des Lebensursprungs gesehen, wie groß die Wandlung in dieser Hinsicht ist. Die Ergründung der Veränderungen ist in vollem Gange. Eine Zeitlang, kurz nach der letzten Jahrhundertwende, schien es, als hätte die neue Vererbungsforschung, die sich nach der Wiederentdeckung der Mendelschen Erbgesetze entfaltet hat, manche Grundlagen von DARWINs Ideen in Frage gestellt. Was damals an Erbprozessen zunächst erforscht wurde, das bezeugt doch in eindrücklichster Weise gerade das Wirken jener Faktoren, denen die Bewahrung, die Konstanz der Organisation anvertraut ist. Die ursprüngliche Vererbungsforschung führte zu konservativen Gedankengängen, und sie ist auch in der öffentlichen Diskussion in den ersten Jahrzehnten unseres Jahrhunderts oft als ein retardierendes Moment gegen die überwältigende Anerkennung des Darwinismus aufgetreten.

Doch gerade im zentralsten Arbeitsfeld dieser konservativen Vererbungsforschung wurden die Elemente entdeckt, welche die revolutionäre Seite des Erbgeschehens bezeugen. 1909 findet man die ersten erblichen, sprunghaften Veränderungen im Laboratorium und beginnt nun, für Pflanzen und Tiere solche „Mutationen" genauer zu erforschen. 1927 gelingt die Provokation derartiger bleibender Veränderungen durch Strahleneinwirkungen, und zu Beginn des zweiten Weltkrieges kennen wir auch bereits die Möglichkeit chemischer Auslösung von Erbänderungen. Während die experimentelle Erforschung der Mutationen im Laboratorium sich zu einer neuen Theorie der Entwicklung entfaltet, beginnt auch die Ergründung der Mutationswirkung in größeren Verbänden von Organismen. Die Populationsgenetik lenkt das Augenmerk vom Individuum auf die Gruppenphänomene. Sie zeigt, daß das Erbgut der Tier- und Pflanzenarten in dieser weiteren Sicht beurteilt und studiert werden muß. So formt sich jetzt unter vielen Auseinandersetzungen mit dem frühen Darwinismus eine neue Theorie der Evolution, die zuweilen als Neodarwinismus bezeichnet wird, während andere Forscher eine stillere aber dauerhaftere Wirkung erhoffen, wenn das neue Gebilde als „synthetische Theorie der Evolution" benannt wird — als wäre nicht schon der ursprüngliche Darwinismus eine synthetische Auffassung. Es scheint mir richtiger, von einer heute weithin anerkannten „Allgemeinen Evolutionstheorie" zu sprechen, und die besondere Faktorenlehre der jüngsten Zeit als „Neodarwinismus" zu kennzeichnen.

Der bedeutendste Schritt dieser neuen Theorie über den frühen Darwinismus hinaus war die Klärung des Ausgangsmaterials, mit dem eine Selektion wirksam arbeiten konnte. Darwin hatte dieses Material in den Variationen gesehen, welche alle Lebewesen schon im Keim hervorbringen, Variationen, die die Nachkommen eines Elternpaares und damit diejenigen auch einer Population immer wieder in den verschiedensten Richtungen von einer mittleren Norm abweichen lassen und so Angriffspunkte für Ausleseprozesse liefern. Die Variationen, wie sie Darwin kannte, umfassen aber ungesondert sowohl die erblichen Variationen (die später als „Mutation" bezeichnet wurden) als auch nicht erbliche „Modifikationen", welch letztere keine Veränderung des Artbildes ermöglichen. Der Nachweis der erblichen Variation durch die neue Genetik, d.h. der verschiedenen Arten von Mutationen und Umgruppierungen des Erbgutes (Rekombinationen) bot die Gewißheit, daß hier eine Ausgangssituation vorliegt, von der aus Selektionsprozesse wirksam werden.

Ein weiterer Fortschritt gegenüber dem Frühdarwinismus wurde erreicht durch die Klärung des Selektionsbegriffes. Darwin hat selbst immer und immer wieder hervorgehoben, wie sehr Ausdrücke wie „Kampf ums Dasein", „Überleben des Passendsten" oder „Auslese" als bloße Bilder für Vorgänge aufgefaßt werden müssen, die meist gar nichts mit dem Geschehen zu tun haben, welches wir mit dem Wort Daseinskampf meinen. Man spricht daher heute vom Erhaltenswert eines Merkmals oder von dessen Selektionswert und legt großen Wert auch auf einen dritten Faktor, die Isolation bestimmter von der Selektion begünstigter Typen, eine Isolation, die unter anderem durch räumliche Sonderung oder durch zeitliche Verschiebung der Fortpflanzungstätigkeit oder der Verhaltensweisen innerhalb einer Art sich vollzieht. Die Populationsgenetik hat sich mit dem Zusammenwirken von erblicher Variation, Selektion und Isolation intensiv befaßt.

An der Wirksamkeit von Auslesevorgängen und Isolationsprozessen zweifelt niemand, obwohl sich von Fall zu Fall schwierige Fragen hinsichtlich des Umfangs dieser Wirkungen stellen. Was dagegen den Erklärungswert der Mutationen betrifft, so gehen die Meinungen weit auseinander. Wir betrachten hier lediglich zwei Pole dieses Spannungsfeldes. Ich lasse bei dieser Umschau alle Ansichten aus dem Spiel, welche von vornherein die Annahmen der Evolutionstheorie bestreiten. Die Anerkennung der erdgeschichtlichen Entfaltung der Orgamismenwelt als Vorgang einer Selbstdifferenzierung des Lebens ist als „Allgemeine Evolutionstheorie" wohl eine Grundannahme der gegenwärtigen Lebensforschung. Die Auffassungen, die in wissenschaftlichen Diskussionen sich entgegenstehen, können nur solche sein, die innerhalb dieser allgemeinen Evolutionstheorie das Spiel der Entwicklungsfaktoren verschieden beurteilen.

Am einen Pol finden sich die Forscher, die überzeugt sind, daß die eben genannten Faktoren der speziellen Evolutionstheorie, des Neodarwinismus also, für eine rationale Erklärung des Entwicklungsgeschehens in der Erdgeschichte genügen. In dieser Sicht erscheint das Phänomen der Evolution als im wesentlichen geklärt und es bleibt lediglich die noch immer sehr große Einzelarbeit zu leisten, für die verschiedenen Organismengruppen die speziellen Abläufe des Geschehens aufzuzeigen.

Der zweite Pol im Diskussionsfeld der Entwicklungstheorien sammelt jene Biologen, die der Ansicht sind, dem Mutationsgeschehen komme selbstverständlich eine mitgestaltende Rolle zu, das Ausmaß des Erklärungswertes dürfe aber nicht überschätzt werden. Es wird in diesem Zusammenhang hervorgehoben, daß die mit Sicherheit bekannten Mutationen Geschehnisse im Zellkern sind und daß ihnen nur eine sehr dürftige Gruppe von exakten Tatsachen gegenübersteht, welche die Rolle des Plasmas in diesen Prozessen betreffen. Ferner wird beachtet, daß die Mutationen, welche die Genetik untersuchen kann, immer streng begrenzte Prozesse in einem stabilisierten, also harmonischen System darstellen und daß die lange Geschichte dieses Gesamtsystems von Plasma und Kern von der gegenwärtigen Biologie nicht vollwertig erfaßt werden kann. Die Einzelvorgänge, die wir in streng wissenschaftlicher Weise übersehen und beherrschen, genügen nach dieser Auffassung nicht, um auch nur das Entstehen der einfachsten, heute bekannten Lebensformen wirklich zu erklären. Schließlich darf nicht übersehen werden, daß die neodarwinistische Theorie der Evolution mit Recht in großem Ausmaß Selektion durch Sinneswahrnehmungen einsetzt (wir denken etwa an die Rolle der Bestäuber für die Evolution der Blüten oder an die Bedeutung der Nahrungswahl für Auslesevorgänge), daß aber dieser Sinnesprozeß selbst trotz der großen Erfolge der Physiologie und der biochemischen Forschung nach wie vor zu den großen Rätseln des lebendigen Geschehens zählt. Es ist keine Lösung, wenn man das Faktum der Innerlichkeit und des Erlebens als jenseits der Naturforschung stehend ausklammert, denn durch diese Einschränkung wird ja gerade betont, daß der naturwissenschaftliche Erklärungsversuch von vornherein nur einen von uns bestimmten Ausschnitt des Naturgeschehens erfassen kann. Eine volle Klärung des Evolutionsprozesses muß auch die eben beiseitegesetzten Naturtatsachen umfassen, wie etwa das Entstehen von Sinneswahrnehmungen und das Auftreten von Bewußtsein — die Tatsachen der Innerlichkeit, zu deren Erschliessung auch die neuen Versuche der Informationstheorie wichtige Beiträge leisten.

VI. Die Interpretation der lebendigen Gestalten

Die wissenschaftliche Analyse der Organismen muß um ihre Grenzen wissen — ihre großen Erfolge beruhen auf einer Arbeitweise, deren Methoden in klaren Schranken gültige Resultate liefern. Die Organismen aber sind und bleiben zu jeder Zeit mehr, als was mit Mitteln der Forschung zu dieser bestimmten Zeit wissenschaftlich sagbar ist.

Daher sucht der menschliche Geist über diese von der Wissenschaft gesetzten Grenzen hinaus ein Verstehen der Welt und überschreitet sie heute wie früher schon immer und immer wieder. Eine erste Grenzlinie ist die, welche durch die Anwendung der physikalisch-chemischen Methoden gesetzt wird und die in einer engsten Auslegung zuweilen den Bereich echter naturwissenschaftlicher Aussagen bezeichnet. Eine zweite Grenzüberschreitung führt in eine Zone, in der die Aussagekraft der Naturforschung geringer wird, in der aber der menschliche Geist mit anderen Formen des Denkens nach Einsicht in die Zusammenhänge der Weltdinge, nicht zuletzt auch des Lebendigen sucht. Auch der strenge Naturforscher weiß um diese Ausflüge des Denkens, die ja zuweilen auf den geheimnisvollen Wegen der Intuition auch der exakten Forschung unerwartete Aspekte eröffnen. Es gilt ja nicht, die Sphäre jenseits der Naturwissenschaft zu unterdrücken, sondern sorgsam zu prüfen, wo die Aussagen echter Forschung aufhören. Alle Wissenschaft wird als Menschenwerk von Voreinstellungen und Weltanschauungen mitbestimmt. Schädlich ist diese Tatsache für eine echte Wissenschaft nur dann, wenn diese geistigen Mächte unerkannt wirken und wuchern, wenn der Naturforscher, der nicht auf ihren Ursprung achtet, sein Denken schließlich für völlig objektiv, das der andern aber für befangen ansieht.

Um an die Vielfalt der Fragestellungen zu erinnern, die letztlich immer wieder zum Überschreiten der Grenzen wissenschaftlicher Teilgebiete führt, ist vielleicht eine letzte Umschau nicht unangebracht, für die wir das vielverzweigte Problem der Geschlechtlichkeit wählen.

Die gegenwärtige genetische Forschung ist beherrscht von der Suche nach den Vorgängen auf der molekularen Stufe. Die Geschehnisse im Zellkern und im Plasma bei der Replikation der Elemente des Lebensstoffes, die Zusammenhänge von Reifungserscheinungen der Sexualzellen mit dem komplementären Geschehen der Befruchtung sind von solcher Bedeutung, daß für viele Forscher, deren Schaffen auf diese Phänomene zentriert ist, das Sexualproblem auf dieser Ebene gelöst werden muß und zum Teil auch als durch diese Forschungsart gelöst betrachtet wird. Niemand wird die Bedeutung dieses Weges bestreiten.

Aber die Fragen stellen sich auf der apparativen Stufe des Lebendigen völlig anders! Alle Phänomene der makromolekularen Stufe können doch sowohl in einer doppelgeschlechtlichen Organisation, also in zwittrige Lebewesen eingebaut sein als auch in getrennten Geschlechtern ablaufen. Das Verständnis für die Eigenart der hermaphroditischen Struktur und für die der räumlichen Sonderung der Geschlechter muß in einer völlig anderen Richtung gesucht werden als die Deutung der molekularen Prozesse. Wir treten ein in den Bereich ökologischer Abhängigkeiten, zugleich aber auch in den der sinnesmäßigen Beziehungen der Individuen zueinander. Vor uns ist das Problem der Bedeutung der „Erscheinung", also der auf Sinnesorgane gerichteten Strukturen für das Zusammenleben der Geschlechter. Der erstaunlichen Einheit der Grundphänomene auf der molekularen Ebene steht eine nicht minder erstaunliche Vielfalt der sinnenmäßigen Welt auf apparativer Stufe gegenüber, die der Naturforscher mit besonderen Methoden bewältigen muß. Wer diesen Problemen nachgeht ist der Versuchung ausgesetzt, die Entstehung auffälliger Geschlechtsunterschiede ausschließlich auf das Rollenspiel im Geschlechtsleben zu beziehen und es rein funktionell zu verstehen: Die Prachtfärbung ist in dieser Sicht nur Artsignal, die kryptische Färbung, wie sie uns oft im weiblichen Geschlecht begegnet, nur Tarnung. Manche Forscher haben in der Ausprägung der sinnenfälligen Sexualmerkmale eine Art von Manometer gesehen, das den Leistungsgrad der Individuen als Träger der Arterhaltung anzeigt und diese Erscheinungen damit zum Werkzeug der sexuellen Selektion macht. Die Frage, ob Auslese durch die Weibchen im Fall der männlichen Prachtkleider entscheidend ist, ist seit Darwin nie mehr zur Ruhe gekommen. Die Frage wird auch nicht so leicht beantwortet werden, weil alle diese Erscheinungen mit der Erklärung durch Selektion nur teilweise erfaßt werden.

Die Auslese, auf welchem Wege sie auch erfolgt, kann ja nur bereits Vorhandenes, mindestens schon in Anfängen Vorhandenes betreffen. Der Ursprung dieser Anfänge aber hat nichts mit ihrem späteren Selektionswert zu tun. Dieser Anfang wird daher leichthin als zufällig bezeichnet, was ja lediglich heißen kann, die Entstehungsursachen seien uns noch unbekannt und hätten jedenfalls keine direkte Beziehung zum späteren Selektionswert. Nun beobachten wir aber, daß die ausgelesenen Merkmale, so etwa Farbmuster, Gehörne, Geweihe oder auch Gesang alle Gestaltcharakter haben, was auf geordnete Komplexe von Ursachen zurückweist. Die Formen, die wir im Dienste der Sexualität vorfinden, sind Teil von viel umfassenderen Gestaltphänomenen. Für die Erforschung dieser Formenwelt hat sich eine vergleichend-morphologische Wissenschaft herausgebildet, die mit besonderen Methoden nach verborgenen Gesetzmäßigkeiten der Gestaltung sucht und auf eigenen Wegen das Problem der Formen zu erfassen trachtet. Diese Morphologie hat ja auch die wissenschaftliche Grundlage des „natürlichen Systems" lange vor jeder Genetik und Molekularbiologie aufgebaut, eine Grundlage, die DARWIN als gesicherte Basis für seine Evolutionstheorie vollständig übernehmen konnte. Die Zusammenhänge, zu denen morphologische Forschung hinführt, mag eine der seltsamsten Erscheinungen der geschlechtlichen Gestaltung, der Abstieg der Keimdrüsen bei männlichen Säugetieren, deutlicher vor Augen stellen.

Das Studium der Fachschriften, in denen die Verlagerung der Säugerhoden nach außen untersucht wird, läßt uns trotz sorgfältiger Darstellung der Phänomene ratlos, wenn es gilt, sie in einem Funktionskreis des Säugerlebens einzuordnen. Von physiologischer Seite hat man etwa geltend gemacht, die Temperatur im Hodensack liege etwas tiefer als im Körperinnern; darauf wurde die Deutung aufgebaut, die Spermienbildung sei auf eine tiefere Temperatur angewiesen. Die Tatsache, daß in sehr vielen Säugergruppen der Hodenabstieg gar nicht vollzogen wird, der Umstand überdies, daß die Samenbildung bei Vögeln bei sehr viel höheren Temperaturen normal abläuft, bezeugen uns indessen, die Einstellung der Spermienentwicklung auf niedere Temperatur bei Säugern mit Hodenabstieg müsse eine sekundäre Anpassung an neue Verhältnisse sein und erkläre gar nichts hinsichtlich der Entstehung des Abstiegs. Dieser bleibt vom anatomischen und physiologischen sowohl wie vom entwicklungsgeschichtlichen Standpunkt her rätselhaft.

Wir müssen andere Wege des Verstehens suchen. Der ausgebaute Formenvergleich der Morphologie führt einen Schritt weiter. Wir stellen fest, daß in der Gesamtevolution der Wirbeltiere die Keimdrüsen aus einer ursprünglichen Lage weit kopfwärts und in der Körpermitte — Amphioxus und archaische Fische —, bei höheren Formen immer mehr beckenwärts verlagert werden, eine Verschiebung, die sicher nicht durch äußere Selektionsprozesse direkt ausgelöst werden konnte, sondern auf völlig unbekannte Evolutionsfaktoren hinweist. Die letzte Etappe der heutigen Entwicklung ist das Heraustreten im männlichen Geschlecht in ein besonderes, äußerlich sichtbares Organ, den Hodensack.

In dieser Sicht ist der Hodenabstieg letztes Stadium eines langen Evolutionsgeschehens. In derselben Evolutionsreihe finden aber auch bedeutsame Prozesse am Vorderende des Wirbeltierkörpers statt: die vieluntersuchte Höherentwicklung des Gehirns mit der Verlagerung der höchsten Zentren in das Endhirn: der Vorgang der „Telencephalisation". Mit diesem Geschehen verglichen erweist sich der Hodenabstieg als ein gegenläufiges polares Phänomen der Gestaltbildung: der Höchstentwicklung des Kopfpols mit den Zentren des Nervensystems entspricht eine gesteigerte formale Ausprägung des Fortpflanzungspols. Die Kopfausprägung durch Unterschiede in Haarwuchs und Färbung, durch Gehörne, Geweihe und andere Hautbildung ist längst beachtet. Die prägnante Gestaltung des Analpols ist meist von der Morphologie vernachlässigt worden. Sie zeigt in den Spiegelbildungen der Huftiere, in der Gesäßgestaltung der Primaten, in der Anlage von ornamentalen Haarwirbeln und in Kontrasten des Haarwuchses oft extreme Gleichsinnigkeit mit der Ausformung des Vorderpols.

Daß alle diese Einrichtungen, die des vorderen wie des analen Pols im Lebensspiel auch die Bedeutung von Rollenträgern übernehmen können, daß sie also funktionellen Wert und damit Selektionsbedeutung erlangen, ist unbestritten, doch ist damit ihr Entstehen in keiner Weise erklärt, höchstens ihre Fortdauer oder Steigerung. Niemand hat versucht, das Herausholen eines Hodens aus der Sicherheit der Leibeshöhle in die gefährdete Lage des Hodensacks als Effekt von Selektion zu verstehen. Insbesondere widersetzt sich der Beginn eines solchen Prozesses allen landläufigen Erklärungsversuchen. Ich erwähne dieses Phänomen, weil es uns auf komplementäre, harmonische Abläufe im Evolutionsgeschehen hinweist, die nicht ohne weiteres als Folge, sondern höchstens als sekundärer Anlaß für Selektion gewertet werden können.

Die ornamentale Ausformung der beiden Körperpole der höheren Säuger ist ein Phänomen, das mit den Methoden der Morphologie als ein Gestaltzusammenhang aufgezeigt werden kann. Wir stehen damit in einem Aussagebereich, der jenseits der kausal-analytischen Naturforschung liegt und dem trotzdem niemand den Wert einer wissenschaftlichen Feststellung bestreiten wird — einer Aussage, die freilich von anderer Art ist als die im kausal-analytischen Arbeitsfelde möglichen.

Unser Denken überschreitet aber auch diese Grenze der wissenschaftlichen Sicherheit. So wird der Versuch unternommen, die eben erwähnte Polarität der Gestaltung zur umfassenderen Polarität von Individuum und Art in Beziehung zu setzen: der Kopfpol erscheint als höchste formale Ausprägung des Einzelwesens — der caudale Pol aber als gestaltliche Darstellung der Arterhaltung. Mit dieser Zuordnung wird der Bereich einer gesicherten Aussage wissenschaftlicher Art überschritten. Das hindert nicht, daß auch in solchen Deutungen die Strenge der Besinnung und der Ernst der Betrachtung Ergebnisse hervorrufen können, die für die Formung eines Naturbildes bedeutsam sind. Wir sind in einem weiteren Bereich des Denkens um das Rätsel der lebendigen Erscheinung. Und niemand wird verkennen, daß die Zweigestalt der Geschlechter uns Fragen stellt, die über alle Tatsachen der molekularen Lebensstufe, über alle bloß funktionellen Deutungen der apparativen Stufe hinausweisen, deren Beantwortung aber auch wieder neues Licht auf alle Stufen der wissenschaftlichen Interpretationen der Geschlechtsgestalten der Tiere und der Pflanzen zurückwirft.

Die wissenschaftlichen Aussagen geschehen in einem umfassenden Streben, die Welt um uns und die wir selbst mit sind, zu verstehen. Der Forscher weiß um Stufen des Sinns; er sieht auch die Probleme des Lebendigen in Stufen, von denen jede ihre besonderen Methoden und ihre eigenen Möglichkeiten hat.

Das Problem des Todes

Von

Hans Frh. von Kress, Berlin

Wie Bredt sich einmal ausdrückte, hat die um eine Kenntnis bemühte naturwissenschaftlich haltbare Deutung des Phänomens Tod die Beschreibung von Befunden, die Zuordnung von Befunden, die Ursachenforschung und die Einordnung in den allgemeinen Zeitablauf der Natur zu umfassen. Die spezielle Beschreibung und Deutung der morphologischen, biochemischen und biophysikalischen Gegebenheiten werden in einem gesonderten Band dieses Handbuches erfolgen. In den als Prolegomena gedachten Ausführungen sollen nur einige biologische Aspekte des Todes und des Todeseintritts, klinische Aspekte des Sterbens, die neu aufgetauchte Problematik der Bestimmung des Todeszeitpunkts und schließlich anthropologische Gesichtspunkte, wie sie sich aus soziologischen, philosophischen und religiösen Betrachtungen ergeben, behandelt werden.

Biologische Aspekte des Todes und des Todeseintritts

Eine rein naturwissenschaftliche Betrachtungsweise kann nur das Naturwesen Mensch im Auge haben. Sie ist allerdings berechtigt, der Kreatur Mensch eine Sonderstellung einzuräumen. Mit einleuchtender Begründung sieht Portmann den Menschen als ein besonderes System des Lebens, als eine neue Stufe des Organischen, als eine Neubildung, deren Eigenart nicht nur graduell, sondern wesensmäßig von der Lebensform höherer Tiere verschieden ist.

Tod bedeutet für Mensch und Tier die Aufhebung der regulativen Anpassung an das innere und äußere Milieu. Leben, das von ständigen exogenen Reizen abhängig ist, trägt als Wesenskennzeichen die Verletzlichkeit, die Zerbrechlichkeit, die Zerstörbarkeit (Eduard May, 1956). Tod bedeutet auch das Ende des subjektiven Krankseins, denn nicht nur die Adaptationsvorgänge, sondern auch das subjektive Kranksein setzen Leben voraus.

Alle lebenserhaltenden Funktionen und Reaktionen finden im Tod ihren endgültigen Abschluß, jene Einrichtungen, die der Arzt in seinem Dienst am einzelnen Kranken zu dessen Lebzeiten unter dem Blickwinkel der zweckmäßigen Zielstrebigkeit eines lebenden Organismus zu sehen pflegt, wodurch er sein kausalanalytisches, sein beschreibendes und erklärendes naturwissenschaftliches Denken ergänzt durch eine den exakten Wissenschaften nicht adäquate finale Betrachtungsart, die freilich naturwissenschaftlich nicht beweisbar ist. Mit dem Tod verbunden ist das Aufhören des fein abgestimmten Nebeneinander der assimilatorischen und dissimilatorischen Prozesse. Das Sistieren der Assimilationsvorgänge setzt dem Leben ein Ende. Der vom Stoffwechsel abhängige, während des Lebens nie abgeschlossene Werdensprozeß kommt mit dem Tod zum Abschluß. Genauso wie in geistig-seelischer ist in körperlicher Beziehung Leben mehr Werden als Sein. Der Tod setzt die Grenze auch für die somatische Entwicklung einer Individualität.

Die Erhaltung der den Lebensbedürfnissen angepaßten Gestalt des Körpers und seiner Organe vollzieht sich mit Hilfe eigenständiger Regulationen des vegetativen Nervensystems und der innersekretorischen Drüsen. Trotz der ständigen Zellerneuerung im Organismus ist gewährleistet, daß der Leib immer als der gleiche erkennbar bleibt. Die Ansprechbarkeit des vegetativen Systems, die ein Kriterium jedes höher organisierten Lebewesens darstellt, erlischt mit dem Tod. Vom organisierten Zusammenwirken von Teilen hängt das Leben des Vielzellers ab. So sind Stoffwechsel und vegetativ-hormonale Funktionen notwendige Voraussetzungen des Lebens.

Darüber hinaus haben uns die Erfahrungen bei der heterologen Transplantation von Geweben und Organen gelehrt, daß mit dem Leben eine weitere Einrichtung gekoppelt ist, nämlich eine kontrollierende, die Eigenständigkeit schützende Funktion, die vom lymphatischen Zellsystem und von Makrophagen reticulo-endothelialen Ursprungs ausgeübt wird[1].

Gegebenheiten, die eine Bedrohung des Lebens zeitigen, sind Versagenszustände eines der großen Funktionssysteme infolge exogener Einwirkungen oder endogener Ereignisse[2]. Die erhaltenen Funktionen der zentralnervösen Steuerung, der Kreislauf- und Atmungsorgane wie der Nieren und der Verdauungsorgane sind gegen das Eintreten des Todes gerichtet. Sehr mannigfaltige ursächliche Bedingungen vermögen solchen Versagenszustand zu induzieren. Unter ihnen kommt eine besondere Bedeutung der Verschiebung des metabolischen Gleichgewichts zugunsten der Dissimilation zu, ebenso der von Büchner in den Vordergrund gestellten Hypoxie oder gar Anoxie in lebenswichtigen Organen, beispielsweise im Herzen oder im Gehirn. Das Gehirn nimmt insofern eine Sonderstellung ein, als seine Funktionen an die höchstdifferenzierten und allein konstanten Zellelemente unseres Organismus gekoppelt sind. Innerhalb des Gehirns sind die stoffwechselintensiven Ganglienzellen das anfälligste Element gegenüber Atmungs- und Durchblutungsstörungen[3]. Vom Gehirn hat Portmann mit Recht gesagt, daß es ein von allen Seiten her benachrichtigtes und beeinflußtes System, ein geführter Führer sei.

Das Sterben geht, wie Oehme (1944) dargelegt hat, immer von einer der wenigen, ganz hoch differenzierten und dadurch empfindlichsten Stellen aus; alles übrige wird, mehr oder weniger rasch, zuweilen aus vollster Vitalität, in die Katastrophe hineingerissen.

Wie Werden und Vergehen der einzelnen Zellen des Organismus keinen Widerspruch, sondern eine Entwicklung darstellen, ist ebensowenig auch Sein und Nichtsein als Widerspruch aufzufassen. Der Tod des Individuums ist nicht Widerspruch seines Lebens, sondern dem Leben genauso immanent wie seine Zeugung. Die heutige Biologie sieht nach Oehme im Tod weniger eine Folge als eine der Voraussetzungen und eine ständige Begleiterscheinung eines Lebensprozesses. Wie Kraus (1911) einmal hervorgehoben hat, ist die Tatsache, daß der Mensch und alle einzelnen Tierarten eine ungefähr bestimmte Lebensdauer besitzen, nicht gut verträglich mit der Annahme, daß nur äußere Schädlichkeiten für den Tod entscheidend sind. Gebser hat mit Recht gesagt, daß man den Tod früher aus dem Zusammenstoß von organischer und mechanischer Welt begründete und die letztere siegen ließ, während man heute den Tod aus der vitalen Eigengesetzlichkeit des Lebens verstehen will. Der Tod ist Gebsers Worten zufolge nicht etwas, das uns von außen her geschieht, sondern ein dem Leben Immanentes, das in uns wächst.

Der tote Organismus unterliegt der Autolyse, die auf die Tätigkeit der in den Zellen vorhandenen Fermente zurückzuführen ist. Letterer (1959) hat hervorgehoben, daß die verschiedenen Fermente in der Zelle solange nicht in der Lage sind, die zelleigene Substanz anzugreifen als die autonome Selbststeuerung existiert. Die

[1] Zenker und Pichlmaier 1968. [2] Masshoff 1966. [3] Büchner 1964.

durch den Wegfall der Steuerungseinrichtungen hervorgerufene, irreversible Schädigung sämtlicher Körperzellen führt, wie HOFF sagte, dazu, daß diese nur noch physikalisch-chemischen Gesetzen unterliegen und ihnen folgend zerfallen. Es ist der Funktionsverlust der Zellen, der den Zusammenbruch der Struktur nach sich zieht[1], weil lebende Substanz nur unter Energieaufwand gewahrt bleiben kann. Nach LETTERERs Ausführungen erfolgt eine Aktivierung der Fermente durch Verschiebungen der Wasserstoffionenkonzentration nach der sauren Seite. In der Leiche, die der Tod eines Vielzellers hinterläßt, geht demnach eine fortschreitende und die eigene Substanz angreifende Katabiose vor sich.

Dem Gesamttod eines Organismus hat LETTERER das „Verschwinden" einer Zelle im lebenden Körper, deren Fortbestand infolge von Atrophie nicht mehr möglich ist, gegenübergestellt. Hier handelt es sich seinen Worten zufolge um einen Tod ohne materielle Restprodukte. Über degenerative Erscheinungen entwickelt sich die kürzer oder länger verlaufende Nekrobiose, die zwangsläufig in die Nekrose übergeht[2]. Die Nekrose, also der Tod einzelner Anteile im Wechselspiel zwischen Auf- und Abbauvorgängen in der Zellsubstanz setzt das Leben des Gesamtleibes voraus, denn der Beseitigungsprozeß toter Anteile ist ein reaktiver und anabiotischer Vorgang, der sich aus Resorption des Abgestorbenen, gelegentlich durch Sequesterbildung, und durch Substitution des Verlorengegangenen mit einem nicht mehr artgleichen Ersatz- und Füllgewebe zusammensetzt[3]. Im toten Organismus findet keine Eigenreaktion gegen die abgestorbenen Zellen statt. Totsein ist für eine gewisse Frist ein zwar veränderlicher, aber nicht mehr lebender und sich nicht mehr selbst erhaltender Vorgang.

Die Veränderungen, die sich an den Zellen einer Leiche vollziehen, lassen erkennen, daß ein stufenweiser, sich unter normalen Temperaturen auf eine Zeit von 1—2 Wochen erstreckender Prozeß stattfindet, bis alle Zellen eines Organismus aufgrund der Betrachtung als tot erklärt werden können. Die objektiven Zeichen des Gesamttodes sind postmortalen Ursprungs[4]. Manche Zellarten, beispielsweise die Bindegewebszellen, tolerieren den Sauerstoff- und Nährstoffentzug länger als die Parenchymzellen, so daß erstere der postvitalen Autolyse langsamer anheimfallen. Dieser Umstand dürfte darauf zurückzuführen sein, daß die Bindegewebszellen verhältnismäßig wenig Fermente enthalten[5].

Auf AUGUST WEISMANN geht die nicht ganz unwidersprochen gebliebene Anschauung zurück, daß Altern und Tod für die einzelne Zelle keine biologischen Notwendigkeiten darstellen würden, weil man Infusorien über mehr als 2000 Generationen hinweg zu züchten vermochte, ohne daß ein Substrat sich eingestellt hätte, das als Leiche bezeichnet werden könnte. CARREL hat bekanntlich gezeigt, daß unter dem Zusatz von Nährmedien aus Embryonalextrakt eine sehr langfristige Weiterführung von Fibroblastenkulturen ohne ein Absterben der Kultur möglich ist. Zellen, die aus dem Körperverband höher organisierter Tiere entnommen worden sind, lassen sich unter entsprechend günstigen Bedingungen in einer Gewebekultur ungleich viel länger teilungsfähig erhalten als das Leben der Tiere gedauert hätte. Als Beispiel konnte BÜTSCHLI (1910) anführen, daß eine Maus durchschnittlich 2 Jahre lang lebt, daß aber Zellen ihrer Haut und ihrer Organe — mit Ausnahme der Zellen des Zentralnervensystems und der Sinneswerkzeuge — in einem Kulturmedium, das den Zellen zusagt, über 10 Jahre hinweg und sogar noch länger vermehrungsfähig bleiben. Zellen aus dem Herzen des Hühnchens behalten in der Gewebekultur ihre Vermehrungsfähigkeit, wobei auch keine Zeichen des Alterns sichtbar würden. Das Huhn wäre in dieser Zeit längst gestorben. Wenn durch diese Feststellungen die Unsterblichkeit einzelner Zellen zwar

---

[1] ROTHSCHUH 1959. [2] MASSHOFF 1960. [3] LETTERER 1959. [4] MASSHOFF 1966.
[5] LETTERER 1959.

nicht bewiesen ist, manche Beobachtung in der Gewebekultur sogar dagegen spricht, so läßt sich doch mit Zuverlässigkeit erschließen, daß Zellen, die aus dem Verband eines Vielzellers stammen, in der Gewebekultur über ungemein große Zeiträume hinweg ihre Vermehrungsfähigkeit behalten und von Altersveränderungen lange verschont bleiben, wie wir es ja auch an Zellen zu beobachten gewohnt sind, die innerhalb eines Organismus eine besonders hohe Regenerationsrate aufweisen. Die weißen Blutzellen, die zeitlebens einem besonders raschen Vergehen und Neuwerden unterliegen, lassen selbst bei hochbetagten Menschen niemals eine auf Altersveränderungen deutende Abweichung ihrer Struktur erkennen. Nach Letterer (1956) sind es mehr die Zwischensubstanzen und weniger die Zellen, an denen sich die Vorgänge des Alterns manifestieren.

Der reine Alterstod, der physiologische Tod, gilt beim Menschen als eine extreme Seltenheit. Er ist im Einzelfall überdies schwer sicherzustellen, weil bei den Menschen hohen Alters sehr häufig post mortem geringe oder gröbere Erscheinungen einer Arteriosklerose vorliegen und zudem meist die Zeichen einer, wenn auch vielfach nur leichten präfinalen Krankheit aufzudecken sind. Die altersbedingte Verlangsamung des Stoffwechsels, die Abnahme der Plastizität der lebenden Substanz infolge von physiko-chemischer Änderung der Kolloide, die Verminderung der Regenerationskapazität und die Involutionsvorgänge sind nach Masshoff Vorläufer des physiologischen Todes, aber nicht dessen Ursache.

Langlebigkeit ist, wie Rössle (1923) gesagt hat, eine erbliche Begabung, die sich wohl dominant vererbt, gebunden an irgendeine Genkombination. Mit Recht machte Heisenberg einmal auf das große Wunder aufmerksam, das darin besteht, daß in der Gestalt der Desoxyribonucleinsäure eine Grundsubstanz gegeben ist, die das ganze Erbgut des betreffenden Lebewesens trägt, seine Entwicklung, die Art und die Dauer seiner Erhaltung. Natürlich sind neben der mitbekommenen Konstitution auch eine gesundheitsdienliche Lebensführung und ausbleibende nachteilige Folgezustände überstandener Krankheiten von Einfluß auf die Erreichung eines langen Lebens.

Nach Ribbert muß der physiologische Tod ein Gehirntod sein. Er ist ausgezeichnet durch einen sich räumlich ausbreitenden Tod von Nervenzellfeldern (Letterer, 1956). Bei den Zellen des Zentralnervensystems, die, wie bereits gesagt, das ganze Leben hindurch keine Erneuerung erfahren, besteht die Möglichkeit eines physiologischen Absterbens dieser im Verband des Organismus so einzigartig langlebigen und hochdifferenzierten Elemente. Von Haug stammt die Aussage, daß das zellkonstante und infolgedessen der Regeneration nicht fähige Zentralnervensystem beim physiologischen Altern mit an erster Stelle rangiert. Altern und physiologischer Tod in der Tierreihe treten ein, sobald Nerven erscheinen: Zögernd und gleichsam widerruflich bei diffus ausgebreitetem Nervennetz, einschneidend und unwiderruflich bei ausgeprägtem zentralen Nervensystem (Lüth, 1960). Das Höhersteigen der Organisation mit der Zentralisierung, Individualisierung und Differenzierung wird nach L. v. Bertalanffy (1937) um den Preis des Todes erkauft. Mit der Funktionseinbuße der Zellen in den vegetativen Zentren wird die Intensität der Regulationen nachlassen müssen, was wir ja auch daran zu erkennen vermögen, daß bei hochbetagten Menschen entzündliche Prozesse oft nur zu geringen oder gar fehlenden Temperatursteigerungen und zum Ausbleiben der zu erwartenden Leukocytose Veranlassung geben. Auch die Verzögerung der Rekonvaleszenz alt gewordener Menschen nach überwundenen Krankheiten oder überstandenen Operationen dürfte weitgehend auf einer Insuffizienz zentralnervöser Regulationen beruhen.

Rössle hat mit guten Gründen betont, daß Alterserscheinungen physiologische Entwicklungsvorgänge sind. Ursächlich liegt ihnen nichts anderes zugrunde als der Faktor Zeit[1]. Diese Entwicklungsvorgänge haben eine Minderung der Leistungsbreite und der Anpassungsfähigkeit zur Folge. Der Unzulänglichkeit der Anpassungsvorgänge ist es zuzuschreiben, wenn Krankheiten geringfügiger Natur im hohen Alter ein tödliches Ende bedingen können. Was in dieser Beziehung vom Greis gilt, gilt auch vom Neugeborenen. Zur Zeit des Beginns des extrauterinen Lebens ist die Gehirnentwicklung noch unvollständig. PORTMANN hat von einem extrauterinen Embryonaljahr gesprochen. Der Übergang vom intrauterinen zum extrauterinen Leben ist von M. v. PFAUNDLER als ein besonders gefahrbringendes Geschehen bezeichnet worden. Nicht nur auf Asphyxie, auf angeborene Mißbildungen und Geburtsverletzungen, sondern auch auf die Lebensunreife sind die perinatalen Todesfälle zurückzuführen[2].

Plötzlich eintretender Tod kann verursacht sein durch Schußverletzungen, durch Unfallereignisse, durch Erstickung und durch exogene Vergiftungen. Unter diesen nimmt hinsichtlich der Schnelligkeit des Todeseintritts die Cyankalivergiftung eine Sonderstellung ein, denn sie ruft infolge des akuten Aufhörens der Oxydationsvorgänge in allen Zellen einen augenblicklichen Gesamttod hervor. Den exogenen Vergiftungen erliegen besonders häufig solche Menschen, die in einer nicht kompensierbaren seelischen Verzweiflung, die die jeweilige psychische Tragfähigkeit übersteigt, Suicid begehen. Vielfach sind es endogene Psychosen, gelegentlich schwere Neurosen, oft Enttäuschungen im zwischenmenschlichen Bereich, hin und wieder unerwünschte Gravidität, wirtschaftliche Krisensituationen oder bei älteren Menschen nicht selten die Furcht vor krankheitsbedingten Qualen eines vorhandenen oder nur vermeintlichen aussichtslosen Leidens, die solchen Schritt veranlassen.

Unserem Begreifen weitgehend entzogen, nur deutbar als ein tödlich wirkender Einfluß von seiten des Vegetativums oder als eine Blockade von Hirnimpulsen, sind die unter Emotionen beobachteten plötzlichen Stillstände eines angeblich gesunden Herzens. JORES (1960) gab seiner Überzeugung Ausdruck, daß es einen psychogenen Tod gibt, der zurückzuführen sei auf hochgradige Angst oder gänzliche Hoffnungslosigkeit. Er bezieht sich auf Ausführungen von COHEN, denen zufolge ein nicht ganz kleiner Teil verhafteter Menschen jüdischer Abstammung seinerzeit bereits auf dem Transport oder kurz nach der Einlieferung in ein Konzentrationslager starb, ohne daß dafür eine Krankheit hätte verantwortlich gemacht werden können. Die Möglichkeit einer klinisch latent gewesenen organischen Schädigung ist in diesen Fällen natürlich nicht von der Hand zu weisen. JORES bezieht sich des weiteren auf die Angaben von CANNON, der bereits 1942 über den rein psychogenen Tod, den sog. Voodoo-Tod berichtete. Angehörige primitiver Bevölkerungsgruppen sollen innerhalb von 48 Std gestorben sein, wenn sie gegen eine Tabu-Vorschrift verstoßen und damit ein Vergehen begangen haben, das nach dem Glauben und der Überzeugung des betreffenden Stammes aufgrund unentrinnbarer magischer Gesetze den Tod zur Folge hat. Zwei derartige Fälle seien obduziert worden, ohne daß bei ihnen irgendein anatomischer Befund erhoben werden konnte. Auch aus Tierexperimenten ist auf einen psychischen Schock mit Todesfolge in der Situation der Ausweglosigkeit geschlossen worden.

Gegenüber den genannten, offensichtlich monokausalen Todesfällen sind es die multifaktoriellen pathologischen Geschehnisse, die infolge von Komplikationen einer schon länger oder kürzer bestehenden Krankheit einen plötzlichen Tod zeitigen. Beispielhaft darf hingewiesen werden auf die arteriellen Thrombosen mit ausgedehnten irreversiblen Schädigungen im Bereich der Hirnsubstanz oder des Myokards, auf die massiven Embolien in das Cerebrum oder die Lunge, auf die

[1] DRIESCH 1941. [2] TÖNZ 1968.

cerebralen Hämorrhagien, die rupturierten Aneurysmen, die schweren Blutungen aus Ulcerationen oder Oesophagusvaricen und auf die hämorrhagische Pancreatitis. Es sind des weiteren Perforationen infizierter Hohlorgane mit gewaltiger Schockwirkung, die akute Myocarditis mit starker Herzdilatation und die akuten Grippepneumonien als Ursachen eines rasch sich einstellenden Todes zu nennen. Geläufig sind uns die plötzlichen Todesfälle im anaphylaktischen Schock, der Herzstillstand in der Narkose und in der präautomatischen Phase nach eingetretener Unterbrechung der Reizleitung. Hinzuweisen wäre ferner auf den manchmal in kürzester Zeit sich einstellenden Tod im diabetischen Koma, auf den Erstickungstod beim Tetanus, hervorgerufen durch Krämpfe der Atmungsmuskulatur, auf den Tod bei akuten krisenartigen Verschlechterungen einer in ihrem Parenchym geschädigten Leber, einer Basedowschen oder Addisonschen Krankheit oder einer hypophysären Insuffizienz. Ein vielfach sehr schnell erfolgender Tod kann sich bei Atemlähmungen infolge einer Poliomyelitis oder der Landryschen Paralyse ereignen. Ungeklärt sind nach wie vor die unvorhersehbaren Todesfälle, bei denen die Obduktion nichts anderes ergibt als eine vergrößerte Thymusdrüse. Gemeinsam ist all den genannten plötzlichen Todesereignissen das akute Versagen eines der allgemein bekannten großen Funktionssysteme.

Die nicht aufhaltbaren, multifaktoriellen chronischen und progressiven Krankheiten, die Arteriosklerose mit der Eigenheit der Strombahneinengung, der fixierte Hochdruck mit der fast gesetzmäßig sich einstellenden Arteriolenhyalinose und der Arteriosklerose der muskulären Organarterien, die kardialen und respiratorischen Insuffizienzzustände können tödlich endigen. Die chronifizierten, schicksalsmäßig fortschreitenden Leber- und Nierenkrankheiten, die den Organismus durch Toxine aus Krankheitserregern schädigenden Infektionen, die Stoffwechseldekompensationen und nicht zuletzt die malignen Tumoren, die relativ reifzelligen und die unreifzelligen Hämoblastosen, die Thrombocytopenien und die gar nicht selten arzneilich induzierten Agranulocytosen sowie die in ihren ursächlichen Bedingungen oft unklar bleibenden Pancytopenien, um nur die häufigsten Vorkommnisse aufzuzählen, führen gleichfalls über kurz oder lang zum Versagen eines der lebenswichtigen Funktionssysteme mit der darauf folgenden Aufhebung der leib-seelischen Ganzheit. Neuerdings häufiger, sicher auch der Erkennung intra vitam besser zugänglich, sind die auf weite Sicht prognostisch ungünstigen Zustände, die unter dem Begriff der Autoaggressionskrankheiten registriert werden. Im Zeitalter der Organtransplantationen sind die schon angedeuteten immunologischen Abwehrreaktionen gegen das körperfremde Eiweiß ins Gewicht fallende Sachverhalte. Wie bei zahlreichen Antigen-Antikörperreaktionen verschiedene Gewebe einer Alteration unterliegen, so sind es auch bei den meisten anderen chronischen Krankheiten nicht nur einzelne Organe, die eine Schädigung erfahren, sondern unter den Geschehnissen einer Beeinträchtigung der Zellatmung infolge von Durchblutungsstörungen, der Kachektisierung und Anämisierung, wie einer Einwirkung bakterieller Toxine kommt es zur Funktionsherabsetzung fast aller Teile des Organismus, bis mit einem Versagen eines der großen Funktionssysteme das Sterben einsetzt, das mit dem Tod sein Ende findet. Bei der Bluterkrankheit, bei Enzymdefekten, bei den angeborenen Cystenbildungen in Leber und Nieren, bei den kongenitalen Herzfehlern und beim frühzeitig sich manifestierenden Diabetes mellitus sind es Letalfaktoren des Erbgefüges, die früher oder später durch nicht mehr beherrschbare Blutungen bzw. durch das Versagen eines lebenswichtigen Organs oder durch eine grobe Stoffwechseldekompensation den Tod herbeiführen können.

Mit Hilfe der in neuerer Zeit möglich gewordenen Reanimationsmaßnahmen sind wir in die Lage versetzt, manchen akut auftretenden Herzstillstand zu beheben und dadurch die Funktionen derjenigen Organe und Gewebe wieder zu gewährleisten, die während des Herzstillstandes nicht irreversibel ihrer Funktion verlustig gegangen sind. Bei drohender oder bereits eingetretener Atemlähmung ist die künstliche Beatmung imstande, den Organismus mit dem lebensnotwendigen Sauerstoff zu versorgen. Jene Phase, in der es ausschließlich durch eine manuelle oder elektrische Herzstimulation bzw. bei bereits eingetretener Atemlähmung durch eine künstliche Beatmung möglich ist, den mit Sicherheit zu erwartenden Tod zu verhüten, wurde von MASSHOFF (1963) als vita reducta bezeichnet. Für den allein durch Reanimationsverfahren aufhebbaren Tod ist der neue Begriff des klinischen Todes eingeführt und gegenübergestellt worden dem biologischen Tod, der auch als irreversibler Tod, als Individualtod, als Gesamttod charakterisiert wurde. Innerhalb der vita reducta mit im Vordergrund stehender Hypoxie und Acidose ist die noch erhaltene Reaktionsfähigkeit Voraussetzung für die Überwindung der sonst tödlichen Störung, denn innerhalb der Vita reducta ist es dem Organismus noch möglich, die Energie für die Aufrechterhaltung und Steuerung seiner Stoffwechselvorgänge und bestimmter, vital notwendiger Leistungen aufzubringen[1]. Aufgrund der Reanimationseffekte, die einen klinischen Tod rückgängig zu machen vermögen, hat MASSHOFF den Gedanken ausgesprochen, daß die Annahme einer Determiniertheit des Ablaufs und der Dauer des Lebens eine nur begrenzte Gültigkeit besitzt.

Die Indikationen für sinnvolle Reanimationsversuche, gegebenenfalls unter der Herbeiführung einer Hypothermie mit der Reduktion aller biologischen Vorgänge und in jedem Fall unter sorgfältiger Korrektur eingetretener Mineralhaushaltsstörungen, sind beschränkt. Sie erstrecken sich auf den Herzstillstand in der Narkose und bei diagnostischen Eingriffen sowie infolge einer Insuffizienz der Coronardurchblutung, auf die exogenen Vergiftungen, auf die Atemlähmungen bei entzündlichen Erkrankungen des Zentralnervensystems und auf die schweren Schädel-Hirntraumen mit Atemlähmung.

Bei einem 3—4 min lang anhaltenden Kreislaufstillstand ist erfahrungsgemäß damit zu rechnen, daß das erloschene Bewußtsein nicht zurückkehrt, auch wenn es nach dieser Zeit gelungen ist, das Herz wieder in Tätigkeit zu setzen. Durch die allgemein bekannten Experimente M. SCHNEIDERs ist erwiesen, daß nach einem Herzstillstand von 3—4 min das nicht vor Ablauf dieser Frist stimulierte Herz so insuffizient wird, daß es nicht mehr die Leistung aufzubringen vermag, die notwendig ist, um durch einen entsprechenden Anstieg des Carotisdrucks eine Wiederkehr des Bewußtseins herbeizuführen. Gerade das Herz ist, wie WACHSMUTH und BÜCHERL nachdrücklich hervorgehoben haben, seines hohen Eigenstoffwechsels wegen auf die dauernde Sauerstoff- und Nährstoffversorgung angewiesen, deren Unterbrechung schon nach der genannten kurzen Frist bei Normothermie die deletären Folgen zeitigt. Hieraus ergibt sich, daß ein Herz zum Zweck der Übertragung auf einen anderen Organismus bereits vor dem Eintritt eines klinischen Todes jenen Maßnahmen unterzogen werden muß, die notwendig sind, daß es seine Funktion im Empfängerorganismus wieder aufzunehmen imstande ist, nämlich Unterkühlung des sterbenden Organismus, seine Durchströmung mit der Herz-Lungen-Maschine und Präparation des Herzens[2]. In einem unterkühlten Organismus, etwa bei einem Einbruch in eisiges Wasser, konnte die Wiederkehr des Bewußtseins nach 8—12 min Herzstillstand beobachtet werden.

Unter den Bedingungen der Anoxie bleiben die Zellen des Stammhirns und der bulbären Zentren offenbar länger funktionstüchtig als diejenigen bestimmter Areale der Großhirnrinde. Eine unterschiedliche Empfindlichkeit der einzelnen

[1] NEUHAUS 1963. [2] PRIBILLA 1968.

Hirnbezirke gegenüber einer Anoxie ist durch Büchner und seine Mitarbeiter in sehr eingehenden tierexperimentellen Untersuchungen festgestellt worden. Es konnte ermittelt werden, daß nach einem Kreislaufstillstand die an den Ausschlägen im Elektroencephalogramm kenntliche Aktivität der Hirnrinde bereits nach 15—20 sec, die des Hirnstamms aber erst nach ca. 60 sec eine Beeinträchtigung erfährt. Manche Erfahrungen sprechen dafür, daß von Schädigungen betroffene kindliche Gehirne besser erholbar sind als die Gehirne älterer Menschen. Eine Regeneratio nekrotisch gewordener Ganglienzellen gibt es sicher nicht, nur eine Recreatio jener Zellen, die nur ihre Funktion, nicht aber ihren Bestand eingebüßt haben. Sofern ein kurzdauernder behebbarer Kreislaufstillstand nur zu einer Funktionsbeeinträchtigung geführt hat, die eine Wiederkehr des Bewußtseins erlaubt, kann in korrekter Übersetzung des Wortes Reanimation in der Tat von einer Wiederbeseelung gesprochen werden. Nach künstlich erzielter Wiederkehr des Bewußtseins ist für die Folgezeit eine Persönlichkeitsänderung leichter oder gröberer Art zwar keineswegs zwingend, aber leider doch immer wieder beobachtbar. Manchmal sind die Menschen emotional reizbarer, manchmal stumpfer, gelegentlich intellektuell etwas eingeengt, vielfach ängstlich und in ihren zwischenmenschlichen Beziehungen gestört. Abhängig von den Ansprüchen, die der Betroffene an seine intellektuellen und emotionalen Leistungen stellt, werden solche Änderungen natürlich sehr unterschiedlich toleriert.

Angesichts eines nicht wieder zu erzielenden Bewußtseins ist mit dem Teiltod von Hirnbezirken zu rechnen, einem Zustand, in dem wesentlichste Äußerungen menschlichen Lebens in bleibenden Verlust geraten sind. Eine cerebrale Devitalisierung, ein dissoziierter Tod, eine Deanimation, eine vita reducta decerebrata[1] ist erfolgt. Unsere Entscheidung, ob bei sich herausstellendem bleibenden Bewußtseinsverlust die eingeleiteten Reanimationsmaßnahmen bis zum Eintritt eines spontanen Herzstillstands fortgeführt werden sollen, hängt nach den Ausführungen von Wachsmuth weitgehend davon ab, ob der Begriff des Lebens sich auf den Begriff des spezifisch Menschlichen beschränkt oder ob man sich verflichtet fühlt, jedes menschliche Leben um jeden Preis zu erhalten und zu respektieren. Dieses Problem wird uns im Folgenden noch beschäftigen.

Bei entsprechend langer Überlebenszeit mit Hilfe von Reanimationsverfahren ist in mehreren Fällen als Substrat des irreversiblen cerebralen Todes eine intravitale Autolyse des Gehirns gefunden worden, beruhend auf einem totalen ischämischen Infarkt infolge einer massiven und offenbar schnell eingetretenen Volumenzunahme des Gehirns mit mechanischer Kompression der Hirngefäße[2]. Solche Zustände, bei denen das Gehirn nur noch ein Brei ist, hat Mollaret eine verlängerte Agone, ein „Coma dépassé“ genannt.

Wird eine Reanimation über eine geraume Zeit hinweg fortgesetzt, dann droht schließlich ein tödlicher Ausgang deshalb, weil komplizierende Infekte, vornehmlich Pneumonien, Pyämien, Harnwegsinfekte, Soorbefall und infizierte Decubitalulcera oft nicht vermeidbar sind. In diesen Komplikationen liegt der Grund, warum über größere Zeitspannen hinweg reanimierte Organismen für die Organentnahme zu Transplantationszwecken ungeeignet sind.

Masshoff hat mit Recht im Zusammenspiel der Systeme neben den Lungen und dem Kreislauf, einschließlich der Endstrombahn, auch die Nieren insofern als schwache Punkte bezeichnet, weil sie das milieu interne wesentlich bestimmen, das für die Erhaltung des organismischen Lebens unbedingte Voraussetzung ist. Wir verfügen heute über die Möglichkeit, den durch ein akutes Versagen der Nierenfunktion alsbald eintretenden Tod mit Hilfe der extracorporalen Dialyse

[1] Gerlach 1968. [2] H. Schneider, Masshoff und Neuhaus 1967.

zu verhüten und damit die Zeit zu überbrücken, die zur spontanen Recreatio und Regeneratio der Nieren erforderlich ist. Im Falle einer chronischen Niereninsuffizienz kann durch zweimal wöchentlich vorzunehmende extracorporale Dialysen der Tod vielfach um eine beträchtliche Zeit hinausgeschoben werden. In diesen Fällen ergibt sich oft der Wunsch, dem Kranken eine Niere zu implantieren. Entweder stellt sich ein lebender naher Anverwandter als Spender zur Verfügung oder man verwendet eine zur Transplantation geeignet erscheinende Niere eines eben Verstorbenen. Sollte sich herausstellen, daß die transplantierte Niere ihre Funktion im Empfängerorganismus nicht aufnimmt oder abgestoßen wird, ist immer noch eine Lebensverlängerung durch die Wiederaufnahme der extracorporalen Dialyse möglich. Etwa die Hälfte der Kranken mit erfolgreich transplantierter Niere kann den gegenwärtigen Erfahrungen zufolge mit einem mindestens zwei Jahre funktionierenden Transplantat rechnen[1]. Leider muß zugegeben werden, daß bei uns immer noch die Zahl derjenigen, die auch unter der Last einer Dauerdialysebehandlung weiterleben wollen, so groß ist, daß die Kapazität der bestehenden Nierenzentren die Versorgung aller Kranken nicht zuläßt[2].

Neuerdings sind die ersten Versuche bekannt geworden, Kranke, die in ein hepatisches Koma im Zusammenhang mit einer akuten Hepatitis oder Hepatose geraten sind, dadurch vor dem drohenden Tod zu bewahren, daß Austauschtransfusionen vorgenommen werden bzw. das Blut der Kranken durch eine von Erythrocyten befreite Schweineleber perfundiert wird. Wenn, wie da und dort zu beobachten war, die Kranken unmittelbar nach diesen Maßnahmen ihr Bewußtsein wiedererlangt und behalten haben, dann dürfte dieser Erfolg auf einer Recreatio geschädigter Leberzellen beruhen, da eine Regeneratio sicher längere Zeit in Anspruch nehmen würde.

Im Vorstehenden wurde herauszustellen versucht, daß letzten Endes das nicht mehr behebbare Versagen von Kreislauf und Atmung den biologischen Tod einleitet, den Tod, der von Bon (1947) als „la mort réelle“ gekennzeichnet wurde. Ein sehr rasches Versagen kann, um es noch einmal zu wiederholen, durch schwerste traumatische Einwirkungen, durch Erstickung und durch manche Intoxikation induziert worden sein, offensichtlich auch durch psychische Einflüsse auf die vegetativen Zentren. Von dem extrem seltenen physiologischen Tod muß gleichfalls angenommen werden, daß er sich plötzlich ereignet. Bei dem Tod infolge langsam zunehmender hypoxischer Schädigung lebenswichtiger Organe und beim Tod nach Infektionen und nach konsumierenden Krankheiten, die eine fortschreitende und nicht ausgleichbare Schädigung des Substrats und der Funktion zahlreicher Organe bedingen, bis sich schließlich Komplikationen einstellen, die eines der großen Funktionssysteme schneller oder langsamer erlahmen lassen, ist ein Sterbensvorgang vom Kranken erlebbar und von der Umgebung beobachtbar.

Klinische Aspekte des Sterbens

Von dem Dichter Rainer Maria Rilke stammt die richtige Aussage, daß man den Tod sterbe, der zu der Krankheit, die man hat, gehört. Mollaret (1962) betonte, daß es nicht den einen Tod, sondern Todestypen, Todessyndrome gibt. Es wäre vielleicht korrekter, von Sterbenstypen und Sterbenssyndromen zu sprechen, denn der Tod ist der Verlust der leib-seelischen Ganzheit und infolgedessen das Aufhören jeglicher Individualität. Die Arten des Sterbens sind unterschiedlich, nicht nur abhängig von der Krankheit, sondern auch von der Persönlichkeitsstruktur. Jeder Kranke, solange er noch bei Bewußtsein ist, erlebt und

[1] Brosig und Nagel 1968. [2] Buchborn 1968.

wertet in individueller Weise seine Krankheit. Er steht ihr mit begründetem oder unbegründetem Optimismus bzw. Pessimismus gegenüber. Überwiegt die pessimistische Einstellung oder wird das Ende geahnt oder gar gewußt, dann ist es die Furcht vor der Ungewißheit dessen, was hinterher kommt, und es sind die sorgenvollen Gedanken an zurückbleibende, wirtschaftlich ungesicherte Angehörige, wodurch zahlreiche Kranke gepeinigt werden. Alte, müde, geschwächte, manchmal sogar lebenssatte Menschen sind zu einer gelassenen Hinnahme ihres Schicksals geneigt. Für den, der gar nichts mehr vom diesseitigen Leben erwartet, ist das Sterben sicher erleichtert. Zum Leiden ist nicht nur das Schicksal, sondern der Mensch selbst erforderlich (Karl Jaspers).

Auch sterbend gibt es keine zwei Menschen mit völlig übereinstimmenden körperlichen und psychischen Merkmalen, weshalb wir nur die Ähnlichkeiten zu registrieren, das Individuelle aber nie zu erfassen in der Lage sind. Die am Ende eines Lebens wahrzunehmenden Erlebnisse eines dem Wunschdenken vieler Menschen entsprungenen personalen Todes entziehen sich mangels empirisch gewonnener Fakten unserer Einsicht und Beurteilung, weil es an dem jede naturwissenschaftliche und auch jede psychologische Aussage ermöglichenden Vergleich fehlt. Wie lange der Sterbende, dessen klares Bewußtsein geschwunden ist, noch Lebensäußerungen in Form von Visionen hat, wissen wir nicht. Sicher sind sie durch die von der Vernunft und der Moral ungesteuerte Ichbezogenheit der Traumerlebnisse ausgezeichnet. Nur aus ganz vereinzelten Schilderungen können wir auf solche traumhaften Vorstellungen, auf triebhafte Regungen und Emotionen schließen. Kraus (1911) hat berichtet, daß einige vom Ertrinken gerettete, von Bergen abgestürzte und von Tieren zerrissene Menschen von verschiedenen, im Gedächtnis behaltenen Erlebnissen, z. T. angenehmer Art erzählt hätten, daß sie jedoch zu sterben im Begriff gewesen sind, wollen sie keinen Augenblick gedacht haben. Eine sorgfältige Zusammenstellung derjenigen Fälle der Weltliteratur, bei denen sich nach Ertrinken, Gasvergiftung, Verschüttung, Abstürzen im Gebirge und dem Biß wilder Tiere das verlorengegangene Bewußtsein wieder herstellte und die hinsichtlich ihrer Erlebnisse und Empfindungen exploriert werden konnten, verdanken wir Barbarin (1938). Ein Kranker, der wissend und gefaßt, bei einem metastasierenden Bronchialcarcinom ein akutes Herzversagen erlitt und von einem Mitarbeiter ohne meine Zustimmung eine intrakardiale Injektion erhielt und danach das Bewußtsein wieder erlangte, war sehr ungehalten über diese Maßnahme und berichtete, wie wohltätig er gerade noch die Befreiung von der grauenhaften Atemnot verspürte und wie er sich empfangen glaubte von seinen vor ihm verstorbenen Angehörigen, die ihm in leibhaftiger Gestalt entgegengekommen wären. Dies aber sind extrem seltene Ausnahmen, denn nahezu alle bewußtlos gewesenen Kranken haben nach erfolgreicher Reanimation keinerlei Erinnerung mehr an den eingetretenen klinischen Tod.

Noch in verhältnismäßig späten Phasen eines allmählich verlöschenden Lebens ist der Sterbende in der Lage, aufgrund seines Gedächtnisses sich die Vergangenheit zu vergegenwärtigen, ihr einen vorhandenen oder fehlenden Sinn zuzubilligen, bedrückt zu sein durch Versäumnisse und Schuldgefühle. Wie die meisten Zukunftsgedanken, so sind auch diejenigen des Sterbenden nicht ohne Wünsche und vor allem nicht ohne Hoffnung auf ein Weiterleben im Diesseits. Setzt Hoffnungslosigkeit ein, dann ist diese ein Umstand, der zur Lebensverkürzung beizutragen vermag, denn es entspricht vielfältiger Erfahrung, daß die Erkenntnis oder auch nur die Ahnung der Aussichtslosigkeit, welche letztere offensichtlich auch Tieren eigen sein kann, eine Vorverlegung des Sterbens begünstigt. Gerade in Elendszuständen sind Todessuggestionen geeignet, das Ende zu beschleunigen[1]. Ein ursächlicher Teilfaktor für den schließlich eintretenden Tod liegt sicher im Gefühl des Ausgeliefertseins, des Nicht-mehr-standhalten-Könnens und des Nicht-mehr-standhalten-Wollens. Für die Fälle, in denen die Hoffnungslosigkeit induziert wurde durch eine ärztliche Äußerung, ist HUFELANDs bekanntes Wort gerechtfertigt, demzufolge den Tod verkünden, den Tod geben heißt. Zwischen Furcht und Hoffnung kann der Mensch leben, aber nicht ohne Hoffnung, die von ANSOHN (1965) als spezifisch anthropologische Wirklichkeit bezeichnet worden ist. Hoffnung schließt, worauf JANZ (1968) hingewiesen hat, immer das Bewußtsein der Möglichkeit mit ein, daß das Erhoffte sich nicht verwirklicht. Mit diesem dualen Aspekt erweist sich die Hoffnung als ein spezifisch menschliches Phänomen. Es ist weise von der Natur eingerichtet, so hat es BÜCHNER formuliert, daß sie über das Bewußtsein des Schwerkranken oft den Schleier einer unbegründeten Hoffnung wirft. Die Aufrechterhaltung der lebensdienlichen Hoffnung ist es, die die Problematik der ärztlichen Irreführung, des ärztlichen Schweigens gegenüber dem Kranken und der brutalen Bekanntgabe einer „Richtigkeit" durch den Arzt aufwirft. Dem Umstand, daß der Mensch von dem unabwendbaren Ereignis Tod schon von einer sehr frühen Kindheitsstufe an Kenntnis besitzt, fast niemals aber weiß, welche Krankheit und welche Zufälligkeit zu welchem Zeitpunkt sein Leben beendet, sollte auch ärztlicherseits Rechnung getragen werden, denn die auf immer unsicherer Prognostik beruhende Unterrichtung des Kranken über seinen Todeszeitpunkt führt neben der erwähnten möglichen Lebensverkürzung nur dazu, daß die krankheitsbedingten Qualen noch schwerer ertragen werden. Mit Recht hat ANSOHN empfohlen, den Sterbenden nicht auf ein Abstellgleis zu schieben, sondern alles daran zu setzen, daß sich der Sterbende eingeschlossen fühlt in die Kommunikation mit den Lebenden. Das Sterben zu Hause gibt zum Aufkommen des Gefühls der Verlassenheit und Aufgegebenheit oft weniger Anlaß als das Sterben im Krankenhaus.

Befindet sich der Kranke in den allerletzten Stadien, dann hören nach einer vorangegangenen Phase der Subjektzentrizität Denken, Fühlen und Wollen allmählich auf, jene Sachverhalte, die IMMANUEL KANT als Dreivermögenslehre in die Psychologie eingegliedert hat. Eine zunehmende Entpersönlichung des schon während der schweren Krankheit wesensgeänderten Menschen ist mit dem Sterben verbunden. Der Mensch, der nicht nur als reagierendes, sondern auch als reflektierendes Gemeinschaftswesen angelegt ist, wird aus dieser Bestimmung oft schon geraume Zeit, bevor sein Herz zum Stillstand kommt, entlassen. Die Geburt der Ichheit erfolgt wesentlich später als die Geburt des Leibes und der Verlust der Ichheit geht bei chronischen Krankheiten dem Tod des Leibes vielfach voraus. Der Sterbende zieht sich immer mehr aus der Umwelt zurück, mit der er so eng verbunden gewesen ist, er distanziert sich gegen das Ende hin sogar von seinen nächsten Angehörigen, und so führt das Sterben zurück in die Einsamkeit. Solange noch ein Rest von Bewußtsein erhalten ist, bleiben das Durstgefühl bestehen und der wohl stärkste und keiner Wandlung unterliegende Trieb, die Mutterliebe.

Das Sterben mündet aus in die Phase einer ganz allmählichen Devitalisierung, kenntlich an Frequenzänderungen und Unregelmäßigkeiten des Herzschlags, sinkendem Blutdruck, Änderungen des Atemtypus, seltener werdenden Atemzügen, Abkühlung der Akren und der sich immer deutlicher ausprägenden Facies hippocratica. Der müde Gesichtsausdruck, der seltener werdende Lidschlag, der lebloser werdende Blick, der Verlust der mimischen Ausdruckskraft und schließlich das sich eintrübende Bewußtsein fallen zusammen mit Fehlleistungen

[1] SCHMIDT 1968.

in Sprache und Handlung. Bei schwindendem Bewußtsein bleibt, was bei Gesprächen am Bett des Sterbenden berücksichtigt werden sollte, das Hörvermögen länger erhalten als Gesichtssinn, Tastsinn, Geschmack und Geruch, worauf Barbarin nachdrücklich hingewiesen hat. Gegenüber Berührungs- und Schmerzreizen scheint die Cornea am längsten empfindlich zu bleiben. Die eintretende Atemlähmung betrifft zuerst das Zwerchfell, dann die Intercostalmuskulatur. Zuletzt machen sich Automatismen im Bereich der Zunge, des Mundbodens und der Schlundmuskulatur geltend, unterbrochen von schnappenden Atemzügen. In dem Aufhören der zentralnervösen Aktivität ist ein von cranial nach caudal fortschreitender Funktionsabbau erkennbar, was der experimentellen Erfahrung unter Zuhilfenahme von elektroencephalographischen Untersuchungen entspricht. Von dieser in ihrer Symptomatologie beschriebenen Devitalisierung hat Masshoff zutreffend bemerkt, daß sie einen Prozeß darstellt, der Schritt für Schritt fortschreitet, bis schließlich das zeitlich unscharf umrissene Ereignis Tod eingetreten ist.

Zunehmend stellen die Kranken ihr Aufbäumen gegen die Krankheit ein, sie hören dann auf zu fragen, wie es mit ihnen steht. Es kommt, wie Grote (1929) richtig geschildert hat, zur Hinneigung des Kranken zum Ende. Je mehr die Kranken dem Tod sich nähern, desto weniger pflegen sie sich mit ihm zu beschäftigen. Man hört nicht mehr die vorher so oft gemachte Äußerung, daß ja doch nichts mehr zu machen sei. Am Schluß täuscht eine spontane Euphorie mit dem subjektiven Gefühl der Erleichterung die Kranken oft über ihren Zustand hinweg. Nicht selten berichten sie am Tag ihres Todes oder schon am Tag vorher über ein besseres Befinden. Sie sind dann einem aufmunternden Wort gegenüber auffallend leichtgläubig. Man gewinnt den Eindruck, daß sie von der Angst, durch die sie vorher bedrückt waren, nicht mehr gepeinigt sind. Besonders ausgeprägt zeigt sich eine präfinale Euphorie oft bei fortgeschrittenen Tuberkulosen, bei Peritonitiden und Pyämien. Die Euphorie hat nach den Ausführungen von Hoff (1969) enge Zusammenhänge mit dem psychologischen Phänomen der Verdrängung, jenem merkwürdigen Selbstschutz der menschlichen Seele, welcher Belastungen, die dem Bewußtsein unerträglich sind, ins Unterbewußte abdrängt und dadurch dem Bewußtsein völlig entziehen kann.

Ist der Sterbensvorgang soweit fortgeschritten, daß eine Desorientiertheit auftritt und schließlich das Bewußtsein schwindet, dann sistiert jegliche Spontaneität, und der Kranke verfügt über keine Einsicht mehr, wie er sich verhalten soll. Jetzt kann er auch keine Schuld mehr erkennen und bekennen, jetzt kann kein beruhigendes oder verzeihendes Wort mehr von ihm realisiert werden.

Je näher der Tod, desto geringer das Leiden, so hat es Perthes mit Recht ausgedrückt. Der für die Umgebung manchmal so beeindruckende Todeskampf gelangt nicht in das Bewußtsein des Sterbenden. Nothnagel (1910) hat es treffend formuliert, indem er sagte: „Der Wissende erkennt Ruhe und Frieden dort, wo der Laie Kampf und Schrecken zu sehen meint, jene Gebärden, die auf Qual und Schmerzen hinzudeuten scheinen, krampfhafte Zuckungen oder das so fürchterlich klingende Rasseln in den Lungen wahrnimmt." Reflektorische Vorgänge, die nicht in das Bewußtsein gelangen, stellen sich als Zeichen der Agone ein, die Kampf besagen will. Es entspricht einer ärztlichen Erfahrung, daß eine motorische Unruhe bei getrübtem Bewußtsein ein ursächlicher Teilfaktor des Todes bei Psychosen, im Delirium tremens und im Status epilepticus sein kann. Epileptische und eklamptische Anfälle, die gleichfalls für den nicht wissenden Beschauer ein grauenvolles Bild bieten, bleiben nicht in der Erinnerung der Kranken, die während der Anfälle das Bewußtsein verloren haben.

Am Ende ihres Lebens sind die meisten Menschen nach zehrender Krankheit zurückgeworfen in die Unfreiheit der Kreatur und allein auf die Gesetze der Natur verwiesen, die nicht von Menschen gemacht worden sind. „Zuletzt hat immer der Körper recht. Bei der Schrumpfniere, der Lebercirrhose, dem Carcinom wird das Schlachtfeld ganz allmählich zunehmend frei für den unerbittlichen Vorgang des sich immer mehr im Morphologischen, d. h. im Faktischen konsolidierenden, zum Ende führenden Prozesses" (PLÜGGE, 1967). Dem naturgesetzlichen Ablauf entgegenzuwirken, ist nur in jenen relativ seltenen Fällen dem Arzt in die Hand gelegt, wenn er vor der Frage steht, ob er die im vorangegangenen Abschnitt erwähnten Reanimationsmaßnahmen anwenden, aktiv sein oder resignieren und damit jegliche Einflußnahme unterlassen soll.

Nach lang hingezogener Krankheit sind es die Anämisierung, die Zirkulationsstörungen, die Kohlensäureüberladung mit ihrer narkotischen Wirkung, die Fiebersteigerung, die endogenen Intoxikationen und die Inanition, die einzeln oder im Zusammenwirken das Bewußtsein trüben. Nach chronischen und progredienten Krankheiten ist der Tod selbst nicht schmerzhaft. Er ist ebensowenig vom Kranken registrierbar wie der Eintritt eines natürlichen Schlafes. Noch niemand hat die Erlebnisse und Empfindungen schildern können, die sich dabei vollziehen. Schon ARTHUR SCHOPENHAUER hat erkannt, daß der Tod für das Subjekt nur in dem Augenblick besteht, in dem das Bewußtsein schwindet. Alle körperlichen Qualen vor dem Tod sind der Krankheit zuzuschreiben, die seelische Qual vornehmlich der Hoffnungslosigkeit. Überall ist ein Martyrium der Zoll der Überlegenheit, so hat es KRAUS ausgesprochen. Aus Furcht vor diesem krankheitsbedingten, erlebbaren und zu verarbeitenden Martyrium ersehnen zahlreiche Menschen den schmerzlosen, plötzlichen Tod und zunehmend seltener werden diejenigen, die aus frommer Einstellung heraus eine Vollendung ihres Lebens dadurch zu erfahren wünschen, daß sie den Heimgang, den Übergang in ein besseres Jenseits bewußt erleben. Nach dem Gesagten ist dieser Wunsch offenbar kaum je erfüllbar.

Bei vollem Bewußtsein und in klarer Erkennung des nicht mehr Könnens mit einer sich einstellenden elementaren und nicht kompensierbaren Angst sterben nur einige Kranke und zwar diejenigen mit degenerativen oder neoplastischen Halsmarkprozessen, mit einer entzündlichen Schädigung ihrer medullären Zentren, mit maligner Diphtherie und mit akut aufgetretenem Lungenödem. Ein bevorstehender Erstickungstod, der Tod durch Verdursten und der Tod im Ileus werden von vielen Kranken klar erkannt. Manchmal scheint dies auch der Fall zu sein bei Kranken im Anschluß an einen noch wahrgenommenen Herzinfarkt, wenngleich von diesen Kranken KULENKAMPFF in wohl zutreffender Weise gesagt hat, daß sie oft so stark vom Schmerz und bisweilen von der Atemnot überwältigt sind, daß die Furcht vor dem Sterben gar nicht in ihr Bewußtsein eintreten kann. Nach überstandenem Ereignis allerdings setzt sich bei vielen Kranken eine sie in der Zukunft ständig begleitende Furcht vor dem Sterben anläßlich der Wiederholung eines solchen Zustandes fest. Die Wiederherstellung als Gesellschaftswesen desjenigen, der das Erlebnis einer bedrohlich gewesenen Krankheit hinter sich gebracht hat, der einmal durch Krankheit an der Schwelle des Todes sich befand und damit einen Einblick in die Auflösung erfuhr, gestaltet sich manchmal nicht mehr optimal. Für diesen oder jenen werden die vorher gepflegten mitmenschlichen Beziehungen zu einer Last, so daß der von Krankheit angeschlagene Mensch von einem betont geselligen zu einem die Einsamkeit suchenden Wesen sich wandeln kann, das nicht mehr nach außen hört, sondern vorwiegend in sich hineinlauscht, den Blick ständig ins eigene Innere lenkt und die Welt verkümmern läßt (PLÜGGE, 1967).

Es darf wohl als erwiesen gelten, daß die Nervenleitung zu langsam ist, als daß beim Tod durch Blitzschlag, durch Bombenexplosion, infolge eines tödlichen Kopf- oder Herzschusses, beim Tod auf dem elektrischen Stuhl und bei der Hinrichtung mittels der Guillotine eine Schmerzempfindung zustande kommen könnte.

Wenn und solange von einem Sterbenden lästige Empfindungen, vor allem Schmerzen, wahrgenommen werden, ist die Darreichung analgetischer Mittel eine Maßnahme, die sich ausschließlich gegen krankheitsbedingte Symptome wendet, wobei oft ein unvermeidlicher Doppeleffekt von Schmerzbeeinflussung und Bewußtseinstrübung in Kauf genommen werden muß. Solche Erleichterung, die ohne die Absicht einer Lebensverkürzung als legale ärztliche Aufgabe anzusehen ist, mußte vielfacher Kritik begegnen mit dem Hinweis, daß durch die arzneilich hervorgerufene Bewußtseinstrübung das Ende beschleunigt werden könnte und vor allem dem Kranken das ihm zustehende Recht, seinen eigenen Tod zu erleben, vorenthalten würde. Dieser Meinung steht der immer wieder zu gewinnende Eindruck gegenüber, daß durch die Linderung der Krankheitssymptome das Leben eher verlängert wird. Und was die Vorenthaltung der bewußten Wahrnehmung des eigenen Todes anlangt, so darf auf das bereits Dargelegte verwiesen werden, demzufolge der eintretende Tod nach zehrender Krankheit für den Patienten nicht erfahrbar sein kann, daß es dem Sterbenden in der Regel genommen ist, sein Ende bewußt zu erleben.

EHRHARDT (1965) hat die verschiedenen Arten der Sterbehilfe untergliedert. Zunächst nennt er die schon erwähnte Hilfe, die nicht mit einer Lebensverkürzung, allenfalls mit einer Bewußtseinstrübung verbunden und moralisch und rechtlich unangreifbar ist. Des weiteren weist er auf diejenige Sterbehilfe hin, die mit einer Lebensverkürzung als Nebenwirkung gekoppelt ist und wohl gar nicht unter den Begriff einer Sterbehilfe fällt. Ein solcher Sachverhalt liegt vor, wenn eine mit Risiken behaftete operative oder konservative Behandlungsmethode individuelle und nicht vorhersehbare Komplikationen oder Unverträglichkeitserscheinungen zeitigt, die das Ende herbeiführen, das voraussichtlich später erfolgt sein würde, wenn der Versuch, die vorhandenen Krankheitssymptome zu beeinflussen, nicht unternommen worden wäre. EHRHARDT erwähnt als dritte Form die Sterbehilfe durch Sterbenlassen, die zum Problem werden kann, wenn der alte ärztliche Grundsatz, menschliches Leben zu verlängern, solange es in menschlichen Kräften steht, sich konfrontiert sieht mit den heute durch Reanimationsverfahren gegebenen Möglichkeiten der Lebenserhaltung, sofern diese nichts anderes zu erreichen in der Lage sind, als ein Dahinvegetieren eines Organismus, dem die mit dem Bewußtsein verbundenen wesentlichsten Kriterien des menschlichen Lebens unwiderbringlich verlorengegangen sind. In aussichtslosen Fällen steht Sterbenlassen, dem Kranken sein Recht zum Sterben Einräumen, dem ärztlichen Grundgesetz sicher nicht entgegen. Der Arzt kann in den völlig infausten Fällen nicht mehr verpflichtet sein, das verlöschende Leben durch künstliche Stützung von Kreislauf, Atmung und Schlackenausscheidung, wie durch Auffüllung reduzierten Blutvolumens oder Ausgleich von Störungen im Mineralhaushalt, auf eine nicht ins Gewicht fallende Zeitspanne hinweg zu verlängern. Hier taucht die Frage auf, ob wir unser mögliches technisches Können auch zur Anwendung bringen dürfen. In den letzten Stadien einer unbeeinflußbaren Krankheit endet der ärztliche Heilauftrag, allerdings nicht die Pflicht, dem Sterbenden Beistand zu leisten. Natürlich gehen in den Entschluß, einen Kranken in absolut hoffnungslosem Zustand sterben zu lassen, die subjektiven Sachverhalte der Wertung eines Lebens, der Zumutbarkeit schwer beeinträchtigten Lebens und des Mitleids mit ein.

Eine besondere Problematik ergibt sich dann, wenn eine akut aufgetretene und an sich beeinflußbare Störung ein menschliches Wesen befällt, dessen Dasein wir als qualvoll und zudem als nicht lebenswert empfinden. Tönz (1968) hat als eindrucksvolles und bewegendes Beispiel den Fall eines Kindes mit angeborener Myelocele, Querschnittslähmung, Hydrocephalus und Inkontinenz angeführt, das an einer eitrigen Meningitis erkrankte. In der vorantibiotischen Aera wäre das Schicksal dieses Kindes wahrscheinlich besiegelt gewesen, heute besteht die Möglichkeit einer wirksamen Chemotherapie. Tönz hat im Hinblick hierauf die sehr schwerwiegende Frage gestellt, ob der Arzt nicht einem rein vegetativen Leben einen Respekt entgegenbringt, der nur dem Menschsein gebührt. Endet vielleicht auch in solchen Grenzsituationen der ärztliche Heilauftrag? Ein persönliches Erlebnis erschwert die Beantwortung dieser Frage. Als junger Assistent bekam ich ein Mädchen auf die Station eingewiesen, das eine hochgradigste Schwachsinnsform darbot und an einer croupösen Pneumonie erkrankt war. Es gab damals noch keine wirksame Therapie und das Mädchen starb. In meiner seinerzeitigen Unerfahrenheit versuchte ich, den ehrlich schmerzgebeugten Vater damit zu trösten, daß ich sagte, es sei doch vielleicht eine gnädige Fügung, wenn seine so schwer behinderte Tochter vor ihm diese Welt verlassen durfte, denn was wäre aus ihr geworden, wenn er eines Tages nicht mehr für sie hätte sorgen können. In seiner Reaktion auf diese Bemerkung wäre der Vater beinahe tätlich gegen mich vorgegangen, und er schrie mich an: „Aus Ihren Worten sehe ich, daß Sie nicht alles getan haben, um meine Tochter zu retten; ja wissen Sie denn nicht, daß ich gerade an diesem Kind mit allen Fasern meines Herzens hing.“ Selbst ein bemitleidenswertes Leben, das geliebt wird, hat keinen Preis.

Die denkbare vierte Art von Sterbehilfe, die Ehrhardt anführt, ist diejenige mit gezielter Lebensverkürzung. Sie ist eindeutig als nicht statthaft zu bezeichnen, sie ist auch nicht angängig, wenn sie auf Wunsch des in depressiver Verstimmung sich befindenden Kranken oder auf den Wunsch mitleidsvoller Angehöriger hin vorgenommen wird. Immer ist der spontane Herz- und Atemstillstand abzuwarten. Es steht wohl keinem Menschen zu, ist auch keinem Menschen möglich, sich ein begründetes Urteil über Sinn, Zweck und Wert menschlichen Lebens, auch krankhaften Lebens anzumaßen. Aus einer subjektiven Einstellung heraus die weitreichende Konsequenz der aktiven vorzeitigen Vernichtung eines Menschenlebens zu ziehen, würde eine Krise der Medizin heraufbeschwören, die auch nicht verhütet werden könnte, wenn ein Gremium medizinischer Sachverständiger über die Erlaubtheit einer Tötung im Einzelfall entscheiden würde. Das Problem, ob in Einzelfällen die vorzeitige Herbeiführung des endgültigen Todes aller Organe eines Menschen verantwortet werden könnte, ist erst in unseren Tagen aufgetaucht, seitdem die Möglichkeit besteht, Herztransplantationen vorzunehmen. Die nach Anerkennung suchende Anschauung geht dahin, daß ein Kranker bereits als tot erklärt werden darf, wenn bei ihm nach einer akut aufgetretenen schweren Hirnschädigung das verlorengegangene Bewußtsein nicht mehr zurückkehrt und dieser Kranke dafür geeignet erscheint, sein noch leistungsfähiges Herz auf einen anderen Kranken zu übertragen, dessen Herz in kurzer Zeit einem definitiven Versagen unterliegen wird. Wie weit diesem Standpunkt, der auf einem verständlichen Nützlichkeitsdenken basiert, ethische und rechtliche Bedenken entgegengehalten werden können, dürfte einer noch sehr eingehenden Prüfung anheim zu geben sein.

Die Problematik der Bestimmung des Todeszeitpunktes

Die im ersten Abschnitt gestreiften Reanimationsmaßnahmen erlauben es, in manchen Fällen einen Stillstand der Atmung, welchem nach kürzester Zeit der

Stillstand des Herzens gesetzmäßig folgt, oder einen Stillstand des Herzens mit alsbald sich einstellendem Aufhören der Atmung reversibel zu machen. Derartige Versagenszustände, die einer Reanimation mit Aussicht auf Erfolg zugänglich sind, erlauben es nicht, aufgrund der Zeichen des Sistierens der Herztätigkeit oder der Atmung den unaufhebbaren Tod zu deklarieren. Es ist WAWERSIK (1968) recht zu geben, wenn er sagte, daß die Reanimationsverfahren heute zum Rüstzeug der modernen Medizin geworden sind. Sie können angesichts der errichteten zahlreichen Zentren und der Möglichkeit einer raschen Verbringung von Kranken dorthin nicht mehr als unübliche Heilmaßnahmen bezeichnet werden, was besagen will, daß ihre Unterlassung in wahrscheinlich aussichtsreichen Fällen nicht entschuldigt werden kann.

Erweist sich eine Reanimation insofern als erfolglos, daß der Kranke sein Bewußtsein nicht wieder erlangt, dann fällt nach wie vor der Todeszeitpunkt mit dem Eintritt des unaufhebbaren Herzstillstandes zusammen, denn es ist nicht denkbar, einen menschlichen Organismus, selbst wenn bei ihm ein irreversibler Hirntod eingetreten sein sollte, einer Obduktion zuzuführen oder ihn der Erde oder den Flammen zu übergeben, solange er künstlich beatmet wird und im Zusammenhang damit sein Herz weiter schlägt.

Nachdem nun aber die Vornahme einer erfolgversprechenden Herztransplantation davon abhängt, daß das Herz des Spenders lebensfrisch entnommen wird, hat sich eben das Problem ergeben, ob ein Kranker, bei dem angenommen werden kann, daß sein Bewußtsein infolge einer akuten schweren Hirnschädigung unwiderruflich verlorengegangen sein wird und Reanimationsmaßnahmen bezüglich der Wiedererlangung des Bewußtseins vergeblich sein werden, bereits zu dem Zeitpunkt als tot erklärt werden darf, zu dem der Partialtod des Gehirns sich eingestellt hat, Herz und Atmung jedoch noch nicht irreversibel stehengeblieben zu sein brauchen. Nach einer Dekapitation oder nach Erhängen kann, wie mehrfach beobachtet worden ist, das Herz die Abtrennung des Gehirns vom Körper überleben. Es wird kaum jemand sich scheuen, den Todeszeitpunkt eines Dekapitierten auf den Augenblick festzulegen, zu dem der betreffende Mensch enthauptet worden ist, auch wenn das Herz noch weiter geschlagen haben sollte. BICHAT hat bereits 1829 ausgesagt, daß zwischen dem gewaltsamen Tod des Gehirns und dem konsekutiven Tod des Herzens ein zeitliches Intervall liegt, das ungefähr der Frist entspricht, über die hinweg im gesunden Zustand die Atmung angehalten werden kann. Mit dem Aufhören einer klinisch wahrnehmbaren Herzaktion brauchen übrigens die Lebensäußerungen des Herzens noch nicht ganz aufgehört zu haben, denn mehrfach sind noch über einige Minuten hinweg Kammerflimmern oder schenkelblockartige Kammerkomplexe elektrokardiographisch registriert worden.

Die erst in jüngster Zeit zur Ausführung gekommenen Organübertragungen bieten die Möglichkeit der Verlängerung dieses oder jenes menschlichen Lebens und stellen einen Fortschritt im ärztlichen Wirken dar, für den allerdings der Preis der Hintanstellung einer traditionellen ehrfürchtigen Ergebenheit in den durch ärztliche Maßnahmen nicht mehr beeinflußbaren, natürlichen Ablauf eines menschlichen Lebens bis hin zum spontanen Tod entrichtet werden muß. Den weiteren Ausbau der Transplantationsverfahren wird bestimmt niemand zu hindern beabsichtigen, zumal zu erwarten steht, daß noch wirksamere als uns heute zur Verfügung stehende Methoden zur Beeinflussung der Abstoßungsreaktionen ermittelt werden und dadurch die Risiken einer Organübertragung eine Minderung erfahren. Ob in der Zukunft die Herzen bestimmt herangezüchteter Tierstämme zur ungefährlicheren Übertragung Verwendung finden werden oder ob das Kunststoffherz obsiegt, läßt sich heute noch nicht absehen.

Die Berechtigung zur Vornahme einer Herztransplantation ist nur dann gegeben, wenn eine Übereinkunft darüber erzielt werden kann, daß der definitiv bewußtlos gewordene Mensch kein lebender Mensch mehr ist, wir also einen Teil für das Ganze nehmen und das Ganze des Lebens bereits als zerstört ansehen dürfen, wenn die für das Bewußtsein maßgebenden Hirnfunktionen endgültig erloschen sind. Der Spender eines Herzens ist als ein menschlicher Organismus zu charakterisieren, der einen irreversiblen Partialtod erlitten hat und dem Individualtod entgegenzugehen sich anschickt[1]. Dabei genügt oft schon die unwiederbringliche Ausschaltung der Funktion bestimmter Hirnrindenbezirke, also eine partielle Decortikation, um das Bewußtsein nicht wiederkehren zu lassen. Der bleibende Bewußtseinsverlust braucht keineswegs eine völlige Decerebration anzudeuten, denn Stammhirn, bulbäre Zentren und auch noch einige Hirnrindenareale können noch längere Zeit funktionsfähig bleiben.

Der nicht mehr aufhebbare Bewußtseinsverlust als Grundlage einer Todeserklärung bei den für eine Herztransplantation in Betracht kommenden Fällen ist in einer Stellungnahme der Deutschen Gesellschaft für Chirurgie sowie von der Weltgesundheitsorganisation und dem Weltärztebund als gerechtfertigt anerkannt worden. Mehrere Juristen und Theologen, die sich hierzu geäußert haben, sind gleichfalls dieser Meinung beigetreten. Die Begründung hierfür wird darin gesehen, daß, wie schon erwähnt, mit dem bleibenden Bewußtseinsverlust die wesentlichsten Kriterien des Menschseins aufgehört haben. So ist beispielsweise nach der Ansicht des Juristen P. Bockelmann der Mensch dann tot, wenn er als Geistwesen tot ist. Eingriffe, die nach dem Hirntod vorgenommen werden, stellen infolgedessen keine Körperverletzung und erst recht natürlich keine Tötung dar, mögen in Einzelfällen auch Herzschlag, Kreislauf und Atmung noch funktionieren oder wieder in Gang gesetzt worden sein. Buchborn glaubte sich berechtigt, die christliche Auffassung dahingehend zu interpretieren, daß das vegetative Leben der bewußtlosen Kranken mit irreversibler Hirnschädigung nicht Leben im spirituellen Sinne sei. Kautzky hat ebenfalls die Meinung vertreten, daß die menschliche Person, ein leibgebundener Geist, erhalten sein muß, damit wir von einem lebenden Menschen sprechen können.

Letzten Endes dürfte es also nur der rein praktische Gesichtspunkt der Gewinnung eines lebensfrischen Organs zu Transplantationszwecken sein, der Veranlassung gab, den Tod ausschließlich in den Fällen einer akuten schweren Hirnschädigung auf den Zeitpunkt festzulegen, zu dem der Tatbestand eines nie wiederkehrenden Bewußtseins angenommen werden durfte. Für eine Herztransplantation aus bereits angeführten Gründen nicht in Frage kommend sind jene in der zitierten Äußerung der Deutschen Gesellschaft für Chirurgie erwähnten Fälle, die infolge einer zentralen oder peripheren Atemlähmung oder aufgrund atmungsunabhängiger Ursachen einen Herzstillstand mit der sofort einsetzenden Bewußtlosigkeit erlitten haben. Sie sind einer Reanimation zuzuführen, sofern für das bis dahin intakt gewesene Zentralnervensystem die Wiederbelebungszeit wahrscheinlich noch nicht überschritten ist. Wenn sich trotz sachgemäßer Stimulation die Herzaktion nicht wieder in Gang bringen läßt, dann gilt für diese Fälle als Todeszeitpunkt der primäre Kreislaufstillstand. Auch bei den in eine sicher irreversible Bewußtlosigkeit verfallenen Kranken, etwa mit einer terminalen Urämie oder einem fortgeschrittenen nicht mehr beeinflußbaren Hirntumor, wie bei den Kranken, die infolge hochgradiger Kachektisierung oder cerebraler Arteriosklerose bewußtlos geworden sind, ist, wie bereits dargetan, die Todeserklärung nach wie vor erst dann statthaft, wenn Herz und Atmung spontan auf-

[1] Gerlach 1968.

gehört haben und sich die sekundären Zeichen der Abkühlung, der Muskelstarre und der Totenflecken einstellen. Innerhalb solcher Überlegungen ist selbstverständlich zuzugeben, daß bei den Kranken, die nach vorausgegangener zehrender Krankheit allmählich in Bewußtlosigkeit verfallen, der Zeitpunkt des irreversiblen Gehirntodes viel schwerer fixierbar ist, als bei denjenigen, die eine akute Hirnschädigung erlitten haben.

Die nach einem Herzstillstand oder nach chronischen Krankheiten oder nach länger dauernden vergeblichen Reanimationsmaßnahmen verstorbenen Menschen vermögen anderen keinen lebensverlängernden Nutzen mehr durch die Opferung eines Organs zu bringen. Vielleicht ist der Gesichtspunkt des Opferns ein Umstand, der die bisherigen positiven Äußerungen von Theologen zur Herztransplantation mit beeinflußt hat. Die Normen menschlichen Verhaltens und menschlicher Denkweisen haben sich schon manchmal aufgrund der Gewinnung neuer Möglichkeiten und Richtigkeiten, die mit naturwissenschaftlichen Methoden erarbeitet werden konnten, gewandelt. Mit der Durchführbarkeit von Organtransplantationen ist der ganz neue Sachverhalt in die Medizin eingetreten, daß in ein Behandlungsverfahren, das sich zwischen Arzt und Patient vollzieht, ein dritter menschlicher Organismus notwendig eingeschaltet wird und zwar im Falle einer Herztransplantation ein gehirnlos gewordener, aber sonst biologisch noch kürzer oder länger lebensfähiger Mensch und im Falle der Entnahme einer Leichenniere ein vor kurzem erst verstorbener menschlicher Leib.

Für die Entnahme eines Herzens kommen nach dem Gesagten nur jene Organismen in Betracht, bei denen eine gravierende Schädel-Hirn-Verletzung oder eine massive cerebrale Hirndrucksteigerung den endgültigen Bewußtseinsverlust vermuten lassen. Solange auch nur mit einer geringen Wahrscheinlichkeit gerechnet werden muß, daß derart Verletzte oder Erkrankte das Bewußtsein wieder erlangen könnten, wird bei etwaigem Aussetzen der Atmung die Einleitung einer künstlichen Beatmung zwingendes Gebot bleiben, denn es entspricht der geltenden ärztlichen Auffassung, beim Bewußtlosen, dessen Einverständnis zu unseren Maßnahmen natürlich nicht eingeholt werden kann, nichts unversucht zu lassen, was sein Leben erhalten könnte, zumal gerade beim Verunfallten wie bei dem, der eine cerebrale Hämorrhagie, eine ausgedehnte subarachnoidale Blutung oder eine cerebrale Malacie erlitten hat, unterstellt werden darf, daß er an der Fortführung seines Lebens interessiert ist.

Das Unbehagen, das angesichts von Herztransplantationen nicht ganz aus dem Weg zu räumen ist, beruht auf den Fragen, wie lange der Empfänger eines fremden Herzens mit seinem eigenen, schwer kranken Herzen noch gelebt hätte, bei ungünstigem postoperativen Verlauf wahrscheinlich länger als nach dem Eingriff. Es stellt sich des weiteren die Frage, ob der Organismus, dem das Herz entnommen wurde, auch wirklich einen irreversiblen Bewußtseinsverlust erlitten hat. Die Beantwortung beider Fragen stützt sich, von seltenen Ausnahmen abgesehen, auf prognostische Mutmaßungen. Einer Prognose kann immer nur ein statistisch-empirisch begründeter Wahrscheinlichkeitswert zukommen, nicht aber ein definitiver Urteilswert[1]. Je größer die Erfahrung eines Arztes ist, desto häufiger werden seine Prognosen zutreffend sein, aber selbst der Erfahrene muß immer wieder erleben, daß er sich geirrt hat, zumal dann, wenn er sich auf einen voraussichtlichen Zeitpunkt des Todeseintritts festlegen zu dürfen glaubte. Auch nach Hirnverletzungen und Apoplexien, die zunächst sehr ausgedehnt und hoffnungslos erschienen, sind gelegentlich unerwartete Restitutionen der Hirnfunktion spontan oder im Anschluß an eine erfolgreiche Reanimation beobachtet worden. Das

[1] Ansohn 1965.

Kriterium „irreversibel" ist entscheidend für die Annahme des Gehirntodes, ist aber am schwierigsten zu beurteilen[1].

Es sind deshalb Symptome zusammengestellt worden, die nicht einzeln, sondern in ihrer Gesamtheit mit höchster Wahrscheinlichkeit auf einen nicht wiederherstellbaren Bewußtseinsverlust zu deuten vermögen. In der erwähnten Stellungnahme der Deutschen Gesellschaft für Chirurgie zu den Todeszeichen und der Todeszeitbestimmung sind als Grundlage für die beweiskräftige Annahme eines noch vor dem Aussetzen der Herzaktion eingetretenen Hirntodes nach äußerer Gewalteinwirkung oder intrakraniellem Druckanstieg Bewußtlosigkeit, fehlende Spontanatmung, beidseitige Mydriasis mit fehlender Lichtreaktion und eine isoelektrische Linie im Elektroencephalogramm unter angemessenen Ableitungsbedingungen während einer einstündigen kontinuierlichen Beobachtungsdauer, des weiteren ein Fortbestand der drei erstgenannten Symptome mit nochmaligem Nachweis der Isoelektrizität im Elektroencephalogramm nach 12 Std gefordert worden.

Dem Phänomen der Isoelektrizität im Elektroencephalogramm wird demnach große Bedeutung beigemessen, wenn auch die hirnelektrische Stille nicht allein, sondern nur in Verbindung mit den genannten klinischen Kriterien auf einen irreversiblen cellulären Funktionsausfall hinzudeuten imstande ist[2]. Die Meinung darüber, wie lange ein Null-Linien-Elektroencephalogramm bestanden haben muß, um im Verein mit den klinischen Kennzeichen einen Hirntod mit Sicherheit anzuzeigen, ist heute noch nicht einheitlich. Die Angaben schwanken zwischen 12 und 72 Std. Käufer und Penin (1968), die diese Frage sehr eingehend behandelt haben, halten angesichts des gegenwärtigen Wissensstandes eine exakte Zeitangabe für die zu fordernde Dauer eines Null-Linien-Elektroencephalogramms für verfrüht. Diese Autoren haben im Hinblick auf die Mitteilung der Deutschen Gesellschaft für Chirurgie mit berechtigtem Nachdruck darauf hingewiesen, daß die in der Erklärung aufgeführten Symptome ausschließlich dann zur Feststellung des Gehirntodes Verwertung finden dürfen, wenn der Zustand auf eine direkte Schädigung des Gehirns durch äußere Gewalteinwirkung oder intrakranielle Drucksteigerung zurückzuführen ist, weil alle bisher bekanntgewordenen Restitutionen der hirnelektrischen Aktivität nach kürzerer oder längerer Isoelektrizität andere Ursachen als Grundlage gehabt haben. Als Paradigmata solcher Zustände hat Wawersik (1968), der an der Ausarbeitung der Stellungnahme der Deutschen Gesellschaft für Chirurgie beteiligt gewesen ist, die Vergiftungen, die entzündlichen cerebralen Erkrankungen, metabolische Störungen, möglicherweise auch anoxische Phasen des Zentralnervensystems erwähnt, bei denen nach dem Bestand einer mehr als 12stündigen Isoelektrizität gewisse Restitutionschancen noch nicht gänzlich zurückzuweisen sind.

Eine zuverlässige Feststellung des irreversiblen Todes aller Hirnbezirke ist intra vitam gegenwärtig wohl nur durch eine angiographische Untersuchung möglich. Deshalb heißt es auch in der Veröffentlichung der Deutschen Gesellschaft für Chirurgie, daß der irreversible Gehirntod schon vor dem Aussetzen der Herzaktion als erwiesen gelten kann, wenn es aus den gleichen Ursachen heraus zu einem angiographisch festgestellten intrakraniellen Kreislaufstillstand gekommen ist und diese cerebrale Zirkulationsunterbrechung wenigstens 30 min angedauert hat. Wenn also dieser Befund erhoben werden kann, dann ist wohl kein Zweifel mehr, daß das Gehirn als irreversibel tot gelten darf, der Todeszeitpunkt demnach mit dem Tod des Gehirns zusammenfällt. In diesen Fällen ist mit Bestimmtheit anzunehmen, daß das Gehirn in seiner Gesamtheit zerstört und funktionslos

---

[1] Masshoff 1966. [2] Pribilla 1968.

geworden ist, so daß eine Wiedererweckung des Bewußtseins ausgeschlossen werden kann und der definitive Verfall aller Organfunktionen nach einem sehr kurzen zeitlichen Intervall erwartet werden darf. Nach einem über 30 min hinweg nachgewiesenen cerebralen Kreislaufstillstand stünden einer Organentnahme ärztliche und rechtliche Bedenken wohl kaum entgegen. Allerdings würde eine Beschränkung auf diese Fälle die Herztransplantationen zahlenmäßig erheblich reduzieren.

Soziologische, philosophische und religiöse Aspekte des Todes

Der Betrachter eines toten Leibes, der zu Lebzeiten Substrat und Ausdruck einer Persönlichkeit war, ist über den Gesichtspunkt der Gewinnung wissenschaftlicher Erkenntnisse bei der Leichenöffnung hinaus nicht frei von Emotionen. Auch auf den Leichnam, angesichts dessen eine Hilfspflicht des Arztes nicht mehr zum Tragen kommen kann, erstreckt sich der Respekt vor der Würde des Menschen, selbst wenn die Personalität irreversibel aufgehoben ist. Dieser Respekt beruht auf der Sonderstellung, die der Mensch gegenüber allen anderen Wesen einnimmt, weil er, möglicherweise innerhalb der Evolution der Organismen, eine geistige Struktur erlangt hat, die in besonders hohem Maß eine freie Entscheidung gestattet. Es macht einen Unterschied, ob der vorher behandelnde oder der obduzierende Arzt den Leichnam eines Menschen vor sich hat, dem er persönlich nahestand oder nicht, ob es sich um einen alt gewordenen Organismus handelt oder ob der zu den bitteren und enttäuschenden Schattenseiten des ärztlichen Berufs zählende Umstand vorliegt, daß es bei einem jungen Menschen oder einem Kind nicht gelang, das Leben zu erhalten. Die Medizin ist sich klar darüber, daß sie den Tod nie besiegen wird, immer nur die Verhinderung eines vorzeitigen Todes anstreben kann.

Einstellungen und Handlungen des Arztes werden nicht nur von den wissenschaftlich beweisbaren biologischen Sachverhalten beeinflußt, sondern auch berührt von soziologischem, philosophischem und religiösem Gedankengut. Auch der Arzt ist ein Kind seiner Zeit. Im Hinblick auf die Masse der Menschen unseres Kulturkreises und unserer Gegenwart darf Erwähnung finden, daß für die meisten Jugendlichen der Tod noch nicht aktuell ist und daß selbst in den höheren Altersstufen das Nachdenken und vor allem das Sprechen über den Tod weitgehend vermieden wird. Die Unheimlichkeit der Tatsache des Todes und die darauf beruhenden Verdrängungsversuche, wie eine gegenseitige mitmenschliche Rücksichtnahme dürften die Gründe hierfür sein. Die Menschen im Osten, von Rußland angefangen, bis nach China und Indien, scheinen sich nach den Aussagen von Lindenberg und Gottfried Benn viel mehr als die Menschen im westlichen Europa zeitlebens mit dem Tod zu befassen, ihn als ein selbstverständliches Ereignis klar vor Augen zu haben und ihm infolgedessen mit mehr Gelassenheit entgegenzusehen. Der östliche Mensch, so sagte Lindenberg, fühle sich nur als Gast, der einmal weichen muß, der westliche Mensch aber als Besitzer auf dieser Erde mit dem Anspruch auf möglichst langes Verweilen.

Hahn (1968) hat in gründlichen Analysen über die Einstellung der verschiedenen Gesellschaften zum Tod darauf hingewiesen, daß bei uns die Beschäftigung mit dem Tod erst dann zunimmt, wenn der Einzelne häufiger dem Tod anderer, besonders ihm nahestehender Menschen begegnen mußte oder selbst eine Bedrohung seines Lebens erfuhr. Hahn wies des weiteren auf die herrschende Tendenz hin, den Komplex von Sterben, Tod und Bestattung dem Bewußtsein der Gesamtgesellschaft möglichst zu entziehen. Die Betreuung des Sterbenden wird der Institution Krankenhaus, das Einsargen des Leichnams einer Berufsgruppe überlassen. Der Transport einer Leiche wird vor den Blicken der Lebenden weitgehend geschützt. Die öffentliche Bekundung der Trauer um einen verstorbenen Anverwandten durch Kleidung und Verhalten ist im Schwinden begriffen. Für viele unserer Zeitgenossen ist der Tod einer noch bestehenden technischen und ärztlichen Unzulänglichkeit zuzuschreiben, worauf es nicht zuletzt zurückgeführt werden kann, daß jene Riten an Ansehen verlieren, die in überlieferungstreuen Gemeinschaften nicht nur den Toten ehren, sondern dem Tod selbst Ehrfurcht bezeugen (GUSTAV BALLY, 1968). Aufgrund der wirksamer gewordenen Beeinflussungsmöglichkeiten zahlreicher Krankheitszustände ist in unserer Gesellschaft der Tod heute viel mehr als früher ein Alterserlebnis geworden. Im Hinblick darauf hat HAHN mit Recht bemerkt, daß der zunehmende Abbruch sozialer Beziehungen zu den Alten, der geringe Kontakt der Jüngeren mit den Alten die Evakuierung des Todes nicht nur in die Krankenhäuser, sondern in einem hohen Prozentsatz auch in Hospitäler und Altersheime bedeutet.

GEHLEN hat einmal darauf hingewiesen, daß die Bereitschaft zur Hinnahme der nicht zu verändernden Weltbestände, mit denen man sich abzufinden hat, so auch die Bereitschaft zur Hinnahme des Todes, in unserer Gegenwart, die auf Bemeisterung und Eingriff eingestellt ist, nicht mehr zu den geforderten Tugenden gehört.

Ein diesseitiger Sinn des Todes unter soziologischen Aspekten wird erblickt in der Hingabe eines Lebens für die Gemeinschaft, etwa bei der Verteidigung der Heimat, im Festhalten an einer moralischen Überzeugung, die der herrschenden Meinung entgegensteht und mit einem Todesurteil geahndet wird, und dem wissenschaftlich ergiebigen, aber möglicherweise tödlich endenden Selbstversuch. Auch wenn der Tod mit einem großen Abenteuer, mit der Schönheit des Opfers oder mit der Erleuchtung der Seele, die in Gott eingeht, verknüpft ist (CARREL), erfährt er innerhalb unserer Gesellschaft eine Verklärung, eine Verherrlichung.

Die von BARBARIN vorgebrachte These, daß der Tod eine Entscheidung, eine Einwilligung sei, trifft für viele dieser Heroen zu, auch für den, der auf Geheiß den Schierlingsbecher trank, aber die überwältigende Mehrheit der Menschen willigt in den Tod nicht ein, sie nimmt ihn bestenfalls nach einer Phase des Widerstands hin, in einer Resignation aus Schwäche.

Die Bemühungen um eine Sinninterpretation des Todes haben zu der Meinungsäußerung geführt, daß ein Sinn des Todes darin läge, daß er Platz schaffe für neues Leben und der Sinn des Lebens sich nicht im Individuum erschöpfe, sondern in seiner Wiederholung (FRIEDERICHS), daß, wie GOETHE sich ausgedrückt hat, Leben die schönste Erfindung der Natur und der Tod der Kunstgriff der Natur sei, viel Leben zu haben.

Weil es durch die Verfeinerung des Wahrnehmungsvermögens unserer Sinnesorgane, durch die in rascher Folge sich vermehrenden Erkenntnisse auf den Gebieten der analytischen und synthetischen Chemie, durch den Ausbau der Technik, neuerdings durch die Manipulierbarkeit der menschlichen Psyche mit Hilfe von Drogen und durch die Verwischung der Grenzen zwischen nicht lebender und lebender Struktur zu einer zunehmenden Entmythologisierung der Natur gekommen ist, vermeint ein Großteil der Menschen, den Einfluß einer höheren Macht in Abrede stellen zu dürfen und das Weltall mit seinen Gesetzen wie die Anfänge dieser Erde als entstanden, aber nicht als erschaffen ansehen zu sollen. Das Selbstbewußtsein der Menschen hat sich gehoben. Immer mehr ist der Mensch vom homo sapiens und homo faber zum homo creator geworden mit der Gefahr, einer Überheblichkeit anheimzufallen. Vielleicht sind aber gerade die neugewonnenen Einblicke in das Submikroskopische, in die Bereiche des Molekularen wie in die der stellaren Welten geeignet, die Ehrfurcht der Menschen wieder zu steigern. Wir haben ein zunehmendes Verständnis für evolutive Vorgänge vom primitiven zum komplizierten Leben gewonnen und kennen Übergänge von nicht lebender zu lebender, präziser gesagt, vermehrungsfähiger Substanz. Es hat uns die Verhaltensforschung gelehrt, daß auch hinter dem sichtbaren Tun des Tiers stets die uns verborgene individuelle Seite des Erlebens, der Verarbeitung von Sinneseindrücken steht (Portmann, 1968). Trotzdem müssen wir erkennen, daß die Feinstruktur einer Zelle und der gewaltige Kosmos von Menschenhand nie werden nachahmbar sein. Sicher ist in ganz vereinzelten Exemplaren der Mensch dazu ausersehen, mit Hilfe seiner Erlebnisfähigkeit, seiner Geistesschärfe und der Freiheit seines Geistes Kunstwerke zu schaffen, die über Jahrhunderte hinweg auch noch die Nachwelt faszinieren, und Gedankengebäude aufzustellen, die unvergängliches Interesse beanspruchen. Diese begnadeten Menschen, von denen übrigens nicht wenige von einer tiefen religiösen Gläubigkeit beseelt waren, reichen durch ihre einmaligen Schöpfungen in die Überzeitlichkeit hinein. Schon der Philosoph Boethius hat ausgesagt, daß die Wirkung der Kunst umsonst wäre, wenn sich alles unter Zwang bewegte.

Die Menschen haben, so schrieb Barbarin, den Tod verhäßlicht und ihm das Bild gegeben, wie sie ihn durch ihre Unkenntnis und ihre Angst hindurch zu sehen vermeinen. Zur Unheimlichkeit des Todes hat auch sicher beigetragen, daß von zahlreichen Künstlern der Tod als personifiziertes klapperndes Gerippe mit Sense und Sichel in der Hand, als brutaler Würger, als Pfeile abschießender, oft auf Tieren reitender oder als Spielmann lockender Tod, manchmal auch mit Uringlas, Sanduhr und anderen ärztlich gebrauchten Utensilien ausgestattet, gezeichnet worden ist. Als Freund, als Bruder oder Erlöser ist er in bildender Kunst und Literatur seltener anzutreffen, häufiger als Widersacher, als Feind des Lebendigen. Block (1966) hat sich um die Sammlung der vielfältigen bildlichen Darstellungen des Todes besonders bemüht. Ein Großteil der Furcht vor dem Tod ist hervorgerufen worden durch Schilderungen des Anblicks von Menschen, die sich in der Agone befunden haben.

In den zentralsten aller Lebensrätsel, nämlich in der Entwicklung eines Lebewesens und in seinem Sterben, haben nach Kraus Religion und Philosophie eine der besonderen Ursachen ihrer Entstehung. Gerade die Einsicht in die Unbeständigkeit und Unverläßlichkeit wie in die Vergänglichkeit des Lebens, so hat sich der Philosoph Wilhelm Weischedel geäußert, war es, die Anaximander zum Fragen und Denken veranlaßt hat, so daß er zusammen mit seinem Lehrer Thales als Begründer der Philosophie in Griechenland angesehen werden kann. Für unseren Kulturkreis wohl mit Plato beginnend ist die Geist-Seele dem Körper gegenübergestellt und der Körper als ihr Gefängnis betrachtet worden, aus dem sie mit dem Tod befreit wird. Was Plato einige Jahrhunderte vor Christi Geburt ausgesagt hat, wurde durch den christlichen Apostel Paulus bestätigt, der, wie der Theologe Eduard Schweizer ausführte, im Tod nur das Wegfallen hindernder Hüllen erblickte. Wenige Jahrhunderte später hat Plotin allein das Geistige und damit das sittlich Gute als denjenigen Teil bezeichnet, der die Vereinigung mit Gott sucht, an dieser Vereinigung aber gehindert wird, solange die Bindung an den Leib besteht. Descartes hat diesen den griechischen Denkern liegenden Dualismus erneut betont und mit seiner Philosophie bis in unsere Tage hinein gewirkt. Max Scheler, der menschliches und tierisches Verhalten besonders eingehend miteinander konfrontierte, hebt sich, wie Gehlen hervorhob, in seinen gleichfalls dualistischen Vorstellungen insofern von Plato und Descartes ab, als er nicht mehr zwischen Leib und Seele, sondern zwischen dem Geist auf der einen Seite und dem beseelten Leib auf der anderen Seite unterschied, womit er sich dem Standpunkt PLOTINS näherte. Nach den Worten von GEHLEN setzte SCHELER den Geist ausdrücklich dem Leben gegenüber und hat von dem Geist angenommen, daß er nicht ein Teil dieser Welt wäre, sondern nur in einem metaphysischen Seinsgrund gelegen sein könne.

Das neuzeitliche Denken, zumal die moderne Anthropologie, neigt zur Ablehnung solcher dualistischer Anschauungen, vielleicht beeinflußt durch die von theologischer Seite erfolgte, auf alt- und neutestamentliche Aussagen sich gründende Aufwertung des Leibes. Die biblisch verstandene Leiblichkeit meint unser Ich, das Gott wieder erwecken will zum Leben einer ganzen Gemeinschaft mit ihm ohne die Schmerzen des Körpers und ohne die Verirrungen der Seele, d. h. zu dem, was erst im Vollsinn Leben sein wird[1].

Es ist des Nachdenkens wert, daß zu einem Zeitpunkt, zu dem das Maximum an trainierter Körperkraft bei den Menschen unserer Breiten bereits eine unverkennbare Einbuße erfährt, nämlich im dritten Lebensjahrzehnt, die geistig-seelische Entwicklung, die bestimmt wird von der Sprache, der Hilfe gebenden Erziehung, vom Erwerb der intellektuellen Funktionen und von den menschlichen Vorbildern, also von der mitmenschlichen Umgebung, ihren Gipfelpunkt gewöhnlich noch nicht erreicht hat. Die geistig-seelische Entwicklung, einschließlich ihrer Wandlungen, vollzieht sich teils langsam kontinuierlich, teils sprunghaft. Durch ein vorangegangenes Sein wird das seelische Werden bestimmt[2]. Während das körperliche Leistungsvermögen mit zunehmendem Alter immer mehr abnimmt, geht damit das geistig-seelische Verhalten nicht parallel, weil der einmal erreichte geistig-seelische Stand bis in die höchsten Jahre hinein erhalten bleiben kann, vorausgesetzt allerdings, daß die Strukturen, an die unsere Geist-Seele gebunden ist, frei bleiben von krankhaften Veränderungen. Vernunft, Verantwortungsgefühl, sittliches Empfinden, die Grundzüge des Charakters und die Gefühlsregungen erfahren beim Gesunden keine Minderung, und LETTERER (1948) hat richtig bemerkt, daß der Gesunde selbst im hohen Alter sogar noch geistig schöpferisch sein kann. Der Mensch ist auf Offenheit hin gebaut, auf eine Offenheit, die im geglückten Menschenleben bis in das höchste Alter hinein fruchtbar besteht[3]. Aus solchen Darlegungen könnte der Schluß gezogen werden, daß im Gegensatz zu den körperlichen Strukturen derjenige Teil des menschlichen Seins, den mit den Bezeichnungen Geist, Seele, Gemüt zu umschreiben wir uns bemühen, den Gesetzen des Alterns und der Krankheit nicht unterliegt. Die Feststellung der Inkongruenz zwischen der Entwicklung und dem Bestand der Geist-Seele einerseits und den Entwicklungstendenzen des Körpers andererseits wäre vielleicht geeignet, doch wieder einem Dualismus zuzuneigen und der Goetheschen Auffassung vom Geist als einem Wesen unzerstörbarer Natur Recht zu geben.

Während die Naturwissenschaften mit Hilfe ihrer Methoden nur eine Reihe von Wirklichkeiten herauszustellen und Teilaspekte zu gewinnen in der Lage sind, niemals aber Sinn und Ziel der Naturvorgänge zu erkennen vermögen, bemühen sich die die Offenbarung bezeugende Theologie und die fragende Philosophie um eine Gesamtschau. Den Wissenschaften, die hierauf ausgehen, ist zwangsläufig inhärent, daß diejenigen Aspekte des Todes, die naturwissenschaftlich nicht begründbar sind, der Objektivierbarkeit entbehren, jedoch ebensowenig widerlegbar sind. Objektivieren, so hat sich v. WEIZSÄCKER (1968) geäußert, sei zu definieren als Reduzieren auf empirisch entscheidbare Alternativen. Das Denken über den Tod nährt sich, um Worte von PORTMANN zu gebrauchen, von Analogien und bildhaften Vergleichen, aber es fehlt eben der dritte Faktor, nämlich die Macht des eigenen inneren Erfahrens.

---

[1] SCHWEIZER 1966. [2] MÜLLER-SUUR 1950. [3] PORTMANN 1966.

Die auseinanderstrebenden Tendenzen zwischen dem religiösen Glauben und einer Philosophie des Diesseits haben sich besonders zu Beginn des 13. Jahrhunderts bemerkbar gemacht. Die Konfrontation der überlieferten biblischen Offenbarung mit dem Sinnfällig-Wirklichen zeitigte heftige Auseinandersetzungen[1]. Mit vollem Recht hat Immanuel Kant hervorgehoben, daß eine Religion, die der Vernunft unbedenklich den Krieg ankündigt, es auf die Dauer gegen sie nicht aushalten wird. Romano Guardini war es, der gesagt hat, daß ein Glaube, der den Verstand fürchtet, seiner unmittelbaren religiösen Kraft nicht mehr sicher ist. Es ist andererseits zuzugeben, daß eine Religion ganz ohne Mystik sich ihrer Wirksamkeit begibt. Von Papst Pius XII. stammt die Erklärung, daß eine Kultur, die authentisch, gesund und dauerhaft sein will, von sich aus eine intime Bindung an die Religion verlangt.

Die religiöse Sinndeutung des Todes ist aufs engste verknüpft mit der Annahme einer Unsterblichkeit des Menschen, die sicher einem uralten Wunschdenken der Menschheit entgegenkommt. Es ist der Wunsch, nicht ins absolute Nichts zu fallen und das Geborgenheitsgefühl, auf das der Mensch während seines Lebens so dringend angewiesen ist, nicht zu verlieren, nicht nur eine verendende Kreatur zu sein. Nach Arthur Schopenhauer sind alle Religionen, ebenso alle philosophischen Systeme, Gegengifte der Gewißheit des Todes. Die Aussicht auf ein jenseitiges Weiterleben ist eine wirkungsvolle Tröstung. Gelingt es dem Menschen — diese Worte stammen von Eduard Spranger — das Diesseits mit dem Jenseitigen in eine Sinneinheit zusammenzuschließen, so nähert er sich der Vollendung, d. h. durch die Fülle dem Endgültigen, einer letzten Harmonie.

So gut wie alle Religionen stellen ein jenseitiges Leben nach dem Aufhören der irdisch-biologischen Existenz in Aussicht. Im Hinduismus ist der Mensch einer Reihe von Wiederverkörperungen, einer Seelenwanderung anheimgegeben. Asketisches Verhalten oder gute Taten lassen eine höhere Entwicklungsstufe im nächsten Leben erwarten. Letztes Ziel ist die Erlösung aus der als qualvoll geltenden Welt. Der Buddhismus lehrt nicht die Seelenwanderung, sondern die Wiedergeburt. Das Leiden in jedem der verschiedenen Leben dient dem Abbüßen von Schuld, um schließlich die ewige Ruhe zu finden, die nur im Nichts bestehen kann. In China wird den Toten eine weitere Existenz als Geister zugesprochen, und die Lebenden erhalten durch diese Geister hilfreiche Eingebungen, sofern ihnen eine entsprechende Verehrung durch die Lebenden zuteil wird. Nach der Auffassung des Islam erfolgt gleich nach dem Tod die etwa nötige Strafe für begangene Untaten und nach einem Aufenthalt im Himmel oder in der Hölle folgt eine leibliche Auferstehung. Der jüdischen Religion zufolge, deren Verhältnis zur christlichen sich deshalb besonders eng gestaltet, weil die Heilige Schrift des Alten Bundes beiden gemeinsam ist, gibt es die Auferstehung der Toten und ein Jüngstes Gericht, wenn auch die von Schweizer zitierten Psalmstellen „Der Mensch muß dahin, wie das Vieh“ und „Von Gottes Hand abgesondert sind die Toten, weil er ihrer nicht mehr gedenkt“ gegen diese Auffassung zu sprechen scheinen. In der christlichen Lehre ist von einem der Zeit enthobenen Leben die Rede. Sie nimmt die Auferstehung eines unsere Vorstellungskraft übersteigenden übernatürlichen, durchgeistigten Leibes an. Martini hat zu dieser Aussage einmal bemerkt, daß es wichtig sei, an einen Gott zu glauben, der die Gesetze, die er der Natur gegeben hat, auch wieder lösen kann. Das diesseitige Leben des Menschen als homo viator, als Pilger, stellt nach christlicher Auffassung auch den Weg in die ewige Heimat dar. Freud hat einmal ausgeführt, daß die Religionen es zustande brachten, die Nachexistenz für die wertvollere, vollgültige auszugeben und das

---

[1] Piper 1967.

durch den Tod abgeschlossene Leben zu einer bloßen Vorbereitung herabzudrücken. Die christliche Offenbarung sagt aus, daß der Tod als Folge der Sünde aufzufassen sei und muß sich dabei dem Einwand gegenüber verteidigen, daß auch das Lebensende der höheren Wirbeltiere auf zum Teil qualvolle Krankheiten, wie sie dem Menschen widerfahren, zurückzuführen ist, das Tier aber wohl nicht als sündhaft angesehen werden kann. Christlicher Lehre entspricht es, daß Sünde im biblischen Sinn als Mißtrauen gegenüber der Treue Gottes definiert wird, als Mangel an Freude über Gottes Herrschaft (HELMUT GOLLWITZER). Auch nach dem Theologen THEOPHIL SCHUBERT gilt als Sünde die Macht, die uns von Gott trennt, nicht die moralische Schlechtigkeit.

Allein im menschlichen Sterben liegt nach christlicher Überlieferung eine Aufgabe (ANSOHN 1967). Gläubigkeit, dem Einzelnen nahegebracht durch die mitmenschliche Umgebung, bedeutet die Überzeugung, daß das menschliche Leben eingewoben ist in die Transzendenz. Solche Gläubigkeit ist, wie GOLLWITZER betont hat, ein vom Denken, von Gefühlen und Gemütsbewegungen beeinflußter Bewußtseinszustand, ist also im Traum, im Trancezustand und in der Bewußtlosigkeit nicht vollziehbar. Es gibt kein Glauben ohne Denken. Dem Sterbenden kommt in den allermeisten Fällen das klare Denken abhanden und damit auch die Willensfreiheit. Der im Vorstehenden schon einmal zitierte Philosoph BOETHIUS hat bereits klar erkannt, daß Willensfreiheit nur den vernunftbegabten Wesen zukommt und daß nur in den Dingen, in denen Vernunft ist, die Freiheit des Wollens und Nichtwollens wohnt. Beim Sterbenden, der in die Phase der Bewußtseinstrübung eingetreten ist, kann Gläubigkeit deshalb nicht mehr zum Tragen kommen, so daß die Erfüllung der Aufgabe, den Tod als die Vollendung des Lebens anzunehmen, in die Zeit vor dem Sterben gelegt werden müßte.

Die Theologie als die Wissenschaft vom höchsten Sein und vom letzten Wert hat den Begriff der Wahrheit zu umreißen sich bemüht. Wahrheit in theologischer Sicht ist für den menschlichen Verstand unfaßbar und dem Menschen nicht in der Form des Besitzes zugänglich, sondern nur in der Form der Verheißung und der Erwartung, so hat sich der Theologe JÜRGEN MOLTMANN ausgedrückt und den Gedanken ausgesponnen, daß für das Ganze der Wirklichkeit, für die Wahrheit, die Möglichkeit erwogen werden könnte, daß sie unserer Erkenntnis nicht nur verborgen, sondern selber noch nicht da ist, daß sich die Wirklichkeit noch nicht zum Ganzen gerundet hat, sondern sich in Geschichte daraufhin befindet. Auch nach GOLLWITZER gilt als Wahrheit das, was sich in der Zukunft als das sich Bewährende herausstellt. Wahrheit im theologischen Sinne enthält die Begriffe der Zeitlosigkeit und der Unveränderlichkeit und liegt deshalb außerhalb einer Meßbarkeit. Diese Wahrheit, die gleichbedeutend ist mit letzten Weisheiten und Ordnungen, läßt sich nur in Gläubigkeit erahnen. Die Sinnerschließung des Sterbens ist nach ANSOHN gleichbedeutend mit der Wahrheit, die hinausweist in größere Zusammenhänge des Seins. Der Philosoph WEISCHEDEL sagt von der Wahrheit aus, daß es sich bei ihr um die über alle particularen Wahrheiten hinaus letztlich entscheidende, das Dasein als Ganzes bestimmende und die Gesamtsicht auf die Wirklichkeit leitende Wahrheit handelt. Der von Theologie und Philosophie derart definierte Wahrheitsbegriff hat mit den durch naturwissenschaftliche Methoden erzielten und objektivierbaren Richtigkeiten nichts zu tun.

Die Erfassung der Wahrheit ist einem viel zitierten Wort zufolge gekoppelt an das Wissen um den Sinngehalt eines Sachbestandes. Der Tod ist der Horizont unseres Lebens, aber der Horizont ist nichts anderes als das Ende unserer Sicht, so hat sich R. NISSEN einmal ausgedrückt. Trotz aller Fortschritte im realen Wissen, trotz allen Nachdenkens und Nachforschens ist der Sinngehalt des Lebens und des Todes, auch der Sinn, der der Entwicklung zum Menschen zugrunde liegt, unserem auf Beweise ausgehenden Zugriff entzogen. Nach wie vor gilt in dieser Hinsicht die pia confessio ignorantiae des Augustinus. Martini hat in wohl unübertrefflicher Weise ausgesprochen, daß eine Erkenntnis des Sinnes von Leben und Tod nur demjenigen möglich ist, der den Sinn gesetzt hat. Was Goethe im Hinblick auf das Leben einmal aussagte, gilt auch hinsichtlich des Todes: „Das Wahre, mit dem Göttlichen identisch, läßt sich niemals von uns direkt erkennen; wir schauen es nur im Abglanz, im Beispiel, im Symbol, in einzelnen und verwandten Erscheinungen; wir werden es gewahr als unbegreifliches Leben und können dem Wunsch doch nicht entsagen, es zu begreifen."

Literatur

Ansohn, E.: Die Wahrheit am Krankenbett. München: Anton Pustet K.G. 1965. ~ Zur Frage der Wahrheit am Krankenbett. Verh. dtsch. Ges. inn. Med. **73**, 550—554 (1967).

Bally, G.: Todeserwartung, Sterben und Trauer heute in: Was weiß man von der Seele, herausgeg. von H. J. Schultz, 2. Aufl. Stuttgart-Berlin: Kreuz Verlag 1968. — Barbarin, G.: Der Tod als Freund. Stuttgart u. Berlin: Deutsche Verlagsanstalt 1938. — Bertalanffy, L. v.: Das Gefüge des Lebens. Leipzig u. Berlin: B. G. Teubner 1937. — Bichat, X., in: Les classiques de la Médecine, Alliance culturelle du Livre, S. A. Genève, 1962. — Block, W.: Der Arzt und der Tod. Stuttgart: Ferdinand Enke 1966. — Bockelmann, P.: 85. Tagg der Dtsch Ges. f. Chirurgie 1968. ~ Strafrecht des Arztes. Stuttgart: Georg Thieme 1968. — Boethius: Trost der Philosophie. Bremen: Carl Schünemann 1964. — Bon, H.: La Mort et ses Problèms. Paris: Presses universitaires de France 1947. — Bredt, H.: Über den Tod. Potsdam: Akdademie Verlag 1958. — Brosig, W., u. R. Nagel: Ethische, juristische und organisatorische Fragen der Nierentransplantation. Fortschr. Med. **86**, 293—296 (1968). — Buchborn, E.: Probleme des medizinischen Fortschritts in der Behandlung chronisch Nierenkranker. Dtsch. med. Wschr. **93**, 839—846 (1968). — Bücherl, E. S.: Neue Gesichtspunkte zur chirurgischen Behandlung unter den Bedingungen der Vita reducta. Verh. dtsch. Ges. inn. Med. **69**, 40—59 (1963). — Büchner, F.: Allgemeine Pathologie. München u. Berlin: Urban & Schwarzenberg 1950, 5. Aufl. 1966. ~ Vom geistigen Standort der modernen Medizin. Freiburg 1957. ~ Struktur, Stoffwechsel und Funktion in der modernen Pathologie. München u. Berlin: Urban & Schwarzenberg 1964. — Bütschli: Vorlesungen über vergleichende Anatomie. Leipzig: W. Engelmann 1910.

Carrel, A.: Der Mensch, das unbekannte Wesen. München: Paul List Verlag 1957.

Ehrhardt, H.: Euthanasie und Vernichtung „lebensunwerten" Lebens. Stuttgart: Ferdinand Enke 1965.

Freud, S.: Zeitgemäßes über Krieg und Tod. Leipzig-Wien-Zürich: Internat. Psychoanalyt. Verlag 1924. — Friedrichs, K.: Lebensdauer, Altern und Tod. Frankfurt a.M.: Vittorio Klostermann 1959.

Gehlen, A.: Anthropologische Forschung. Reinbek: Rowohlt Taschenbuchverlag 1961. — Gerlach, J.: Individualtod — Partialtod — Vita reducta. Münch. med. Wschr. **110**, 1—10 (1968). — Gollwitzer, H.: Denken und Glauben. Stuttgart: W. Kohlhammer 1965. — Grote, L. R.: Über die Beziehungen der Medizin zur Theologie vom Standpunkt der Praxis. Arzt u. Seelsorg. **19**, 1—30 (1929). — Guardini, R.: Glaubenserkenntnis, Bd. 141. Freiburg i. Br.: Herder Bücherei 1963.

Hahn, A.: Einstellungen zum Tod und ihre soziale Bedingtheit. Stuttgart: Ferdinand Enke 1968. — Haug, K.: Lehrbuch der Nerven- und Geisteskrankheiten. Halle: C. Marhold 1952. — Hoff, F.: Der Arzt und die Wahrheit. Dtsch. med. J. **20**, 43—49 (1969).

Janz, H. W.: Zur Problematik der Hoffnung in der Psychotherapie. Z. Psychother. med. Psychol. **18**, 121—133 (1968). — Jaspers, K.: Psychologie der Weltanschauungen, 4. Aufl. Berlin-Göttingen-Heidelberg: Springer 1954. — Jores, A.: Verfolgung und Angst. Stuttgart: Ernst Klett 1960.

Käufer, C., u. H. Penin: Todeszeitbestimmung beim dissoziierten Hirntod. Dtsch. med. Wschr. **93**, 679—684 (1968). — Kautzky, R.: Der ärztliche Kampf und das Leben des Patienten bis zum letzten Atemzug. Hochland **53**, 303—317 (1961). — Kraus, F.: Über Tod und Sterben. Berlin: Univ.-Buchdruckerei von Gustav Schade 1911.

Letterer, E.: Morphologisches zur Problematik des Alterns. Universitas **3**, 1335—1342 (1948). ~ Das Altern in pathologisch-anatomischer Sicht. Mkurse ärztl. Fortbild., Nr 9, 1—7 (1956). ~ Allgemeine Pathologie. Stuttgart: Georg Thieme 1959. — Lindenberg, W.: Sterbehilfe. Evang. Krankenpflege **16**, H. 2, 26—33 (1966). — Lüth, P.: Lebensdauer und Altern bei den Tieren. Dtsch. med. J. **11**, 440—443 (1960).

MARTINI, P.: Arzt und Kranker. Studium generale **6**, 450—458 (1953). — MASSHOFF, W.: Zwischen Leben und Tod. Berl. Med. 323—327 (1960). ~ Allgemeine und spezielle Pathologie der Vita reducta. Verh. dtsch. Ges. inn. Med. **69**, 12—16, 59—84 (1963). ~ Der biologische Tod. Forschung, Praxis, Fortbildung, H. 16, 601—605 (1966). — MAY, E.: Denken und Heilen. Berlin: Dr. Gg. Lüttke 1956. — MOLLARET, P.: Über die äußersten Möglichkeiten der Wiederbelebung. Die Grenzen zwischen Leben und Tod. Münch. med. Wschr. **104**, 1539—1545 (1962). — MOLTMANN, J.: 31. Fortbildungskurs f. Ärzte in Regensburg 1963. — MÜLLER-SUUR, H.: Das psychisch Abnorme. Berlin-Göttingen-Heidelberg: Springer 1950.

NEUHAUS, G. A.: Pathophysiologie und Klinik von Erkrankungen bei Patienten unter den Bedingungen der Vita reducta. Verh. dtsch. Ges. inn. Med. **69**, 16—39 (1963). — NISSEN, R.: Leben — Tod. Basel: Friedr. Reinhardt A. G. 1965. — NOTHNAGEL, H.: Das Sterben, 3. Aufl. Wien: Perles 1910.

OEHME, C.: Über Altern und Tod. Heidelberg: Kommissionsverlag der Weißschen Univ.-Buchhdlg. 1944.

PERTHES, G.: Über den Tod. Stuttgart: Ferdinand Enke 1927. — PIPER, J.: Hinführung zu Thomas von Aquin, Bd. 297. Freiburg i. Br.: Herder Bücherei 1967. — PIUS XII: Von der Einheit der Welt, Bd. 8. Freiburg i. Br.: Herder Bücherei 1957. — PLÜGGE, H.: Der Mensch und sein Leib. Tübingen: Max Niemeyer 1967. — PORTMANN, A.: Welterleben und Weltwissen. München: R. Piper & Co. 1964. ~ Unsterblichkeit. Basel: Friedr. Reinhardt A.G. 1966. ~ Haben Tiere eine Seele in: Was weiß man von der Seele, herausgeg. von H. J. SCHULTZ, 2. Aufl. Stuttgart-Berlin: Kreuz Verlag 1968. — PRIBILLA, O.: Juristische, ärztliche und ethische Fragen zur Todesfeststellung. Dtsch. Ärztebl. Nr 41, 2256—2259; Nr 42, 2318—2322; Nr 43, 2396—2398 (1968).

RÖSSLE, R.: Wachstum und Altern. München: J. F. Bergmann 1923. — ROTHSCHUH, K. E.: Theorie des Organismus. München u. Berlin: Urban & Schwarzenberg 1959.

SCHMIDT, GERH.: Die Krankheit zum Tode, Goethes Todesneurose. Stuttgart: Ferdinand Enke 1968. — SCHNEIDER, H., W. MASSHOFF u. G. A. NEUHAUS: Zerebraler Tod und Reanimation. Wiederbelebung u. Organersatz **4**, H. 2, 88—107 (1967). — SCHNEIDER, M.: Durchblutung und Sauerstoffversorgung des Gehirns. Verh. dtsch. Ges. Kreisl.-Forsch. **19**, 3—25 (1953). ~ Über die Wiederbelebung nach Kreislaufunterbrechung. Thoraxchirurgie **6**, 95 (1958). — SCHUBERT, TH.: Leben — Tod. Basel: Friedr. Reinhardt A. G. 1965. — SCHWEIZER, E.: 36. Fortbildungskurs f. Ärzte in Regensburg 1966. — SPRANGER, E.: Daseinsgestaltung. München: R. Piper 1954.

TÖNZ, O.: Der Tod im Kindesalter. Schweiz. med. Wschr. **98**, 169—176 (1968).

WACHSMUTH, W.: Eröffnungsansprache. Langenbecks Arch. klin. Chir. **319**, 3—11 (1967). — WAWERSIK, J.: Kriterien des Todes unter dem Aspekt der Reanimation. Chirurg **39**, 8 (1968). — WEISCHEDEL, W., in: H. GOLLWITZER u. W. WEISCHEDEL, Denken und Glauben. Stuttgart: W. Kohlhammer 1965. — WEIZSÄCKER, C. F. v.: Über das philosophische Problem der Kybernetik. Kongreßber. 70. Tagg d. Nordwestdtsch. Ges. f. Inn. Med. S. 17—21. Lübeck: Hansisches Verlagskontor 1968.

ZENKER, R., u. H. PICHLMAIER: Organverpflanzung beim Menschen. Dtsch. med. Wschr. **93**, 713—720 (1968).

Medizinische und philosophische Anthropologie

Von

PAUL CHRISTIAN, Heidelberg

I. Einführung und Begriffsbestimmung

Medizin im gewohnten Sinn ist die Wissenschaft von den Ursachen, Wirkungen und der Therapie der „*Krankheiten*". Wissenschaftsregion der medizinischen Anthropologie hingegen ist der „*kranke Mensch*". Das Anliegen der medizinischen Anthropologie ist, das „*Menschliche*" in seiner Eigentlichkeit und seiner ganzen Breite in der Situation des Kranken in Erfahrung zu bringen und in der Therapie zu berücksichtigen.

Die am Vorbild der Naturwissenschaft orientierte Medizin hat bestimmte Grenzen: Sie läßt uns im Stich, wenn die Zurückführung von Krankheitssymptomen auf ein verursachendes körperliches Substrat nicht möglich ist, wie z.B. bei den Neurosen und den abnormen Persönlichkeitsentwicklungen. Sie hat ferner Grenzen an den individuell verschiedenen Verlaufsformen der Krankheiten — auch der sog. organischen. Sie ist nicht in der Lage, die Subjektivität in ihren wissenschaftlichen Entwurf einzubeziehen, um etwa die Frage zu beantworten, warum ein Mensch in einer für ihn bedeutungshaften Situation krankhaft reagiert, und wie der Mensch die Krankheit persönlich verarbeitet. Diese Fragen und Probleme sind Gegenstand der anthropologischen Medizin. Mit den Worten von KREHL (1930): „Der Mensch vermag seine Krankheitsvorgänge zu gestalten durch seinen körperlichen und seelischen, am besten gesagt menschlichen Einfluß auf eben diese Vorgänge: Der Kranke ist nicht nur Objekt, sondern stets zugleich Subjekt."

Die medizinische Anthropologie umfaßt verschiedene Richtungen, allerdings in der verbindenden Überzeugung, daß die Grundlagen und Methoden der Medizin nicht ausschließlich durch das Weltbild der Naturwissenschaft bestimmt und bestimmbar sind, sondern daß wesentliche Teile einer Krankheitslehre am Wesen des Menschen orientiert werden müssen. Dahinter steht die Meinung, daß der Mensch nicht, wie der Naturalismus lehrt, ein Lebewesen wie jedes andere ist, sondern sich in grundlegenden Seinsbeschaffenheiten vom Tier unterscheidet. In der medizinischen Anthropologie wird darum das eigentlich Menschliche des Menschen — seine Innerlichkeit und Subjektivität, seine Geistigkeit, Geschichtlichkeit und Sozialität — in die Krankheitslehre einbezogen und damit die methodische Neutralität der naturwissenschaftlichen Medizin gegenüber seelischen, geistigen, geschichtlich-biographischen und mitmenschlich-sozialen Bezügen korrigiert.

Die medizinische Anthropologie hat sich in mehrfacher Richtung entfaltet: Die *Individualpathologie* trägt dem Bezug der Krankheit zum Individuum, die klinische *Konstitutionslehre* und *Typologie* der leibseelischen Ganzheit Rechnung. Die Beziehung der Krankheit zu seelisch determinierten Geschehensabläufen ist Thema der *medizinischen Psychologie*, der *Psychoanalyse* und der *psychosomatischen* Medizin. Die *biographische* Medizin begreift den Kranken in seiner geschichtlichen Gewordenheit mit der Prätention, daß Krankheiten im lebensgeschichtlichen Zusammenhang wurzeln. Die Erhellung der besonderen Abwandlungen des In-der-Welt-Seins des Angst- oder Zwangskranken — aber auch des somatisch Kranken — ist Anliegen der *phänomenologischen Anthropologie*. Die besondere Struktur des In-der-Welt-Seins des Geisteskranken erforscht die *psychiatrische Daseinsanalyse*.

Es gibt also in der Medizin verschiedene Deutungs- und Erfahrungsweisen: a) die diskursive und induktive Erfahrung des Krankhaften durch Objektivieren, Erklären und Beherrschen im Sinn der Naturwissenschaften; b) das Begreifen abnormen und krankhaften seelischen Seins und seelischer Zusammenhänge in der Evidenz des Verstehens; c) die phänomenologische Interpretation des Krankseins in methodischer Ausschöpfung der phänomenalen Gehalte; d) das phänomenologisch-anthropologische Wesensverständnis der abgewandelten Daseinsverfassung des seelisch Abnormen und des Geisteskranken.

II. Ergänzende Begriffsbestimmungen und Geschichte

Der Begriff „Anthropologie" wird weder in Deutschland noch im Ausland übereinstimmend gebraucht. Die hier abgehandelte „medizinische Anthropologie" ist zu unterscheiden von der „Anthropologie" als einem Zweig der Biologie, welcher sich mit naturwissenschaftlicher Menschenkunde, Rassen- und Vererbungslehre befaßt. In den Vereinigten Staaten ist „Anthropologie" vornehmlich „Ethnologie", d.h. allgemeine und vergleichende Völkerkunde in menschenkundlicher, kultureller und kultursoziologischer Hinsicht.

Diese Vielfalt der Begriffsbestimmung hat geschichtliche Gründe: Die *biologische* Anthropologie wurde etwa in der zweiten Hälfte des 18. Jahrhunderts von BLUMENBACH, SÖMMERING u.a. begründet. Daß später die Naturwissenschaften den Begriff Anthropologie auf ihren Bereich eingeengt haben, ist aus positivistischen Tendenzen des 19. Jahrhunderts zu verstehen[1]. Daraus stammt auch die institutionsbildende Kraft, welche die naturwissenschaftliche Anthropologie unter späterer Hinzunahme der Genetik als „Anthropologie und Humangenetik" hervorgebracht hat.

Die Berechtigung, den Begriff „Anthropologie" in einem anderen und sehr viel umfassenderen Sinn anzuwenden, greift auf die ursprüngliche Bedeutung des Begriffs in der Zeit des Humanismus zurück. Damals war Anthropologie „doctrina geminae naturae humanae", d.h. Lehre von der geistig-körperlichen Doppelnatur des Menschen. In diesem *umfassenden*, auf das Wesen des Menschen bezogenen Sinne hatte der Begriff bis ins 18. Jahrhundert Geltung und hat sich in der Neuzeit, vor allem in der philosophischen Anthropologie, wieder durchgesetzt[2]. Auch die vergleichende Anthropologie, welche die Sonderstellung des Menschen in der Welt des Lebendigen herausgearbeitet hat, greift auf den eigentlichen Begriffsinhalt der Anthropologie zurück[3].

Der Mensch als das geistbetroffene, stellungnehmende Wesen, welches in der Einheit seiner beseelten Leiblichkeit in der Welt geschichtlich existiert — création de soi par soi (BERGSON) —, ist das Thema der Anthropologie in moderner Begriffsbestimmung. Die *Medizin* hat dieses Thema auf den kranken Menschen erweitert, insofern es ihr um die Seinsfrage des Kranken geht, welche mit den objektiven Erscheinungen des Krankseins nicht zulänglich zu beantworten ist.

---

[1] Hierzu: M. LANDMANN 1955.

[2] NIETZSCHE ges. Werke 1952—1957, SCHELER 1947, BERGSON 1919, HARTMANN 1949, JASPERS 1932, 1938, HEIDEGGER 1949, 1953, BINSWANGER 1953, BUBER, 1948, MARCEL 1964, GEHLEN 1962, ROTHACKER 1964, HENGSTENBERG 1960 u. a.

[3] BUYTENDIJK 1958, PLESSNER 1928, 1950, PORTMANN 1951, 1956, GEHLEN 1962.

Es ist bezeichnend für das gegenwärtige anthropologische Denken, daß sich die philosophischen, phänomenologischen und erfahrungswissenschaftlichen „Aspekte“ vom Menschen in zunehmendem Maß ihrer wechselseitigen Verbundenheit bewußt werden[1]. Die sich mehrenden Schwierigkeiten der gegenseitigen Abgrenzung, aber auch ein bewußtes Streben nach Synthese, sind heute charakteristisch: Kluckhohn (1949) fordert z. B. in Hinsicht auf eine „comprehensive science of man“: „Gewisse Aspekte der Psychologie, der Medizin, der Anthropologie, der Volkswirtschaft und der sozialen Geographie müssen mit der Anthropologie zu einer allgemeinen Wissenschaft verschmolzen werden, welche gleicherweise das Rüstzeug historischer und statistischer Methoden umfassen und Tatsachenmaterial aus der Geschichte und anderen geisteswissenschaftlichen Gebieten beziehen muß.“

III. Allgemeine Theorie und methodische Richtungen

Überblickt man die medizinische Anthropologie als Ganzes, so ist grundsätzlich zu unterscheiden zwischen den *dualistischen* Richtungen, d.h. Richtungen, in denen die somatische Medizin durch eine medizinische Psychologie ergänzt oder eine Verbindung beider angestrebt wird (z.B. die psychosomatische Medizin), und denjenigen Richtungen, die durch Ansatz und Methode eine Trennung von Körper und Seele zu überwinden suchen. Hierher gehören insbesondere die *phänomenologischen* und *existentiellen* Richtungen in der medizinischen Anthropologie.

Diese Unterscheidung hat folgende wissenschaftstheoretischen Gründe: Jede objektivierende Reflexion auf den Menschen, welche in gegenständlicher Betrachtung von einem auf Subjektivität grundsätzlich verzichtenden Standpunkt ausgeht, bringt notwendig und immer den Aspekt einer *Struktur* hervor. Wir zerlegen, sofern wir objektiv-wissenschaftlich erkennen: das bedeutet Scheidung und Unterscheidung, Trennung von Leib und Seele (psychophysischer Dualismus) und führt schließlich auch zum Strukturaspekt des Seelischen selbst. Alle Richtungen der medizinischen Anthropologie, welche sich parallel, verknüpfend oder überformend zur naturwissenschaftlich bestimmten Biologie und Medizin verstehen, enthalten notwendig diesen *psychophysischen Pluralismus*, so z.B. die experimentelle Psychophysiologie und auch die psychoanalytischen Richtungen der psychosomatischen Medizin.

Grundsätzlich anders sind jene Ansätze, welche weder vom naturwissenschaftlich erklärten Körper noch vom Gegenprinzip einer diskursiven Persönlichkeitserkenntnis ausgehen, sondern von der „*Bedeutungshaftigkeit des Leibes*“[2]. Der Körper wird als die *Leiblichkeit* des Subjekts verstanden, d.h. der Organismus lebt nicht nur, sondern er „existiert“, indem er ein Verhältnis zu der Umgebung bildet — „eine Umgebung, die nicht nur Bedingung für die intraorganischen Lebensvorgänge ist, sondern die mit dem Menschen, für ihn und durch ihn als Sinngefüge existiert“[3]. Diese erlebte und gestaltete Umgebung bedeutet für das Tier „*Umwelt*“, für den Menschen „*Welt*“. Das Tier lebt eingepaßt in seine Umwelt, der Mensch als stellungnehmendes Wesen lebt in der Welt und gegenüber der Welt. Nach Scheler (1927, 1947) ist es nicht eigentlich die Intelligenz, die den Menschen über das Tier erhebt, sondern die „Weltoffenheit“, d.h. der Mensch vermag sich seiner Umwelt objektiv gegenüberzustellen, er kann sich distanzieren und aus ihr eine gegenständliche Welt machen. Das Tier ist hierzu nicht fähig, da es fest in seine Umgebung (Umwelt) eingefügt ist, wie besonders v. Uexküll (1921, 1928) gezeigt hat. Das Gemeinsame von Mensch und Tier ist, daß Welt und Umwelt durch die Leiblichkeit (« à travers le corps »; Merleau-Ponty) im *Verhalten* ge-

---

[1] Strasser 1964.
[2] Plessner 1928, 1950, Buytendijk 1958, 1967, Merleau-Ponty 1945, 1953, Straus 1956, Sartre 1950.
[3] Buytendijk 1958.

bildet werden. Der Unterschied ist aber der, daß Welt, Verhalten und Leiblichkeit des Menschen — wobei dies alles als eine gegenseitige unlösbare Beziehung zu verstehen ist — wesensverschieden sind vom tierischen Verhalten. Insofern ist auch der menschliche Leib wesensverschieden von dem des Tieres[1]. Gerade dies geht aber aus den biologisch begründeten Wissenschaften nicht hervor. Eine solche moderne Auffassung vom Leib (s. Teil IX, S. 268) vermeidet theoretische Begriffe wie „Körper" (= materielles Naturobjekt) und „Psyche" (= abstrakt gefaßte Seele), wobei letztere — dem Stofflichen theoretisch gegenübergestellt — unlösbare Fragen aufgibt, zum Beispiel, wie die Seele auf den Körper „wirkt". Mit diesem neuen Leibverständnis ist der „Körper" keine für sich gegebene Struktur, sondern das sich selbst strukturierende Sein des Subjektes, das im Verhalten gewisse Ordnungen jeweils situativ und sinnvoll herstellt: sog. *Leistungen* tätigt (Wahrnehmen, Bewegen, Handeln usw.)[2]. Strukturanalyse des Körpers (Anatomie) und Kausalanalyse der Prozesse (Physiologie) lassen in dieser Sicht immer nur die Bedingungen der Leistung bzw. die apparativen Voraussetzungen des Verhaltens erkennen, nicht aber deren Tatsächlichkeit. Man kann also aus Anatomie und Physiologie nicht das menschliche Verhalten erklären, sondern nur die Bedingungen seiner Möglichkeit oder Unmöglichkeit. Ebensowenig sind es aber dann die „Seele" oder der „Geist", die statt dessen als Erklärungsprinzipien eintreten, vielmehr ist es die Meinung der philosophisch fundierten medizinischen Anthropologie, daß der Mensch in der Einheit seiner beseelten Leiblichkeit in seiner Welt existiert, er also nicht aus Körper und Seele zusammengesetzt sei.

Der Mensch ist gegenüber dem Tier nicht nur geistbetroffen, auch die emotionale und affektive Ansprechbarkeit und Reaktivität des Menschen ist von anderer Art als bei Tieren. „Die Affekte, Emotionen und ihre Äußerungen werden vom Menschen gelebt, *bemerkt* und *beurteilt*. Sie befinden sich immer im Kontext der persönlichen Selbstpräsentation, der integralen kulturellen und sozialen Struktur und der eigenen Lebensgeschichte"[3]. Es gibt darum auch eine psychosomatische Medizin, die sich — auch in der Theorie — vom psychophysiologischen Experiment an Tieren und von der Verhaltensforschung an Tieren unterscheidet.

Jede Besinnung auf das *Menschliche* kann dieses Menschliche immer nur als ein *intentionales Dasein* „à travers le corps" kennenlernen[4]. Dies ist der Sinn des Satzes, daß der Mensch seinen Körper *hat* und zugleich körperlich *ist*[5]. Das ist auch letztlich der Grund, warum das psychophysische Problem, das sich in der Wissenschaft über den Menschen überall meldet, wissenschaftlich unlösbar ist und bleibt. Damit wird nicht bestritten, daß der menschliche Leib in allen seinen morphologischen und physiologischen Einzelheiten wie ein physikalisches und biochemisches System sehr gut beschrieben werden kann, sondern es wird festgestellt, daß eine solche Analyse objektiver Art einen *komplementären* Aspekt verbirgt: nämlich die „*thematische Ordnung*" der leiblichen Phänomene[6]. Auf diesen letzteren Aspekt hat schon HESS (1956, 1957) hingewiesen: „Tatsächlich ist dies der springende Punkt: Ordnung ist weder Kraft noch Energie noch Stoff. Sie bedarf aber dieser, um sich zu manifestieren." Und schon vor HESS verstanden ADRIAN dasselbe unter „adjustment" als Ausdruck einer strukturierenden Funktion, dasselbe SHERRINGTON mit „integration" und schließlich CANNON (1932) unter „wisdom of the body".

Eine theoretische Vorentwürfe vermeidende, in der *Psychiatrie* fruchtbar gewordene anthropologische Richtung ist die „*Daseinsanalyse*" der Neurosen und Psychosen[7]. Ihr Name sowohl als ihr Fundament leiten sich von der Philosophie HEIDEGGERs her. Die Daseinsanalyse stellt aber im Unterschied zur philosophischen Freilegung des Daseins keine ontologische These über die das mensch-

---

[1] BUYTENDIJK 1960, v. GEBSATTEL 1954, PLÜGGE 1962.
[2] v. WEIZSÄCKER 1950, BUYTENDIJK 1956, 1967.
[3] BUYTENDIJK 1967.
[4] MERLEAU-PONTY 1953. («L'esprit n'utilise pas le corps mais se fait à travers lui tout en le transférant hors de l'espace physique»).
[5] MARCEL 1935.
[6] BUYTENDIJK 1964.
[7] BINSWANGER 1947, 1955, v. GEBSATTEL 1954, BOSS 1954, ZUTT 1953 (zus. Überblick bei U. SONNEMANN 1959).

liche Dasein bestimmenden Wesensverhalte auf, sondern sie macht ontische Aussagen, d.h. Aussagen über tatsächliche Feststellungen an faktisch vorkommenden Formen und Gestalten menschlichen Daseins. Insofern ist die Erforschung des menschlichen Daseins und seiner Abwandlung in den Neurosen und Geisteskrankheiten eine empirische Disziplin. Ihre Methode ist die *phänomenologische* Interpretation mit einem eigenen — phänomenologischen — Exaktheitsideal.

Es gibt also in der medizinischen Anthropologie mehrere Arten wissenschaftlicher Erfahrung, die sich gegenseitig befruchten: einerseits die diskursive und induktive Erfahrung des Zerlegens, Beschreibens, Erklärens und Beherrschens vom Typ der Naturwissenschaft, andererseits die phänomenologische Erfahrung im Sinne des Mitlebens, Miterfahrens und Mitvollziehens von menschlichen Akten und methodisch-kritischer Ausschöpfung so gewonnener phänomenaler Gehalte. „Es ist der alte Gegensatz Goethe-Newton, der sich hier nicht mehr als Entweder—Oder, sondern als ein Sowohl-Als-Auch gewandelt hat auf Grund einer vertieften Einsicht in das Wesen von Erfahrung überhaupt[1]."

IV. Individualpathologie

Jede Bestimmung des Menschen in der *allgemeinen* Systematik der Wissenschaften — in den Formen einer naturwissenschaftlichen Bestandsaufnahme, einer psychophysischen, psychologischen oder sonstwie allgemein-begrifflichen Fassung — zwingt immer auch zur *Gegenbestimmung*, d.h. zur Relativierung aller jener Festlegungen und zur Rückführung auf Bezüge, die unmittelbar und ursprünglich im Wesen des *Menschen selbst* wurzeln.

Der Mensch als Individuum und „Person" wird also jedesmal verfehlt, wenn man ihn wissenschaftlich-allgemeingültig interpretiert. Das geschieht eo ipso dann, wenn die „Person" mit einer (oder dem Insgesamt) ihrer biologischen Funktionen identifiziert wird, die andere Lebewesen, das Tier oder das Lebendige schlechthin, mit ihr teilen: Sie ist dann jedenfalls nicht mehr die konkrete, einmalige „Person". Aber auch dann verfehle ich die „Person", wenn ich sie auf seelische oder geistige Funktionen beschränke: etwa auf das „Denken" oder auf das allgemeine Subjekt eines Fühlens, Wollens, Erkennens oder Tuns. „Person" liegt alledem schon zugrunde und ist nicht durch eine der ihr eigentümlichen Funktionen oder gar rückläufig aus den Inhalten dieser Funktionen zu bestimmen. Daraus folgt: Die Person ist nicht in Abstraktionen zu fassen, d.h. weder als „Geist" (als logisches oder rationales Subjekt), noch als Subjekt des Fühlens, des Handelns, als allgemeiner Träger von Werten und Wertvollzügen usw. Sondern die Person ist das jeweils *konkrete* leib-seelische Ganze des Menschen, *dem* etwas erscheint, *das* etwas tut, *welches* handelt, fühlt oder denkt. Das heißt die „Person" vollzieht ihre Existenz im Tun ihrer Taten, im Erleben ihrer möglichen Erlebnisse, im Denken des Gedachten. Es gehört zum Wesen der Person, daß sie nur existiert und lebt im Vollzug ihrer eigenen intentionalen Akte. Es ist nicht angängig, sie mit den Formen ihrer Akte (Denken, Wollen, Werten usw.) zu identifizieren. Noch weniger ist sie in den Objektivationen ihrer Akte bestimmbar. Jede vergegenständlichende, objektivierende Einstellung macht das Sein der Person sofort transzendent. Die „Person" ist deswegen auch nicht in objektiver Begrifflichkeit zu fassen, welche die Un-persönlichkeit der objektiven Forschung nachahmt. Scheler hat dies ein für allemal gezeigt.

Daraus folgt für eine medizinische Anthropologie: *Die Bestimmung der Person ist notwendig kasuistisch, einmalig-eventual.* „Jeder Kranke bietet Erscheinungen, die nie da waren und nie wiederkommen werden in Bedingtheit und Gestaltung, damit aber auch in der Entstehung der pathologischen Prozesse[2]."

In den ersten Jahrzehnten dieses Jahrhunderts wurde die Individualpathologie unter zwei Aspekten entwickelt: dem *biologischen* Aspekt und dem *„medizinischen Personalismus"*.

[1] Binswanger 1947, 1955.

[2] Krehl: Vorwort zu „Entstehung, Erkennung, Behandlung innerer Krankheiten." 13. Aufl., Leipzig 1930, 1. Teil.

a) Die biologische Auffassung des Individuums

1. Die „Tiefenperson" (Fr. Kraus)

Den vielleicht großartigsten Versuch der Medizin, das anthropologische Problem umfassend *biologisch* zu bewältigen, unternahm Kraus (1919, 1926). Kraus war überzeugter Empirist und Kritizist, aber über den Standpunkt des Naturforschers hinaus durch ein universales Probleminteresse fasziniert. Auf diesem Boden entstand der großartige Versuch, den Menschen seiner *Natur* nach *einheitlich* zu begreifen. Sein zweibändiges Werk „Die allgemeine und spezielle Pathologie der Person" hat den bezeichnenden Untertitel: „Klinische Syzygiologie." Dieser Ausdruck bedeutet *„Zusammenhangslehre"* und enthält den Gedanken, daß eine Systematik der Medizin nur möglich sei durch eine umfassende Analyse ihres Gegenstandes: des *Menschen.* Eine systematische Begründung des Menschen in Gesundheit und Krankheit ist bis dahin nicht gewagt worden, und Kraus war wohl der erste und letzte, der diesen Versuch auf der Basis der *Naturwissenschaft* unternommen hat.

Die wichtigsten Gedankengänge sind folgende: Zunächst die *funktionelle Betrachtungsweise:* „Das gesunde und krankhafte Leben stellt sich selbst immer als Werden, stets im Übergang dar." „Keine organische Funktion und Funktionsreihe werden wir unter normalen und pathologischen finden, die, mag sie sich auch auffallend genug abheben, völlig für sich isoliert verläuft. Überall konstatieren wir ein Berühren, ein Verknüpftsein der Funktionen. Die Natur beginnt nicht mit den Elementen, mit denen wir selbst in der Biologie und Pathologie anzufangen genötigt sind." Sowohl in den seelischen wie in den körperlichen Vorgängen sieht Kraus unter weitgehender Eliminierung des Substanzbegriffes nur das Ereignisartige der wechselseitigen Beziehungen: „Wir untersuchen an den Dingen nichts als die Zusammenhänge."

Diese funktionelle und „syzygiologische" Betrachtungsweise ist nach Kraus aufgenötigt durch den Vorgang der *Entwicklung:* „Sowohl die Species wie das Individuum Mensch stehen beständig mitten in der Weiterentwicklung." „Die Aktivität des Menschen bringt ihn an die Umgebung heran, ändert die Reaktionstypen, modifiziert die Umwelt." Hierin berühren sich Kraus' Ideen mit Spencers Lebensphilosophie: Der Entwicklungsdynamik fällt die Aufgabe zu, eine Synthese herzustellen; die Entwicklung vollzieht sich durch den Übergang vom Gleichartigen zum Andersgestalteten durch Differenzierung, indem sie vom Unorganisierten zum Organisierten fortschreitet.

Am Schluß seines Werkes betont Kraus nachdrücklich: „Wir haben als Personen in Beziehung zu treten zu kranken Personen und nicht bloß zu krankhaften Erscheinungen" (I, S. 435). Insofern ist Kraus einer der Begründer des medizinischen Personalismus[1]. Denn die „Anthropologie" untersuchte damals nur die Physis der Hominiden, das eigentlich Menschliche blieb unberücksichtigt und wurde nicht einmal als Problem gesehen. „Anthropologie" war Körpermessung, deskriptive und vergleichende Anatomie. Daß es einmal in der Renaissance und noch bei Kant und Fichte eine (wenn auch philosophisch gefaßte) eigentliche Anthropologie gegeben hat, war vergessen. Kraus hat hier einen Neuanfang gemacht. Er entwarf ein Bild des Menschen auf dem Horizont der zeitgenössischen Biologie, suchte mit deren Mitteln die „Person" und fand sie als *„Tiefenperson"* — im *vegetativen System.* Dies ist selbstverständlich heute überholt, war aber der Ausgangspunkt wichtiger anthropologischer Probleme: z.B. der „Schichtentheorien".

2. Die Schichtentheorien der Person

Die Unterscheidung von „Tiefenperson" und „Kortikalperson" durch Kraus fällt unter das Problem *„Schichtentheorie"* der Person.

Das Prinzip der Stratifikation ist an sich vieldeutig: Ein Beispiel wäre die Vorstellung einer *anatomischen* Schichtung im Sinne der „progressiven Cerebration" in der Phylogenese: Ältere Hirnteile werden in der Stammesentwicklung durch zunehmend neue „Schichten" überdeckt. Ein anderes Beispiel ist die Schichtung des *Bewußtseins* in einer Art von *„Stufen"*: Dem „bewußten Ich" wird ein unbewußtes (jedoch bewußtseinsfähiges) „Es" gegenübergestellt und letzteres „Tiefenperson" benannt. Oder es handelt sich um Modifikationen der Aristotelisch-Thomistischen *Dreiteilung der Person* in eine anima vegetativa, anima sensitiva

[1] Christian 1952.

und anima intellectualis. Platon unterschied die Begierde („Epithymia") von Mut und Willen („Thymos") und vom Verstand („Logistikon"), wobei er den drei Bereichen verschiedene Regionen des Körpers (Unterleib, Brust, Kopf) zuordnete. Nach der philosophischen Schichtentheorie von Hartmann (1940) sind die Seinsschichten (Anorganisches, Lebendiges, Seelisches, Geistiges) dadurch ausgezeichnet, daß die jeweils höhere Schicht von den tieferen getragen wird, diesen gegenüber aber trotzdem frei ist und ihren eigenen neuen Determinationstypus verwirklicht.

In der Gegenwart hat sich die Vorstellung, eine Systematik der Person durch Aufzeigung ihrer „*Schichtung*" zu begründen, insbesondere in der Psychologie und in der Psychiatrie entwickelt. Zugrunde liegt folgender Gedanke: Im ganzen der Person liegen Triebregungen, Strebungen, das Emotionale, Willensregungen, Vorstellungen, Gedanken und Aufmerksamkeitsakte nicht gleichsam in einer Ebene, sondern fließen aus verschiedenen und in einer bestimmten Weise zueinander orientierten „Schichten". Die Verfechter einer solchen Systematik der „Person" sind in der Psychologie besonders Rothacker (1965) und Lersch (1938), in der Medizin sind es, angeregt von hirnphysiologischen und psychopathologischen Forschungen, Kleist, Thiele, Heyer, und in gewisser Hinsicht auch Freud.

Die „tiefste" Schicht ist ein unterpersönliches und relativ abgeschlossenes Massiv von Drängen und Antrieben, emotionalen Wallungen und diffusen Stimmungen. Diese tiefste, leibnahe Schicht ist die „Vitalseele" Schelers, die „Thymopsyche" Kleists, die „Vitalperson" Brauns, Bleulers „Psychoide", Rothackers „Beseelte Tiefenperson". Alle diese Bezeichnungen meinen im großen und ganzen dasselbe: eine Schicht, die „wie ein selbständiges Lebewesen betrachtet werden muß, zwar durch andere Zentren überschichtet, dennoch innerhalb der Gesamtperson in zahllosen Fällen noch unmittelbar sich auslebt; in anderen Fällen aber zu den vom Ich geregelten Gesamtreaktionen die tragende Substanz beisteuert"[1]. Die Tiefenperson ist auch die untergründige Instanz der Einbildungskraft: der Quellpunkt der Bilder und Symbole, die Stätte des Ahnens und Sehnens, — nach Rothacker — auch das spielende, lachende und weinende Wesen, das in jedem Menschen eingefügt ist; nach Lersch der „endothyme" Grund mit seinem allgemeinen Lebensgefühl und den Befindlichkeiten und schließlich auch die Schicht der „Seele" im Sinne von Klages: die Schicht der Mythen, der befreiten und rein schauenden Einbildungskraft und der geistesträchtigen Stimmung.

Dieser „Tiefenperson" steht nun eine oberste „Personenschicht" gegenüber: Letztere ist vom bewußten, kontrollierenden Ich, von der erziehenden Gesellschaft organisiert, durch Lebenserfahrungen reguliert — sie ist mit Hilfe der ständig bereitstehenden Ichfunktionen die supremale Schicht des zum „Charakter" gereiften Menschen. In ihr gelangen die für den Menschen spezifischen Anlagen und Fähigkeiten intellektueller, künstlerischer, moralischer, religiöser usw. Art zur Ausbildung. Aber sie steht in Wechselwirkung und Spannung zur Tiefenperson: Das gilt für die Affektivität und deren Kontrolle durch personale Sitte und Gesinnung ebenso wie für die gedanklichen Einfälle; es ist dasselbe „Es", dem sowohl Regungen wie Gedanken (Einfälle) entsteigen. Die Oberschicht der Person „nimmt auf", macht zu eigen, was vorbewußt emporquillt. In fortlaufendem Stufengang und Schichtenfolge ist eine relative „Selbstbildung" eingefügt in einen Wachstums- und Reifungsprozeß, bis das gipfelnde Ich die Früchte erntet (Rothacker 1965, Lersch 1938, 1962).

Diese *Schichtentheorien* haben vor allem in der *Psychiatrie* Bedeutung gewonnen. Im übrigen verband man mit der Schichtung der Person auch gewisse Vorstellungen über die *Pathogenese*. Hoffmann begründete die Psychopathien durch „Disharmonien im Zusammenklang der Schichten". In Analogie zu neurologischen Enthemmungsmechanismen werden in der Krankheit tiefere Schichten gewissermaßen entbunden: Bei Kretschmer (1950) sind z.B. die „Primitivreaktionen" der Hysterien Enthemmungen aus übergeordneten und normalerweise dämpfenden Schichten. Die Herkunft dieser Vorstellungen aus der Neurophysiologie ist deutlich. Von Freuds Vorstellungen von den „Regionen" bzw. „Instanzen" des „Ich" und des „Es" wird noch die Rede sein. Aber auch der Psychologe Rothacker spricht nicht nur im übertragenen Sinn vom „hochkortikalen Organisationsnetz der Person" oder von „selbständig regulierenden und wachsenden Schichten

---

[1] Rothacker 1965.

und Zentren", denn er betont ausdrücklich die entwicklungsgeschichtliche Fundierung seiner Theorie und sucht Belege in der Neurophysiologie und Anatomie. ROTHACKER formuliert eindeutig: „Schichten sind definiert durch eigene Regulationsgesetze und eigene Zentren." Deswegen ist es berechtigt, die Schichtentheorien der Person im Zusammenhang der *Biologie* der Person abzuhandeln, auch wenn sie im Gewand der Psychologie auftreten.

b) Der medizinische Personalismus (v. KREHL)

KRAUS und die zeitgenössische Konstitutionspathologie versuchten die Einheit des lebendigen Organismus biologisch zu begründen, um einen geschlossenen Erklärungsentwurf der Person als „*homo naturalis*" zu leisten. Aber hier zeigte sich die Grenze, es erfolgte der Überschritt zu einem metabiologischen Personalismus. Für KREHL war die „Einheit" der Person etwas *Seelisches*. Einer seiner entscheidenden Sätze lautet: „Die Leitung der Vorgänge, von der alles ausgeht, ist, wie mir scheint, etwas Seelisches, Unräumliches. Jedenfalls ist etwas Seelisches, Unräumliches die Einheit der Persönlichkeit"[1]. Der zweite Schritt war die Einsicht, daß die Krankheiten den Menschen nicht blind überkommen: „Der Mensch vermag seine Krankheitsvorgänge zu *gestalten* durch seinen körperlichen und seelischen, am besten gesagt menschlichen Einfluß auf eben diese Vorgänge" (I, Vorwort, S. 8).

Die Berücksichtigung des Seelischen in der Pathogenese erfolgte bei KREHL im umfassenden Sinn, d.h. Seelisches bedeutete bei ihm nicht nur das Bewußte, sondern auch die entschiedene Anerkennung eines wirksamen und realen *Unbewußten:* „Obwohl E. v. HARTMANN den ungeheuren Einfluß des Unbewußten schon vor Jahrzehnten hervorhob, blieb dies in Medizin und Naturwissenschaft fast unbeachtet. Das prinzipiell Wichtige vieler Darlegungen von MÖBIUS sowie der Beobachtungen von BREUER und FREUD scheint mir darin zu liegen, daß sie den unbewußten seelischen Vorgängen in der Medizin das Bürgerrecht gaben" (I/245). Es klingt schon wie ein Vorgriff auf die *psychosomatische Medizin*, wenn v. KREHL sagt: „Durch die auf seelische Erregungen zuweilen schnell folgende Amnesie ist der für die Körperlichkeit oft verhängnisvolle Schritt ins Unbewußte leicht möglich und bleibt dann in seiner Bedeutung und Wirksamkeit dem Kranken selbst verborgen" (I/246). Da hier KREHL ausdrücklich die Körperlichkeit nennt ohne Einschränkung auf die Hysterie, geht er im Grunde schon über FREUD, d.h. über die Beschränkung der unbewußten Dynamik für die Entstehung der Psychoneurosen hinaus und nimmt Grundgedanken der psychosomatischen Medizin vorweg. An einer späteren Stelle sagt er es unmittelbar: „Diese tiefgreifende Einwirkung der Psychogenie ist nicht nur in der Entstehung der Neurose wirksam, sondern so ist es innerhalb gewisser Grenzen mehr oder weniger bei einer großen Zahl innerer Krankheiten" (I/338). Oder: „Es ist nicht die Aufgabe, ein Ulcus ventriculi zu behandeln, sondern der Arzt soll die eigentümlichen und besonderen Verhältnisse des Geschehens betrachten, die in einem bestimmten Menschen mit Magengeschwür sich abspielen" (II/16).

c) Individualpathologie und Sozialpathologie im frühen medizinischen Personalismus

„Individuum" bedeutet wörtlich das „Unteilbare" und steht im Gegensatz zu einer Vielheit von Individuen, also zur Gesellschaft. „Individuum" war in der anthropologischen Auffassung etwa um 1920 ein einheitlich, dinglich-geschlossenes

[1] KREHL, v., 1930. Die folgenden Zitate sind der 13. Aufl. (1930) der „Pathologischen Physiologie" (1. Aufl. 1898) entnommen mit dem neuen Titel: „Entstehung, Erkennung und Behandlung Innerer Krankheiten."

Ganzes. In der Biologie wurde dem „Individuum“ die Qualität der Unabhängigkeit, der inneren Geschlossenheit und der „Autonomie“ zugesprochen[1]. So war es naheliegend, dem „Individuum“ eine (numerisch gefaßte und doch funktional zusammenhängende) Vielzahl, die „*Gesellschaft*“, gegenüberzustellen.

Hier wurzelt der medizinische Personalismus, wie ihn BRUGSCH (1931) verstand, wohl unter dem Einfluß von STERN (1924), dem naturalistischen Systematiker des modernen Personalismus. „Person“ ist damit aber reduziert auf das biologisch und soziologisch aufgefaßte Individuum, es ist „Einzelglied einer Population“ und „gewissermaßen nur aus der Kenntnis der Population heraus methodisch faßbar“[2]. Nicht das Einzelexemplar des Menschen in einer Population interessiert, sondern dieses im Verhältnis zu allen anderen der gleichen Population. SCHWARZ (1929) hat hierzu richtig geäußert, daß diese morphologisch, ökologisch und soziologisch begründete Anthropologie notwendig zum Schluß führe, die ärztliche Tätigkeit als Gesundheitsdienst am Volkskörper zu definieren.

Es ist wichtig, in diesem Zusammenhang auch die *Sozialmedizin* VIRCHOWS anzuführen. Die Gesellschaft und ihre Institutionen müssen sowohl auf die Bedürfnisse der Individuen als auch auf die von ihnen gebildeten sozialen Systeme bezogen sein: „Wie im Falle der Anatomie stellt die funktionale Differenzierung das grundlegende Strukturprinzip dar.“ Oder: „Wenn die Krankheit der Ausdruck des unter ungünstigen Bedingungen verlaufenden Einzellebens ist, so müssen Seuchen das Anzeichen größerer Störungen des Massenlebens sein. Jedesmal, wenn sich Viele unter gleichen, nachteiligen Verhältnissen befinden, wird auch die Krankheit an Vielen auftreten, sie wird en- oder epidemisch sein.“ In dieser Hinsicht konnte DÖRR formulieren: „Die Medizin VIRCHOWS ist eine soziale Wissenschaft; seine Wissenschaft ist die Wissenschaft vom Menschen[3].“

V. Konstitution und Typologie in medizinisch-anthropologischer Sicht

a) Konstitution

„Konstitution“ hat verschiedene anthropologische Gehalte:

1. „Konstitution“ kann als Inbegriff von „*Organisation*“ begriffen werden, d.h. als Ausdruck einer alles verbindenden *Ordnung*, in welcher die Mannigfaltigkeit der festgestellten Einzelbefunde ihren festen Halt findet. Konstitution ist der Inbegriff für Organisation, Regulation und Integration, z.B. die Ordnung, die im Zusammenwirken der verschiedenen Teile in Erscheinung tritt. In verwandter Weise kann „Konstitution“ als die *Ganzheit* der leibseelischen Verfassung verstanden werden: Sie ist „die auf der Gesamtheit der körperlichen und psychischen Merkmale und Reaktionsweisen beruhende, dem einzelnen Menschen eigentümliche Körperverfassung[4]“. KRETSCHMER (1950) versteht unter „Konstitution“ die Gesamtheit aller individuellen Erbeigenschaften: neben den Körperbauformen auch die besondere Funktionsweise und Reaktionsweise des Organismus sowie die Eigentümlichkeiten des Seelischen (also auch den „Charakter“).

In dieser Auffassung ist „Konstitution“ die Idee einer Einheit, welche alles einzelne in einem Ganzen zusammenhält. Einheit und Eigenart des Individuums drücken sich in Form und Funktion aus; der Konstitutionsbegriff umfaßt morphologische, physiologische und psychologische Zusammenhänge: „Alle körperlichen Funktionen haben zueinander Beziehungen, das unendliche Ganze dieser Beziehungen, von dem jede einzelne Funktion wieder abhängig ist, ebenso wie sie es mitbedingt, ist die Idee der Konstitution“[5]. Auch die psychologisch verstehbare Persönlichkeit ist Teil eines umfassenden Lebensganzen.

Diese besondere Auffassung der Konstitution als das Ganze der leibseelischen Verfassung des Menschen ist aber, wie JASPERS (1959) ausführt, eine „Idee“ und kein erkanntes gegenständliches Sein, welches notwendig immer partikulär

---

[1] SCHWARZ 1929. [2] BRUGSCH 1931.
[3] (Vgl. JACOB: Medizinische Anthropologie des 19. Jahrhunderts, 1967).
[4] JOHANNSEN 1926. [5] JASPERS 1953.

und niemals Erkenntnis des Ganzen ist. Das heißt, die Vollendung der Idee ist unerreichbar, aber sie bleibt trotzdem echte Aufgabe, in dem das Ganze die Erkenntnis anlockt und ausrichtet. Hingegen werden alle Konstitutionslehren falsch, wenn sie das Ganze des Menschseins zu ergreifen meinen und in direkter — diagnostischer — Anwendung den einzelnen Menschen in seiner Wurzel erkannt zu haben glauben. Dieser Einwand gilt für *jede Ganzheitsbetrachtung* der Medizin: Die Idee der Ganzheit ist Aufgabe mit unendlichem Ziel, gewonnen werden nur bestimmte endliche Erkenntnisse, nicht aber Erkenntnis des Ganzen.

2. Für KRAUS (1897) war Konstitution u.a. der spezifische Ausdruck der *Leistungsfähigkeit* des Menschen gegenüber verschiedenen Anforderungen des Lebens. SIEBECK (1937) bezeichnete die Konstitution einmal ähnlich als „Reaktionsbereitschaft, welche die Leistungsfähigkeit und Anpassungsfähigkeit des Menschen begrenzt".

Hinter dieser speziellen Idee von „Konstitution" als Maß der Leistungsfähigkeit steckt ein wichtiger anthropologischer Gedanke, nämlich der, daß der Begriff „Leistung", konsequent durchdacht, die Grenze einer rein innerbetrieblich aufgefaßten Organphysiologie insofern überwindet, als er von vornherein das Organ nicht nur in seinem inneren Betrieb, sondern in seiner die Umwelt mit dem Subjekt verbindenden Bedeutung erfaßt. „Leistungen" haben ferner ihren Anlaß, ihre Vorgeschichte, ihr Ziel, was notwendig immer vom Ganzen der Person her zu ergründen wäre. (Siehe IX a, S. 267.)

3. In einer dritten Begriffsbestimmung wird unter Konstitution die Besonderheit des Menschen verstanden, wie sie im *Erbgut* angelegt ist und sich unter der ununterbrochenen Kette der Einflüsse aus der *Umwelt* entfaltet hat. Diese Auffassung ist in der Medizin die gebräuchlichste. Es entspricht der *klinischen* Konstitutionsauffassung, daß Genom und Peristase gleichermaßen Konstitutionsbildner sind[1]. Gegen die streng genetische Auffassung, daß die Konstitution mit dem Genotypus identisch sei (z.B. TANDLER 1914, J. BAUER 1924 u.a.[1]), wäre einzuwenden, daß eine solche Beschränkung auf den Genotypus abstrakt ist, da jeder praktikable Konstitutionsbegriff auf den Phänotypus bezogen ist und zwischen Erbanlage und peristatischen Einflüssen niemals scharf unterschieden werden kann. Es ist deshalb auch berechtigt, unter „Konstitution" einfach den *Phänotypus*, d.h. das aktuelle psychophysische Erscheinungsbild des Individuums, zu verstehen[2].

Es ist hier nicht Aufgabe, die Konstitutionslehren als solche darzustellen, sondern ihre *anthropologisch wesentlichen Gehalte* aufzuzeigen: Im streng *determinierten* Sinn wäre die individuelle Verfassung des Menschen Epigenese der in der Konstitution verankerten Potenzen. Vom Standpunkt einer medizinischen Anthropologie aber, für die der Mensch kein festgelegter Seinsbestand, sondern „Entwurf" ist, der sich gleichsam zu Ende schaffen muß, hat „Konstitution" den Sinn einer möglichen *Aufgabe:* Der Mensch ist nicht schlechthin Produkt von Anlage und Umwelt, sondern „führt" sein Leben in freier Selbstgestaltung. „Denn der Mensch steckt nicht blind im Leib wie das Tier, sondern sein Sich-Verhalten zum Leib bestimmt, indem er ihn durchgeistigt, auch das Gesamtphänomen der Krankheit als sein Kranksein[3]." Konstitution kann also auch „Aufgabe" sein in dem Sinn, daß man „Konstitution" nicht nur „hat", um ein für allemal an sie zu verfallen, sondern auch um sie an kritischen Punkten zu überwinden und weiterzuentwickeln. SCHELER hat in diesem Zusammenhang auf die Dialektik von „passivem Tragen" und „aktivem Ertragen" hingewiesen.

b) Typenlehre

Der Versuch, die verschiedenen Konstitutionen sowohl mit unterscheidendem als auch umfassendem Blick zu ordnen, führt zum *Typus.*

[1] Übersicht: CURTIUS 1954. [2] Literatur: CURTIUS 1954, 1959. [3] v. GEBSATTEL 1954.

Wie die „Konstitution" entspricht auch der „Typus" einer bestimmten logischen Form der *Ordnung*, nämlich der systematischen Zusammenfassung von vielem Einzelnen unter einem „Gesichts"-Punkt. Wie in der Konstitutionslehre gibt es auch in der Typologie zwei sachlich und methodisch verschiedene Richtungen: „Typus" kann einmal einen reinen Ordnungszweck darstellen. Er kann dann als die statistische Häufung einer bestimmten Merkmalkombination aufgefaßt werden. Toto coelo verschieden von diesem statistischen Begriff ist die Auffassung, die etwa Goethe mit dem Begriff des Typus verband. Goethe hat in seiner Metamorphosenlehre *Urbilder* „der" Pflanzen, „der" Tiere erschaut; die Species ist die konkrete Verwirklichung des ihr zugrunde liegenden Urbilds und stellt dieses dar. Dieser Typus (Urbild) ist das Resultat einer intuitiven Zusammenschau und nicht einer systematischen Zusammenfassung. „Der" Typus ist jetzt kein Systembegriff, sondern erschaute Ordnung einer inneren Gliederung der lebendigen Natur. Zwischen diesen beiden Polen bewegen sich die Typologien in der Biologie, in der Medizin und Psychologie.

Eine vorwiegend „erschaute" Typenordnung ist z.B. die Typenlehre Kretschmers (1950a und b). Sie nimmt ihren Ausgang von den Temperamenten als einer eigenartigen Verschwisterung von Affektivität mit einer entsprechenden humoral-nervösen Grundlage. Daraus ergab sich die Möglichkeit einer Zuordnung von Temperament und Körperbau. Der alte Begriff „Temperament" wird so für die moderne Forschung zu einem heuristischen Oberbegriff, der sowohl die *körperliche* wie die *psychische* Seite umfaßt.

Für Kretschmer waren die Hauptformen der Geisteskrankheiten und ihre Beziehung zum Körperbau der Ausgangspunkt für seine Typologie: *Zyclothymiker* haben gewisse Wesenszüge mit den sog. *zirkulären* (manisch-depressiven) Gemütskranken gemeinsam, *schizothyme* Charaktere mit denen der *schizophrenen* Psychosen, und schließlich erinnert das zähflüssige Temperament der Athletiker an Wesenszüge der *Epileptiker*. Diesen drei Charaktertypen sind bestimmte Körperbauformen zugeordnet: die breit- und rundwüchsigen *Pykniker*, die lang- und schmalwüchsigen *Leptosomen*, und die knochig-muskulären *Athletiker*. Zum pyknischen Körperbau gehört der *zyclothyme* oder *syntone* Charakter: dem rundlich-fülligen Habitus entspricht ein natürlich-offenes, geselliges Wesen und eine gutherzige, abgerundet anschmiegsame Charakterartung. Die zyclothyme Temperamentslage schwingt zwischen beweglich und behäbig. Pykniker sind gesunde, lebensbejahende umgängliche Realisten. Die Leptosomen sind schmal-aufgeschossen, langgliedrig und schmalbrüstig. Dem leptosomen Körperbau entspricht der *schizothyme* Charakter: schwer aufschließbar und gefühlsverhalten, nach außen oft kühl und scheu, mit springender, eckiger Temperamentskurve. Unter den Schizothymen findet man abstrakte Idealisten, weltabgewandte Eigenbrötler, romantische Schwärmer, aber auch kalte, berechnende Fanatiker. Der Athletiker, muskulös und von grobem Knochenbau, mit derbem Hochkopf und besonderem Hervortreten des Gesichtsschädels, hat ein bedächtig-schwerfälliges Temperament. Wegen der Armut seiner Reaktionen ist er scheinbar unerschütterlich, gleichwohl ist er zu wuchtigen, explosiven Ausbrüchen fähig. Das Fehlen alles Leichten und Lockeren führte zur Bezeichnung des „*viscösen*" Temperaments, wie Kretschmer treffend sagt: „Der Geist der Schwere liegt über dem Ganzen."

Es ist bemerkenswert, daß die Typeneinteilung von Kretschmer sich der exakten korrelationsstatistischen Beweisführung nie befriedigend gefügt hat, und daß bei einem solchen Versuch die Menge der Übergangsfälle, Legierungen und Überkreuzungen überwiegt[1]. Das hat seinen Grund darin, daß die mit Formensinn erfaßten Typen Kretschmers in unmittelbarer Anschauung gewonnen sind; sie stehen in der Ordnung der evidenten Wesenszusammenhänge. Wird hingegen gezählt und gemessen, so tritt an die Stelle der intuitiven Wesensbeziehung die Korrelation von quantitativen Größen. Korrelationsstatistische und faktorenanaly-

[1] Kritiker sind O. Bumke, G. Ewald, H. W. Gruhle, K. Jaspers, K. Kolle, F. Möllenhoff u.a. Übersicht bei D. v. Zerssen (1966).

tische Lösungsversuche des Typenproblems mit dem Ziel einer messenden Bestimmung der Typenzugehörigkeit führen zu Index-Maßen und zu drei- bis vierdimensionalen Systemen der bestehenden Korrelationen[1].

CONRAD (1941) hat die Typenlehre KRETSCHMERs unter den besonderen Gesichtspunkt von *polaren Wuchstypen* gestellt. Die drei Prototypen des Körperbaus sind: leptosom (leptomorph) als Wuchstendenz zur Länge auf Kosten der Dicke und — spiegelbildlich — pyknisch (pyknomorph) als Wuchstendenz zur Dicke auf Kosten der Länge. Entsprechend sind *hypoplastisch* (asthenisch) Wuchstendenzen mit geringerer und *hyperplastisch* Wuchstendenzen mit überschüssiger Ausbildung der Gewebe, Muskeln oder Knochen. Diesen polaren Körperbautypen sind wie bei KRETSCHMER bestimmte Reaktionsbereitschaften und Charakterstrukturen zugeordnet. In einer dritten Gruppe hat CONRAD Wuchsformen ausgesondert, die im engeren Sinn krankhaft oder krankheitsbestimmend sind: die *dysplastischen* bzw. *dysmorphischen* Wuchstendenzen. CONRADs Typenlehre unterscheidet sich von der KRETSCHMERs wesentlich dadurch, daß die verschiedenen Typen nicht nebeneinander geordnet sind, sondern daß jeder Mensch sowohl in der Polarität leptosom-pyknisch, als auch in der Polarität asthenisch-athletisch steht und schließlich dazu noch an der krankhaften Wuchsform der dritten Gruppe leiden kann.

Ungefähr 20 Jahre nach dem Erscheinen von KRETSCHMERs Werk über „Körperbau und Charakter" haben in USA SHELDON und Mitarbeiter (1942a und b) ein neues System der „*Somatotypologie*" entwickelt[2]. Diese sorgfältig dokumentierte und statistisch geprüfte Typologie ist die derzeit überzeugendste und auch klinisch beste. Die Argumente zugunsten der Sheldonschen Somatotypologie sind nach STRUNZ (1960) und v. ZERSSEN (1965) folgende: Da SHELDON seine Argumente weniger auf die Ausgliederung „reiner Typen" aus der Vielfalt der Habitusvariationen richtet als auf die *gradmäßige* Erfassung der Variationen selber, ergeben sich aus seiner Somatotypologie viel differenziertere Aufschlüsse über das zugehörige Temperament, als es im Rahmen der Typologie von KRETSCHMER der Fall ist, der die „Typen" ohne Berücksichtigung ihres Ausprägungsgrades im Einzelfall lediglich zur Klasseneinteilung benutzt („leptosom" oder „pyknisch" oder „athletisch" oder „dysplastisch"). SHELDON schätzt dagegen bei seiner Körperbaudiagnose den *relativen Anteil* von 3 „Komponenten" an der Gesamtform eines Individuums ab: Komponente 1 = *endomorph* (rund- und weichwüchsig mit starker Neigung zum Fettansatz), 2 = *mesomorph* (derbwüchsig-muskulös), 3 = *ektomorph* (schlankwüchsig). Diese Dimensionen des Körperbaus werden unter Bezugnahme auf die drei Keimblätter aus dem Entwicklungsablauf Endomorphie, Mesomorphie und Ektomorphie genannt (eine mehr heuristisch-pragmatische Unterstellung). Die entsprechenden Temperamente heißen: *Viscerotonie, Somatotonie* und *Cerebrotonie*. Der Mensch steht also körperlich und seelisch unter der Wirksamkeit jeweils aller drei Faktoren, nur die Stärke dieser Wirkungen, für die eine Graduierung von 1 bis 7 vorgesehen ist, wechselt von Fall zu Fall. Jeder einzelne der nach SHELDON untersuchten Probanden ist also in seinem „Typus" durch zwei Zahlentripel bestimmt, im Somatischen z. B. durch die Konstellation 2, 3, 5, im Psychischen etwa 4,4, 6 (2 bedeutet im Beispiel den — relativ geringen — Ausprägungsgrad der endomorphen Komponente des Körperbaus, die letzte 6 den — außerordentlich hohen — Anteil der cerebrotonischen Dimension im Temperamentsbild). Die psychologische Beurteilung bzw. Aufstellung der Temperamente erfolgt auf Grund von Explorationsergebnissen und Tests.

---

[1] HOFSTÄTTER 1940, EYSENCK 1953.
[2] Vgl. KOCH und HÖHN 1953.

SHELDON hat auch den Zusammenhang zwischen Körperbau und Temperament auf korrelativer Basis ermittelt. Es ergaben sich folgende Zuordnungen: Endomorphie/Viscerotonie: +0,79; Mesomorphie/Somatotonie: +0,82; Ektomorphie/Cerebrotonie: +0,83. Es haben sich also sehr enge Zusammenhänge zwischen den drei Komponenten des Körperbaus und den drei Dimensionen des Temperaments herausgestellt. Wegen der hohen Korrelation der von SHELDON entwickelten drei Temperamentsskalen mit den drei zugeordneten Somatotypen müßte die Ermittlung des Somatotyps auch für eine Temperamentsdiagnose praktisch ausreichen, was inzwischen weitgehend bestätigt worden ist (v. ZERSSEN, 1965).

Während die Kretschmersche Typologie noch etwa in der Mitte steht zwischen einem induktiv verifizierten (aber gleichwohl „erschauten") Strukturtyp und einem deduzierten Idealtyp, sind die mehr *geistes- und kulturgeschichtlichen* Ansätze zum Typenproblem[1] *idealtypischer* Art. Das repräsentative Beispiel auf *medizinischem* Gebiet sind die *„psychologischen Typen"* von JUNG (1950). Aus systematischen Gründen wird nachfolgend die Jungsche Typologie aus dem Zusammenhang seiner „komplexen Psychologie" herausgelöst (vgl. Teil VI, d).

In seinem 1921 erstmals erschienenem Werk „Psychologische Typen" geht JUNG dem Unterschied nach, ob ein Mensch „mehr nach außen" oder mehr „nach innen" lebe: JUNG nennt den einen den *introvertierten*, den anderen den *extravertierten Typ* und kommt so zu einer dualen Einteilung.

Das Interessante an dieser Typologie ist ihr dynamischer Charakter und die polare Struktur der Typen: Jedem ausgesprochenen Typus wohnt nämlich eine besondere Tendenz zur Kompensation der Einseitigkeit seines Typs inne, eine Tendenz, „ die biologisch zweckmäßig ist, da sie das seelische Gleichgewicht zu erhalten strebt"[2]. Denn jeder Mensch besitzt beide Mechanismen, die Extraversion wie die Introversion, und nur das relative Überwiegen des einen oder des anderen macht den Typus aus. Die Jungschen Typen sind also „Idealtypen": Darstellungen zweier polarer Einstellungen, die nochmals im Gegensatz gebunden sind. Ganz allgemein ordnet der *Introvertierte* das Ich dem Objekt über, das Objekt hat tieferes Wertniveau und sekundäre Bedeutung. Der *Extravertierte* ordnet umgekehrt das Subjekt dem Objekt unter. Objektive Geschehnisse haben jetzt überragenden Wert. Als weiteres Hilfsmittel zur Klärung und Darstellung der Typen unterscheidet JUNG „einen Denk-, einen Fühl-, einen Empfindungs- und einen intuitiven Typus". Jeder dieser Typen kann außerdem intro- oder extravertiert sein.

Wesentlich an dieser Typologie ist das *dynamische* Moment: Die Extraversion und die Introversion sind ideal-typische Gegensatzbildungen; die Person kann aus dieser polaren Struktur gegensätzliche Tendenzen entwickeln.

VI. Medizinische Psychologie

Von der Psychopathologie ausgehend entwickelte sich in der Medizin ein eigenständiges psychologisches Denken: Das Seelische erhob Anspruch auf eine adäquate Methode seiner Erfassung, die sich von der Elementaranalyse des Seelischen und den Erklärungsweisen nach Art der Naturforschung (wie sie noch die Psychologie von WUNDT beherrschte) abgrenzt. Zwei Richtungen waren wegbereitend: die *verstehende Psychologie* und die *Psychoanalyse* FREUDS.

a) Die verstehende Psychologie

Hauptsächlich JASPERS begründete eine neue Form psychopathologischen Begreifens, der Art zu fragen, psychologisch zu analysieren und zu denken. Entsprechend den zwei Arten des Seins (Körperlichkeit und Seele; reales Sein und Geltungen) gibt es zwei Arten des wissenschaftlichen Zugangs: Reales Sein wird in seinen Zusammenhängen *„erklärt"*, Geltungen werden *„verstanden"*. Während in

---

[1] Vgl. MAX WEBER 1922, S. 190ff. [2] C. G. JUNG 1950, S. 10ff.

den Naturwissenschaften Kausalzusammenhänge gesucht und gefunden werden, geht es der Psychologie um das Begreifen seelischer Zusammenhänge in der Evidenz des Verstehens. („Die Natur erklären wir, das Seelenleben verstehen wir", DILTHEY, 1894.[1]) In der *Verstehenspsychologie* (GRUHLE, 1956) geht Seelisches aus Seelischem in verständlicher Weise hervor: Wir verstehen Erlebnisreaktionen, die Entwicklung von Leidenschaften, den Inhalt der Träume „genetisch" — nicht kausal. Wir verstehen eine Persönlichkeit in ihrem eigenen Wesenszusammenhang, verstehen den schicksalhaften Gang eines Lebens; verstehen ferner, wie der Kranke sich selbst versteht, und wie die Weise des Selbstverständnisses ein Faktor der seelischen Entwicklung wird. „Verstehen" heißt also, Lebensäußerungen und Lebensgeschichte in ihren wesensgemäßen Zusammenhängen zu erkennen durch inneren Nachvollzug ihrer Sinngehalte. Damit sind seelische Vorgänge aus dem Bereich der Naturwissenschaften herausgelöst. Der seelisch Kranke ist nicht mehr ausschließlich Gegenstand morphologischer, funktioneller oder einer nach dem Modell der Naturwissenschaft geprägten psychologistischen Betrachtungsweise, sondern das Seelische tritt selbst als konstitutiver Faktor in der Erkrankung auf.

Ein häufiger Einwand gegen die verstehende Psychologie ist die *subjektive* Rechtfertigung der Methode kraft „Intuition", „Evidenz", „Einsicht". Der Einwand besteht sicher zum Teil zu Recht. Es gibt aber auch in den Naturwissenschaften Verstehensakte, durch die Einzelbeobachtungen in „intuierte" bzw. „evidente" Zusammenhänge eingefügt werden. Offenbar kann *keine* Art formalen Denkens auf eine solche Evidenz verzichten, wenn sie Gesetzmäßigkeiten entdecken will. Es gibt demnach ein *gegenseitiges Verhältnis* von Erklären und Verstehen[2].

An dieser Stelle ist eine verstehenspsychologische Charakterologie anzuführen, die von einer *Verhältnisbestimmung* ausgeht: Die Persönlichkeit kann entweder nach dem Maß ihrer Zuordnung zur Verstehbarkeit des Normalen bestimmt werden — oder nach dem Maß des Gleichgewichtes oder der Harmonie im eigenen verstehbaren Selbst. Es gibt also zwei Variationsrichtungen: Je disharmonischer, um so „abnormer" ist die Person; oder je ungewöhnlicher und vom allgemeinen Mittelmaß abweichender, um so „abnormer" ist sie. Auf dieser Basis wurden Ordnungen entworfen; eine der bemerkenswertesten ist die Einteilung von KURT SCHNEIDER (1950). Er begrenzt die „Person" auf das Ganze des Fühlens, Wertens, Strebens und Wollens — also auf die rein psychologisch gefaßte Persönlichkeit. So kommt er zu einer zwar eingeschränkten, aber auf dieser Basis straff durchgeführten Orientierung: „Abnorme Persönlichkeiten sind Variationen, Abweichungen von einer uns vorschwebenden, aber nicht näher bestimmbaren Durchschnittsbreite menschlicher Persönlichkeiten." Aus ihnen heraus differenzieren sich als „psychopathische" Persönlichkeiten zwei Gruppen: einmal solche abnorme Persönlichkeiten, die an ihrer Abnormität leiden, und zum anderen solche, unter deren Abnormität die Gesellschaft leidet. Wenn also K. SCHNEIDER von psychopathischen Persönlichkeiten, Psychopathen oder Psychopathien redet, so geschieht das im wertfreien Sinne des übergeordneten Begriffs der „abnormen Persönlichkeit"[3].

Durch die Restriktion der „Persönlichkeit" auf das rein Seelische und durch die Deduktion der psychopathischen Persönlichkeit aus der Durchschnittsnorm kommt K. SCHNEIDER auch zu einer eigenen Fassung des *Krankheitsbegriffs:*

---

[1] In W. DILTHEYS Schrift „Ideen über eine beschreibende und zergliedernde Psychologie" (1894) wurde diese klassische Gegenüberstellung formuliert. H. RICKERT, W. WINDELBAND, E. SPRANGER hatten die psychologischen Sachverhalte bereits aus der Naturwissenschaft herausgenommen und der Geisteswissenschaft zugeordnet. Starke Impulse gab die „Phänomenologie" von E. HUSSERL, die auch für die Medizin fruchtbar wurde (vgl. Teil VIII). E. SPRANGER sprach von „geisteswissenschaftlicher" Psychologie; DILTHEY von „beschreibender und zergliedernder", im Gegensatz zu „erklärender" Psychologie. JASPERS' Ausdruck „verstehende" Psychologie setzte sich später durch.

[2] HEISS 1956, STRASSER 1964. [3] K. SCHNEIDER 1950, 1962.

Seine, das Leibliche ausklammernde, rein psychologische Typenlehre kann nicht auf den körperlichen Krankheitsbegriff zurückgreifen. Man könnte dann „Krankheit" am Psychologischen orientieren und die Herabminderung von seelischen Funktionen als Krankheit bezeichnen. Aber sofern die abnorme Persönlichkeit am seelischen Fühlen und Werten, Streben und Wollen orientiert ist, hat die psychische Funktionsstörung keinen unbedingt negativen Charakter im Sinne einer Wertminderung. Es treten nämlich andere, neue psychische Funktionen auf, und wenn man dennoch negativ werten wollte, müßte man auf außerpsychologische, also auf soziale Werte, auf die Gemeinschaft, auf die Gesellschaft blicken: Die Wertung Krankheit kann sich also nicht am Psychologischen orientieren. Widrigenfalls fällt man ein Werturteil von irgendeinem vorgefaßten weltanschaulichen oder soziologischen Standpunkt. Aus diesen und anderen Gründen orientiert K. SCHNEIDER den Begriff „*krank*" ausschließlich am *körperlichen* Seinsbegriff: „Krankheit gibt es nur im Körperlichen, und eine krankhafte seelische Erscheinung ist für uns ausschließlich eine solche, deren Dasein durch krankhafte Veränderungen des Leibes bedingt ist. So sind krankhaft die im engeren Sinne organischen oder toxischen Psychosen und sicher auch die schizophrenen und cyclothymen, auch wenn wir bis heute nichts Greifbares über die ihnen zugrunde liegenden Krankheiten wissen." Konsequent kommt K. SCHNEIDER damit zum Schluß, die Bezeichnung „krankhaft" für die psychopathischen Persönlichkeiten abzulehnen: sie sind nicht „krank", sondern „abnorm". Man versteht deswegen, warum er auch den Begriff „Neurose" ablehnt und statt dessen von „abnormer Erlebnisreaktion" spricht (= Reaktionen auf äußere Erlebnisse oder auf innere Unausgeglichenheiten: „innere Konfliktsreaktionen"). „Eine Neurose ‚hat' man nicht, sondern der neurotisch Erkrankte ‚*ist*' selbst die Neurose[1]."

Die „*verstehende*" Psychologie bzw. Psychopathologie ist wesentlich *Bewußtseinspsychologie*; sie beschränkt ihr Erfahrungsfeld auf den Bereich einsichtiger Motivzusammenhänge. Aber der Angst- oder Zwangskranke erkennt sein abnormes Angstverhalten oder seinen Zwang selbst als abnorm, er kann jedoch seinen Zustand innerhalb *einsichtiger* Motivzusammenhänge ebensowenig verstehen wie der verstehenspsychologisch orientierte Psychopathologe. Hier besteht eine Grenze, die von FREUD erweitert wurde, indem er es unternahm, im Vorstoß in die Tiefen des Vor- und Unbewußten zunächst Unverstehbares verstehbar zu machen. Die *Psychoanalyse* FREUDs ist also die zweite Wurzel des modernen psychologischen Denkens. Der fundamentale Unterschied liegt in der Annahme des „*Unbewußten*" („Tiefenpsychologie").

b) Die Psychoanalyse FREUDs und seiner Schule

1. Überblick

Ausgangsfeld für die Psychoanalyse von FREUD (1856—1939)[2] waren die Psychoneurosen (= zusammenfassende Bezeichnung für *Hysterie*, *Phobie* und *Zwangsneurose*). Von dieser Basis aus entwickelte sich die Psychoanalyse in weite Gebiete der Psychopathologie und in die normale Psychologie sowie in die Kultur- und Sozialpsychologie. Die ersten Ansätze der Psychoanalyse gründeten auf dem Studium der *Konversionshysterie:* Bei der Konversionshysterie findet ein verdrängter Affekt, der keinen Zutritt zum Bewußtsein hat, weil er sonst eine Angstreaktion hervorrufen würde, seinen Ausdruck in einem körperlichen Symptom

---

[1] K. SCHNEIDER 1950.

[2] Biographische Daten: E. JONES 1953 u. 1957. FREUD, S., Gesamtausgabe Bd. 1—18, Imago London 1947—1955.

von symbolischer Bedeutung. Konversionshysterische Phänomene (Erbrechen, Anfälle, hysterische Lähmungen usw.) haben auf unbewußter Ebene die Bedeutung einer Ich-Abwehr gegen die Angst. Diese Erkenntnis gewann FREUD aus der Behandlung von Hysterien. Sie erwiesen sich überraschenderweise durch ein „*kathartisch-analytisches*" Vorgehen als heilbar. Daraus schloß FREUD, daß die krankmachende Wirkung auf der „*Verdrängung*" beruht, d.h. auf der Verlagerung konflikthafter Auseinandersetzungen und deren Motive vom Bewußten ins Unbewußte. Das Symptom ist Resultat von Verdrängungen und so gleichsam Repräsentant des Verdrängten gegenüber dem Bewußtsein. Die Lehre von der Verdrängung wurde zum Grundpfeiler des Verständnisses der Neurosen. Die therapeutische Aufgabe war später jedoch nicht mehr das kathartische „Abreagieren" des auf falsche Bahnen geratenen Affektes (etwa in Hypnose; CHARCOT, BREUER), sondern die Aufdeckung der Verdrängung in *methodischer Analyse.*

Neurosen sind nach der Erkenntnis FREUDs dem inneren Konflikt zwischen *Triebansprüchen* und dem „*Ich*" zuzuschreiben: d.h. ein Triebbedürfnis, dessen Anspruch mit den Interessen, Wertungen der Persönlichkeit und ihrer Umwelt nicht in Einklang gebracht werden konnte, ist durch „*Verdrängung*" unbewußt geworden, jedoch so, daß die Verdrängung den Impuls nun aus dem Bewußtsein ausgeschlossen, ihn aber nicht bewältigt hat. In verhüllter Form hat der verdrängte Impuls seinen Weg wieder in die bewußte Manifestation zurückgefunden: als *phobisches, hysterisches* oder *zwangsneurotisches Symptom.*

Das *Ziel* der Psychoanalyse besteht darin, die Gründe und pathogene Dynamik dieser unbewußten Phänomene zu entdecken, um dadurch die neurotischen Symptome therapeutisch anzugehen. *Methoden* sind die Deutung der freien Assoziationen, die Traumanalyse und die Verbindung beider; ferner das Studium und die Handhabung der sog. Übertragungsvorgänge. Man versteht unter „Übertragung" die Verlagerung eines emotional bestimmten Verhaltens, das sich zunächst auf Personen und Objekte der Kindheitsgeschichte, insbesondere die Eltern, bezog, auf andere Personen, speziell den Psychoanalytiker. Diese Übertragung enthält eine therapeutische Wirksamkeit: Indem Vergangenes wieder Gegenwart werden kann, wird auch Unbewältigtes und Unausgereiftes wieder aktuell und nunmehr einer therapeutisch fruchtbaren Durcharbeitung zugänglich.

2. Theorie und einige grundlegende Begriffe der Psychoanalyse[1]

Die psychoanalytische Theorie enthält zwei Grundannahmen: Die *Struktur* der Persönlichkeit beruht auf der Lehre von den drei Instanzen: *Über-Ich, Ich* und *Es.* Die *Persönlichkeitsdynamik* gründet auf der Triebtheorie, in deren Mittelpunkt der *Libidobegriff* steht.

Die psychoanalytischen Triebtheorien. FREUD faßte den „Trieb" als eine biologische Energie im Grenzbereich zwischen Seelischem und Somatischem auf. In der frühen Fassung der Theorie hat FREUD zwei Klassen von Trieben angenommen: die Sexual- und Selbsterhaltungstriebe. Später änderte er diese Konzeption durch Einteilung in erotische und destruktive Triebe und gelangte schließlich zur Gegenüberstellung des „Lebens"- und „Todestriebes".

Der Begriff „*Sexualtrieb*" (Libido) ist bei FREUD weit gefaßt; er umfaßt alle Bedürfnisspannungen sinnlicher Art. Die Sexualität durchdringt das menschliche Verhalten in hohem Maß, sie ist aber keineswegs nur Befriedigung sexueller Triebe, denn kraft „Verschiebung" und „Sublimierung" ist die Sexualität wandelbar. Damit trägt FREUD der anthropologischen Auffassung Rechnung, denn der Mensch ist im Gegensatz zum Tier in seinem Triebleben nicht

[1] FREUD, S.: Gesamtausgabe Band 1—18. Imago London 1947—1955. Übersichten: BALLY 1959, HEISS 1956.

fixiert. Was die *Objekte* betrifft, beginnt die Entwicklung der Libido mit einem objektlosen (autoerotischen) Stadium, von dem sie sich zum Narzißmus (Sich-selbst als Objekt) und dann zur Objektlibido fortbildet. Was die *Triebziele* anlangt, so durchläuft das Individuum eine Anzahl von Triebstadien: das *orale* Stadium (1. Lebensjahr. Die Triebbefriedigung wird durch Saugen oder überhaupt durch die Berührung des mütterlichen Körpers erreicht), das *anal-sadistische* Stadium (2. und 3. Lebensjahr), das *phallische* Stadium im 4. und 5. Lebensjahr. Die Genitalien werden jetzt zu erogenen Zonen. In diese Phase fällt der sog. *Ödipuskomplex*, d.h. beim Knaben ein Besitzwunsch nach der Mutter und umgekehrt Haß auf den Vater, der mit der Tendenz, sich mit ihm zu identifizieren, einhergeht. Die Angst, für dieses Verlangen bestraft zu werden („Kastrationsangst"), bereitet die Entwicklung und Auflösung des Ödipuskomplexes vor. In der *Latenzperiode* (vom 7. Lebensjahr bis zur Pubertät) läßt der Libidodruck unter dem Einfluß der Sozialisierung nach. Danach folgt in der Pubertät die Wiederbelebung der phallischen Phase, die dann in das reife genitale Stadium des Erwachsenenalters einmündet. Die weibliche Sexualentwicklung ist komplizierter als die männliche, folgt aber etwa den gleichen Stadien. Diese Entwicklung ist nicht eine sukzessive Aufeinanderfolge, sondern eine Integration, bei der die jeweils spätere Trieborganisation die frühere in einer neuen Struktur auf höherer Ebene aufnimmt.

„Ich", „Über-Ich" und das „Es"[1]. In der früheren Auffassung FREUDs war das „Ich" identisch mit dem Bewußtsein und stand dem Triebanspruch polar gegenüber. Das Ich bedeutete Selbsterhaltung, bewußte Strebung, moralische und ästhetische Stellungnahme. Die Analyse von Zwangskranken, die ein überstrenges und dem Normalbewußtsein nicht einfühlbares „Gewissen" entfalten (und daran zwanghaft gebunden sind), führte dann zur Annahme unbewußter Teile des Ichs: dem *„Über-Ich"*. Dieses Über-Ich hat eine gewisse Selbständigkeit gegenüber dem Ich, verfolgt eigene Ansichten und ist in seinem Energiebesitz vom Ich unabhängig. In das Über-Ich gehen aber auch Triebenergien ein, die aus dem Es stammen. Hierbei spielen besonders die *Identifikationsprozesse* mit den Eltern eine Rolle: Das Kind besitzt zunächst noch keine inneren Hemmungen gegen seine nach Lust strebenden Impulse. Sie setzen erst mit der Erziehung ein. Die Rolle, die späterhin das Über-Ich übernimmt, wird zuerst von einer äußeren Macht, von der elterlichen Autorität, repräsentiert. Der Elterneinfluß regiert das Kind durch Gewährung von Liebesbeweisen oder durch deren Entzug, so daß es den Liebesverlust vor Augen hat und befürchten muß. Diese Realangst ist nach FREUD der Vorläufer der späteren Gewissensangst. An Stelle der Elterninstanz tritt damit das Über-Ich, welches das Ich nun ebenso beobachtet, lenkt und bedroht wie früher die Eltern das Kind. Die wichtigste Grundlage ist die sog. *Identifizierung*, d.h. die Angleichung des Ichs an ein fremdes Ich, in deren Folge jenes nachgeahmt und in gewisser Weise aufgenommen wird. Identifiziert sich das Kind mit dem Vater, so will es sein wie dieser, es verändert sein Ich nach diesem Vorbild. Aber auch Erzieher, Lehrer, ältere Freunde, Vorbilder aus Geschichte oder Gegenwart sind Identifikationsmöglichkeiten, welche das Über-Ich bestimmen. Dieses Über-Ich ist für die Psychoanalyse identisch mit dem Gewissen, aber das Gewissen ist nach FREUD nicht Anruf einer religiösen Instanz oder der sittlichen Verpflichtung, sondern es hat seinen psychologischen Ursprung in der frühesten Lebens- und Erziehungsgeschichte der Person.

Zum Begriff des *Unbewußten* führte folgender Sachverhalt: Während der analytischen Psychotherapie kommt es zum sog. *Widerstand*, den der Patient immer dann leistet, wenn verdrängte Konflikte bei ihm bewußt gemacht werden sollen. Objektive Zeichen dieses Widerstandes sind u. a. die sog. *Fehlleistungen*[2] (Versprechen, Vertun, Erinnerungslücken). Der Widerstand ist Äußerung des Ichs, das früher einmal die Verdrängung durchgeführt hat und sie ebendarum aufrechterhalten will. Es gibt also neben dem Ich und dem Über-Ich als dritte Instanz das *Unbewußte* („Es").

[1] S. FREUD 1923. [2] S. FREUD 1904.

Deskriptiv unterscheidet FREUD ein doppeltes Unbewußtes: das nur latente und leicht bewußt zu machende „Vorbewußte“ und das nur tiefenpsychologisch zu erschließende Unbewußte im engeren Sinn. Den Begriff „unbewußt“ verwendet FREUD aber noch in einem anderen Sinn: Unter der tiefenpsychologischen Erkenntnis, daß ein weites und wichtiges Gebiet des Seelenlebens dem bewußten Ich radikal entzogen ist, so daß die Vorgänge darin streng als unbewußt anerkannt werden müssen, hat die Psychoanalyse den Begriff „unbewußt“ auch im topischen Sinn einer seelischen Provinz verstanden. FREUD nannte diesen seelischen Bereich das „*Es*“. Dieses unpersönliche Fürwort soll das Wesen dieser Seelenprovinz ausdrücken: seine Ich-Fremdheit. Das „Es“ ist der dunkle und unzugänglichste Teil unserer Persönlichkeit; das, was wir von ihr am wenigsten kennen. Das „Es“ ist nur durch das Studium der Träume und der Dynamik der neurotischen Symptombildung zu erfahren. Dieses „Es“ in der Tiefe der Person kennt keine Wertungen, kein Gut und Böse, keine Moral. Dieses Unbekannte, das irgendwie mit den Trieben zu tun hat, das mit dem Lustprinzip innig verknüpft ist, und in dem sich möglicherweise auch Energien der Triebregungen in einem völlig anderen Zustand befinden als in gewohnten seelischen Bezirken, nämlich beweglicher und fähig zu fließenden Umformungen, Verschiebungen und Verdichtungen — dieses noch undifferenzierte „Quale“ einer rein dynamischen „Bewegtheit“ schlechthin, ist das „Es“. Aus diesen allgemeinen Eigenschaften folgt dann auch, daß das Es niemals festgelegt ist auf die spätere Qualität der *Triebbesetzung*, d.h. durch die Ziele, die es später und außerhalb seiner findet.

Über-Ich, Ich und *Es* sind also die drei seelischen Bereiche, in welche die Psychoanalyse FREUDs die Persönlichkeit gliedert, und mit deren gegenseitigen Beziehungen sie sich beschäftigt. Ausdrücklich ist darauf hinzuweisen, daß die Psychoanalyse allen diesen Bereichen die Möglichkeit zuweist, teilweise unbewußt zu sein, jedoch steigt der Irrationalitätscharakter fortlaufend gegen das „Es“ an.

In der späteren Entwicklung der Psychoanalyse, besonders durch ANNA FREUD (1952) kam es zu einer differenzierten Auffassung über die sog. *Abwehrmechanismen*. Schon FREUD kam zur Überzeugung, daß die Verdrängung bei der Entwicklung neurotischer Fehlhaltungen nur eine von mehreren möglichen Abwehrformen ist. ANNA FREUD sah insbesondere den „Widerstand“, wie er im Fortgang einer psychoanalytischen Behandlung als Hindernis auftritt, in einer neuen Perspektive: „Widerstände“ sperren nicht nur den Fluß der Mitteilungen des Patienten über das Unbewußte („Es“), sondern sind auch Quellen der Mitteilung über das „Ich“. Das Erkennen, Ansprechen und Durcharbeiten dieser Abwehrmechanismen gehört heute zu den wichtigsten Mitteln der psychoanalytischen Therapie.

Die Traumsymbolik und die Dynamik des Traumdenkens[1]. Die Eigenart der Traumsymbolik erlaubt es nach der psychoanalytischen Theorie, die mit dem bewußten Leben unvereinbaren Vorstellungen in Form von Bildern zu chiffrieren und damit zu neutralisieren. Es ist deshalb erforderlich, den symbolischen Wert zu analysieren. Die psychoanalytische Traumdeutung geht vom manifesten Trauminhalt aus und läßt hierzu frei assoziieren, um den sog. latenten Trauminhalt aufzudecken, der im Traum symbolisiert wird. Im allgemeinen ist der Traum die Realisierung eines Wunsches. Beim Kind ist der direkte, vom Lustprinzip beherrschte, Triebausdruck noch nicht gehemmt. Später verhindert jedoch die „Zensur“ den direkten Ausdruck der Wünsche. Die sog. „Traumarbeit“ erlaubt nun, einen Kompromiß zwischen den Forderungen des Ichs und den zurückgewiesenen Motivationen herzustellen. Die Traumdeutung ist deshalb im Sinne FREUDs die „via regia“, welche zur Erhellung des Unbewußten führt.

3. Die spätere Entwicklung der Psychoanalyse innerhalb der Schule FREUDs

Im Gegensatz zur Neopsychoanalyse, zur komplexen Psychologie von C G. JUNG oder der Individualpsychologie ADLERs ist die Schule FREUDs bis zur Gegenwart insofern einheitlich geblieben, als sie an zwei grundsätzlichen Thesen der Psychoanalyse FREUDs festhielt: an der Libidotheorie und an der Struktur- bzw.

[1] S. FREUD 1961, KEMPER 1955.

Instanzenlehre der Person im Sinne Freuds. Sie hat aber diese Thesen erweitert und modifiziert. Das *Ich* wurde im Unterschied zu Freud als eine *autonomere* Instanz aufgefaßt, die für geistige und soziale Handlungsweisen verantwortlich ist[1]. Zu den wichtigsten Funktionen des Ichs zählt nach Hartmann auch die Intentionalität. Die Weiterentwicklung liegt also im Ausbau einer *Ich-Psychologie*. Zur *Erweiterung der Libidotheorie* haben beigetragen: Abraham (1942) mit seiner differenzierteren Aufteilung der Libidoentwicklung in 6 Stadien, ferner Erikson (1961) durch seine vergleichenden Untersuchungen von sozialem Verhalten und Libidoentwicklung. Die englische Schule sieht die Libido und Libidoentwicklung vornehmlich im Dienst der Angst- und Aggressionsabwehr: Die Angst und ihre Abwehrmechanismen nehmen eine zentrale Stellung in der Persönlichkeitsdynamik ein[2]. *Direkte Beobachtungen an Kleinkindern* in Verbindung mit psychoanalytischen Theorien (Spitz, 1945) erbrachten Befunde zur Pädiatrie und Kinderpsychiatrie, so z.B. über die sog. Hospitalisationsschäden der Kleinkinder, die von ihrer Mutter getrennt wurden. Seit Freud hat sich innerhalb seiner engeren Schule auch die *Psychotherapie* weiterentwickelt. So hat z.B. Anna Freud zwischen der therapeutischen Arbeit am Ich und seinen Abwehrmechanismen einerseits und der Bewußtwerdung des Verdrängten (dem Es) andererseits unterschieden. Anna Freud hat auch Formen einer aktiveren Psychotherapie, insbesondere bei Kindern, herausgearbeitet (z.B. Spieltherapie). Diese an Kindern gewonnenen Behandlungsmethoden wurden auch für die psychotherapeutische Behandlung von Psychosen, insbesondere schizophrener Patienten, fruchtbar. Aktivere Behandlungen der Psychosen durch intensive Förderung der Übertragung zwischen Arzt und Patient knüpfen sich an die Namen von Fromm-Reichmann, Sechehaye, Benedetti u.a.[3].

c) Kritik und neue Wege der Psychoanalyse

In der Theorie der Psychoanalyse wird die Persönlichkeit durch die Mächte des Es in ihrer Auseinandersetzung mit der Realität und den Elternfiguren in der frühkindlichen Entwicklung geformt und dadurch determiniert. Es gibt keinen Spielraum, im *freien* Entwurf eine Zukunft zu bilden. Daß im Laufe der Entwicklung des Lebens völlig neue Akte und Qualitäten auftreten, sprunghaft andere Seins- und Wertstufen in Sicht treten und in einem sich entfaltenden Leben diese Seins- und Wertreiche sich erst eröffnen und erschließen — das alles bleibt im Determinismus der Psychoanalyse außer Betracht. Dieses „Neue" und „Reichere" im persönlichen Leben ist für die Psychoanalyse Freuds eine „Illusion"[4], wie auch im Begriff der „Sublimierung" die *echten* Werte und Wertziele kategorial verfehlt werden. Scheler (1927) wirft in seiner kritischen Auseinandersetzung mit Freud der Psychoanalyse vor, daß sie das Wesen des Menschen von der Neurose her — also von dem Abnormen — zu begründen versuche: ein wichtiger Einwand, der auch durch die moderne Ich-Psychologie nicht entkräftet ist. Andere kritische Erörterungen kreisen um das Problem der Werte: Wenn die Psychoanalyse die Persönlichkeit umbildet, indem sie unter dem Druck tiefenpsychologischer Analyse Scheinwerte, irrige Setzungen, halbe Wahrheiten entlarvt, *wertet* und *bewertet* sie auch, und sie kann nicht neutral bleiben, wenn es um den Anschluß an die objektiven Sinnbezüge und die Wirklichkeit einer Daseinsordnung, also um die Hierarchie der echten Werte geht[5].

---

[1] Hartmann 1960, Nunberg 1948, Federn 1956, Glover 1956.
[2] A. Freud 1952, Klein 1950 u.a.
[3] Übersicht bei Matussek 1959, S. 385—400. [4] S. Freud 1930.
[5] Binswanger 1947, Matussek 1948, Görres 1958.

Neue Wege der Psychoanalyse, welche die wesentlichen Grundeinsichten FREUDs belassen, aber gewisse theoretische und dogmatische Einkleidungen abstreifen, sind mehrfach beschritten worden. Diese Neuwertung richtet sich einmal gegen die einseitige Betonung des „*Genetischen*", d.h. gegen die Auffassung, daß in der seelischen Verfassung des späteren Lebens die Wiederholungen infantiler Triebe und Reaktionen („Wiederholungszwang") die wesentlichste Rolle spielen. Mit der Abstreifung des streng Genetischen gewinnt dafür die Analyse des *aktuellen Charaktergefüges* größere Bedeutung. Eine weitere Kritik gilt der Triebtheorie. Die (ältere) Psychoanalyse hat die Versöhnung von Es und Über-Ich in bezug auf vorwiegend *sexuelle* Triebansprüche als das wesentliche Ziel der Therapie aufgestellt. Das war in einer vergangenen Epoche vielleicht zutreffend. Was zu FREUDs Zeiten, im puritanischen viktorianischen Zeitalter, verdrängt wurde, ist heute weitgehend emanzipiert und toleriert. VAN DEN BERG (1960) hat an vielen Beispielen auf den kulturellen und soziologischen Wandel des „Unbewußten" und „Verdrängten" aufmerksam gemacht: Heute sind mehr die *aktuellen* Probleme des Zusammenlebens und die *aktuellen* Störungen im Verhältnis der Geschlechter, ferner die Kluft zwischen Kind- und Erwachsensein, Quelle der Neurosen im Unterschied zur frühkindlich gesetzten Sexualentwicklung, was im Verhalten der früheren Generationen zur Sexualität seinen Grund hatte. In der heutigen Epoche, in der sich die streng vaterrechtlichen und patriarchalischen Gesellschaftsstrukturen wandeln, ist wahrscheinlich auch die „Ödipussituation" nicht mehr das Kernstück aller Neurosen. Es gibt ferner einen Typenwandel der Neurose — z.B. die Abnahme der hysterischen Formen —, wie sich auch Kultur, Wissenschaft und Sozialstrukturen wandeln, die ihrerseits wieder die Neurosen, die Psychotherapie, ihre Theorie und Ziele bestimmen: Narzißtische, aggressive, masochistische oder perfektionistische Neigungen erscheinen dann nicht vorwiegend als Produkt triebhafter Kräfte, sondern bedeuten Sicherheitsstrebungen gegenüber der Unsicherheit der modernen, zivilisatorisch geprägten Welt. Wenn dem „Ich" der Psychoanalyse eine größere Autonomie zugebilligt wird als noch bei FREUD, so wird die *Aktnatur des Ichs* (Willen, Urteil, Entschlossenheit) wieder in ihren eigentlichen Wert eingesetzt. Diese Entwicklung zeichnet sich schon in der engeren Schule FREUDs bei NUNBERG (1948), GLOVER (1956), HARTMANN (1960) u.a. ab.

Schließlich wurde auch erkannt, daß das Problem der Neurose eine *personale* und eine *apersonale* Seite hat: Bei gewissen Neurosen steht die Wirklichkeit der personalen Existenz — die mangelnde Sinnerfüllung im Ich-Du, die mangelnde Wertverwirklichung oder der verfehlte Bezug zur Transzendenz — im Mittelpunkt („existentielle Neurosen", v. GEBSATTEL, 1959; „noogene Neurosen", FRANKL, 1959). Pseudomoralische und unechte Haltungen müssen als solche zunächst analytisch-therapeutisch aufgedeckt werden, damit um so entschiedener wirkliche Werte und echte Sinngehalte der personalen Existenz hervortreten können[1].

Die neue Orientierung der Psychoanalyse kann eingeteilt werden in die „*Neopsychoanalyse* (Abschnitt VI d), die „*komplexe Psychologie*" (C. G. JUNG, VI e) und die „*anthropologische Psychotherapie*" (Abschnitt VIII).

d) Neopsychoanalyse

Die wichtigsten Autoren sind ADLER, HORNEY, FROMM, SULLIVAN und SCHULTZ-HENCKE. In folgenden Punkten weichen sie von der Psychoanalyse FREUDs und seiner Schule ab: In der *Libidotheorie* und in FREUDs *entwicklungspsychologischem Determinismus* der Person. Beide Theorien werden weitgehend eingeschränkt. (Eine Ausnahme bilden SULLIVAN und SCHULTZ-HENCKE.) An-

[1] v. GEBSATTEL 1959, BRÄUTIGAM 1961.

stelle der strengen Strukturvorstellung der Person im Sinne der „Instanzenlehre" und der damit verbundenen Lehre von den „Abwehrmechanismen" werden den *Fehlhaltungen* des Menschen genauere Untersuchungen gewidmet, die er zusammen mit Umwelteinflüssen entwickelt. Gegenüber der Rolle der Sexualität wird dem Einfluß der *Umwelt* mehr Beachtung geschenkt. Schließlich hat die Neopsychoanalyse wichtige Beiträge zu einer tiefenpsychologisch fundierten *Soziologie, Psychosomatik* und zur Vorbereitung einer *anthropologischen Psychotherapie* geleistet.

Im Mittelpunkt der *Individualpsychologie* (Adler, 1919) steht das Macht- und Geltungsstreben. Das Streben nach Macht ist nach Adler — hierin Nietzsche folgend — eine treibende Motivation, um in oft abnormer (neurotischer) Weise Minderwertigkeitsgefühle zu kompensieren. Das Minderwertigkeitsgefühl ist bei Adler teils individualgenetisch bedingt (Hilflosigkeit des Kleinkindes), teils entwicklungspsychologisch oder situativ durch Zurücksetzung und Ablehnung. Der Versuch, dieses Minderwertigkeitsgefühl durch Streben nach Macht zu kompensieren, führt im Falle neurotischer Übersteigerung zur „Überkompensation". Normalerweise ist das Selbstgefühl so ausgeglichen, daß sich der Mensch reibungslos in die Gemeinschaft einfügt. Er ist in einer solchen Angleichung „selbstlos" im strengen Wortsinn. Aber dieser Grenzzustand ist eine Fiktion, Abweichungen von der idealen Anpassung an die Sozietät sind natürliche Streuungen des individuellen Lebens, und somit steht der Mensch ständig unter Spannungen: Kompensation und Überkompensation sind die nicht aufhebbaren Attribute menschlichen Lebens. Da der Mensch immer in der Gemeinschaft lebt, mit ihr wächst, sich in ihr birgt oder sich gegen sie auflehnt, so ist die Neurose notwendig auch *soziologisch* fundiert: Der Beruf, die Stellung in der Geschwisterreihe, die Sozietät schlechthin fordern Sicherungen heraus gegen Mutlosigkeit und Minderwertigkeitskomplexe, und in diesem fortdauernden Zwiespalt formt sich der Mensch oder unterliegt er in der Neurose („Flucht in die Krankheit").

Für die von der *Kulturanthropologie* und *Ethnologie* beeinflußten Richtungen der Neopsychoanalyse[1] ist es von minderer Bedeutung, wie eine Neurose (frühkindlich) entstanden ist, wichtig sind vielmehr die Situationen, in denen sie sich manifestiert. Dies hängt wiederum mit den kulturell bedingten Verhaltensweisen zusammen: Aggressivität, Perfektionismus, masochistisches, autoritäres usw. Verhalten werden wesentlich *rollenspezifisch* und *soziologisch* begriffen. Das genaue Studium der aktuellen Situationen führt zum Verständnis der Neurosen, weniger die Analyse der Einflüsse der frühen Kindheit.

Fromm (1941, 1954), von der Soziologie herkommend, zielt in einer anthropologisch orientierten Psychoanalyse vor allem auf eine *Sinngebung* der menschlichen Entwicklung. Im Unterschied zu Freud sieht er in der geschichtlichen und individuellen Entwicklung des Menschen eine schöpferische Aufgabe, die unter Ablösung von infantilen Bindungen in personaler Freiheit und Verpflichtung geleistet werden muß. Sullivan (1947, 1953) geht von der Dynamik der zwischenmenschlichen Beziehungen aus, worunter er den ganzen Bereich sozialer und kultureller Maßstäbe in ihren Ansprüchen und Wirkungen auf den einzelnen versteht. Das Individuum ist für sich gesehen eine Abstraktion; normales und gestörtes Verhalten sind deshalb nur unter dem Gesichtspunkt der zwischenmenschlichen Beziehungskräfte zu erfassen.

Die „*analytische Psychologie*". Schultz-Hencke (1940, 1949, 1951, 1952) und seine Schule[2, 3] haben vor allem in Deutschland eine eigene bedeutende Richtung der Neopsychoanalyse begründet und darüber hinaus wesentlich zur Entwicklung der psychosomatischen Medizin beigetragen.

Der Grundkonflikt der menschlichen Psyche besteht nach Schultz-Hencke in der Hemmung gewisser Antriebe des Menschen, die er wie folgt unterteilt: Das *intentionale Antriebserleben* umfaßt die Zuwendung im weitesten Sinn, sowohl die emotionale Zuwendung als auch das Interesse. *Das kaptative Antriebserleben* stellt auf primitiver, oraler Stufe das „Haben-Wollen" dar, so wie das Kleinkind alle Gegenstände in den Mund steckt, um sie zu besitzen. Nach Schultz-Hencke hat dieses kaptativ-orale Antriebserleben eine psychosomatische Bedeutung, indem Beziehungen zu dem Verdauungstrakt bestehen. Auch die soziale Proble-

---

[1] Horney 1951a und b, Kardiner 1939, 1945.

[2] Übersicht: Schwidder 1959, S. 161—214. [3] Wyss 1961, S. 197ff.

matik des „Nehmens“ und „Gebens“ ist eng mit dem oral-kaptativen Antriebserleben verbunden. Das *retentive anale Antriebserleben* hängt mit der frühkindlichen Phase der Reinlichkeitsgewöhnung und gewissen Tendenzen des Kleinkindes zusammen, seine Ausscheidungen zurückzuhalten oder diese Funktion mit einer aggresiven Haltung zu vereinigen. Psychosomatische Erkrankungen der unteren Darmpartien oder Charakterfehlhaltungen, wie etwa Geiz, können mit Hemmungen des anal-retentiven Verhaltens zusammenhängen. Das *aggressive, geltungsstrebige Antriebserleben* leitet SCHULTZ-HENCKE von einem motorischen Entladungsbedürfnis ab, wie es insbesondere bei Kleinkindern beobachtet werden kann. Die Beziehung zwischen Aggression und Geltungsstreben ergibt sich, wenn das Kind kraft seiner Aggression die Umwelt beherrscht und dadurch Anerkennung findet. Das Geltungsstreben wird insofern in den Dienst der Aggression gestellt. SCHULTZ-HENCKE unterscheidet das *liebende und das sexuelle Antriebserleben*, wobei er die Sexualität in den menschlichen Eros eingebettet sieht. „Hingabe“, „Sehnsucht“ und Verlangen nach „Geborgenheit“ sind Antriebsqualitäten mit der Tendenz, sich vertrauend hingeben und so sein zu dürfen, wie man ist, und dennoch sicher zu sein, bejaht zu werden.

Härte oder Verwöhnung in der Entwicklung des Menschen führen in je besonderer Weise zur *Hemmung* der verschiedenen Antriebsarten. Die Verwöhnung führt dazu, daß das Kind aus Angst vor Liebesverlust auf die Entfaltung z. B. seiner kaptativen-retentiven oder aggressiven Strebungen verzichtet. Das durch Härte oder Verwöhnung gehemmte Antriebsleben wird nun in seiner Wirkung nicht völlig aufgehoben, es bildet die *Haltung* des Menschen. Unter dieser versteht SCHULTZ-HENCKE bestimmte Grundtendenzen des Charakters, die als unbewußte Motivationen das Handeln beeinflussen. Ein Charakter, der durch die Hemmung jener Strebungen schon gestört ist, entwickelt als Reaktion auf jene Hemmungen noch weitere abnorme Züge: so „Riesenansprüche“ und „Riesenerwartungen“, „Überkompensation“ und „Ersatzbefriedigungen“. Bei der Auslösung der Neurosen mißt SCHULTZ-HENCKE den „*Versuchungs*“- oder „*Versagungssituationen*“ besondere Bedeutung bei: z. B. berufliche Zurücksetzung oder Aufstieg, Abweisung oder Erfolg in der Liebe, Vermögensverlust usw. Versuchungs- oder Versagungssituationen führen bei „gehemmten Menschen“ zum Konflikt und zur Entwicklung neurotischer Symptome.

e) Die „komplexe Psychologie“ (C. G. JUNG)

JUNG hat sich 1913 von FREUD getrennt und im Unterschied zu dessen naturwissenschaftlich orientierter Konzeption die „*komplexe Psychologie*“[1] aus einem philosophisch-spirituellen und mythologischen Ansatz entwickelt. Sein Werk hat die *medizinische* Anthropologie weniger beeinflußt, weil das Interesse von C. G. JUNG und seiner Schule nicht so sehr klinisch-psychotherapeutischen Problemen zugewandt ist, sondern auf eine Menschenbildung hinzielt („Selbstwerdung“, „Individuation“). Wie in der Psychoanalyse FREUDs ist die Deutung des Unbewußten auch in der komplexen Psychologie wesentlich, indes ist die Auffassung des Unbewußten bei C. G. JUNG anders als bei FREUD.

Das kollektive Unbewußte. Nach FREUD ist die Verdrängung ein Prozeß, der in der frühen Kindheit einsetzt; die verdrängten Inhalte sind Erwerbungen des individuellen Daseins. C. G. JUNG bestimmt das Unbewußte anders: Wenn man Träume und Phantasien, die in einer Analyse manifest werden, daraufhin ansieht, ob sie den frühen persönlichen Inhalten formal ähnlich sind, so findet man Materialien, bei denen dies zutrifft, aber auch andere, die über das Persönliche hinausreichen. JUNG unterscheidet daher eine Schicht des „persönlichen“ Unbewußten und *überpersönliche* Inhalte, die nie von der individuellen Person selbst erfahren wurden. Es sind dies die „*Archetypen*“[2]: symbolische Gestaltkomplexe, Urbilder, die auf einen kollektiven, interpersonellen Besitz hinweisen und darum auch bei entferntesten Völkern und Rassen übereinstimmend gefunden werden. JUNG bringt empirische Beweise, daß das Unbewußte nicht nur Persönliches, sondern auch Unpersönliches, Kollektives in Form solcher Archetypen enthält. Er hat in diesem Zusammenhang die Hypothese aufgestellt, daß das Unbewußte in seinen tiefen Schichten interpersonelle kollektive Inhalte besitzt: er nennt es darum das

[1] Übersichten: JACOBI 1949. HEYER 1959, S. 285—334.
[2] C. G. JUNG 1950.

„kollektive Unbewußte“: „Das kollektive Unbewußte ist die gewaltige geistige Erbmasse der Menschheitsentwicklung, wiedergeboren in jeder individuellen Hirnstruktur“[1].

Insofern nun die Kollektivpsyche die „parties inférieures“ (JANET) der seelischen Schichtung darstellt, beschwert und entwertet sie auch die individuelle Persönlichkeit: Die Verdrängung der Kollektivpsyche ist nach JUNG notwendig zur Persönlichkeitsentwicklung. Der Primitive ist noch wesentlich identisch mit der Kollektivpsyche, die Entwicklung der Persönlichkeit wird hier zur Frage des magischen Prestiges: als „Persona“ (Maske) hüllt der Primitive sich in Masken zur Erhöhung der Persönlichkeit oder Veränderung; das dadurch ausgezeichnete Individuum wird der Kollektivpsyche scheinbar entrückt. Das Individuum entwickelt sich sonach unter der abhebenden Maske (= „Persona“) gegensätzlich zum Clan, und umgekehrt erkennt der Clan diese Differenzierung wiederum an.

Die „Persona“ als „Maske“. Die bewußte Persönlichkeit ist ein mehr oder minder willkürlicher Ausschnitt aus der Kollektivpsyche, sie besteht aus einer Summe von psychischen Tatsachen, die als „persönlich“ empfunden werden. Das Attribut „persönlich“ drückt eben diese ausschließliche Zugehörigkeit zu *dieser bestimmten Person* aus.

Ein nur-persönliches Bewußtsein betont mit einer gewissen Ängstlichkeit sein Eigentum und Urheberrecht an seinen Inhalten und versucht damit, ein Ganzes zu schaffen. Jene Inhalte aber, die zu diesem Ganzen nicht passen, werden übersehen, verdrängt und verleugnet. Person („Persona“) ist so eine „Ansicht aus der Kollektivpsyche“ — also im Grunde nichts „Individuelles“; sie ist, wie ihr Name sagt, „Maske“ der Kollektivpsyche, welche Individualität vortäuscht. Hinter dieser Personmaske steckt aber das Unbewußte selbst, die eigentliche Individualität[2].

Sofern sich der Mensch mit seiner Personrolle ganz identifiziert, ist er sich selbst überhaupt unbewußt. Denn er spielt ja nur eine *Rolle* und imaginiert damit eigentlich etwas *Un*persönliches. Für JUNG gibt es nun eine Möglichkeit, über diese Pseudorolle der Persona hinauszugelangen. Das ist der Weg der „*Individuation*“. Individuation bedeutet, zum „Einzelwesen werden“, und, insofern wir unter Individuation unsere innerste, letzte und unvergleichbare Einzigartigkeit verstehen, bedeutet dieser Weg: „zum eigenen Selbst werden“. Individuation heißt also Selbstverwirklichung. Psychologisch ist dies ein Entwicklungsprozeß, welcher den Menschen zu jenem bestimmten Einzelwesen macht, das er *wirklich* und echt ist. Der Zweck der Individuation ist also kein anderer als das Selbst aus den Hüllen der „Persona“ einerseits und der Gewalt der kollektiven Identifikation andererseits zu befreien. Der Zweck der Individuation ist somit die *Demaskierung der Rollenhaftigkeit* und die Hinführung zu dem, wie man selbst „ist“.

Der *methodische* Weg zu diesem *Selbstsein* ist der Prozeß der analytischen Bewußtmachung mit der Folge, daß das Bewußtsein sich erweitert. Dadurch wird der dominierende Einfluß des Unbewußten fortlaufend abgebaut, und in diesem Fortgang findet schließlich eine schrittweise Persönlichkeitsentwicklung statt. Parallel damit geht eine Verwandlung der allgemeinen Einstellung: Jene scharfen Trennungen und Oppositionen zwischen Bewußtem und Unbewußtem, die in konfliktreichen und neurotischen Naturen so deutlich sind, beruhen ja auf Einseitigkeiten eben jener Akzentsetzungen, die der einen den absoluten Vorzug geben und dadurch die andere ungebührlich in den Hintergrund drängen. Durch

[1] C. G. JUNG 1946, S. 154.

[2] Die Ableitung der Jungschen Begriffe, so der „Persona“, ist nur bei Zugrundelegung des Gesamtwerkes dem Verständnis zugänglich. Die Darstellung der anthropologischen Auffassung von „Person“ bei JUNG ist am übersichtlichsten in C. G. JUNG 1945.

Bewußtmachung und Erleben der Phantasien werden die unbewußten Funktionen dem Bewußtsein assimiliert, und dadurch vollzieht sich eine Veränderung und harmonisierende Neuordnung der Persönlichkeit.

Fassen wir JUNGs „Personverständnis" zusammen: „Persona" ist bei JUNG die „Maske"; wer sich mit der Maske identifiziert, zeigt zwar einen „persönlichen Charakter", aber nicht sein individuelles Selbst. Dieser persönliche Charakter ist kollektiv verankert und wechselt mit dem Meinungsbild des Kollektivs, es ist ein Funktionskomplex, der aus Gründen der Anpassung oder Bequemlichkeit zustande gekommen ist — er ist *gerade nicht* das Individuelle: das echte „Selbst". Hinzu kommt ein weiterer psychologischer Gesichtspunkt bei JUNG: Wie es einen *äußeren* Charakter (Persönlichkeit) gibt, so gibt es auch eine *innere* Persönlichkeit:

„Es ist nicht selten, daß oft gerade solche Individuen, deren Persona durch eine starre Rücksichtslosigkeit und Beziehungslosigkeit gekennzeichnet ist, den Vorgängen des Unbewußten gegenüber eine Einstellung besitzen, deren Charakter eine äußerste Beeinflußbarkeit ist. So unbeeinflußbar und unzugänglich sie außen sind, so weich, schlaff und bestimmbar sind sie gegenüber ihren inneren Vorgängen. In diesen Fällen entspricht daher die innere Einstellung einer von der äußeren diametral verschiedenen *inneren* Persönlichkeit. Ich kenne z. B. einen Menschen, der schonungslos und blind das Lebensglück seiner Nächsten zerstört hat, der aber wichtige Geschäftsreisen unterbricht, um die Schönheit eines Waldrandes, den er von der Eisenbahn aus erspäht hat, genießen zu können ... Ebensogut, wie uns die alltägliche Erfahrung berechtigt, von einer äußeren Persönlichkeit zu sprechen, berechtigt sie uns auch, die Existenz einer inneren Persönlichkeit anzunehmen. Die innere Persönlichkeit ist die Art und Weise, wie sich einer zu den inneren psychischen Vorgängen verhält, sie ist die innere Einstellung, der Charakter, den er dem Unbewußten zukehrt. Ich bezeichne die äußere Einstellung, den äußeren Charakter, als Persona, die innere Einstellung bezeichne ich als *Anima*, als Seele. In demselben Maße als eine Einstellung habituell ist, ist sie ein mehr oder weniger festgefügter Funktionskomplex, mit dem sich das Ich mehr oder weniger identifizieren kann. Die Sprache drückt es plastisch aus. Wenn jemand eine habituelle Einstellung gewissen Situationen gegenüber hat, so pflegt man zu sagen: ‚Er ist ein ganz anderer, wenn er dies oder jenes tut' ... „Was den Charakter der Seele anbetrifft, so gilt nach meiner Erfahrung der allgemeine Grundsatz, daß sie sich im großen und ganzen zum äußeren Charakter komplementär verhält. Die Seele pflegt erfahrungsgemäß alle diejenigen allgemein menschlichen Eigenschaften zu enthalten, welche der bewußten Einstellung fehlen. Der von bösen Träumen, düsteren Ahnungen und innerlichen Ängsten geplagte Tyrann ist eine typische Figur. Äußerlich rücksichtslos, hart und unzugänglich, ist er innerlich jedem Schatten zugänglich, jeder Laune unterworfen, wie wenn er das unselbständigste, bestimmbarste Wesen wäre. Seine Seele enthält also jene allgemein menschlichen Eigenschaften der Bestimmbarkeit und der Schwäche, die seiner äußeren Einstellung, seiner Persona gänzlich fehlen. Ist die Persona intellektuell, ist die Seele ganz sicher sentimental. Der Komplementärcharakter der Seele betrifft aber auch den Geschlechtscharakter, wie ich vielfach unzweifelhaft gesehen habe. Eine sehr weibliche Frau hat eine männliche Seele, ein sehr männlicher Mann eine weibliche Seele. Dieser Gegensatz rührt daher, daß z. B. der Mann nicht durchaus und in allen Dingen männlich ist, sondern er hat normalerweise auch gewisse weibliche Züge"[1].

Diese Polarität zwischen „außen" und „innen" der Persönlichkeit ist nach C. G. JUNG ein psychologisches Wesensmerkmal des Menschen von einer nahezu gesetzmäßigen Dynamik:

„So wie die ‚*Persona*' als Ausdruck der Anpassung an das Milieu in der Regel stark vom Milieu beeinflußt und geformt ist, so ist auch die Seele stark vom Unbewußten und dessen Qualitäten geformt. Wie die Person in einem primitiven Milieu notwendigerweise primitive Züge annimmt, so übernimmt die Seele einerseits die archaischen Züge des Unbewußten, andererseits den symbolisch-prospektiven Charakter des Unbewußten. Daher stammt das ‚Ahnungsreiche' und ‚Schöpferische' der inneren Einstellung. Die Identität der Persona bedingt automatisch eine unbewußte Identität mit der Seele, denn wenn das Subjekt, das Ich, ununterschieden ist von der Persona, so hat es keine bewußte Beziehung zu den Vorgängen des Unbewußten. Es ist daher diese Vorgänge selber, es ist identisch damit. Wer seine äußere Rolle unbedingt selber ist, der ist auch unweigerlich den inneren Vorgängen verfallen, d. h. er wird gegebenenfalls seine äußere Rolle mit unbedingter Notwendigkeit durchkreuzen oder sie ad absurdum führen (Enantiodromia). Eine Behauptung der individuellen Linie ist dadurch ausgeschlossen, und das Leben verläuft in den unausweichlichen Gegensätzen. In diesem Falle

---

[1] C. G. JUNG 1950, S. 633ff.

ist die Seele auch immer projiziert in ein entsprechendes, reales Objekt, zu welchem dann ein fast unbedingtes Abhängigkeitsverhältnis existiert. Alle Reaktionen, die von diesem Objekt ausgehen, haben eine unmittelbare, von innen angreifende Wirkung auf das Subjekt. Es handelt sich oft um tragische Bindungen[1]."

Die Stellung Jungs *in einer medizinischen Anthropologie*, seine psychologische Auffassung vom Menschen, ist im Grunde nicht ohne Freuds „biologistische" Position zu denken: Freud sprach ja noch von „psychologischen Vorläufigkeiten" mit der Absicht, die Psychologie einmal in einer Biologie aufgehen lassen zu können. Gegenüber diesen naturalistischen Gedankengängen stellte Jung antithetisch ein selbsttragendes Reich des Seelischen auf, ohne Rückgriff auf das Leibliche.

„Alles was ich erlebe, ist psychisch. Alles was wir je wissen können, besteht aus psychischem Stoff. Psyche ist das allerrealste Wesen, weil es das einzig Unmittelbare ist ... Wenn ich meinen Begriff von Realität auf die Psyche verschiebe, wo er einzig wirklich am Platze ist, so hört damit auch der Konflikt zwischen Natur und Geist als Erklärungsgründen auf. Sie werden zu bloßen Herkunftsbezeichnungen für die psychischen Inhalte, die sich in mein Bewußtsein drängen[2]."

Für eine medizinische Anthropologie ist diese radikale Entfernung vom Leibe keine Lösung jenes eigentlich *medizinischen Problems*, wie Seelisches sich im Körperlichen entfalten kann. Deswegen hat sich die anthropologische und psychosomatische Medizin wesentliche Stücke ihrer Erkenntnis nicht bei Jung, sondern bei Freud geholt: allerdings zum Teil unter Abstreifung und Neugestaltung jener Anteile seiner Psychologie, die in dem positivistischen Naturalismus des 19. Jahrhunderts wurzeln. Der ständige Rückgriff auf Freud betrifft ja kaum seinen Biologismus, sondern seinen wichtigsten Befund, daß im psychoanalytischen Umgang mit den Kranken *körperliche* Vorgänge im Spiegel des *Seelischen* sichtbar und dort therapeutisch nutzbar werden können.

VII. Psychosomatische Medizin

Die psychosomatische Medizin verfolgt die Einflüsse und Auswirkungen von bewußten und unbewußten emotionalen Konflikten auf die Funktionen des Körpers und auf die Entstehung von organischen Krankheiten. Wissenschaftliche und praktische Ziele sind, durch methodische Analyse der seelischen Struktur Wesentliches zum Verständnis der Pathogenese und zur Therapie von organisch Kranken beizutragen. Insofern ist die psychosomatische Medizin von der Neurosenlehre abzugrenzen, wiewohl sie ihre Erfahrungen und Methodik wesentlich von der Behandlung der Psychoneurosen herleitet.

Als *psychosomatische Krankheiten*, bei denen seelische Faktoren eine bedingende Rolle spielen, und die einer seelischen Behandlung zugänglich sind, gelten beispielsweise folgende: Magen- und Darmgeschwüre, Obstipation, nervöses Erbrechen, Eß- und Appetitstörungen bis zur Anorexia nervosa (Thomae, 1961); Colica mucosa, Colitis ulcerosa; ferner allergische Erkrankungen und Bronchialasthma (de Boor, 1965), funktionelle Herz- und Kreislaufstörungen unter Einschluß bestimmter Formen des essentiellen Hochdrucks, Migräne, gewisse Stoffwechselstörungen und Endokrinopathien. Die Reihe ist aber noch umfangreicher als hier aufgezählt ist. Es gibt kein klinisches Fach, in dem nicht psychosomatische Störungen eine Rolle spielen[3]. Eine Übersicht über neuere Arbeiten findet man in dem Sammelwerk von Wittkower und Cleghorn (1954), weitere Literatur bei Grinker (1953) und in den Sammelreferaten von P. Christian und W. Jacob (1933—1955) sowie von Lopez-Ibor (1963).

[1] C. G. Jung 1950, S. 636. [2] C. G. Jung 1934.

[3] Übersichten: Stokvis 1960, Dunbar 1945, 1954, 1951, Alexander 1951, Weiss und English 1957, Boss 1954, v. Uexküll 1963.

Auch organische Krankheiten mit bekannter stofflicher Ursache schließen eine psychosomatische Betrachtung nicht aus, weil Ausbruch, Verlauf und Heilungstendenz von der psychophysischen Gesamtpersönlichkeit bestimmt sein können. Beispiele sind die Lungentuberkulose, unter den endokrinen und Stoffwechselerkrankungen der Diabetes mellitus, die Hyperthyreose und Basedowsche Erkrankung, ferner Coronarerkrankungen, insbesondere im Zusammenhang von Auslösung der Angina pectoris und Konditionierung der Coronarsklerose und des Herzinfarktes[1].

Über die Anwendung der Psychotherapie und die einschlägigen psychosomatischen Probleme in den einzelnen *klinischen Fächern* unterrichten zusammenfassende Darstellungen[2].

Die *Entwicklung* der psychosomatischen Medizin zu einer systematischen Wissenschaft ist wesentlich durch F. ALEXANDER und seine Schule gefördert worden. Sein Ausdruck „Psychosomatics" ist ab 1945 im deutschen Sprach- und Schrifttum als „Psychosomatik" oder „Psychosomatische Medizin" übernommen worden. Gleichwohl geht die Tradition auf Europa zurück. DEUTSCH benutzte bereits 1922 den Ausdruck „psychosomatische Medizin". KREHL und v. BERGMANN haben von internistischer Seite bereits vor Jahrzehnten auf die innige Wechselwirkung von seelischem Einfluß und innerer Erkrankung hingewiesen. Innerhalb der Psychoanalyse waren DEUTSCH (1928) und WEISS (1922) Pioniere, die Patienten mit funktionellen oder organischen Störungen schon 1922 nach psychoanalytischen Prinzipien untersuchten und behandelten. Einer der bedeutendsten Vorkämpfer in Deutschland war V. v. WEIZSÄCKER (1964a und b, 1947a und b, 1949, 1951). In den 20er und 30er Jahren wurde von „psychosomatischen" und „affektiv-psychosomatischen" Wechselbeziehungen gesprochen[3].

a) Richtungen der psychosomatischen Medizin

Die psychosomatische Medizin hat sich — erfahrungswissenschaftlich und theoretisch — in mehreren Richtungen entfaltet.

1. Die charakterologisch orientierte Richtung

Als Beispiel sei FLANDERS DUNBAR (1954) angeführt: Sie hat in einer Beobachtungszeit von über 12 Jahren bei 1600 Patienten versucht, einzelne Krankheitsgruppen mit der Persönlichkeit zu korrelieren mit dem Ziel, spezielle *Charakterkonstellationen* (methodisch teils biographisch, teils biographisch-analytisch) mit Krankheitsentwicklungen zu verbinden. Auf Grund solcher „Korrelationsstudien" kam DUNBAR zu charakteristischen und nach ihrer Auffassung spezifischen seelischen Konstellationen bei Hochdruckleiden, Coronarerkrankungen, Diabetes, Magengeschwüren, Asthma, Tuberkulose usw. In Fortsetzung dieser Richtung wurde versucht, mit den Mitteln der *Statistik* an einem großen Material psychologische Merkmale (Grade und Formen der Angst, Triebstruktur, Neurosebereitschaft, Affektkonstellation usw.) mit verschiedenen Krankheiten in Verbindung zu setzen. Ergebnis ist beispielsweise die statistische Häufung von gehemmter Aggressivität und zwangsneurotischen Symptomen bei Hochdruckkranken[4].

2. Die psychoanalytischen Richtungen

Die zweite Art psychosomatischer Forschung sind tiefenpsychologisch fundierte Analysen von funktionell und organisch Kranken. Man kann hierbei einige Schulen unterscheiden mit Nuancen in der *Theoriebildung:*

[1] HAHN, NÜSSEL und STIELER 1966.

[2] *Innere Medizin:* CLAUSER 1961; *Anaesthesiologie:* LASSNER 1961; *Chirurgie:* KREUZ und BOOS 1961; *Gynäkologie:* PRILL 1961; *Urologie:* KLEINSORGE 1961; *Ophthalmologie:* HINZ 1961; *Dermatologie:* BORELLI 1961; *Kinderheilkunde:* JOPPICH 1961.

[3] HEYER 1925, SCHULTZ 1930, WITTKOWER 1929.

[4] SASLOW, GRESSEL, SHOBE et al. 1950.

Alexander und seine Schule in Chicago unterscheiden scharf zwischen Konversionssymptomen und vegetativer Neurose. Ein Konversionssymptom ist ein *symbolischer* Ausdruck eines emotional geladenen psychologischen Inhalts: er ist der Versuch, die emotionale Spannung zu entladen. Eine *vegetative Neurose* bedeutet indessen *nicht* einen Versuch, eine Emotion zum Ausdruck zu bringen, sondern sie ist die *physiologische Reaktion* der vegetativen Organe auf anhaltende oder periodisch wiederkehrende emotionale Zustände. „Eine Blutdruckerhöhung z.B. unter dem Einfluß von Wut führt den Affekt nicht ab, sondern ist eine physiologische Komponente des Gesamtphänomens der Wut. Wie später gezeigt werden wird, stellen diese physiologischen Komponenten einen Anpassungsvorgang des Organismus dar, der damit in Bereitschaft gesetzt wird, einem Ausnahmezustand ohne Verzug zu begegnen[1]." Nach dieser von Alexander präzis formulierten Theorie bildet die „vegetative Neurose" das Mittelglied zwischen einer Konversionshysterie und den psychogenen organischen Erkrankungen, den eigentlichen psychosomatischen Krankheiten, die nach Alexander durch chronische, bewußte oder unbewußte emotionale Spannungen zustande kommen.

Das *theoretische Modell,* das Alexander, ebenso Glover, Mitscherlich, v. Uexküll u.a. in Anspruch genommen haben, ist die „Notfallreaktion" im Sinne Cannons (1929). v. Uexküll (1963) spricht in diesem Zusammenhang von sog. „Bereitstellungskrankheiten". Er vermutet, daß ein Mangel an adäquaten Motiven die Auflösung von Bereitstellungen und ihren affektiven Spannungen verhindert und sie zu einem Dauerzustand werden läßt. Zum Beispiel läßt sich nach v. Uexküll die Pathogenese eines Hochdrucks psychosomatisch dahingehend verstehen, daß die Entwicklung und Reifung bestimmter Motive verhindert wurde, und daß es auch nicht gelungen war, sie durch andere Motive zu ersetzen, mit deren Hilfe die Affekte in andere Richtung differenziert oder sublimiert werden konnten. Insofern kommt es zu einer chronifizierten Bereitstellung im Sinne einer ergotropen Reaktionslage. Eine andere psychosomatische Theorie verfolgt Mitscherlich (1961), wenn er von einer „zweiphasigen Verdrängung" spricht. Mitscherlich versteht darunter, daß Konflikte, die nur relativ unvollständig verdrängt werden, zu neurotischen Störungen führen, die mit Zwangshaltungen, Phobien, aber auch mit funktionellen Syndromen einhergehen. Erst wenn die Verdrängung stärker wird, treten körperliche Dauersymptome an die Stelle von psychosomatischen und funktionellen Störungen. Dieser Gedanke verfolgt den Gesichtspunkt, daß mit zunehmender Vollständigkeit der Verdrängung von konflikthaften Motiven auf der einen Seite die Angst abnimmt, während auf der anderen Seite die Schwere der körperlichen Erscheinungen zunimmt. Es gibt tatsächlich auch klinische Beobachtungen, die zeigen, daß neurotische Symptome und die sie begleitende Angst verschwinden, wenn eine körperliche Krankheit entsteht, und daß sie wiederkehren können, wenn die Krankheit sich bessert. Auf diese Erscheinung des „Symptomwandels" haben viele Kliniker hingewiesen[2].

Eine etwas andere Systematik verfolgt Stokvis (1959). Er und seine Schule machen einen Unterschied zwischen konversionshysterischen Erscheinungen, den sog. Organneurosen und den psychosomatischen Erkrankungen im engeren Sinn. Die unterscheidenden Kriterien sind die Art der Verdrängung sowohl des Grundkonfliktes als auch der auslösenden Konflikte, ferner der Integrationszustand und schließlich die Anwesenheit körperlich faßbarer Erscheinungen. Dabei sei betont, daß Stokvis an einer prinzipiellen Unterscheidung zwischen früherer Verdrängung von Grundkonflikten und der Verdrängung der später an den Kranken herantretenden auslösenden Lebenskonflikte festhält. In den drei dargestellten Kategorien (Konversionshysterie, Organneurose, psychosomatische Erkrankung) erfährt sowohl die Verdrängung des Grundkonfliktes als auch die der auslösenden Lebenskonflikte ein verschiedenes Schicksal. Was den Grundkonflikt betrifft, kann in allen drei Fällen von Verdrängung gesprochen werden, jedoch findet man bei den Patienten mit konversionshysterischen Reaktionsformen nach Stokvis

[1] Alexander 1951, S. 22. [2] v. Uexküll 1963, Spiegelberg 1966 u.a.

eine relativ leichte Verdrängung, bei den Organneurotikern eine verhältnismäßig stärkere und endlich bei den psychosomatisch Erkrankten eine noch weitaus tiefere Verdrängung.

In der *neopsychoanalytischen Richtung*[1] wird aufgrund reicher *klinischer* Erfahrung angenommen, daß eine spezifische Zuordnung von funktionellen und zum Teil auch organischen Erkrankungen zu der jeweiligen Antriebssphäre und deren Hemmungen besteht. So werden z. B. Störungen der oral-kaptativen Antriebssphäre den Erkrankungen des proximalen Magen-Darmkanals (Ulcus, Gastritis), der anal-retentiven Antriebssphäre dem distalen Darmtrakt (Obstipation, Colitis) zugeordnet. Den Störungen der Antriebssphäre im Geltungsstreben und gewissen Formen der neurotischen Angst korrelieren funktionelle und organische Erkrankungen von Herz und Kreislauf.

b) Experimentelle Psychophysiologie und Psychosomatik

Heyer hat schon 1925 gezeigt, daß der Magen hypersekretorisch reagiert, wenn man einer Versuchsperson in Hypnose appetiterregende Vorstellungen suggeriert, umgekehrt bei Suggestionen mit negativem Affektinhalt seine Sekretion drosselt. Marx (1926) zeigte, daß die Niere mehr Urin produziert, wenn man in Hypnose der Person suggeriert, sie trinke Wasser. St. Wolf und H. G. Wolff (1944) konnten zeigen, daß bei einem 57jährigen Mann mit einer Magenfistel infolge einer Oesophagusverätzung die vorgelagerte Magenschleimhaut unter der Wirkung seelischer Einflüsse sehr subtile Veränderungen der Peristaltik, Salzsäure-Pepsinsekretion, Schleimbildung und Durchblutung aufwies. v. Eiff (1957) hat in exakten Versuchen nachgewiesen, daß auch der Grundumsatz in Hypnose beeinflußt werden kann. Derartige psychophysiologische Untersuchungen gibt es unzählige; praktisch kein Organsystem bleibt bei suggestiven Reizen unbeeinflußt[2].

Zum psychophysischen Verständnis der Wechselwirkung von seelischem Verhalten und somatischen Vorgängen hat die *Physiologie* neuerdings erheblich beigetragen. Als Beispiel sei der Kreislauf erwähnt: Änderungen des Blutdrucks, der Blutverteilung und der Herzfrequenz können experimentell in allen Ebenen des Gehirns erzielt werden: Die topische Überschneidung von Kreislaufarealen mit den Zentren der Willkürmotorik (vordere Zentralregion) dient der Kreislaufaktivierung beim Bewegen und Handeln. Die kreislaufwirksamen Areale im orbitalen Stirnhirn, Gyrus cinguli und der oralen Hirnoberfläche („visceral brain") sind verknüpft mit der Verkörperungsfunktion von affektiven und emotionalen Vorgängen. Direkte und indirekte Projektionen von den Seh-, Hör- und Hautsinnessphären ziehen zu diesen Kreislaufarealen des Vorderhirns. Über einen Synergismus dieser Areale mit den sog. ergotropen Zentren des Hypothalamus wirken Umwelteinflüsse kreislaufaktivierend. Bemerkenswert ist jedenfalls, daß diese corticalen Kreislaufareale (übrigens auch die corticalen Repräsentanten der Atmung und teilweise auch des Magens und Darms) gerade dort zu finden sind, wo auch *Antriebsfunktionen, Ausdrucks- und Handlungspotenzen zentralnervös organisiert sind.* Es ist deshalb anzunehmen, daß es sich um Integrationen im Dienst des Aktionsschemas des Leibes handelt für die Verwirklichung von emotionalen Antrieben, Ausdrucks- und anderen Verhaltensweisen. Mit der Entdeckung des *centroencephalen Systems* („*Reticulärsystem*"; Magoun 1952), das besonders auf die frontale Hirnrinde erweckende und erregende Einflüsse ausübt, ergeben

---

[1] H. Schultz-Hencke und seine Schüler, Dührssen, W. Schwidder, F. Baumeyer u.a. Übersicht bei Schwidder 1959, S. 205ff.

[2] Übersicht über die Literatur bei Stokvis 1959, Wolf 1954 und im Sammelband „Life stress and bodily disease", Herausgg. von Wolff u. Mitarb. 1950.

sich schließlich bedeutsame Einblicke in die zentralnervösen Bedingungen psychosomatischer Vorgänge[1].

c) Die Lehre von den bedingten Reflexen unter psychosomatischen Gesichtspunkten

Eine konsequente Psychophysiologie vertritt die russische Schule, die von Pawlow entscheidend beeinflußt ist. Der materialistische Monismus postuliert die Einheit des Psychischen mit dem Inneren und Äußeren: Die Psyche wird zugleich als Funktion eines inneren organischen Substrates und als Reflektor der Außenwelt aufgefaßt, die vor und außerhalb des Bewußtseins existiert. So verursachen die psychischen Eigenschaften des Gehirns (das Gehirn ist nach dem dialektischen Monismus „die höchste Form organischer Materie") die subjektive Widerspiegelung einer realen Außenwelt. Dabei wird jeder psychophysische Parallelismus, jeder komplementäre Dualismus streng vermieden[2]. Unter Ablehnung der Psychoanalyse bleibt die Lehre von den „bedingten Reflexen" Mittelpunkt einer gleichsam „somatischen" Neurosenlehre und Psychosomatik. Schocktherapie, Dauerschlaf, Arbeitstherapie werden bevorzugt, insbesondere die suggestive Psychotherapie als „Worttherapie". Bykow (1953) hat die Worttherapie mit der Theorie des sog. „zweiten Signalsystems" interpretiert: Ihr liegt die Bedeutung des Wortes als eines somatisch prägenden Faktors zugrunde; das Wort vermag durch Setzung beliebiger, äußerst komplizierter und vielfältig variabler bedingter Reflexe die Anpassung an die „soziale Umwelt" zu erreichen.

Hierzu folgende Erläuterungen: Nach den Anschauungen von Pawlow (1954) bilden Tier und Mensch im Prozeß der individuellen Anpassung zeitweilige Verbindungen zur Umwelt in Form der sog. „Signalsysteme". Als Signale wirken alle konkreten Gegenstände und Vorgänge der Umwelt, soweit sie von optischen, akustischen und anderen Receptoren des Organismus aufgenommen werden. Die so signalisierte Wirklichkeit ist nach Pawlow das, was Tiere und Menschen als„Eindrücke", „Empfindungen" und „Vorstellungen" von der Umwelt in sich haben, mit Ausnahme des gesprochenen und geschriebenen Wortes (sog. „erstes Signalsystem"). Beim Menschen wirken außerdem noch die verbalen Bezeichnungen der konkreten Reize und Vorgänge in der Form des gesprochenen und gelesenen Wortes als reale Reize: „Das Wort bildet ein zweites, speziell uns Menschen eigenes Signalsystem der Wirklichkeit; es ist das Signal der ersten Signale" (Pawlow). Das Wort erhält also seine Bedeutung als Signal für die Gegenstände oder Vorgänge, die es bezeichnet. Dieses „zweite Signalsystem" ist eng verbunden mit der Fähigkeit zur Verallgemeinerung der Empfindungen und Wahrnehmungen und ist nach Pawlow auch Grundlage für abstrahierendes Denken durch die Abstraktion kraft verbaler Signale sowie durch Schaffung immer komplizierterer abstrakter verbaler Verbindungen. Während die Widerspiegelung der Umwelt selbst bei höchstentwickelten Tieren im ersten Signalsystem geschieht (und damit immer nur konkreten Charakter hat), kann der Mensch durch Entwicklung verbaler Signale und der Sprache im zweiten Signalsystem von der Wirklichkeit abstrahieren. Insbesondere die Schüler Pawlows haben systematische Untersuchungen über dieses zweite Signalsystem durchgeführt und Befunde der Art erhoben, daß bedingte Reflexe auf verbale Signale die gleichen Gesetzmäßigkeiten zeigen wie ein bedingter Reflex auf ein konkretes Signal. Ein bedingter Abwehrreflex, der z. B. auf ein Klingelzeichen hin ausgebildet war, konnte allein durch das Wort „Klingel" ausgelöst werden. Damit schien bewiesen, daß durch „verbale Reize" (auf welche Pawlow die „Sprache" reduziert) körperliche Wirkungen erzielt werden[3]. Ausführliches sowjetrussisches Schrifttum findet sich bei Völgyesi (1950) und Pickenhain (1963).

d) Zur Theorie der psychosomatischen Medizin

Das älteste Konzept, die körperliche Funktionsstörung als Folge eines neurotischen Konflikts zu begreifen, ist die hysterische *Konversion:* Leicht einsehbar,

[1] Neuere Übersichten: McLean 1954, *Herz und Kreislauf:* Christian 1959; *Ernährung:* Glatzel 1959; *Endokrine Regulationsstörungen:* Kind 1959; *Atmung:* Christian 1959; *Bewegung:* Wilder 1959; *Schlaf:* Schultz 1959; *Sexualleben:* Matussek 1959. Physiologie und Pathologie des vegetativen Nervensystems. Hrsg. v. M. Monnier 1963.

[2] Rubinstein 1959. [3] Bykow 1953, Iwanow-Smolenski 1954.

spielen sich konversionshysterische Entäußerungen vornehmlich in solchen Körperbereichen und -funktionen ab, die schon natürlicherweise dem ,,Ausdruck" zur Verfügung stehen: so in den willkürlichen neuromuskulären und den sensorisch-sensiblen Systemen unter Einbeziehung vegetativer Begleitreaktionen. Die Modellvorstellung der Konversionshysterie ist aber kaum anwendbar auf Störungen jener Substrate, die nicht mehr im Dienst des Ausdrucksverhaltens stehen: z.B. die glatte Muskulatur der Bronchiolen (Asthma bronchiale), der Entzündungsablauf (Gastritis, Colitis ulcerosa), die Gefäßinnervation (Migräne), der Stoffwechsel (Magersucht), wiewohl auch derartige Erkrankungen zu den psychosomatischen gerechnet werden. Man hat deswegen die Konversionstheorie verlassen und die Vorstellung entwickelt, daß der Körpervorgang in der psychosomatischen Erkrankung Komponente eines emotionellen Gesamtverhaltens ist. Das körperliche Symptom hat für sich selbst keinen Sinnbezug bzw. Symbolcharakter, sondern ist somatischer Bestandteil einer abnormen emotionellen Haltung[1]. Der hohe Blutdruck ist z.B. ,,vegetative Antwort" einer nicht zur Lösung gekommenen chronischen Gefühlsspannung. Der unbewußt vorhandene Triebkonflikt und die daraus entstehende Spannung wirken gewissermaßen wie ein chronischer Reiz mit der Konsequenz einer abnormen Spannung im Gefäßsystem. ,,Druck", ,,Spannung", ,,Erregung" werden als doppeldeutige ,,Schlüsselbegriffe" beansprucht, mit der Aufgabe, ein ,,psychophysisches Simultangeschehen"[2] zu charakterisieren. Man bemerkt jedoch, daß damit jeweils definierte Begriffe aus dem Somatischen einerseits, dem Psychischen andererseits *korreliert* werden. Allerdings bestätigt die Erfahrung, daß neurotische Persönlichkeitsentwicklungen den organischen Krankheiten vorausgehen und einen krankheitsfördernden Einfluß haben können. Es besteht auch kein Zweifel, daß die Psychotherapie bei solchen Krankheiten wirksam ist. Eine klar fundierte Theorie dieser ,,Wirkung" gibt es aber nicht, weil die theoretische Konzeption der psychosomatischen Medizin auf dem psychophysischen *Dualismus* aufgebaut und es nicht möglich ist, nach dem Kausalprinzip wieder zusammenzudenken, was auf der Basis einer dualistischen Ontologie zuvor geschieden worden ist[3].

Diese Feststellung ist keine Kritik, denn es wird häufig nicht anders möglich sein, sich in einem methodisch akzeptierten Dualismus der Gesichtspunkte auszudrücken — sofern damit kein Kausalzusammenhang gemeint ist. Denn es handelt sich immer um psychophysische *Korrelationen:* Beschreibbar ist nur eine Wechselwirkung der Art, daß zwei Vorgangsreihen so miteinander gekoppelt sind, daß Variationen des einen Vorgangs eine voraussagbare Veränderung des anderen erzeugen und umgekehrt. Diese Wechselwirkung ist ein rein formales Schema, eine logische Implikation, welche mit dem Begriffspaar ,,wenn — dann" ausgedrückt werden kann, aber nicht in Form des Kausalbezugs ,,weil — deswegen". Diese Implikation kann mit einem höheren und niedrigeren Wahrscheinlichkeitswert (statistisch) charakterisiert werden. Es liegt aber im Wesen der psychophysischen Implikation, daß sie auf Zusammenhänge hinweist, über die Natur dieses Zusammenhangs jedoch nichts aussagt.

In der Theorie der Psychosomatik ist schließlich eine Tendenz unverkennbar, von psychophysisch *einheitlichen Verhaltensweisen* auszugehen[4]: Wenn man von der psychotherapeutischen *Behandlung* ausgeht, so ist es wichtig, die während einer Psychotherapie auftretenden, zeitlich und von der inneren Situation her genau zu bestimmenden Krankheitsexacerbationen zu sammeln und zu vergleichen. Dabei zeigt sich, daß die verschiedenartigsten Ausgangssituationen in einer für

[1] Alexander 1951, v. Uexküll 1963. [2] Mitscherlich 1949.
[3] Hierzu: Büchner 1952, 1966, Schaefer 1965, Buytendijk 1967.
[4] v. Uexküll 1963, Christian 1959, Christian und Bräutigam 1959.

diesen Menschen typischen *Sinnentnahme* und einer bedeutungshaft typischen *Antwort* zusammengefaßt werden. So kann z.B. beim Asthmatiker gezeigt werden, daß in der asthmatischen Antwort eine bereitliegende entzündliche bzw. allergische Reaktionsschablone auf „Fremdkörper" in der Umwelt abläuft. In der Chronifizierung des Asthma bronchiale verselbständigt sich diese Reaktionsschablone und springt sowohl als Abwehr auf äußere Reize ein wie als abwehrende Verhaltensweise gegenüber innerlich bedeutungshaften Lebenssituationen. Nach diesen und anderen Erfahrungen kommt man so zu Typen von leib-seelischen Antworten, nicht aber zu einer genetischen Spezifität im Sinne der Psychoanalyse, welche die späteren Reaktionsbildungen und Krankheiten schon in den Vorentscheidungen der Kindheit findet.

Dieser Typus leib-seelischer Antworten und Verhaltensweisen ist immer auf eine Umwelt (Welt) bezogen. Die schon erwähnten „unbewußten", d.h. vom Bewußtsein nicht überschaubaren, nicht verfügbaren und nicht zu bewältigenden unwillkürlichen Widerfahrnisse und die unbewußten körperlichen Antworten, d.h. die „leidenschaftlichen Lebensbewegungen"[1], führen zu einer Mitsprache des Körpers, der aber hier in einer ihm eigenen Weise mitspricht. Am „Leitfaden des Leibes" (NIETZSCHE) vorgehen, heißt nun, die physiologisch präformierten, bereitliegenden Schutz-, Abwehr- und Leistungskonfigurationen des Organismus in ihren Elementen und in ihrer Umweltbezogenheit zu untersuchen. Unterstützt wird diese Richtung durch eine Physiologie, die nicht nur nach Vorgängen im Organismus forscht, sondern die Leistungen des Organismus untersucht (Verhaltens- und Leistungsphysiologie).

Solche Vorstellungen psychosomatischer Wirkung stützen sich auf das Studium des leiblichen Verhaltens[2]: Essen, Trinken, Atmen, Angst, Erwartungsspannung, Wut, Aggression sind ausgezeichnete Weisen menschlichen Daseins und Verhaltens. Sie haben sowohl einen Wesens- wie einen Ausdrucksgehalt, sie sind Kommunikation von Innen und Außen, von Ich und Welt und haben eine unverwechselbare Bedeutungsqualität für die Existenz wie auch eine Beschreibbarkeit im physiologischen Bereich. Zur Erwartungsspannung, zum Angriffsverhalten und zur Aggression gehört eine besondere (ergotrope) Reaktionslage. Es werden Wirkstoffe freigesetzt, die Blutzirkulation wird beschleunigt, es kommt zur Sollwertverstellung des Blutdrucks, d.h. zu einer echten Höherstellung des Niveaus der gesamten Druckregelung bei normal spielenden Regelfunktionen[3]. Wie das sog. „Lampenfieber" in der Erwartungsspannung eine echte Verstellung der Temperaturregelung ist, so gehören zur Erwartungsspannung *gleichermaßen* die *Bedeutungshaftigkeit* wie die *körperliche* Strukturierung. In der unwillkürlichen Selbstdarstellung seiner Innerlichkeit springen beim Menschen solche bereitliegenden Körperfunktionen an oder ein. AUERSPERG (1962) hat in dieser Hinsicht von „Physiogenese" gesprochen, und hier liegen vielleicht Möglichkeiten der Entwicklung eines zureichenden theoretischen Verständnisses psychosomatischer Reaktionsweisen.

VIII. Das phänomenologisch-anthropologische Wesensverständnis des Kranken

Die Restriktion auf das Wesensbild des Menschen

1. Das gnoseologische Problem

Die gegenständlichen Betrachtungsweisen der objektivierenden Wissenschaften haben mit Biologie und Psychologie, Pathologie und Psychopathologie, mit Typenforschung und Konstitutionslehren, auch mit der Psychoanalyse eine *Inventarisierung* des Menschen vorgenommen. Sie treffen ihn aber damit nur als Funktionsganzes und nicht den Sinn und Wert der unteilbaren Einheit der menschlichen Existenz. Darum geht es aber: um den Darstellungswert der objektivierenden Disziplinen. Bestimmte Richtungen der medizinischen Anthropologie (v. WEIZSÄCKER, 1949, 1950, 1951; STRAUS, 1956; v. GEBSATTEL, 1954; BINSWANGER, 1947, 1955 u.a.) erheben an diesem Punkt Einspruch:

„An der Wirklichkeit des kranken Menschen gemessen, ist die streng naturwissenschaftliche Medizin nur eine *Methode der Verbindlichkeiten*, nicht ein Bild dessen, was *ist*. Ihre

[1] v. WEIZSÄCKER 1950. [2] Hierzu: BUYTENDIJK 1967.
[3] MECHELKE und CHRISTIAN 1960.

Geltung ist also eine kritische, aber keine ontische, es gibt keine Krise des kritischen Erkennens als Methode, aber es gibt eine Krise des Darstellungswertes, des Bildwertes der naturwissenschaftlichen Medizin. Wir erkennen jetzt, daß die naturwissenschaftlichen Daten alle richtig sein, d.h. in Berührung mit der Realität gewonnen sein können, und daß das naturwissenschaftliche Bild des Menschen doch falsch ist[1]."

Es geht also um den *Darstellungswert* der naturwissenschaftlichen Menschen- und Krankheitserklärung und um die notwendige Reduktion eben dieser Erklärung auf ihren gnoseologischen und pragmatischen Charakter. Das heißt: der naturwissenschaftliche Aspekt in der Medizin ist *eine*, und zwar „richtige" Form der Kontaktnahme mit der Realität mit dem Vorzug der Beherrschung der Realität, *soweit* und sofern *diese* Seite des Menschen ihr zugekehrt ist. Sie ist ein System der Kontaktnahme, eine „Methode der Verbindlichkeit", die Verifikation ihrer Feststellungen besteht in der *Rektifikation* und der *Falsifikation* im Umkreis ihrer axiomatischen Exaktheitsprinzipien. In der Wissenschaft vom *Menschen* sind aber immer auch *andere Aspekte* gegeben, weil das Lebende und das Menschliche auch in den Systemen von *Bedeutungen* und *Werten* erscheinen. Man kann sich dem nicht entziehen, indem man z.B. das Menschliche vom neutralen Beobachterstandpunkt betrachtet, als ob es uns „nichts angehe", und diesen Standpunkt alsdann „objektiv" nennt. „Die Objektivität der Naturwissenschaft schließt prinzipiell die Erkenntnis des ‚Menschlichen' des Menschen aus. Darum ist der Arzt in seinem Denken und Handeln auch kein Physiker" (BUYTENDIJK, 1967).

Im selben Sinne äußerte sich V. v. WEIZSÄCKER: „Die Physik als das Modell einer objektivierenden Bestimmung des Menschen in Form einer naturwissenschaftlichen Darstellung setzt in ihrer klassischen Form voraus, daß in der Forschung dem Erkenntnis-Ich eine *unabhängige* Welt als Gegenstand der Erkenntnis gegenübergestellt sei. In der Biologie dagegen müssen wir lernen, daß wir uns mit dem Gegenstande zusammen in einer Abhängigkeit befinden, deren Grund selbst nicht Gegenstand werden kann. Während in der Voraussetzung der Physik der Gegenstand auch unabhängig vom Ich unverändert existieren würde, ist der Gegenstand der Biologie überhaupt nur denkbar, wenn wir mit ihm ein Handgemenge eingehen; seine unabhängige Existenz ist nicht voraussetzbar. In der Physik läßt sich die Erkenntnis vom Gegenstande affizieren; sie folgt demselben. Der Biologe dagegen lebt sich in seinen Gegenstand ein und erfährt ihn durch sein eigenes Leben. Um Lebendes zu erforschen, muß man sich am Leben beteiligen[2]."

Diese Vorbemerkungen waren notwendig, um dem üblichen Mißverständnis zu begegnen, die medizinische Anthropologie wende sich gegen die naturwissenschaftliche Medizin; sie wendet sich nicht gegen diese, sondern gegen den Anspruch, mit ihrem Weltbild den Menschen in seiner ganzen Wirklichkeit erfassen zu wollen.

2. Die ontologische Richtung in der Psychopathologie

Die Wissenschaft *vergegenständlicht* die phänomenale Welt, bewertet aber das so Vergegenwärtigte nicht als symbolische Synthesis, sondern als objektive Wirklichkeit. Der so gewonnene Gegenstand ist also für die Wissenschaft nicht mehr mögliches *Symbol* für ein primär weltoffenes Subjekt, sondern nunmehr objektive *Realität* für das gegenübergestellte („weltlose") Subjekt. Es handelt sich also um eine doppelte Reduktion in der Wissenschaft: Wenn „Welt" ernsthaft die objektive Welt der Wissenschaft als Realität schlechthin ist, so ist auch der Mensch theoretisch reduziert auf das um alle anderen Horizonte verarmte Gegenbild: Subjekt der in diesen Formen vermittelten Erkenntnis. Ist diese Spaltung in eine gegenständliche Objektivität der Außenwelt einerseits und eine ihr gegenübergestellte Subjektivität andererseits einmal vollzogen, so ist jede Erfahrung, jedes Verstehen und Wissen der Subjekte von der Welt und voneinander selbst erkenntnistheoretisch schon *vorausbestimmt*, und die Akte dieses Erfahrens, Wissens usw. sind dann wiederum nur „theoretisch" oder „konstruktiv" begreifbar.

[1] v. WEIZSÄCKER 1949. [2] v. WEIZSÄCKER 1950, S. 168.

Die Philosophie der letzten Jahrzehnte hat sich, besonders von Heidegger beeinflußt, bemüht, hinter diese Spaltung von Subjekt und Objekt wieder zurückzugehen. Das Subjekt begreift sich von Grund auf aus der *Einheit* des *In-der-Weltseins:* Vor allem objektiven Erkennen und reflexiven Wissen ist dem Menschen „Welt“ primär aus der Subjektivität seiner Empfänglichkeit und aus den Zusammenhängen seines besorgenden Tuns gegeben. „Welt“ kann dann immer nur das besondere Weltbild eines Menschen sein, das er aus seiner eigenen jeweiligen Subjektivität heraus in die Welt hinein entwirft. Darum ist jeder von uns zu jedem Zeitpunkt auf ganz besondere und immer verschiedene Art und Weise in der Welt: jeder hat seinen eigenen Weltentwurf, aus dem heraus er die Welt versteht[1].

Die *Philosophie* zeigt die „Grundmöglichkeiten des Daseins“, die *Psychopathologie* beschreibt faktisch reale Vorkommnisse als die Verwirklichungen dieser Möglichkeiten in den krankhaften Erscheinungen. Die Tendenz der „Daseinsanalyse“ ist es nun, fremdes Dasein nicht in der Trennung der Vergegenständlichung zu sehen, „nicht vorweg mit Isolierung und Typisierung von Krankheitsfakten zu beginnen und sie zum Gegenstand von Aussagen zu machen, sondern genau umgekehrt diese Distanz in besonderer Weise kommunikativen Umgangs mit dem Kranken produktiv zu beheben[2]“. Die *Methode* ist „phänomenologisch“, weil sie die Phänomene abnormer Erlebensweisen von sich selbst her, d.h. ohne sachfremde theoretische Konstruktionen, zeigen will. Der Kranke soll zu Wort gebracht werden, und zwar er selbst und nicht die Worte über ihn. „*Daseinsanalytisch*“ ist diese Anthropologie, weil sie die „Neurose“ oder die „Psychose“ als Abwandlung der menschlichen Existenz versteht, d.h. als ein Geschehen, das den letzten Beziehungspunkt in sich selbst hat: „ein Geschehen, in dem es dem Dasein in seinem Sein wesenhaft um sich selbst geht“[3]. Während die Frage nach der Seinsverfassung des Daseins eine fundamentalontologische Frage ist, welche die Philosophie angeht, liegt die psychiatrische Aufgabe darin, Abwandlungen dieser Daseinsverfassung zu begreifen, d.h. die Ordnung des Daseins eines bestimmten einzelnen Menschen in ihrer jeweiligen strukturellen Eigenart in den Blick zu bekommen.

Die daseinsanalytisch orientierte Psychopathologie begnügt sich also nicht mehr mit der Feststellung von „Symptomen“ — auch nicht im Horizont „psychologischen Verstehens“ —, sondern sie sucht ein Verständnis dieser Vorkommnisse in ihrer existentiellen Bedeutung, d.h. sie sucht das „Dasein“ im konkreten Einzelfall zu fassen: Angst, Sorge, Verzweiflung, Wahn, Not und Schuld sind nicht mehr in der objektiven Darstellungsebene der „Symptome“ anwesend, sondern werden *zum Dasein gehörig* begriffen und dorthin gehörig ausgewiesen. „Angst“ ist nicht nur psychologisch verständlich (noch weniger nur kausal erklärbar, wie etwa im psychophysischen Experiment), sondern „Angst“ ist Verlorenheit, Ausdruck des erschütterten Daseins und damit eine besondere *Weise menschlichen Seins*. Verstiegenheit, Verschrobenheit, Maniriertheit, das Schreckliche, Schuld und Verzweiflung sind für die Daseinsanalyse keine psychologischen Vorgänge oder krankhaften Eigenschaften, sondern Grunderfahrungsweisen der Kranken in ihrem Dasein in der Welt.

In der Psychopathologie hat sich in diesem Zusammenhang eine Denkrichtung gebildet, welche die verschiedenen Phänomene (Angst, Depression, Zwang, Schuld usw.) aus einer zentralen Störung der *Person* heraus zu begreifen sucht: Die endogene Depression wird z.B. als eine Grundstörung „personalen Werdens“ angesehen. Hiernach kann z.B. das deskriptive Symptom einer Depression (der Kleinheits- oder Verarmungswahn, das Erleben des Stillstehens der Zeit) auf dem

[1] Binswanger 1947, Boss 1948. [2] Szilasi 1951. [3] Binswanger 1955.

Hintergrund einer personalen Werdenshemmung verstanden werden. Es gibt keine Zukunft, die Vergangenheit ist alles, deswegen „steht die Zeit still". Daher die Monotonie der Hoffnungslosigkeit, Endgültigkeit und Entschiedenheit im Erlebnis des Depressiven, die Angst des von der Zukunft abgeschnittenen, gegenwärtigen Seins. Aus der personalen Werdenshemmung resultiert die Trauer als Symbol der schrumpfenden, künftig unmöglichen Umweltbeziehung[1].

Auch beim *Zwangskranken* hat die Werdenshinderung der Person eine *negative* Richtung: Sie ist ausgerichtet auf Minderung, Niedergang und Gestaltauflösung anstatt auf Entfaltung, Wachstum und Selbstverwirklichung. Was in diesem zentralen Grundgeschehen der Person verwirklicht ist, erscheint in den Bezügen und Symbolen der Person wieder: die eigentümliche Beziehung des Zwangskranken zu Totem, Destruktivem, Häßlichem in den Bildern und den magischen Bedeutungshaftigkeiten der Welt des Zwangskranken. Das Wesen der Störung ist hier die *existentielle Werdensstörung* der Person, die sich nicht mehr proleptisch an die Zukunft hingeben kann und nicht mehr aus den Anforderungen der Zukunft verwirklicht, sondern mit der Unterbrechung dieses Bezugs zum Verfall und Niedergang neigt[2].

Diese daseinsanalytisch-anthropologische Richtung[3] ist zusammen mit der Existentialanalytik STORCHs (1947), der existentiellen Anthropologie von BINSWANGER (1947, 1952, 1957, 1966), STRAUS (1928), KUHN (1963), ZUTT und KULENKAMPFF (1958), BOSS (1957), BLANKENBURG (1958), HÄFNER (1961) u.a. eine Denkrichtung in der modernen Psychopathologie, die das Symptom aus einem *personalen* Grundgeschehen begreift. Sie sprengt damit grundsätzlich jede bloße Funktions-, Akt- und Erlebnisanalyse, jede Charakteranalyse in der Psychopathologie und gründet in der *phänomenologisch-anthropologischen* Interpretation der Person[4].

3. Biographische Medizin

„Biographische Medizin"[5] ist das Begreifen des Kranken in seiner *geschichtlichen Gewordenheit* in der Überzeugung, daß Krankheiten im lebensgeschichtlichen Zusammenhang wurzeln: Jede Krankheit hinterläßt Spuren, sie hat eine Vorgeschichte und wird selbst zur Vorgeschichte; dies gilt sowohl für die körperliche Reaktionsbereitschaft wie für seelische Erkrankungen. Damit ist gemeint, daß Krankheiten an Wendepunkten lebensgeschichtlicher Konflikte stehen oder in die schleichende Krise eines ganzen Lebens eingeflochten sind, und daß Krankheiten den Stellenwert von moralischen Fehlpositionen und geistigen Konflikten einnehmen können[6]. In der Biographie der Kranken entsteht also so etwas wie ein „gemeinsamer Boden für den körperlichen, seelischen und geistigen Anteil der menschlichen Person in der Krankheit"[7]. Deswegen gewinnt die *biographische Anamnese* besondere Bedeutung für das Verständnis von Krankheit und deren Entstehung. Anders als die gewöhnliche Krankheitsanamnese ist sie keine reine Aufzeichnung von Krankheitsdaten. Im Unterschied zu einer solchen äußerlichen Krankheitsbeschreibung (Noso- bzw. Pathographie) ist die „biographische Anamnese" der im ärztlich-therapeutischen Gespräch zu entwickelnde Versuch, die subjektive Seite einer Erkrankung, die *Lebenssituation* und *Lebensgeschichte* des Patienten möglichst adäquat zu erfassen. Die offenen und selbstverborgenen Konkretisierungen der Gundbedürfnisse des Menschen gegenüber sich selbst und dem Nächsten, die Einstellung zum Beruf, zur Mit- und Umwelt, die überpersönlichen Ordnungen, wie Religion und Gesellschaft, sind dabei von zentraler Bedeutung. Die biographische Anamnese sucht die „innere Lebensgeschichte" des Kranken[8] in Erfahrung zu bringen. Darum ist „Bios" im Begriff

---

[1] STRAUS 1928. [2] v. GEBSATTEL 1938, 1954.
[3] v. GEBSATTEL 1954, 1959. [4] Übersicht: SONNEMANN 1959.
[5] v. WEIZSÄCKER 1946, 1951, SIEBECK 1956, v. WEIZSÄCKER 1938, BINSWANGER 1947.
[6] JORES 1961. [7] v. WEIZSÄCKER 1956. [8] BINSWANGER 1947.

„biographische Medizin" auch nicht im gegenständlichen Sinne der biologischen Wissenschaften gemeint, sondern eher im ursprünglichen griechischen Sinn von Bios: das in den Erscheinungen erfahrene Zum-Vorscheinkommen-lassen der Werdestruktur des Lebens. Zu dieser Werdegestalt, welche die „biographische Anamnese" auszuloten sich bemüht, gehören auch die versäumten Möglichkeiten, die *nicht* verwirklichten Gelegenheiten und Unterlassungen eines Lebens, die als negative Bestimmtheiten eine Lebensentwicklung ebenso charakterisieren wie ihre positiven Wirklichkeiten. In diesem Sinn ist der Satz v. Weizsäckers zu verstehen, wenn er sagt, „daß nicht das Gelebte, sondern das Ungelebte wirksam ist, und zwar nicht das Mögliche, sondern das Unmögliche verwirklicht wird — sowohl im kranken wie im nichtkranken Lebensgeschehen". (Über die Grenzen der biographischen Methoden vgl. A. Görres 1964.)

IX. Die „Subjektivität" und das „Spezifisch Menschliche" als Thema einer medizinischen Anthropologie

„Man kann sich Dinge vorstellen, die keine andere Bestimmung haben als die, daß sie da sind. Alle Aussagen über solche Dinge erfolgen durch das Wort ‚ist'. Das Verbum ‚sein' reicht aus zur Mitteilung meiner Erkenntnis. Bei einem Lebewesen würde man mit solchen Aussagen über alles hier Wesentliche nichts sagen. Man ist zu der Vermutung versucht, daß die Ist-Aussage eigentlich hier eine nichtssagende sei. Betrachte ich mich oder ein anderes Lebewesen, dann ist viel wesentlicher als mein Dasein mein Leben. Als Lebender aber sage ich nicht ‚ich bin', sondern: ich *möchte*, oder ich *will*, oder ich *kann*, *muß*, *darf*, *soll*; oder ich will, darf usw. alles dieses *nicht*. Während also bei der ersten Klasse von Gegenständen (es könnten Steine oder Regentropfen sein) die Ist-Aussage alles aussagt und auch genügt, ist bei der zweiten Klasse von Wesen, die wir Lebewesen nennen, eine Reihe von Ich-Aussagen wesentlich, welche übrigens auch in der Verneinung bedeutungsvoll sind und gar keinen Ist-Charakter haben. Wir werden die Existenzweise der ersten Klasse als *ontisch*, die der zweiten als *pathisch* bezeichnen. Das Wort ‚ontisch' soll ausdrücken, daß das nackte Sein entscheidet, während das Wort ‚pathisch' bedeutet, daß hier die Existenz weniger gesetzt als vielmehr *erlitten* wird[1]."

Schon grammatikalisch tritt hervor, daß es sich bei den *pathischen Kategorien* um Verben, also um ein Tun und Leiden des Subjektes handelt; d.h. die Kategorien werden erst sinnvoll, wenn sie ausgeprochen werden: „*ich*" kann, „*du*" willst, „*wir*" dürfen usw. Die pathischen Aussagen sind also vom Subjekt nicht zu lösen, denn die Sätze werden sinnlos, wenn man sie von leblosen Dingen braucht: ein Stein, also ein Ding „will" nicht und „soll" nicht. Wir entnehmen dem, daß das Pathische immer einen personalen (subjektgebundenen) Charakter hat. Daraus folgt zweierlei: Die Anerkennung der Subjektivität *auch* im organischen Bereich („*Leib*" im Unterschied zum „*Körper*") und das Apriori der *mitmenschlichen* Beziehungen in einer sozialen Anthropologie. Versucht man nämlich die pathischen Aussagen („Wollen", „Sollen", „Müssen", „Können" und „Dürfen") vom Subjekt „Ich" zu lösen, so findet man, daß das Subjekt „Ich" durch andere Subjekte ersetzt werden kann, jedoch nicht durch leblose Dinge. Jede Anwendung der pathischen Kategorien erzwingt auch ihre Konkretisierung auf jemanden im Verhältnis zu einem anderen: „Die Kategorien des Biologischen sind nicht nur subjektive, sondern auch soziale. Das Leben ist Individuum *und* Sozietät[2]."

---

[1] v. Weizsäcker 1946, S. 11.
[2] v. Weizsäcker 1950, S. 186.

a) Die Anerkennung der Subjektivität im organischen Bereich (v. Weizsäcker) und der Begriff des „Leibes" (Merleau-Ponty, Sartre, Buytendijk)

Unter der zitierten „pathischen Kategorie" des „Können" wird eine Weise des „In-der-Lage-sein-zu" verstanden, „die sich in der *beseelten Körperlichkeit* verwirklicht, sich auf schon *geformte Strukturen* stützt und durch ein *Sich-Richten* (fungierende Intentionalität im Sinne Husserls) aktualisiert wird[1]." Deswegen ist es unumgänglich, den Organismus *subjekthaft* zu verstehen und seine vitalen Äußerungen als *Verhaltensweisen* bzw. *Leistungen* zu begreifen. Da das Subjekt aber nicht als identisch mit dem von uns *wahrgenommenen* Körper *gedacht* werden kann, muß eine besondere Art des „*Umgangs*" beider introduziert werden, den v. Weizsäcker erstmals 1933 unter dem Begriff „Gestaltkreis" gefaßt hat.

Der „Gestaltkreis" geht von biologischen Leistungseinheiten aus und unternimmt es, Physisches und Psychisches in einer einheitlichen Ordnung darzustellen. „Leistungseinheiten" sind ganz bestimmte und experimentell übersehbare biologische Akte (Tastakt, Orientierungsleistungen, Stand und Gleichgewicht, das Lesen, handwerkliche Bewegungsformen usw.). Bei diesen Akten werden methodisch und theoretisch die subjektive und die objektive Seite nicht substantiell getrennt, sondern im Schema des „Gestaltkreises" erläutern sich Leib und Seele einander in kreisförmiger Ordnung.

Ein Beispiel ist der *Tastakt:* „Beobachten wir, wie ein Tastorgan, *die Hand,* zugleich Fühler und Greifer, sich dem Gegenstande anschmiegt und gleichzeitig denselben hin- und herbewegt, als wüßte sie schon das, was sie erst ertasten will, so ist es auch so, daß man nicht weiß, ob zuerst die Empfindung war, welche die Bewegung leitet, oder ob zuerst die Bewegung es ist, von der das ‚hier' und ‚jetzt' jeder zukommenden Empfindung bestimmt wird[2]". Demnach wird der Tastakt der methodischen Analyse nicht allein als heterogenes Kompositum zugewiesen, sondern als dynamische Formeinheit; zerlegt man sie in motorische und sensorische Komponenten, so zwingt sie auch zu dynamischer Rekonstruktion dieser Einheit.

Die nächste Folgerung war dann, von einer *Einheit von Wahrnehmen und Bewegen* auszugehen und eine besondere Theorie zu bilden, die diese Tatsache in den Mittelpunkt stellt. Eine solche Theorie ist das Gesetz von der Wechselwirkung zwischen Bewegen und Wahrnehmen (am Tastakt ohne weiteres ersichtlich) und darüber hinaus das Prinzip, daß Wahrnehmung und Bewegung sich gegenseitig „ersetzen" können: das Prinzip der „*Äquivalenz*".

Die Anregung zu dieser Idee stammt aus dem Studium des Körpergleichgewichts[3]. Hier ergab sich eine systematische Beziehung derart, daß das Gleichgewicht unter dem Einfluß einer Störquelle dadurch aufrecht gehalten werden kann, daß entweder motorische Ausgleichsbewegungen gemacht werden oder Scheinbewegungen auftreten. Beides kann wechseln und sich gewissermaßen *stellvertretend* ersetzen. Es ergibt sich also eine Systematik der Zusammenhänge zwischen Sensorik (Psyche) und Motorik (Soma) im Sinne der „Äquivalenz".

Hierauf kommt es vorläufig an: Ein Körpergeschehen und ein psychischer Vorgang werden jetzt nicht mehr in zwei Ebenen stehend begriffen, sondern werden systematisch *einheitlich* erfaßt.

Wie in der Physik die „Komplementarität" ein Grundbegriff ist, so wird in der Lehre vom Gestaltkreis erfahrungswissenschaftlich impliziert, daß das *Motorische* und *Sensorische* bzw. das *Objektive* und *Subjektive*, der *Mensch* und seine *Welt* in einer gegenseitigen *komplementären* Beziehung stehen. In der Struktur des Erkennens ist das eine *oder* das andere verborgen. Zur gleichen Auffassung der sensomotorischen Einheit kam unabhängig von v. Weizsäcker (1950) Gehlen (1962). Ferner impliziert der Gestaltkreis bzw. der erfahrungswissenschaftliche Absprung von der „*Leistung*", daß jedes Verhalten vom *Subjekt* ausgeht. Der Organismus ist mehr als die Summe und das Zusammenwirken seiner Glieder; Mensch und Tier sind durch ihren Organismus eine untrennbare Einheit mit einer geformten Umgebung („Umwelt"). Das hat schon J. v. Uexküll (1921) überzeugend ausgeführt. Am konsequentesten haben Reenpää (1967) und Hensel (1966) das gesamte Thema behandelt.

---

[1] Buytendijk 1967. [2] v. Weizsäcker 1950, S. 158. [3] Vogel 1933.

Die bei solchen Vorgängen gefundenen Gesetzmäßigkeiten, z.B. das Prinzip des „Gestaltkreises", zeigen dann auch *klinische Vorgänge* in einem ganz anderen Licht: Die Bildung psychischer Symptome bei Unterdrückung körperlicher Abläufe und die Konversion psychischer Vorgänge in ein Körpergeschehen sind damit theoretisch einheitlich begreifbar. Ferner kommt man zu einer psychophysisch einheitlichen Auffassung: Man kann eine Blutdruckhöhe, einen Adrenalinspiegel, einen Sekretionsvorgang, eine Sinnesschwelle, einen Reflex zwar immer auch isoliert als biologische Größe quantitativ auffassen. Aber es kann nicht mehr übersehen werden, daß der jeweilige Blutdruck die gelungene Anpassung des Kreislaufs an jeweilige Anforderungen (Liegen — Stehen — Arbeiten) ist, und daß eine Sinnesschwelle das Ergebnis einer Präzisionsleistung des wahrnehmenden *Subjekts* gegenüber punktuellen Reizgegenständen und die Bewegung Verwirklichung von *etwas* ist.

Der Gestaltkreis hat schließlich auch eine formale Verwandtschaft mit der Theorie der *Regelungen* und der Anwendung *kybernetischer* bzw. *informationstheoretischer* Vorstellungen auf Lebensvollzüge[1].

Geht man von der Leistung aus, so ergeben sich zwangsläufig bestimmte Vorstellungen vom Organismus, die eine Verschiedenheit von „*Leib*" und „*Körper*" nahelegen: Schon im *Vorsatz*, etwas auf bekannte Weise zu tun, organisiert sich der Körper in sensomotorischer und vegetativer Hinsicht aus einer schon geformten Disposition: Ein Beispiel ist der Laufsportler, der schon *vor* dem Start sein Herzminutenvolumen, Blutdruck, Atmung usw. auf die *bevorstehende* Leistung einstellt, und zwar jeweils proportional zur beabsichtigten Leistung[2]. *Auf Grund* einer situationsbezogenen Einstellung und aus einer schon geformten Disposition organisiert *sich* der Körper: er ist „*corps-sujet*"[3], d.h. „*Leib*".

Die Subjektivität des Leibes bereitet der *Erfahrung* keine Schwierigkeiten, um so größere den *Wissenschaften* vom Leib, die immerzu an Gegebenheiten stoßen, die mit ihren Vorstellungen nicht zusammenstimmen: Ich spüre z.B. meine Kleidung nicht, die ich trage, und der Physiologe nennt dies „Adaptation des Hautsinns". Es braucht mich aber nur einer ganz zart zu zupfen, und sofort ist für mich die Kleidung da, mit der ganzen Bedeutungsfülle des Berührtseins: daß der andere das tut und sogar die mögliche Indiskretion, mit der er es tut. Es bedarf dazu keiner reflexiven Akte. Was heißt dann im Grunde „Adaptation"? Sie ist „Anpassung", aber nicht als physiologischer Vorgang, sondern als Leistung, die es ermöglicht, daß ich ein Kleid tragen kann, ohne es als Last zu spüren und dennoch seiner Bedeutung sofort gegenwärtig zu sein, wenn die Situation sich ändert, in der ich es trage. Es hilft nicht, es bei den physiologischen Vorstellungen vom Hautsinn zu belassen und eine Fülle unklarer „akzessorischer Bedingungen"[4], meist psychologischer Art, nachzureichen. Vielmehr zeigt das genannte Beispiel schon einen phänomenologischen Befund, der später noch genauer zu erörtern wäre: „Die einzige Weise nämlich, in der das Körperliche in einer Beziehung zum Bewußtsein stehen kann, ist durch die Bedeutung, die es für ein Bewußtsein hat" (Merleau-Ponty).

Ein anderes Beispiel: In Hunger, Not und Gefahr, als den exemplarischen Modellen der Medizin für bestimmte organismische Umstellungen [zusammengefaßt in der „Notfallsituation" (Cannon)] reagiert das Subjekt ebensowenig wie beim Hautsinn auf objektive „Reize", sondern antwortet „leiblich" auf die jeweils *bedeutungstragende* Situation. „Antwort" ist vielleicht nicht ganz präzis, treffender ist die Formulierung von Merleau-Ponty: «L'esprit se fait à travers le corps[5].» Die Betonung liegt auf „se faire" und „à travers", was übersetzt werden kann als das durch den Leib „Sich-ins-Werk-Richten". Genau dies wird in der Notfallsituation ja besonders klar: Die Sinneswahrnehmung *vergegenwärtigt* die Situation aktiv und spontan, und keinesfalls handelt es sich um ein Affiziertwerden im Sinne der passiven Rezeptivität der Sinnesphysiologie. Wahrnehmen und Bewegen sind ferner *eins*, insofern das Subjekt in einem sensomotorisch *einheitlichen* Verhalten sich mit der bedeutungstragenden Situation auseinandersetzt, in welche es als Ganzes verwickelt ist. Das Gefüge leiblicher Verrichtungen (in der Sprache der Physiologie die neurohumorale Umstimmung, die damit verbundene Kreislaufaktivierung usw.) ist eine „Leistung" und kein „Prozeß".

[1] Hierzu: Christian 1963. [2] Reindell u. Mitarb. 1955.
[3] Merleau-Ponty 1953. [4] v. Kries 1923.
[5] Merleau-Ponty 1953, S. 225.

Nun „verhält" sich das Tier in der Notfallsituation ebenfalls in bedeutungshaften Situationen und „reagiert" ebensowenig auf objektive „Reize" wie der Mensch. Aber das Tier verhält sich eben in der eindeutigen Bedeutungswelt, in die es eingeschlossen ist. Der Mensch antwortet hingegen in der besonderen Weise einer Stellungnahme. „Er hat eine Erkenntnis der Bedeutung der Bedeutungen[1]." Er vermag dann der Notfallsituation *viele* Bedeutungen zu geben, die auch sein Verhalten bestimmen. Was leiblich geschieht, enthält insofern auch implizite seine Wahl, seine Geschichte und Erfahrung — kurz, was er selbst ist. Dies bedeutet aber einen Unterschied zum Tier.

Für den Physiologen und Biologen sind die Organe von Mensch und Tier nicht wesensverschieden. Herz ist Herz und Kreislauf gleich Kreislauf. Die Organtätigkeit scheint auf Zwecke eingeregelt: In der Furcht des Tieres ist die Notfallfunktion, um im Beispiel zu bleiben, Initialhandlung und Bereitstellung für künftige Aktivität. In der Angst des *Menschen* ist hingegen seine leibliche Verfassung *nicht* Bestandteil einer Initialhandlung, sondern Ausdruck einer inneren Situation: Der verstärkte Herzschlag, das Erblassen, die Blutdrucksteigerung — alles, was die Angst *leiblich* zur Entfaltung bringt — erfüllen keinen biologischen Zweck, sondern stehen im Sinnzusammenhang des Ausdrucks einer inneren Lage. Der Mensch existiert in bestimmter Weise affektiv in und zur Welt und drückt dies leibseelisch aus. Über den fundamentalen Wesensunterschied zum Tier belehrt uns vielleicht am prägnantesten das Erröten und Herzklopfen bei der *Scham*. Diese Phänomene erfüllen keinen biologischen Zweck, sie entsprechen auch keiner seelischen Erregung wie beim Affekt, sondern sie sind die Expression einer Betroffenheit der *Person:* d.h. sie stehen im Dienst *geistiger* Sinnbezüge[2].

Das alles einzusehen, ist einfach, aber die Wesensbezogenheit des Subjekts auf den Leib zu *denken*, hat seine Schwierigkeiten. Die Schwierigkeit besteht für die Medizin darin, daß im System ihrer Wissenschaft *zuerst* der Leib gesetzt wird als ein Ding, als objektiver Bestand, der von außen definiert wird. Der Leib ist dann aber, wie SARTRE[3] genau sagt, nicht der Leib, so wie er *für mich* ist und der Leib des anderen, wie er zur Subjektheit für ihn selbst gehört, sondern der betrachtete und erkannte Leib, wie er Gegenstand für *andere* und *Weltstück* ist. Diese Leibbetrachtung führt zum praktischen und technischen Begriff des Leibes in systematisch und methodisch durchgeführter Vergegenständlichung als „Körper".

Eine ähnliche Schwierigkeit, die Wesensbezogenheit der Subjektivität auf den Leib zu *denken*, gilt auch für die Psychologie. Die Schwierigkeit besteht, sofern theoretisch *erst* der Leib gesetzt wird, als etwas Vorgegebenes (als „vorgeordnete, tragende Schicht", als eine „vorpsychische, dem Erleben vorgeordnete Wirklichkeit"[4]). Der Leib in seiner Beziehung zum Bewußtsein ist dann aber bereits theoretisch distanziert, d.h. das ganze Problem des Leibes im psychophysischen Dualismus eingefangen. Leib und Bewußtsein stehen aber *nicht* zueinander im Verhältnis der Dualität.

Wie enthüllt sich aber dann der Leib, sofern wir vom unreflektierten Bewußtsein, vom *Erleben* ausgehen? Der einzig mögliche Ausgangspunkt, ihn zu entdecken, ist die ursprüngliche Beziehung von uns zur Welt, d.h. wie sich der Leib in den Erscheinungen unseres leiblichen Daseins anzeigt. Der Leib ist also im ursprünglichen Erleben das ständig auf die Welt hin Überschrittene: *Sehend* bin ich in der Landschaft, *fühlend* bei den Dingen. Im Tun ist die Hand nicht „als Hand" gegenwärtig wie ein Ding unter Dingen, auch nicht als Instrument unter Instrumenten. Die Hand *ist* vielmehr, *wodurch* ich die Dinge gestalte und die Dinge *entdecke, indem* ich sie gestalte. Das Tasten, Greifen, das handwerkliche und künstlerische Tun sind hierfür Beispiele. Ich erfahre also meinen Leib im unreflektierten Erleben als die Unmittelbarkeit meines Seins in Situationen. In diesem Sinn hat auch v. GEBSATTEL (1954) vom „Arbeitsleib, Marsch-, Tanz-, Kampf- und Geschlechtsleib" gesprochen als Kontinuum eines sich stets wandelnden Leibes in der Möglichkeit, dies oder jenes sein zu können. In gleichem Sinn sprechen die französischen Phänomenologen vom Leib als „Situation".

In der Verfassung ungehinderten Könnens erscheint also der gelebte Leib im unreflektierten Bewußtsein bis auf ein amorphes Getragensein — den „Lastcharakter" (BINSWANGER), des „du trop" (SARTRE), den Hauch von „Befindlichkeiten"[5] — völlig unbemerkt. In *Grenzsituationen* wird allerdings der Leib, der ich „bin", als ein „haben" — als *Körper* — erlebt und bemerkt: Als Ort eines Schmerzes oder als *gegenständliches* Organ einer Erkrankung. Durch diese Tatsache, bemerkt BUYTENDIJK (1967) richtig: „wird es deutlich, warum der Arzt durch seinen Patienten genötigt wird, ‚cartesianisch' zu denken. Der Kranke kann ja nicht anders als so zu denken, wenn er durch das, was ihm an seinem Körper auffällt,

[1] BUYTENDIJK 1958, S. 44. [2] Hierzu BUYTENDIJK 1956, S. 227. [3] SARTRE 1956, S. 6ff.
[4] LERSCH 1962. [5] PLÜGGE und KOHN 1958, PLÜGGE 1967, ZUTT 1958.

den Arzt ruft". Gleichwohl bleibt das zweifache Verhältnis zum Leib auch in der Krankheit bestehen; der Leib ist auch in der Erkrankung nie völlig subjektfremdes Etwas. Von dieser phänomenologischen Interpretation fällt auch auf das leibliche Kranksein des Menschen ein Licht: „Denn der Mensch steckt ja nicht blind im Leib wie das Tier, sondern sein Sich-Verhalten zum Leib ... bestimmt auch das Gesamtphänomen der Krankheit als ein Kranksein"[1].

b) Das Apriori der mitmenschlichen Beziehungsweisen (personale und soziale Anthropologie)

Es gibt Wirklichkeiten, die nur im Verhältnis von zwei oder mehreren Personen konkreten Inhalt haben, demnach nur in einem solchen Verhältnis interpretiert werden können. Dazu gehören die Sexualität, die Liebe und Freundschaft, ferner Sprache, Brauch, Sitte und Moral, das Vertrauen z. B. von Arzt und Patient — alles Tatsachen, die nicht im Binnenraum des einzelnen, sondern erst im *zwischenmenschlichen* Verhältnis der Personen konkret zur Geltung kommen. Diese Wirklichkeiten sind nur denkbar auf dem Untergrund des *Personenverhältnisses*, denn jede konkrete Setzung seitens des einzelnen hat den anderen in einem bestimmten Verhältnis zum eigenen Dasein bereits vorweggenommen. Eine objektive Sinneinheit ergibt sich demnach nur, wenn der einzelne mit den Gegenakten eines anderen zusammen betrachtet wird, und dieses „Zusammen" ist eine vorgängige bipersonale Bezogenheit, aus der heraus der einzelne und seine Handlungsweise erst verständlich gemacht werden müssen[2].

Diese „Bipersonalität" spielt in der philosophischen und medizinischen Anthropologie eine zentrale Rolle: Philosophisch insofern, als Scheler (1927), Buber (1948) und vor ihnen Feuerbach und Dilthey, das zwischenmenschliche „Wir" unter einen ontologischen Aspekt gestellt haben. Für Buber (1948) ist die *„Sphäre des Zwischen"* eine Urkategorie der menschlichen Wirklichkeit, bei Scheler (1948) steht die *„Wirheit"* aprioristisch vor der Individualität, Löwith (1962) sieht in der *„Mitwelt"* eine ursprüngliche Beziehung, in der das Individuum rollenhaft existiert, oder v. Weizsäcker (1928): „Nicht Ich ist die metaphysische Absolutheit, sondern Wir". In ähnlicher Weise begründete Binswanger (1942) seine Kritik gegen den (frühen) Heidegger: In dessen existentialontologischer Fundierung der menschlichen Existenz sei das „Mit-einander-sein" und das echte „Wir" nicht enthalten, denn Heidegger stelle das eigene Selbstsein in einen radikalen Gegensatz zur Verfallenheit im defizienten Modus des „Man" (d.h. der Öffentlichkeit). Die Reihe wäre fortzusetzen mit Michel (1948, 1959), Christian und Haas (1949) u.a.

In der *medizinischen Anthropologie* ist der Absprung vom mitmenschlichen Apriori in doppelter Hinsicht fruchtbar geworden: in der *Psychotherapie* und der *Sozialanthropologie.*

1. Personale Psychotherapie

In der *Psychotherapie* wirft vor allem Trüb (1951) der Psychologie von Jung vor, daß dessen psychotherapeutisches Anliegen nur die Auseinandersetzung des Subjekts mit einer inneren Objektwelt, den Archetypen, ist mit dem Ziel der „Individuation". Die reale *mitmenschliche* Beziehung jedoch werde vernachlässigt. Nach Trüb ist nicht der Prozeß des psychologischen Selbstbezuges Ziel einer Behandlung — wie bei Jung —, sondern die Entfaltung der Begegnungsfähigkeit und Begegnungsbereitschaft zur Welt und zur Transzendenz. Die Psychotherapie aus einer solchen personal-anthropologischen Sicht ist besonders an den Namen v. Gebsattel (1954, 1959) geknüpft. Schottländer (1958), Bräutigam (1961), Bräutigam und Christian (1959) haben ein Kernstück der Psychotherapie — die „Übertragung" — aus der dogmatischen Konzeption Freuds (das fiktive Abreagieren frühkindlicher Verhaltensweisen auf den Analytiker) zurück-

[1] v. Gebsattel 1954, S. 330. [2] Löwith 1962, Christian und Haas 1949.

geholt in die *echte* — und darum wirksame personale Zuwendung. Psychotherapie ist ein Werkzeug in der Begegnung von Arzt zu Patient. Der Gang der Behandlung ist an zwei grundlegende Vorgänge geknüpft: an das „Gewinnen von Einsicht" und an die „Entwicklung einer therapeutischen Beziehung" (nicht an die „Bewußtmachung" im Sinne von Freud, vgl. S. 246), sondern an den Gewinn von „Einsicht", die den Charakter einer „Wandlung" hat, in der neue Seinsmöglichkeiten erschlossen werden, um zugleich sich selbst in den gesetzten Grenzen anzunehmen[1]. Die elementaren, bipersonalen ärztlichen Situationen des Hörens, Fragens, Antwortens, das Engagement im Umgang mit dem Patienten haben Benedetti (1964), v. Baeyer (1955), Elrod (1961) im Umgang mit psychotisch Kranken herausgestellt. Die Befreiung aus neurotischer Verstrickung und damit die Entfaltung der Begegnungsbereitschaft zur Mitwelt und Transzendenz ist Anliegen der sog. Neuen Wiener Schule[2].

2. Die Dialektik im Personenverhältnis (Löwith, Balint)

Bipersonalität ist Korreflexivität der Partner im Umgang miteinander; das bedeutet eine besondere Dialektik, die Löwith (1962) vom philosophisch-anthropologischen Standpunkt bisher unübertroffen dargestellt hat. Die Dialektik des Personenverhältnisses setzt sich über die Dualität fort: Vergrößert sich der Personenkreis, so entstehen mit der Mehrung der Glieder gleichfalls neue Personenverhältnisse. Im Umgang von drei Personen entwickelt sich leicht ein Verhältnis derart, daß einer die Führung übernimmt und die beiden anderen in ein Verhältnis der Abhängigkeit geraten. Aber nicht allein das wäre bemerkenswert, sondern die Tatsache, daß die beiden Geführten jetzt untereinander solidarisch werden gegenüber dem Dritten, gemäß dem Erfahrungssatz, daß die gemeinsame Antipathie gegen den Dritten die Sympathie zueinander verstärkt. Der Vorsprung eines einzelnen (Lob, Beförderung, Auszeichnung) macht die Zurückgesetzten eo ipso im Zurücksetzungsverhältnis zueinander solidarisch. Es entsteht so ein doppeltes Verhältnis im Personenverhältnis: einmal ein ebenbürtiges Zueinander und ein unebenbürtiges zum Dritten. Das Ressentiment gegen den Klassenprimus fördert zwangsläufig die Solidarität untereinander *gegen* diesen. Alle diese Tatsachen sind bedeutsam für die Begründung und Theorie der modernen „*Gruppentherapie*", der Sozial- und Gemeinschaftstherapie[3].

Insbesondere Balint (1957) hat die Dialektik des Rollenbezugs im Falle der Krankheit aufgegriffen: Er spricht vom „doktrinären", „mahnenden", „schützenden", „rein wissenschaftlichen" Arzt usw., der seinerseits damit dem Patienten eine reziproke Rolle aufzwingt. Ebenso wichtig ist die Balintsche Analyse der Interaktionen zwischen Patient und Arzt, insbesondere zu Beginn einer Behandlung: Der Kranke kommt zum Arzt mit seinen Beschwerden und seinen „Krankheitsvorschlägen". Das heißt in einem bestimmten, kulturell und vom Persönlichkeitsniveau geprägten *Rollenbezug* „bietet" der Kranke im initialen, noch „unorganisierten Stadium" eine bestimmte Krankheit „an". Die Rolle des Arztes besteht nun umgekehrt unter anderem darin, die Krankheit zu diagnostizieren und in einem „Rollenprozeß" zu „organisieren"[4]. Die Wahl des „Krankheitsangebots" durch den Patienten ist durch Kultur, Erziehung, soziale Situation, bewußte und unbewußte Befürchtungen des Kranken bedingt. Andererseits besteht aber wiederum eine Rückwirkung im Rollenbezug, der Arzt ist in seiner Reaktion auf „Krankheitsangebote" *selbst* eine „Droge", zumindest ein wichtiger Sekundäreffekt des Heilvorgangs. Fraglos bestehen also anthropologisch wichtige Interaktionen zwischen Arzt und Patient, die auf Thematisierung und Organisierung des Wesens von „Krankheit" Einfluß nehmen: Bestimmte Formen von Neurosen provozieren

[1] Bräutigam 1961. Zusammenfassende Übersicht: Frühmann 1959.

[2] Frankl 1959, Caruso 1957 u.a. Hierzu aber auch die kritische Auseinandersetzung von Görres 1958.

[3] Hofstätter 1957, Lewin 1951, Moreno 1954, Battegay 1967. Übersicht: Friedemann 1959, Grinberg, Langer und Rodrigué 1960.

[4] Balint 1957.

verwöhnende Haltungen des Arztes und können dadurch die neurotische Fehlhaltung verstärken oder umgekehrt: die ablehnende Haltung wird beim Patient unbewußt als „Verbot" aufgenommen, sich aufschließend zu äußern.

3. Soziale Anthropologie und Medizin-Soziologie

Hierher gehören das soziokulturell geprägte Verhalten des Kranken — *„illness behavior"* [1], die anthropologischen Probleme der *Integration* im *Sozial- bzw. Kulturbereich* sowie die *Medizin-Soziologie*, die auf epidemiologisch-statistischem Wege das Vorkommen und die Häufigkeit von Krankheiten mit soziologischen Faktoren in Beziehung setzt.

Illness behavior. Nach Mechanic („Illness Behavior", 1966) ist das Verhalten Kranker, d.h. ihre unterschiedliche Auffassung, Verarbeitung und Reaktion auf Symptome unter 3 Gesichtspunkten zu betrachten: als Ergebnis einer soziokulturellen Konditionierung, als Teil einer „Anpassungsstrategie" und als möglicher „Krankheitsgewinn". Sog. „sekundäre" soziale und psychologische Komponenten der Krankheit und „primäre" biologische bzw. pathologische Aspekte haben insofern für das Verhalten des Patienten gleichermaßen eine Bedeutung.

Integrationsprobleme im Kultur- bzw. Sozialbereich. Der persönliche Verhaltensstil des Menschen, ja sogar seine biologischen Reaktionsweisen bilden sich wesentlich unter den prägenden und formenden Einflüssen der Gesellschaftsordnung bzw. Kultur. So ist z.B. die Erziehung ein kulturspezifischer Sozialisierungsprozeß, weil jede Erziehung die Wertnormen der elterlichen Generation enthält. Dieser filiale Prozeß der Introjektion von Wertnormen ist jedoch auch überindividuell, sofern tradierte Anschauungen und Maximen der jeweiligen Kultur bestimmend sind[2]. Gleichwohl ist die Familie der wichtigste prägende Faktor.

Es gibt familiär bedingte „neurotische Traditionen", welche für die Entwicklung von Neurosen oder Psychosen gefährdende Dispositionen schaffen. Wie Th. Lidz (1959) gezeigt hat, kann innerhalb einer Familie ein hochgradig gestörter Partner so gut abgestützt sein, daß er psychisch und sozial stabil bleibt. Diese Situation kann jedoch eine schwere Gefährdung der Kinder bedeuten. Dieses Beispiel kann auf die Gesellschaft erweitert werden: In einer *integrierten* Gesellschaft sind Verhaltensweisen weithin institutionalisiert, der einzelne bleibt affektiv nicht isoliert, sondern wird in seinem Verhalten von der Gesamtheit mitgetragen. Vereinfachung und Kontinuität sind die wichtigsten Merkmale einer integrierten Gesellschaft; das eingelebte und gruppenverbindliche Verhalten wirkt stabilisierend und entlastend für den einzelnen. In der heutigen hochindustrialisierten Gesellschaft gibt es diese Vereinfachungsfaktoren nicht mehr, der einzelne kann zunehmend weniger die verschiedenen Ebenen der Wirklichkeit auf das gleiche Verhalten abbilden, er vermag nicht mehr „die Welt affektiv und effektiv zu integrieren und sie in bestimmten Verhaltensformen zu beherrschen" ... „Die Folge ist eine Überbelastung mit Unterscheidungs- und Entscheidungszumutungen", nach Gehlen[3] u.a. die wesentliche sozialpsychologische Tatsache der Gegenwart als Reflex einer desintegrierten Gesellschaft auf den einzelnen.

Medizin-Soziologie

Die pluralistische Massengesellschaft mit den oben beschriebenen Belastungen, der sog. soziale Wandel, die Verhaltensänderungen des Menschen hinsichtlich Ernährung, körperlicher Inaktivität, abnormer Reizbefriedigung, haben nachgewie-

---

[1] Mechanic 1966.

[2] Benedict 1957, Gehlen 1952, Kluckhohn 1954, Mead 1955, Erikson 1961.

[3] Gehlen 1952, S. 14ff.

senermaßen eine Bedeutung für die Krankheitsentstehung: Es gibt eine *soziokulturelle Konditionierung* der Krankheit, und angesichts dieser Erkenntnis hat sich eine Annäherung von Medizin, Sozialpsychologie und Soziologie vollzogen: die *Medizin-Soziologie*[1].

Der medizinischen Soziologie geht es darum, auf epidemiologisch-statistischem Weg das Vorkommen und die Häufigkeit von Krankheiten mit soziologischen Faktoren in Beziehung zu setzen, um folgende Hypothesen nachzuprüfen: Krankheiten verteilen sich in der Bevölkerung nicht gleichmäßig, sondern werden in ihrer Häufigkeit von soziogenen Faktoren mitbestimmt. Nicht nur die Krankheit, sondern auch das individuelle klinische Bild, einschließlich der geäußerten Beschwerden, stehen in einer solchen soziologischen Beziehung. Es gibt eine Wechselbeziehung zwischen Gesellschaft, Medizin und individueller Krankheit („sociology in medicin", STRAUSS, 1957). Ihre *Methode* ist die *Epidemiologie*. Hierunter ist die Erforschung aller vermutbaren Bedingungen einer Krankheit innerhalb einer Population zu verstehen, vorangetrieben mit Hilfe der multivarianten Statistik.

Es gibt verschiedene *Techniken. Die Querschnittstechnik:* Die „Befallsquote" (rate of incidence) entspricht der Anzahl der Neuerkrankungen während eines bestimmten Zeitabschnitts. Die „Häufigkeitsquote" (rate of prevalence) entspricht der Anzahl der an einer bestimmten Krankheit zu einem Zeitpunkt leidenden Personen, geteilt durch die Größe der Bevölkerung. Die *Längsschnittechniken* (Risiko, risk, expectancy): Das „Erkrankungsrisiko" ist die Wahrscheinlichkeit für eine Person bestimmten Alters, an einem bestimmten Leiden zu erkranken. Die *prospektive Epidemiologie* ermittelt in langfristiger Untersuchung bei zu Beginn gesunden größeren Bevölkerungsgruppen, in welchem Maß Krankheiten — z. B. Coronarverschlußkrankheiten — auftreten, und (bei Unterstellung multifaktorieller Genese) welche Bedingungen korrelationsstatistisch sich aufgrund vorangegangener Befunderhebungen als relevant erweisen. (Modelle sind die sog. „Framingham-" und „Tecumseh"-Studie über die Entstehung der coronaren Verschlußkrankheiten[2].) Vom Standpunkt einer *medizinischen Anthropologie* ist es bedeutsam, daß sich nach den vorliegenden Untersuchungen sowohl somatische wie seelische Risikofaktoren bei coronaren Verschlußkrankheiten zu einem Gesamtrisiko kumulieren können und dann auch die Gewichte von seelischen Einflüssen und abnormen Verhaltensweisen statistisch (korrelations-, faktoren- oder diskriminanzanalytisch) ermittelt werden können[3].

Die medizinische Soziologie hat einen anthropologischen Kern deswegen, weil aus dem Verhalten einer Gesellschaft, einer Gruppe, und von diesen abhängig, bei Individuen Krankheiten entstehen können. Es ist dann Aufgabe der Gesellschaftsverfassung, kraft Gesundheitspolitik eine wirkungsvolle Prophylaxe und geistige Hygiene zu leisten. Die Freiheit des einzelnen wird durch Gesundheitserziehung eingeschränkt. Diese „Reziprozität der Perspektiven" (LITT) entspricht genau jener der *Kulturanthropologie:* Der Mensch ist in doppeltem Sinn ein Kulturwesen: Wir sind Erzeuger der Kultur, sodann aber sind wir durch Rückwirkung auch als von ihr Erzeugte. Das gilt sowohl im Positiven wie im Negativen.

Literatur

ABRAHAM, K.: A short study of the development of the libido in the light of mental disoders. In: Collected Papers of KARL ABRAHAM. London 1942. — ACKERKNECHT, E. H.: RUDOLF VIRCHOW, Arzt, Politiker, Anthropologe. Stuttgart 1957. — ADLER, A.: Über den nervösen Charakter. Wiesbaden 1919. — ADRIAN, E. O.: Zit. bei F. J. J. BUYTENDIJK, 1958. — ALEXANDER, F.: Psychosomatische Medizin. Berlin 1951. — AUERSPERG, A.: Vorläufige und rückläufige Bestimmung in der Physiogenese. In: Jb. Psychol. u. Psychother. 8, 223 (1962).

BAEYER, W. v.: Der Begriff der Begegnung in der Psychiatrie. Nervenarzt **26**, 369 (1955). — BALINT, M.: Der Arzt, sein Patient und die Krankheit. Stuttgart 1957. — BALLY, G.: Die

---

[1] Übersichten: PFLANZ 1962, KÖNIG und TÖNNESMANN 1958, HAWKINS 1958.

[2] Übersicht einschließlich Literatur: EPSTEIN 1965.

[3] CADY, GERTLER und GOTSCH 1961, ROSENMAN und FRIEDMAN 1964; Übersichten: CHRISTIAN 1966, HAHN, NÜSSEL und STIELER 1966.

Psychoanalyse SIGMUND FREUDS. In: Handbuch der Neurosenlehre und Psychotherapie. Hrsg. v. V. E. FRANKL, V. E. v. GEBSATTEL u. J. H. SCHULTZ, Bd. 3, S. 1—44. München u. Berlin 1959. — BATTEGAY, R.: Der Mensch in der Gruppe. Bern: Huber 1967. — BAUER, J.: Die konstitutionelle Disposition zu inneren Krankheiten, 3. Aufl. Berlin 1924. — BENEDETTI, G.: Klinische Psychotherapie. Bern u. Stuttgart 1964. — BENEDICT, R.: Urformen der Kultur. Hamburg: Rowohlt 1957. — BERG, J. H. VAN DEN: Metabletica. Über die Wandlung des Menschen. Grundlinien einer historischen Psychologie. Göttingen 1960. — BERGSON, H.: Materie und Gedächtnis. Jena 1919. — BINSWANGER, L.: Grundformen und Erkenntnis menschlichen Daseins, 2. Aufl. Zürich 1953. ~ Lebensfunktion und innere Lebensgeschichte. In: Ausgewählte Vorträge und Aufsätze, S. 50—73. Berlin 1947. ~ Ausgewählte Vorträge und Aufsätze. 2 Bände. Bern 1947 u. 1955. ~ Drei Formen mißglückten Daseins. Verstiegenheit, Verschrobenheit, Manieriertheit. Tübingen 1956. ~ Schizophrenie. Pfullingen 1957. ~ Melancholie und Manie. Pfullingen 1966. — BLANKENBURG, W.: Daseinsanalytische Studie über einen Fall von paranoider Schizophrenie. Arch. Neurol. u. Psychiat. **81**, 81 (1958). — BLEULER, E.: Die Psychoide. Berlin 1925. — BOOR, CL. DE: Zur Psychosomatik der Allergie, insbesondere des Asthma bronchiale. Stuttgart 1965. — BORELLI, S.: Dermatologie (als Grenzgebiet). In: Handbuch der Neurosenlehre und Psychotherapie. Hrsg. v. V. E. FRANKL, V. E. v. GEBSATTEL u. J. H. SCHULTZ, Bd. V, S. 311—339. München u. Berlin 1961. — Boss, M.: Psyche (Stuttg.) **1**, 312 (1948). ~ Einführung in die psychosomatische Medizin. Bern u. Stuttgart (1954). ~ Psychoanalyse und Daseinsanalyse. Bern u. Stuttgart 1957. — BRÄUTIGAM, W.: Psychotherapie in anthropologischer Sicht. Stuttgart 1961. — BRÄUTIGAM, W., u. P. CHRISTIAN: Wesen und Formen der psychotherapeutischen Situation. In: Handbuch der Neurosenlehre und Psychotherapie. Hrsg. v. V. E. FRANKL, V. E. v. GEBSATTEL u. J. H. SCHULTZ, Bd. I, S. 402—437. München u. Berlin 1959. — BRAUN, E.: Die vitale Person. Leipzig 1933. — BRUGSCH, TH.: Die Morphologie der Person. In: Biologie der Person (BRUGSCH-LEVY) II. Berlin u. Wien 1931. — BUBER, M.: Das Problem des Menschen. Heidelberg 1948. — BÜCHNER, F.: Grundsätzliches zur psychosomatischen Medizin. In: Krankheit und Kranksein. Hrsg. v. F. STROEBE u. H. SCHULTE, Bremen 1952. ~ Das Problem der leibseelischen Korrelationen in der menschlichen Pathologie. In: Allgemeine Pathologie, 5. Aufl. Berlin-München-Berlin 1966. — BUYTENDIJK, F. J. J.: Allgemeine Theorie der menschlichen Haltung und Bewegung. Berlin-Göttingen-Heidelberg: Springer 1956. ~ Das Menschliche in der menschlichen Bewegung. Nervenarzt **28**, 1 (1957). ~ Das Menschliche. Wege zu seinem Verständnis. Stuttgart 1958. ~ Mensch und Tier (Rowohlts Enzyklopädie). Hamburg 1958. ~ Die biologische Sonderstellung des Menschen. In: Handbuch der Neurosenlehre und Psychotherapie. Hrsg. von V. E. FRANKL, V. E. v. GEBSATTEL u. J. H. SCHULTZ, Bd. V, S. 117—134. München u. Wien 1960. ~ Wege zu einer anthropologischen Physiologie. Internist (Berl.) **5**, 147 (1964). ~ Prolegomena einer anthropologischen Physiologie. Salzburg 1967. — BYKOW, K. M.: Großhirnrinde und innere Organe. Berlin: VEB-Verlag Volk und Gesundheit 1953.

CADY, L. D., M. M. GERTLER, and L. G. GOTSCH: The factor structure of variables concerned with coronary artery disease. Behav. Sci. **6**, 37—41 (1961). — CANNON, W. B.: Bodily changes in pain, hunger, fear and rage. New York 1929. ~ The wisdom of the body. New York 1932. — CARUSO, J. A.: Bios, Psyche, Person. Freiburg 1957. — CHRISTIAN, P.: Das Personverständnis im modernen medizinischen Denken. Tübingen 1952. ~ Atmung. In: Handbuch der Neurosenlehre und Psychotherapie. Hrsg. v. V. E. FRANKL, V. E. v. GEBSATTEL u. J. H. SCHULTZ, Bd. II, S. 519—527. München u. Berlin 1959. ~ Herz und Kreislauf. In: Handbuch der Neurosenlehre und Psychotherapie. Hrsg. v. V. E. FRANKL, V. E. v. GEBSATTEL u. J. H. SCHULTZ, Bd. II, S. 495—503. München u. Berlin 1959. ~ Kybernetik und Gestaltkreis. Nervenarzt **34**, 97 (1963). ~ Risikofaktoren und Risikopersönlichkeit beim Herzinfarkt. Nauheimer Fortbild.lehrg. **32**, 97 (1966). — CHRISTIAN, P., u. W. BRÄUTIGAM: Atmung bei Asthma bronchiale. In: Handbuch der Neurosenlehre und Psychotherapie. Hrsg. v. V. E. FRANKL, V. E. v. GEBSATTEL u. J. H. SCHULTZ, Bd. II, S. 531—540. München u. Berlin 1959. — CHRISTIAN, P., u. R. HAAS: Wesen und Formen der Bipersonalität. Beitr. allg. Med. H. 7, Stuttgart 1949. — CHRISTIAN, P., u. W. JACOB: Sammelreferate über Psychosomatische Medizin. Münch. med. Wschr. **1951**, 17, 47; **1952**, 18, 48; **1953**, 51, 1380; **1954**, 44; **1955**, 44, 1471. — CLAUSER, G.: Innere Medizin. In: Handbuch der Neurosenlehre und Psychotherapie. Hrsg. v. V. E. FRANKL, V. E. v. GEBSATTEL u. J. H. SCHULTZ, Bd. V, S. 137—168. München u. Berlin 1961. — CONRAD, K.: Der Konstitutionstypus als genetisches Problem, 1. Aufl. 1941, 2. Aufl. Berlin-Göttingen-Heidelberg: Springer 1963. — CURTIUS, F.: Klinische Konstitutionslehre. Berlin-Göttingen-Heidelberg: Springer 1954. ~ Individuum und Krankheit. Grundzüge einer Individualpathologie. Berlin-Göttingen-Heidelberg: Springer 1959.

DEUTSCH, F.: Das Anwendungsgebiet der Psychotherapie in der Inneren Medizin. Wien. med. Wschr. **72**, 809 (1922). ~ Die Stellung der Psychoanalyse in der inneren Klinik. Med. Klin. **24**, 369 (1928). — DILTHEY, W.: Ideen über eine beschreibende und zergliedernde Psychologie (1894). In: Gesammelte Schriften, Bd. V. Stuttgart 1957. — DÖRR, W.: Die Pathologie

Rudolf Virchows und die Medizin unserer Zeit. Dtsch. med. Wschr. **83**, 370 (1958). — Dunbar, Fl.: Psychosomatic diagnosis, 3. Aufl. New York 1945. ~ Emotions and bodily changes, a survey of literature on psychosomatic interrelationships. 1910—1935. 4. Aufl. New York 1954. ~ Deine Seele — Dein Körper. Meisenheim/Glan 1951.

Eiff, A. W. v.: Grundumsatz und Psyche. Berlin 1957. — Elrod, N.: Das Problem des Sich-Kennenlernens in der chronisch-schizophrenen Situation. Jb. Psychol., Psychother. u. med. Anthropol. 8, H 1/2, 90 (1961). — Epstein, F. H.: The epidemiology of coronary heart disease. J. chron Dis. **18**, 735—774 (1965). — Erikson, E. H.: Kindheit und Gesellschaft. Stuttgart 1961. — Eysenck, H. J.: The structure of human personality. London 1953.

Federn, P.: Beiträge in: Ichpsychologie und die Psychosen. Bern u. Stuttgart 1956. — Feuerbach, L.: Zit. nach K. Löwith, Das Individuum in der Rolle des Mitmenschen. Darmstadt 1962. — Frankl, V. E.: Grundriß der Existenzanalyse und Logotherapie. In: Handbuch der Neurosenlehre und Psychotherapie. Hrsg. v. V. E. Frankl, V. E. v. Gebsattel u. J. H. Schultz, Bd. III, S. 663—729. München u. Berlin 1959. — Freud, A.: Das Ich und die Abwehrmechanismen, 2. Aufl. London 1952. — Freud, S.: Gesamtausgabe, Bd. 1—18. London: Imago 1947—1955. ~ Das Ich und das Es (1923). In: Ges. Werke, Bd. XIII. London: Imago 1940. ~ Zur Psychopathologie des Alltaglebens (1904). In: Ges. Werke IV.. London: Imago 1941. ~ Die Zukunft einer Illusion (1930) In: Ges. Werke XIV. London: Imago 1948. ~ Briefe an W. Fliess, Abhandlungen und Notizen aus den Jahren 1887—1902. London: Imago 1950. ~ Die Traumdeutung, 9. Aufl. (Fischer-Bücher, Bd. 428/29). Frankfurt a.M. 1961. — Friedemann, A.: Gruppenpsychotherapie. In Handbuch der Neurosenlehre und Psychotherapie. Hrsg. v. V. E. Frankl, V. E. v. Gebsattel u. J. H. Schultz, Bd. IV, S. 321—365. München u. Berlin 1959. — Fromm, E.: Escape from freedom. New York 1941. ~ Psychoanalyse und Ethik. Zürich 1954. — Frühmann, E.: Anthropologie der Person und analytische Psychotherapie. In: Handbuch der Neurosenlehre und Psychotherapie. Hrsg. v. V. E. Frankl, V. E. v. Gebsattel u. J. H. Schultz, Bd. II, S. 568—583. München u. Berlin 1959.

Gebsattel, V. E. v.: Die Welt des Zwangskranken. Mschr. Psychiat. Neurol. **99**, 10—74 (1938). ~ Prolegomena einer medizinischen Anthropolgie. Berlin-Göttingen-Heidelberg: Springer 1954. ~ Gedanken zu einer anthropologischen Psychotherapie. In: Handbuch der Neurosenlehre und Psychotherapie. Hrsg. v. V. E. Frankl, V. E. v. Gebsattel u. J. H. Schultz, Bd. III, S. 531—562. München u. Berlin 1959. ~ Die anankastische Fehlhaltung. In: Handbuch der Neurosenlehre und Psychotherapie. Hrsg. v. V. E. Frankl, V. E. v. Gebsattel u. J. H. Schultz, Bd. II, S. 125—137. München u. Berlin 1959. — Gehlen, A.: Der Mensch. Seine Natur und seine Stellung in der Welt, 7. Aufl. Bonn 1962. ~ In: Der gegenwärtige Stand der anthropologischen Forschung. In: Krankheit und Kranksein. Hrsg. v. F. Stroebe u. H. Schulte. Bremen 1952. ~ Anthropologische Forschung (Rowohlts Deutsche Enzyklopädie), 1961. — Glatzel, H.: Ernährung. In: Handbuch der Neurosenlehre und Psychotherapie. Hrsg. v. V. E. Frankl, V. E. v. Gebsattel u. J. H. Schultz, Bd. II, S. 428—467. München u. Berlin 1959. — Glover, E.: On the early development of mind. Ges. Aufsätze. London 1956. — Görres, A.: Person, Psyche, Krankheit. In: Jb. Psychol., Psychother. u. med. Anthropol. **6**, 192 (1958). ~ Sinn und Grenzen biographischer Methoden in der psychosomatischen Medizin. In: Jb. Psychol., Psychother. u. med. Anthropol. **11**, 319 (1964). — Grinberg, L., M. Langer u. E. Rodrigué: Psychoanalytische Gruppentherapie. Praxis und theoretische Grundlagen. Hrsg. von W. Kemper. Stuttgart: Klett 1960. — Grinker, R. R.: Psychosomatic research. New York 1953. — Gruhle, H. W.: Verstehende Psychologie, 2. Aufl. Stuttgart 1956.

Häfner, H.: Psychopathen. Berlin-Göttingen-Heidelberg: Springer 1961. — Hahn, P., E. Nüssel u. M. Stieler: Psychosomatik und Epidemiologie des Herzinfarktes. Z. psychosom. Med. **12**, 229—253 (1966). — Hartmann, H.: Ich-Psychologie und Anpassungsproblem. Stuttgart 1960. — Hartmann, N.: Das Problem des geistigen Seins, 2. Aufl. Berlin 1949. ~ Der Aufbau der realen Welt. Berlin 1940. — Hawkins, N. G.: Medical sociology. Theory, scope and methods. Springfield (Ill.) 1958. — Heidegger, M.: Sein und Zeit, 7. Aufl. Tübingen 1953. ~ Über den Humanismus. Frankfurt a.M. 1949. — Heiss, R.: Allgemeine Tiefenpsychologie. Berlin u. Stuttgart 1956. — Hengstenberg, H. E.: Philosophische Anthropologie, 2. Aufl. Stuttgart 1960. ~ Hensel, H.: Allgemeine Sinnesphysiologie. Hautsinne, Geschmack, Geruch. Berlin-Heidelberg-New York: Springer 1966. — Hess, W. R.: Studium gen. **9**, 467 (1956); **10**, 327 (1957). ~ Zit. nach F. J. J. Buytendijk, Prolegomena einer anthropologischen Physiologie. Salzburg 1967. — Heyer, G. R.: Das körperlich-seelische Zusammenwirken in den Lebensvorgängen. An Hand klinischer und experimenteller Tatsachen dargestellt. München 1925. ~ Organismus der Seele, 3. Aufl. München 1951. ~ Komplexe Psychologie. In: Handbuch der Neurosenlehre und Psychotherapie. Hrsg. v. V. E. Frankl, V. E. v. Gebsattel u. J. H. Schultz, Bd. III, S. 285—334. München u. Berlin 1959. — Hinz, O.-S.: Ophthalmologie. In: Handbuch der Neurosenlehre und Psychotherapie. Hrsg. v. V. E. Frankl, V. E. v. Gebsattel u. J. H. Schultz, Bd. V, S. 292—305. München u. Berlin 1961. — Hofstätter, P. L.: Gruppendynamik. Rowohlt Hamburg 1957. — Hofstätter, P. R.: Über

Typenanalyse. Arch. ges. Psychol. **105** (1940). — HORNEY, K.: Neue Wege in der Psychoanalyse. Stuttgart 1951. ~ Der neurotische Mensch unserer Zeit. Stuttgart 1951.

IWANOW-SMOLENSKI, A. G.: Grundzüge der Pathophysiologie der höheren Nerventätigkeit. Berlin: Akademie-Verlag 1954.

JACOB, W.: Die gegenwärtige Bedeutung der Sozialmedizin RUDOLF VIRCHOWS. Dtsch. med. Wschr. **47**, 2113 (1965). ~ Medizinische Anthropologie des 19. Jh. Stuttgart 1967. — JACOBI, J.: Die Psychologie von C. G. JUNG. Zürich 1949. — JASPERS, K.: Philosophie, Bd. I. Berlin: Springer 1932, 2. Aufl. 1938. ~ Allgemeine Psychopathologie, 6. Aufl. Berlin-Göttingen-Heidelberg: Springer 1953. ~ Existenzphilosophie, 3. Aufl. Berlin: W. de Gruyter & Co. 1964. — JOHANNSEN, W.: Elemente der exakten Erblichkeitslehre, 3. Aufl. Jena 1926. — JONES, E.: The life and work of SIGMUND FREUD, Bd. I u. II. New York 1953 u. 1957. Deutsche Übersetzung durch KATHERINE JONES: Das Leben und Werk von SIGMUND FREUD. Bern 1960. — JOPPICH, G.: Psychotherapie in der Kinderheilkunde. In: Handbuch der Neurosenlehre und Psychotherapie. Hrsg. v. V. E. FRANKL, V. E. v. GEBSATTEL u. J. H. SCHULTZ, Bd. V, S. 345—356. München u. Berlin 1961. — JORES, A.: Vom kranken Menschen, 2. Aufl. Stuttgart 1961. — JUNG, C. G.: Wirklichkeit der Seele. Zürich 1934. ~ Die Beziehungen zwischen dem Ich und dem Unbewußten, 4. Aufl. Zürich 1945. ~ Seelenprobleme der Gegenwart. Psychol. Abhandl., Bd. III. Zürich 1946. ~ Psychologische Typen, 8. Aufl. Zürich 1950.

KARDINER, S. A.: The individual and his society: the psychodynamics of primitive social organization. New York 1939. ~ The psychological frontiers of society. New York 1945. — KEMPER, W.: Der Traum und seine Bedeutung. Hamburg: Rowohlt 1955. — KIND, H.: Endokrine Dysregulationen und Persönlichkeitsstörungen. In: Handbuch der Neurosenlehre und Psychotherapie. Hrsg. v. V. E. FRANKL, V. E. v. GEBSATTEL u. J. H. SCHULTZ, Bd. II, S. 481—485. München u. Berlin 1959. — KLAGES, L.: Der Geist als Widersacher der Seele. Leipzig 1929. — KLEIN, M.: In: Contributions to psychoanalysis. London 1950 (dort Literaturübersicht). — KLEINSORGE, H.: Urologie und Psychotherapie. In: Handbuch der Neurosenlehre und Psychotherapie. Hrsg. v. V. E. FRANKL, V. E. v. GEBSATTEL u. J. H. SCHULTZ, Bd. V, S. 279—284. München u. Berlin 1961. — KLEIST, K.: Gehirnpathologie. Leipzig 1934. — KLUCKHOHN, C.: Mirror for man. New York and Toronto 1949. ~ Culture and behavior in handbook of social psychology. Hrsg. v. G. LINDZEY 1954. — KOCH, M., u. E. HÖHN: Die Entwicklung der Konstitutionsforschung in den angloamerikanischen Ländern. Fortschr. Neurol. Psychiat. **21**, 355—391 (1953). — KÖNIG, R., u. M. TÖNNESMANN (Hrsg.): Probleme der Medizin-Soziologie. Kölner Z. Soziol. u. Sozialpsychol., Sonderheft 3. Köln u. Opladen 1958. — KRAUS, FR.: Die Ermüdung als Maß der Konstitution. Bibliotheca medicina DI/H2, Kassel 1897. ~ Die allgemeine und spezielle Pathologie der Person. Allg. Teil. Leipzig 1919. Besonderer Teil: Die Tiefenperson. Leipzig 1926. — KREHL, L.: Entstehung, Erkennung, Behandlung innerer Krankheiten, 13. Aufl. Leipzig 1930. — KRETSCHMER, E.: Körperbau und Charakter, 20. Aufl. Berlin 1950. ~ Medizinische Psychologie, 10. Aufl. Stuttgart 1950. — KREUZ, L., u. O. BOOS: Die Psychotherapie in der Chirurgie einschließlich Orthopädie. In: Handbuch der Neurosenlehre und Psychotherapie. Hrsg. v. V. E. FRANKL, V. E. v. GEBSATTEL u. J. H. SCHULTZ, Bd. V, S. 188—206. München u. Berlin 1961. — KRIES, J. v.: Allgemeine Sinnesphysiologie. Leipzig 1923. — KUHN, R.: Daseinsanalyse und Psychiatrie. In: Psychiatrie der Gegenwart. Hrsg. v. GRUHLE, JUNG, MEYER-GROSS u. MÜLLER, Bd.I/2. Berlin 1963.

LANDMANN, M.: Philosophische Anthropologie. Menschliche Selbstdeutung in Geschichte und Gegenwart. Sammlung Göschen, Bd. 156/156a. Berlin 1955. — LASSNER, J.: Anästhesiologie. In: Handbuch der Neurosenlehre und Psychotherapie. Hrsg. v. V. E. FRANKL, V. E. v. GEBSATTEL u. J. H. SCHULTZ, Bd. V, S. 172—185. München u. Berlin 1961. — LEAN, P. D. MAC: Studies on limbic system ("visceral brain") and their bearing on psychosomatic problems. In: E. D. WITTKOWER and R. A. CLEGHORN, Recent developments in psychosomatic medicine, p. 101—126. London 1954. — LERSCH, PH.: Der Aufbau des Charakters. Leipzig 1938. ~ Aufbau der Person, 8. Aufl. München 1962. — LEWIN, K.: Field theorie in social science. New York 1951. — LIDZ, TH: Psyche (Stuttg.) **13**, 516 (1959). ~ Zur Familienumwelt des Schizophrenen. Stuttgart 1959. — LINTON, R.: The cultural background of personality. NewYork 1945. — LITT, TH.: Mensch und Welt. In: Grundlinien einer Philosophie des Geistes, 2. Aufl. Heidelberg 1961. — LÖWITH, K.: Das Individuum in der Rolle des Mitmenschen. Darmstadt 1962. — LÓPEZ-IBOR, J. J.: Psychosomatische Forschung. In: Psychiatrie der Gegenwart, Bd. I/2. Hrsg. von H. W. GRUHLE, R. JUNG, W. MAYER-GROSS u. H. MÜLLER. Berlin 1963.

MAGOUN, H. W.: The ascending reticular activaty system. Res. Publ. Ass. nerv. ment. Dis. **30** (1952). — MARCEL, G.: Etre et avoir. Paris 1935. ~ Der Mensch als Problem, 3. Aufl. Frankfurt 1964. — MARX, H.: Untersuchungen über den Wasserhaushalt. II. Die psychische Beeinflussung des Wasserhaushaltes. Klin. Wschr. **5**, 92 (1926). — MATUSSEK, P.: Psychotherapie bei Schizophrenen. In: Handbuch der Neurosenlehre und Psychotherapie. Hrsg. v. V.

E. FRANKL, V. E. v. GEBSATTEL u. J. H. SCHULTZ, Bd. 4, S. 385—400. Wien u. München 1959. ~ Metaphysische Probleme der Medizin. Berlin 1948. ~ Störungen des Sexuallebens. In: Handbuch der Neurosenlehre und Psychotherapie. Hrsg. v. V. E. FRANKL, V. E. v. GEBSATTEL u. J. H. SCHULTZ, Bd. II, S. 580—598. München u. Berlin 1959. — MEAD, M.: Mann und Weib. Zürich 1955. — MECHANIC, D.: Response factors in illness: The study of illness behavior. In: Sozialpsychiatrie, Bd. 1/1, S. 11ff. Berlin-Heidelberg-New York 1966. — MECHELKE, K., u. P. CHRISTIAN: Vegetative Herz- und Kreislaufstörungen. In: Handbuch der inneren Medizin, Bd. 9, 4. Teil, S. 704—924. Berlin-Göttingen-Heidelberg: Springer 1960. — MERLEAU-PONTY, M.: Phénoménologie de la perception. Paris 1945. ~ La structure du comportement. Paris 1953. — MICHEL, E.: Ehe. Stuttgart 1948. ~ Der Prozeß Gesellschaft contra Person. Stuttgart 1959. — MITSCHERLICH, A.: Über die Reichweite psychosomatischen Denkens in der Medizin. In: Verh. Dtsch. Ges. Inn. Med., S. 24—40. München: Bergmann 1949. ~ Anmerkungen über die Chronifizierung psychosomatischen Geschehens. Psyche (Stuttg.) **15**, 1 (1961). — MITSCHERLICH, A., T. BROCHER, O. v. MERING u. K. HORN: Der Kranke in der modernen Gesellschaft. Köln u. Berlin: Kiepenheuer & Witsch 1967. — MORENO, J. L.: Die Grundlagen der Soziometrie. Köln 1954.

NIETZSCHE, FR.: Gesammelte Werke. KRÖNERs Taschenausgabe, 11 Bde. (1952—1957). — NUNBERG, H.: The synthetic function of the ego. In: Practice and theorie of psychoanalysis. New York 1948.

PAWLOW, J. P.: Sämtliche Werke. Berlin 1954. — PFLANZ, M.: Sozialer Wandel und Krankheit. Ergebnisse und Probleme der medizinischen Soziologie. Stuttgart 1962. ~ Physiologie und Pathophysiologie des vegetativen Nervensystems. 2 Bde. Hrsg. von M. MONNIER. Stuttgart 1963. — PICKENHAIN, L.: Therapeutische Anwendung bedingt-reflektorischer Mechanismen. In: Physiologie und Pathophysiologie des vegetativen Nervensystems. B. II. Hrsg. von MONNIER. Stuttgart 1963. — PLESSNER, H.: Die Stufen des Organischen und der Mensch, 2. Aufl. Bonn 1965. ~ Lachen und Weinen, 2. Aufl. Bern 1950. — PLÜGGE, H.: Wohlbefinden und Mißbefinden. Beiträge zu einer medizinischen Anthropologie. Tübingen 1962. ~ Der Mensch und sein Leib. Tübingen 1967. — PLÜGGE, H., u. R. KOHN: Wohlbefinden und Mißbefinden. Eine phänomenologische Studie. Psyche (Stuttg.) **1**, 33 (1958). — PORTMANN, A.: Biologische Fragmente zu einer Lehre vom Menschen, 2. Aufl. Basel 1951. ~ Zoologie und das neue Bild des Menschen (Rowohlts Enzyklopädie). Hamburg 1956. — PRILL, H.-J.: Gynäkologie. In: Handbuch der Neurosenlehre und Psychotherapie. Hrsg. v. V. E. FRANKL, V. E. v. GEBSATTEL u. J. H. SCHULTZ, Bd. V, S. 206—274. München u. Berlin 1961.

RAPAPORT, D.: Die Struktur der psychoanalytischen Theorie. Stuttgart 1961. — REENPÄÄ, Y.: Wahrnehmen, Beobachten, Konstituieren. Frankfurt 1967. — REINDELL, H., E. SCHILDGE, H. KLEPZIG u. H. W. KIRCHHOFF: Kreislaufregulation. Stuttgart 1955. — ROSENMAN, R. H., and M. FRIEDMAN: A predictive study of coronary heart disease. J. Amer. med. Ass. **189**, 1 (1964). — ROTHACKER, E.: Philosophische Anthropologie. Bonn 1964. ~ Die Schichten der Persönlichkeit, 6. Aufl. Bonn 1965. — RUBINSTEIN, S. L.: Grundlagen der allgemeinen Psychologie. Berlin: Volk und Wissen, VEB, 1959.

SARTRE, J. P.: L'être et le néant. Essai d'ontologie phénoménologique. Paris 1950. ~ Der Leib. Deutscher Auszug aus: Das Sein und das Nichts. Beitr. Sexualforsch., H. 9. Hrsg. v. BÜRGER-PRINZ u. H. GIESE. Stuttgart: Ferdinand Enke 1956. — SASLOW, G., G. C. GRESSEL, F. O. SHOBE, PH. H. DUBOIS, and H. A. SCHROEDER: The possible etiological relevance of personality factors in arterial hypertension. In: H. G. WOLFF, ST. WOLF, and C. C. HARE, Life stress and bodily disease. Proc. Ass. Res. nerv. ment. Dis. **29**, 775 (1950). — SCHAEFER, H.: Die Medizin unserer Zeit. München 1965. — SCHELER, M.: Der Formalismus in der Ethik und die materiale Wertethik. Halle 1930. ~ Schriften aus dem Nachlaß. I. Berlin 1933. ~ Die Stellung des Menschen im Kosmos (1927), 2. Aufl., München 1947. ~ Wesen und Formen der Sympathie. Bonn 1927. — SCHNEIDER, KURT: Die psychopathischen Persönlichkeiten, 9. Aufl. Wien 1950. ~ Klinische Psychopathologie, 6. Aufl. Stuttgart 1962. — SCHOTTLÄNDER, F.: Kontakt und Übertragung. In: Almanach 1958. — SCHULTZ, J. H.: Die seelische Krankenbehandlung, 4. Aufl. Jena 1930. ~ Schlaf. In: Handbuch der Neurosenlehre und Psychotherapie. Hrsg. v. V. E. FRANKL, V. E. v. GEBSATTEL u. J. H. SCHULTZ, Bd. II, S. 568—579. München u. Berlin 1959. — SCHULTZ-HENCKE, H.: Der gehemmte Mensch. Leipzig 1940. ~ Lehrbuch der Traumanalyse. Stuttgart 1949. ~ Lehrbuch der analytischem Psychologie. Stuttgart 1951. ~ Das Problem der Schizophrenie. Stuttgart 1952. — SCHWARZ, O.: Medizinische Anthropologie. Leipzig 1929. — SCHWIDDER, W.: Neopsychoanalyse (HARALD SCHULTZ-HENCKE). In: Handbuch der Neurosenlehre und Psychotherapie. Hrsg. v. V. E. FRANKL, V. E. v. GEBSATTEL u. J. H. SCHULTZ, Bd. III, S. 171—214. München u. Berlin 1959. — SHELDON, W. H., and S. S. STEVENS: The varieties of temperament. New York and London 1942. — SHELDON, W. H., S. S. STEVENS, and W. B. TUCKER: The varieties of human physique. New York and London 1942. — SIEBECK, R.: Konstitutionspathologie und die Behandlung Kreislaufkranker. Med. Klin. **33**, 1221 (1937). ~ Medizin in Bewegung, 2. Aufl. Stuttgart 1956. — SONNEMANN, U.: Die Daseinsanalyse in der Psychotherapie. In:

Handbuch der Neurosenlehre und Psychiatrie. Hrsg. v. V. E. FRANKL, V. E. v. GEBSATTEL u. J. H. SCHULTZ, Bd. III, S. 589—610. München u. Berlin 1959. — SPIEGELBERG, U.: Zur Psychosomatik des Symptomwandels. Z. Psychother. med. Psychol. **16**, 1 (1966). — SPITZ, R.: Hospitalism. (Psa. St. of the child I/II). London 1945. — STERN, W.: Person und Sache. System eines kritischen Personalismus. Leipzig 1924. — STOKVIS, B.: Psychosomatik. In: Handbuch der Neurosenlehre und Psychotherapie. Hrsg. v. V. E. FRANKL, V. E. v. GEBSATTEL u. J. H. SCHULTZ, Bd. III, S. 435—497. Wien u. München 1959. — STORCH, A.: Die Daseinsfrage der Schizophrenen. Schweiz. Arch. Neurol. Psychiat. **59** (1947). — STRASSER, ST.: Phänomenologie und Erfahrungswissenschaft vom Menschen. In: Phänomenologisch-Psychologische Forschungen. Hrsg. von C. F. GRAUMANN und J. LINSCHOTEN, Bd. 5. Berlin 1964. — STRAUS, E.: Das Zeiterlebnis in der endogenen Depression und in der psychopathischen Verstimmung. Mschr. Psychiat. Neurol. **67/68** (1928). ~ Vom Sinn der Sinne, 2. Aufl. Berlin-Göttingen-Heidelberg: Springer 1956. — STRAUSS, R.: The nature and status of medical sociology. Amer. sociol. Rev. **22**, 200—204 (1957). — STRUNZ, K.: Das Problem der Persönlichkeitstypen. In: Handbuch der Psychologie. Hrsg. von G. GOTTSCHALDT, PH. LERSCH, F. SANDER u. H. THOMAE, Bd. 4, S. 155—221. Götingen 1960. — SULLIVAN, H. S.: The interpersonal theory of psychiatry. New York 1953. ~ Conceptions of modern psychiatry. Washington 1947. — SZILASI, W.: Die Erfahrungsgrundlage der Daseinsanalyse BINSWANGERs. Schweiz. Arch. Neurol. **67** (1951).

TANDLER, J.: Konstitution und Rassenhygiene. Z. menschl. Vererb.- u. Konstit.-Lehre **1** (1914). — THIELE, R.: Person und Charakter. Leipzig 1940. — THOMAE, H.: Anorexia nervosa. Bern u. Stuttgart 1961. — TRÜB, H.: Heilung aus der Begegnung. Stuttgart 1951.

UEXKÜLL, J. v.: Umwelt und Innenwelt der Tiere, 2. Aufl. 1921. ~ Theoretische Biologie, 2. Aufl. 1928. — UEXKÜLL, TH. v.: Grundfragen der psychosomatischen Medizin. Hamburg: Rowohlt 1963.

VIRCHOW, R.: Ges. Abh. zur wissenschaftlichen Medizin. Frankfurt a. M. 1856. — VÖLGEYESI, F. A.: Hypnosetherapie und psychosomatische Probleme. Stuttgart 1950. — VOGEL, P.: Studien über den Schwindel. S.-B. Heidelb. Akad. Wiss. 5. Abh. (1933).

WAELDER, R.: Die Grundlagen der Psychoanalyse. Bern u. Stuttgart 1963. — WEBER, M.: Ges. Aufsätze zur Wissenschaftslehre. Tübingen 1922. — WEISS, E.: Psychoanalyse eines Falles von nervösem Asthma. Int. Z. Psychoanal. 8, 440 (1922). — WEISS, O., and O. S. ENGLISH: Psychosomatic medicine, 3. Aufl. Philadelphia and London 1957. — WEIZSÄCKER, V. v.: Seele und Seelenführung. Studien des apologetischen Seminars Wernigerode, 1928. ~ Ärztliche Fragen, 2. Aufl. Leipzig 1938. ~ Anonyma. In: Überlieferung und Auftrag. Hrsg. v. W. SZILASI u. E. GRASSI, Bd. 4. Bern 1946. ~ Studien zur Pathogenese, 2. Aufl. Wiesbaden 1946. ~ Klinische Vorstellungen, 3. Aufl. Wiesbaden 1946. ~ Körpergeschehen und Neurose. Analytische Studie über somatische Symptombildung. Stuttgart 1947. ~ Fälle und Probleme. Stuttgart 1957. ~ Arzt und Kranker, 3. Aufl. Stuttgart 1949. ~ Der Gestaltkreis. Theorie der Einheit von Wahrnehmen und Bewegen, 4. Aufl. Stuttgart 1950. ~ Der kranke Mensch, eine Einführung in die medizinische Anthropologie. Stuttgart 1951. ~ Pathosophie. Göttingen 1956. — WILDER, J.: Bewegung. In: Handbuch der Neurosenlehre und Psychotherapie. Hrsg. v. V. E. FRANKL, V. E. v. GEBSATTEL u. J. H. SCHULTZ, Bd. II, S. 547—553. München u. Berlin 1959. — WITTKOWER, E.: Über affektiv-somatische Veränderungen. II. Mitt. Die Affektleukocytose. Klin. Wschr. 8, 1082 (1929). ~ Der Einfluß der Gemütsbewegungen auf den Körper. Leipzig 1936. — WITTKOWER, E. O., and R. A. CLEGHORN: Recent developments in psychosomatic medicine. London 1954. — WOLF, ST. G.: Experimental research. In: ERIC D. WITTKOWER and R. A. CLEGHORN, Recent developments in psychosomatic medicine. London 1954 (ausf. Schrifttum). — WOLF, ST., and H. G. WOLFF: Human gastric function. New York 1944. — WOLFF, H. G., WOLF, JR., G. STEWART, and C. G. HARE: Life stress and bodily disease. Proc. Ass. Res. nerv. ment. Dis. **29** (1950). — WYSS, D.: Die tiefenpsychologischen Schulen von den Anfängen bis zur Gegenwart. Göttingen 1961.

ZERSSEN, D. v.: Eine biometrische Überprüfung der Theorie von SHELDON über Zusammenhänge zwischen Körperbau und Temperament. Z. exp. angew. Psychol. **12**, 521—548 (1965). ~ Körperbau, Psychose und Persönlichkeit. Nervenarzt **37**, 52 (1966). — ZUTT, J.: Über Daseinsordnungen. Nervenarzt **24**, 177 (1953). ~ Über den tragenden Leib. Jb. Psychol. Psychother. **6**, 166 (1958). — ZUTT, J., u. C. KULENKAMPFF: Das paranoide Syndrom in anthropologischer Sicht. Berlin 1958.

Namenverzeichnis

Die *kursiv* gedruckten Seitenzahlen beziehen sich auf die Literatur

Sachverzeichnis